# Découvrez l'histoire par les archives de presse

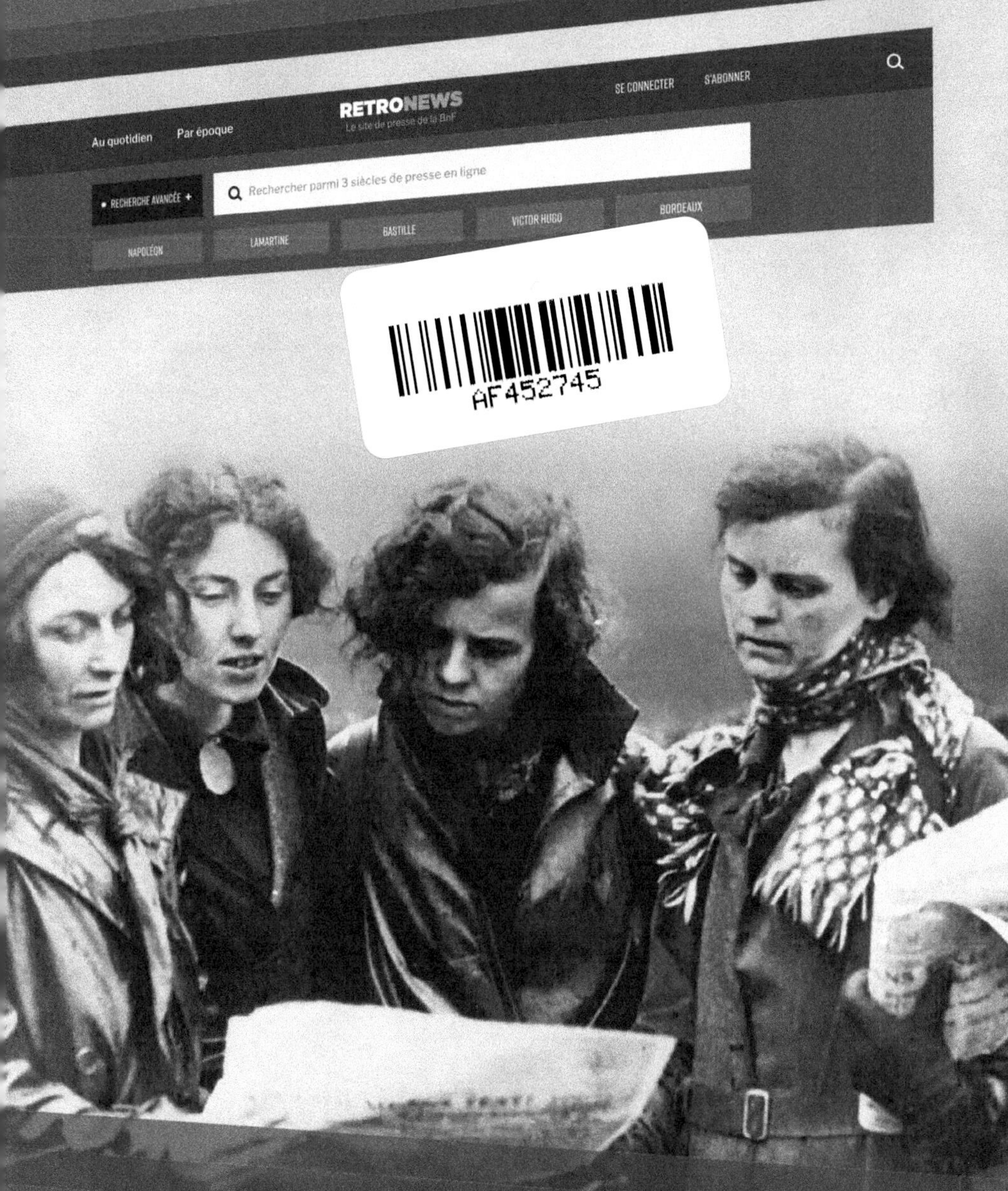


## RETRONEWS
Le site de presse de la BnF

www.retronews.fr

# ANNUAIRE GÉNÉRAL

## DES

# SCIENCES MÉDICALES

PAR

## A. CAVASSE,

INTERNE DES HÔPITAUX DE PARIS, MEMBRE DE LA SOCIÉTÉ ANATOMIQUE.

---

**PREMIÈRE ANNÉE.**

**1857.**

---

PARIS

LABÉ, LIBRAIRE DE LA FACULTÉ DE MÉDECINE,

PLACE DE L'ÉCOLE-DE-MÉDECINE.

—

1858

# ANNUAIRE GÉNÉRAL

## DES

# SCIENCES MÉDICALES

TYPOGRAPHIE HENNUYER, RUE DU BOULEVARD, 7, BATIGNOLLES.
Boulevard extérieur de Paris.

# PRÉFACE.

J'ai réuni dans cet ouvrage l'indication et l'analyse des travaux publiés sur les *sciences médicales*, pendant l'année 1857. Livres, mémoires, journaux, thèses, comptes rendus des Académies et des Sociétés savantes, tels sont les documents que j'ai consultés pour la rédaction de l'*Annuaire général des sciences médicales.*

Il est difficile, dans un pareil travail, de ne pas laisser échapper, malgré beaucoup de soin, une note, une observation, qui auraient pu avoir leur importance ; je pense que ces oublis sont peu nombreux, et qu'ils le seront encore moins l'année prochaine.

Pour les travaux publiés à l'étranger, ce que j'en ai donné est loin de ce qu'il en faudrait connaître ; je me propose d'être plus complet dans les volumes suivants. On pourra voir, cependant, que je n'ai pas négligé cette partie de ma tâche.

Avant d'entreprendre cette publication, j'ai consulté des hommes éminents, des médecins de Paris et de la province, des internes et des élèves des hôpitaux. Tous ont été d'un avis unanime pour reconnaître l'opportunité de ce recueil. Il est tout naturel que j'aie partagé cette opinion, et que j'aie cru faire une œuvre utile à la *science* et à la *pratique*.

Je me suis inspiré de l'idée de MM. Lorain et Ch. Robin, les auteurs de l'*Annuaire des sciences médicales* (Chamerot, 1856). Ce livre m'avait été, ainsi qu'à plusieurs de mes collègues, d'un grand secours pour mes études ; aussi, c'est avec regret que j'en ai vu la publication interrompue après la première année. Pour marcher sur les traces de ces savants médecins, je n'avais que ma bonne volonté : je n'ose espérer qu'elle ait été suffisante.

Dans un autre ordre de connaissances, j'avais un excellent guide, l'*Année scientifique et industrielle*, par M. Figuier.

Pour être réellement utile, cet *Annuaire* devra paraître toutes les années; peut-être même devra-t-il être modifié. Je prends l'engagement de m'attacher à le perfectionner et à le rendre plus digne de l'attention et de la bienveillance du public médical.

Mon cher ami, le docteur Lobligeois, a bien voulu se charger de la traduction de plusieurs articles allemands, anglais et italiens ; je le prie de recevoir mes remercîments. J'espère, pour mes lecteurs, que sa collaboration sera de plus en plus active.

A. CAVASSE.

Avril 1858.

# ANNUAIRE GÉNÉRAL

## DES

# SCIENCES MÉDICALES

**ACTES OFFICIELS**

Concernant les Facultés et les Écoles de médecine.

**1857.**

*École de médecine d'Alger.*

( Décret impérial du 4 août. )

Art. 1<sup>er</sup>. Une Ecole préparatoire de médecine et de pharmacie est instituée dans la ville d'Alger. — Le siége de l'Ecole sera établi dans un édifice domanial qui, à cet effet, sera cédé gratuitement à la ville d'Alger, à la charge par elle de pourvoir à l'entretien des bâtiments. — L'hôpital civil et l'hôpital militaire devront concourir au service de la clinique médicale et chirurgicale de ladite Ecole, et mettre à la disposition des élèves toutes les ressources d'instruction qu'offre pour la pratique de l'art de guérir une grande réunion de malades. — Il sera pourvu aux moyens d'exécution conformément aux dispositions qui seront ultérieurement concertées entre les autorités locales, et approuvées par M. le ministre de l'instruction publique et des cultes.

Art. 2. L'enseignement de l'Ecole préparatoire de médecine et de pharmacie d'Alger est distribué entre huit professeurs titulaires, de la manière suivante : — chaire d'anatomie et de physiologie; — chaire de pathologie externe; — chaire de clinique externe; — chaire de pathologie interne; — chaire de clinique interne; — chaire d'accouchements, des maladies des femmes et des enfants; — chaire de chimie et pharmacie; — chaire d'histoire naturelle médicale et de matière médicale. — Quatre professeurs suppléants sont, en outre, attachés à ladite Ecole. — Un des professeurs titulaires, désigné par M. le ministre de l'instruction publique, remplira les fonctions de directeur. — Celles de secrétaire agent comptable seront remplies par M. le secrétaire de l'Académie d'Alger.

Art. 3. Les traitements du personnel de l'Ecole sont fixés ainsi qu'il suit : — professeurs titulaires , 2,000 fr. ; — professeurs suppléants, 1,500 fr. ;—chef des travaux anatomiques, 1,000 fr.; — prosecteur, 600 fr. ; — préparateur, 600 fr. — Le professeur nommé aux fonctions de directeur jouira à ce titre, d'un supplément de traitement de 400 fr. — Le secrétaire de l'Académie d'Alger, secrétaire agent comptable de l'Ecole , jouit, à ce titre, d'une indemnité annuelle de 300 fr.

Art. 4. Ainsi qu'il est prescrit par l'ordonnance du 13 octobre 1810, il sera pourvu par la ville d'Alger à toutes les dépenses , soit du personnel, soit du matériel de l'Ecole, dont les recettes propres provenant du prix des inscriptions et du reliquat du prix des examens, prélèvement fait des droits de présence des examinateurs , seront versés dans la caisse municipale. — Toutefois, il sera alloué, en déduction de ces dépenses , sur les fonds du budget local et municipal de l'Algérie : —1° une somme de 10,000 fr. une fois payée pour frais de première installation; — 2° une subvention annuelle de 8,000 fr. — L'Ecole sera organisée dès que le Conseil municipal d'Alger aura, par une délibération spéciale, régulièrement approuvée, voté les crédits nécessaires pour assurer l'exécution des dispositions qui précèdent.

Art. 5. L'Ecole préparatoire de médecine et de pharmacie d'Alger est placée, quant aux sessions d'examen, dans la circonscription de la Faculté de médecine et de l'Ecole supérieure de Montpellier.

Art. 6. Les certificats d'aptitude des diplômes délivrés par l'Ecole préparatoire de médecine et de pharmacie d'Alger vaudront pour toute l'étendue de la colonie, sans que ceux qui voudront changer de province soient tenus de subir de nouveaux examens et d'obtenir un nouveau certificat d'aptitude ; mais cette condition sera imposée à ceux qui voudraient exercer dans un département de la métropole.

Art. 7. Les officiers de santé, pharmaciens et sages-femmes de deuxième classe reçus par l'Ecole préparatoire de médecine et de pharmacie d'Alger devront faire viser leur diplôme ou certificat d'aptitude à la préfecture de la province où ils entendent exercer leur profession; en cas de changement de résidence, ils devront obtenir un nouveau visa.

Art. 8. Les indigènes qui auront reçu l'enseignement du degré supérieur dans les écoles arabes françaises seront admis à l'Ecole préparatoire sous la production d'un certificat d'études visé par l'autorité administrative, et sur l'attestation donnée, après examen, par le directeur du Collége impérial arabe-français, qu'ils sont en état de suivre les cours. — Le diplôme spécial, délivré en vertu de l'article 21 du décret du 14 mars 1857 aux élèves indigènes du Collége impérial arabe-français, dispensera de toute formalité quant à l'aptitude scolaire.

Art. 9. Les étrangers, chrétiens ou musulmans, seront également admis à l'Ecole préparatoire, en justifiant de leur aptitude à suivre les cours. Cette aptitude sera constatée et certifiée par le recteur de l'Académie d'Alger pour les étrangers chrétiens, et par le directeur du Collége impérial arabe-français pour les étrangers musulmans. — Les titres délivrés par le jury d'examen de l'Ecole aux élèves étrangers ne seront valables, pour l'Algérie, qu'en vertu d'une autorisation spéciale du ministre de la guerre.

*Chaire de physique végétale au Muséum d'histoire naturelle.*

( Décret impérial du 4 mars. )

Art. 1er. Il est créé au Muséum d'histoire naturelle une chaire de physique végétale.

*Statut sur l'agrégation des Facultés.* — Dispositions spéciales à l'agrégation des Facultés de médecine.

( Arrêté ministériel du 19 août. )

Art. 37. Dans les Facultés de médecine, les agrégés institués après le concours font un stage de trois ans avant d'entrer en activité de service.

Art. 38. Les agrégés stagiaires n'ont pas de traitement fixe ; ils peuvent être chargés des conférences instituées par le décret du 22 août 1854, et, dans ce cas, ils reçoivent, à titre d'indemnité éventuelle, le tiers du produit desdites conférences.

Art. 39. La durée des fonctions des agrégés admis, après le stage, à prendre part aux examens et au remplacement des professeurs absents ou empêchés, est fixée à six ans pour la Faculté de médecine de Paris, à neuf ans pour les Facultés de médecine de Montpellier et de Strasbourg.

Art. 40. Sont attachés : à la Faculté de médecine de Paris, trente-neuf agrégés, dont un tiers en stage et deux tiers en exercice ; à celle de Montpellier, vingt et un, dont six en stage et quinze en exercice ; à celle de Strasbourg, dix-huit, dont quatre en stage et quatorze en exercice.

Art. 41. Tous les trois ans, les agrégés en exercice sont renouvelés : par moitié dans la Faculté de Paris, par tiers dans les Facultés de Montpellier et de Strasbourg.

Art. 42. Les agrégés en exercice sortants sont remplacés par les agrégés stagiaires qui ont accompli le temps du stage, et ceux-ci par des agrégés stagiaires nouveaux.

Art. 43. Il y a quatre sections d'agrégés : la première, pour les sciences anatomiques et physiologiques, comprend l'anatomie, la physiologie et l'histoire naturelle ; la seconde, pour les sciences physiques, comprend la physique, la chimie, la pharmacie et la toxicologie ; la troisième, pour la médecine proprement dite et la médecine légale ; la quatrième, pour la chirurgie et les accouchements.

Art. 44. Les épreuves préparatoires consistent : 1°, dans l'appréciation des services et des travaux antérieurs des candidats ; 2° dans une composition sur un sujet d'anatomie et de physiologie ; 3° dans une leçon orale de trois quarts d'heure au plus, faite après trois heures de préparation dans une salle fermée, sur une question empruntée à l'ordre d'enseignement pour lequel le candidat s'est inscrit.

Art. 45. Cinq heures sont accordées pour la composition : elle a lieu dans une salle fermée, sous la surveillance d'un membre du jury. Les concurrents ne peuvent s'aider d'aucun ouvrage imprimé ou manuscrit. Les compositions sont lues, en séance publique, par les candidats qui les ont rédigées, et sous le contrôle d'un des juges.

Art. 46. Les épreuves définitives consistent en une leçon orale, en épreuves pratiques et en argumentation.

Art. 47. La leçon orale est faite, après vingt-quatre heures de préparation libre, sur un sujet emprunté à l'ordre d'enseignement pour lequel le candidat s'est inscrit. Elle dure une heure.

Art. 48. La nature et le nombre des épreuves pratiques imposées à chaque candidat sont déterminés par le président, de concert avec les membres du jury.

Art. 49. Chaque candidat soutient une thèse, dont le sujet est choisi dans l'ordre d'enseignement pour lequel il s'est inscrit. Il a douze jours francs, à dater de celui où il connaît le sujet qui lui est échu, pour écrire, faire imprimer et déposer sa thèse. Le nombre d'exemplaires déposés est égal à celui des juges et des concurrents, indépendamment de ceux qu'exige le service de l'administration supérieure. Les exemplaires déposés sont distribués trois jours francs avant l'argumentation. L'argumentation sur chaque thèse dure une heure. Le soutenant est argumenté par deux concurrents.

*Règlement d'études pour les Ecoles préparatoires de médecine et de pharmacie.*

( Arrêté ministériel du 2 avril. )

Art. 1er. La durée totale des cours de pathologie externe, de pathologie interne et de physiologie, dans les Ecoles préparatoires de médecine et de pharmacie, est portée à deux ans ( c'est-à-dire à deux semestres ). Il est accordé un an seulement ( c'est-à-dire un semestre) pour les cours d'anatomie, d'accouchements, de chimie et de pharmacie, d'histoire naturelle médicale et de . matière médicale, et pour les cours qui ont remplacé ces deux derniers, dans les Ecoles réorganisées.

Art. 2. Le cours d'anatomie a lieu tous les jours (les dimanches et fêtes exceptés) ; tous les autres cours semestriels ont cinq leçons par semaine.

Art. 3. Le chef des travaux anatomiques est tenu de faire, pendant les trois derniers mois du semestre d'hiver, trois leçons par semaine sur les parties de l'anatomie qui lui sont désignées par le professeur titulaire. Ces leçons ont lieu à une autre heure que celle qui aura été réservée pour le cours du professeur titulaire.

Art. 4. Les leçons du professeur d'anatomie et de son collaborateur ont pour objet à peu près exclusif l'anatomie descriptive. Le professeur doit se borner à un petit nombre de généralités sur les os, les ligaments, les muscles, les vaisseaux, les nerfs, etc., en commençant l'histoire de chacune de ces parties de l'anatomie.

Art. 5. La démonstration des organes splanchniques doit précéder la description des vaisseaux et des nerfs qui s'y ramifient.

Art. 6. Les leçons de physiologie ont lieu pendant le semestre d'été ; elles sont faites par l'adjoint à la chaire d'anatomie et de physiologie dans les Ecoles réorganisées. Cependant le titulaire peut, s'il le juge convenable, se charger du cours de physiologie, soit qu'il abandonne ou non à son adjoint l'enseignement de l'anatomie. Dans les Ecoles non réorganisées, le cours de physiologie est confié au chef des travaux anatomiques.

Art. 7. Le professeur de physiologie débute, tous les ans, par une série de leçons ayant pour objet les prolégomènes de cette science. Il établit ensuite une alternance entre l'exposé des fonctions nutritives et celui des fonctions animales de la reproduction, de manière qu'un enseignement à peu près complet puisse être donné en deux ans.

Art. 8. Le cours de pathologie externe se compose : 1° d'une partie qui est reproduite tous les ans au commencement du semestre ; elle a pour objet l'exposition des maladies chirurgicales qui peuvent se montrer dans toutes ou presque toutes les parties du corps (inflammations, abcès, plaies, fistules, ulcères, gangrènes, productions accidentelles, etc.) ; 2° d'une partie subdivisée elle-même en deux autres, entre lesquelles le professeur établit une alternance, comme il a été dit à l'article 7. Ces deux subdivisions comprennent : *a*, les maladies chirurgicales des différents tissus (maladies des os, des artères, des veines, des lymphatiques et de leurs ganglions, des synoviales, etc.) ; *b*, les maladies chirurgicales des différents organes et appareils splanchniques.

Art. 9. Dans les Ecoles réorganisées, l'enseignement de la clinique a lieu toute l'année.

Art. 10. Dans le premier examen de fin d'année, les élèves sont interrogés sur : la chimie, l'histoire naturelle, l'ostéologie, les articulations, la myologie, les prolégomènes de la physiologie, la pathologie externe ( la partie qui aura fait l'objet du cours de l'année ). — Dans le second examen de fin d'année, les élèves sont interrogés sur : l'anatomie, la physiologie, la pathologie interne ( la partie qui aura fait l'objet du cours de l'année ), la matière médicale. — Dans le troisième examen, les élèves sont interrogés sur : la pathologie externe et interne, la médecine opératoire, les accouchements, la thérapeutique.

Art. 11. Dans les Ecoles réorganisées, il est adjoint au jury du premier examen de fin d'année un professeur de la Faculté des sciences ou de l'Ecole préparatoire à l'enseignement supérieur des sciences et des lettres, dont les élèves interrogés ont suivi le cours.

Art. 12. Le présent arrêté est exécutoire à dater de l'ouverture de la prochaine année classique, et MM. les professeurs auront soin d'y conformer leur programme.

Art. 13. Sont maintenues les dispositions du réglement du 12 mars 1841 qui ne sont pas contraires au présent arrêté.

*Modification de la circonscription de l'Ecole préparatoire de médecine et de pharmacie de Reims.*

( Arrêté ministériel du 25 avril. )

Art. 1er. La circonscription de l'Ecole préparatoire de médecine et de pharmacie de Reims, en ce qui concerne la réception des officiers de santé et des sages-femmes de deuxième classe, embrasse les départements de la Marne, de Seine-et-Marne, de l'Oise, d'Eure-et-Loir, de Loir-et-Cher, du Cher et du Loiret. — La circonscription de la Faculté de médecine de Paris, en ce qui concerne la réception des mêmes praticiens, comprend les départements de la Seine et de Seine-et-Oise.

Art. 2. Les aspirants au titre d'officier de santé, qui veulent exercer dans les départements d'Eure-et-Loir, de Loir-et-Cher, du Cher et du Loiret, ne sont tenus de se présenter devant l'Ecole préparatoire de médecine et de pharmacie de Reims qu'à dater de la session de septembre 1857. Jusqu'à cette époque, ils peuvent être reçus pour un des départements ci-dessus désignés par la Faculté de médecine de Paris.

Art. 3. La circonscription de l'Ecole de pharmacie de Paris demeure fixée telle qu'elle l'a été par le réglement du 23 décembre 1854.

*Arrêté relatif à l'École de médecine de Bucharest.*

( Arrêté ministériel du 3 novembre. )

Art. 1<sup>er</sup>. Les élèves de l'Ecole de médecine et de chirurgie de Bucharest, qui justifieront de quatre années d'études dans ladite Ecole, et de connaissances analogues à celles qu'on exige en France pour le baccalauréat ès sciences, pourront, après avoir subi avec succès l'examen de troisième année devant la Faculté de médecine de Paris, être autorisés à y prendre les quatre dernières inscriptions et aspirer au doctorat.

Art. 2. Les élèves de l'Ecole de médecine et de chirurgie de Bucharest, qui voudront profiter des avantages énumérés dans l'article 1<sup>er</sup>, devront préalablement verser au secrétariat de la Faculté des sciences de Paris les droits afférents au baccalauréat ès sciences, et au secrétariat de la Faculté de médecine de Paris le prix de douze inscriptions correspondantes à leurs quatre années d'études.

Art. 3. Les certificats constatant des études analogues à celles qu'on exige en France pour le baccalauréat ès sciences, et les certificats d'inscriptions prises à l'école de Bucharest, pendant quatre années, devront être revêtus de la signature du directeur de l'Ecole et frappés du timbre de ladite Ecole ; ils seront, en outre, visés et certifiés véritables par le consul général de France.

---

# PRIX

**Proposés pour l'année 1858 et les années suivantes.**

---

*Faculté de médecine de Paris.*

### Prix Montyon.

Il y aura, tous les ans, un concours pour un prix qui sera accordé à l'auteur du meilleur mémoire adressé à la Faculté de médecine de Paris, sur les maladies prédominantes dans l'année précédente, les caractères et les symptômes de ces maladies, les moyens de les guérir, etc. — Ce prix, consistant en une médaille d'or, sera décerné dans la séance de rentrée de la Faculté. — Les mémoires pour le prix de 1858 ne seront pas reçus, passé le 31 juillet de la même année ; ils ne devront traiter que des maladies qui auront prédominé du 1<sup>er</sup> janvier 1857 au 1<sup>er</sup> janvier 1858.

**Prix Corvisart.** (Sujet de prix de clinique à décerner en 1858.)

« Déterminer, par des observations recueillies dans les cliniques de la Faculté, les rapports qui peuvent exister entre le rhumatisme et certaines paralysies. » — Ce prix, consistant en une médaille d'or, sera décerné dans la séance de rentrée de la Faculté. — Du 15 au 30 août 1858, chacun des concurrents remettra au secrétaire de la Faculté : — 1° les observations recueillies au lit qui lui aura été désigné ; — 2° la réponse à la question proposée. — Les élèves en médecine prenant inscription à la Faculté sont seuls admis à concourir pour le prix Corvisart.

### Prix de l'Académie des sciences.

*Prix de physiologie expérimentale.* — L'Académie annonce qu'elle adjugera une médaille d'or de la valeur de 805 fr. à l'ouvrage, imprimé ou manuscrit, qui lui paraîtra avoir le plus contribué aux progrès de la physiologie expérimentale. — Le prix sera décerné dans la prochaine séance publique. — Les ouvrages ou mémoires présentés par les auteurs doivent être envoyés, *francs de port*, au secrétariat de l'Institut, avant le 1er avril de chaque année, *terme de rigueur.*

*Divers prix du legs Montyon.* — Conformément au testament de feu M. Auger de Montyon, et aux ordonnances du 29 juillet 1821, du 2 juin 1824 et du 3 août 1829, il sera décerné un ou plusieurs prix aux auteurs des ouvrages et des découvertes qui seront jugés les plus utiles à *l'art de guérir*, et à ceux qui auront trouvé les *moyens de rendre un art ou un métier moins insalubre.* — Ce prix consistera en une médaille d'or de la valeur de 1,500 fr.

*Prix Alhumbert pour les sciences naturelles.* — « Étudier le mode de fécondation des œufs et la structure des organes de la génération dans les principaux groupes naturels de la classe des polypes ou de celle des acaléphes. » — Le prix consistera en une médaille d'or de la valeur de 2,500 fr. — Les mémoires devront être déposés, *francs de port*, au secrétariat de l'Institut, avant le 1er avril 1859, *terme de rigueur.*

*Legs Bréant.* — Par son testament en date du 28 août 1849, feu M. Bréant a légué à l'Académie des sciences une somme de 100,000 fr. pour la fondation d'un prix à décerner « à celui qui aura trouvé le moyen de guérir du choléra asiatique ou qui aura découvert les causes de ce terrible fléau. » — Prévoyant que ce prix de 100,000 fr. ne sera pas décerné tout de suite, le fondateur a voulu, jusqu'à ce que ce prix soit gagné, que l'intérêt du capital fût donné à la personne qui aura fait avancer la science

sur la question du choléra ou de toute autre maladie épidémique,
ou enfin que ce prix pût être gagné par celui qui indiquera le
moyen de guérir radicalement les dartres ou ce qui les occasionne. — Les concurrents devront satisfaire aux conditions
suivantes : 1° Pour remporter le prix de 100,000 fr., il faudra :
« Trouver une médication qui guérisse le choléra asiatique dans
l'immense majorité des cas ; » ou « indiquer d'une manière incontestable les causes du choléra asiatique, de façon qu'en amenant la suppression de ces causes on fasse cesser l'épidémie ; »
ou, enfin, « découvrir une prophylaxie certaine et aussi évidente
que l'est, par exemple, celle de la vaccine pour la variole. »
2° Pour obtenir le prix annuel de 4,000 fr., il faudra, par des
procédés rigoureux, avoir démontré dans l'atmosphère l'existence
de matières pouvant jouer un rôle dans la production ou la propagation des maladies épidémiques. — Dans le cas où les conditions précédentes n'auraient pas été remplies, le prix annuel de
4,000 fr. pourra, aux termes du testament, être accordé à celui
qui aura trouvé le moyen de guérir radicalement les dartres, ou
qui aura éclairé leur étiologie.

### Prix de l'Académie de médecine.

#### ( Prix proposés pour 1858. )

*Prix de l'Académie.* — La question déjà proposée pour 1856
est de nouveau mise au concours ; elle est conçue en ces termes :
« Faire l'histoire des applications du microscope à l'étude de
l'anatomie pathologique, au diagnostic et au traitement des
maladies ; signaler les services que cet instrument peut avoir rendus à la médecine, faire pressentir ceux qu'il peut rendre encore, et prémunir contre les erreurs auxquelles il pourrait en-
traîner. » — Ce prix sera de la valeur de 4,000 fr.

*Prix fondé par M. le baron Portal.* — « De l'anatomie pathologique des kystes de l'ovaire et de ses conséquences pour le
diagnostic et le traitement de ces affections. » — Ce prix sera
de la valeur de 600 fr.

*Prix fondé par Mme Bernard de Civrieux.* — L'Académie
met de nouveau au concours la question suivante : « Établir par
des faits les différences qui existent entre la névralgie et la névrite ; » mais elle recommande aux concurrents non-seulement de
s'enquérir de tous les faits déjà observés, mais encore de s'aider
des expériences qui pourraient être faites en ce qui concerne
l'inflammation des nerfs, afin de faire mieux. — Ce prix sera
de 1,500 fr.

*Prix fondé par M. le docteur Capuron.* — « De la mort de
l'enfant pendant le travail de l'accouchement. » — Ce prix sera
de la valeur de 1,000 fr.

*Prix fondé par M. le docteur Itard.* — Ce prix, qui est triennal, sera accordé à l'auteur du meilleur livre ou mémoire de médecine pratique ou thérapeutique appliquée. — Pour que les ouvrages puissent subir l'épreuve du temps, il sera de condition rigoureuse qu'ils aient au moins deux ans de publication. — Ce prix sera de la valeur de 3,000 fr.

*Prix fondé par M. le baron Barbier.* — Ce prix, qui est annuel, sera décerné « à celui qui découvrira des moyens complets de guérison pour des maladies reconnues le plus souvent incurables jusqu'à présent, comme la rage, le cancer, l'épilepsie, les scrofules, le typhus, le choléra-morbus, etc. » (*Extrait du testament.*) — Des *encouragements* pourront être accordés à ceux qui, sans avoir atteint le but indiqué dans le programme, s'en seront le plus rapprochés. — Ce prix sera de la valeur de 2,000 fr.

*Prix fondé par M. le marquis d'Argenteuil.* — Ce prix est sexennal et doit être décerné à l'auteur du perfectionnement le plus notable apporté aux moyens curatifs des rétrécissements du canal de l'urètre, ou subsidiairement à l'auteur du perfectionnement le plus important apporté durant les six années au traitement des autres maladies des voies urinaires. — Ce prix, qui devait être donné en 1856 ne le sera qu'en 1858. Il est de 12,000 fr.

( Prix proposés pour 1859. )

*Prix de l'Académie.* — « De l'action thérapeutique du perchlorure de fer. » — En formulant cette question, l'Académie s'est proposé d'appeler l'attention des concurrents : — 1° *Sur l'action locale ou directe du perchlorure de fer* soit à la surface des plaies et des membranes muqueuses, soit dans le traitement des maladies de l'appareil vasculaire, telles que les anévrismes, les varices, les tumeurs érectiles, etc., etc. ; —2° *Sur l'action générale ou indirecte* de ce médicament dans le traitement de certaines pyrexies, des diathèses hémorrhagiques, etc., etc. — Ce prix sera de la valeur de 1,000 fr.

*Prix fondé par M. le baron Portal.* — « Anatomie pathologique des étranglements internes et conséquences pratiques qui en découlent, c'est-à-dire : étude comparative des diverses espèces d'altérations anatomiques (hernies exceptées) qui mettent obstacle au cours des matières alvines, symptômes et signes qui permettent de les distinguer entre elles et de leur appliquer le traitement le plus convenable. » — Ce prix sera de la valeur de 1,000 fr.

*Prix fondé par M^me Bernard de Civrieux.* — « Des affections nerveuses dues à une diathèse syphilitique. » — Ce prix sera de la valeur de 1,500 fr.

*Prix fondé par M. le docteur Capuron.* — « De la rétroversion de l'utérus pendant la grossesse. » — Ce prix sera de la valeur de 1,000 fr.

*Prix fondé par M. le baron Barbier.* — (Voir plus haut les conditions du concours.) — Ce prix sera de la valeur de 2,000 fr.

Les mémoires pour les prix à décerner en 1858 devront être envoyés à l'Académie avant le 1er mars de la même année. — Ils devront être écrits en français ou en latin. — *N. B.* Tout concurrent qui se sera fait connaître directement ou indirectement sera, par ce seul fait, exclu du concours. ( *Décision de l'Académie,* du 1er septembre 1838.) — Les concurrents aux prix fondés par MM. Itard, d'Argenteuil et Barbier sont seuls exceptés de ces dispositions.

*Prix Amussat.* — Les héritiers de M. Amussat ont fait don à l'Académie de médecine d'une rente viagère de 500 fr. pour la fondation d'un prix de chirurgie, sous les conditions suivantes: — 1° La rente dont il s'agit sera affectée à la fondation d'un prix dit *de chirurgie expérimentale,* à décerner tous les deux ans par l'Académie à l'auteur d'un travail ou de recherches basés simultanément sur l'anatomie et sur l'expérimentation, qui auront réalisé ou préparé le progrès le plus important dans la thérapeutique chirurgicale. — Toutefois, dans le cas où ladite rente viendrait à être réduite, l'Académie pourrait ne décerner ce prix que tous les trois ans, jusqu'à ce que les économies faites sur les arrérages permissent de la ramener à son chiffre normal de 500 fr. — 2° Les candidats seront libres de se faire connaître, de choisir le sujet de leur travail, et de le présenter au concours, manuscrit ou imprimé. — 3° Dans le cas où, parmi les travaux présentés au concours, l'Académie ne jugerait pas qu'il s'en trouvât un qui méritât le prix, elle pourrait, soit ajourner le prix à un ou deux ans, en cumulant la somme, ou la partager aux auteurs de travaux qui, sans mériter le prix, lui paraîtraient les plus dignes d'encouragement. — 4° Ne seront point admis au concours pour le prix de chirurgie expérimentale les travaux qui auraient antérieurement obtenu un prix ou une récompense, soit à l'un des concours ouverts sous un autre titre à l'Académie impériale de médecine, soit à l'un des concours de l'Académie des sciences de l'Institut. — Mais ceux qui n'auraient obtenu que des encouragements pourront être admis à la condition d'avoir été depuis poursuivis et complétés.

*Société médicale des hôpitaux.*

( Sujet de prix pour 1858. )

« Des congestions sanguines dans les fièvres. » — Ce prix est de 1,500 fr. — Les mémoires devront être adressés au secrétaire général de la Société, 15, boulevard de la Madeleine, avant le 31 décembre 1858.

*Société de chirurgie.*

( Prix pour 1858. )

« Des paralysies traumatiques. » — Ce prix est de 400 fr. Les mémoires devront parvenir au secrétariat avant le 15 janvier.

*Société médico-psychologique.*

( Prix pour 1859. )

« Examen comparatif du crétinisme, de l'imbécillité et de l'idiotisme, au triple point de vue de l'étiologie, de la symptomatologie et de l'anatomie pathologique. » — Ce prix est de 500 fr. — Les mémoires devront être adressés au secrétaire général de la Société, avant le 20 janvier 1859.

*Académie des sciences et lettres de Montpellier.*

( Prix pour 1858. )

« Existe-t-il des aliments qui méritent le nom de respiratoires ? — En cas d'affirmative, déterminer leur nature et poursuivre leur transformation depuis le moment de leur introduction dans les voies digestives jusqu'aux dernières combinaisons qui ont lieu dans l'acte respiratoire. » — Les mémoires devront être envoyés à M. le secrétaire général de l'Académie, rue de l'Ancien-Courrier, 13, à Montpellier, avant le 1er août 1858.

*Société de médecine de Toulouse.*

(Sujet de prix à décerner en 1859.)

« Des paralysies sans lésion organique appréciable. » — Les mémoires doivent être envoyés (*franco*) au secrétaire général, avant le 1er janvier 1859.

( Sujet de prix pour 1860. )

« Faire connaître les résultats positifs dont les expériences physiologiques ont enrichi la médecine clinique, depuis le commencement du dix-neuvième siècle. »

*Société médicale d'Amiens.*

( Prix pour 1858. )

« Faire la topographie d'une ou de plusieurs localités du département de la Somme, et indiquer les améliorations dont ces localités sont susceptibles, dans l'intérêt de l'hygiène et de la salubrité. » — Médaille d'or de la valeur de 100 fr. — Adresser les mémoires au secrétaire de la Société, avant le 1ᵉʳ juillet 1858.

*Société de médecine de la Moselle.*

( Prix proposés pour 1858. )

« 1° Du degré d'utilité pratique de l'électricité d'induction appliquée à la thérapeutique ; — 2° faire l'histoire des maladies des principales industries de la Moselle ( métallurgie, peluches, mines, etc. ) ; — 3° des maladies les plus fréquentes à Metz ; — 4° des anésthésiques en général ; de leurs effets physiologiques et pathologiques, et surtout de l'élément chimique qui spécialement produit l'anésthésie. »— Chaque prix consistera en une médaille d'or. — Les mémoires devront être adressés, dans les formes académiques ordinaires, au secrétariat de la Société, à la Bibliothèque, à Metz, avant le 1ᵉʳ mai 1858.

*Sociétés des sciences médicales et naturelles de Bruxelles.*

( Sujets de prix pour 1858. )

1° « Quels sont les médicaments nouveaux dont s'est enrichie, depuis les vingt-cinq dernières années, la matière médicale ? Discuter leur valeur thérapeutique, en s'appuyant autant que possible sur des faits cliniques. Tracer l'historique et donner une étude complète de chacun d'eux. » — Prix : une médaille en or de la valeur de 200 fr. — 2° « Existe-t-il des lésions organiques spéciales qui puissent constituer un genre d'affections désignées sous le nom de *cirrhoses* ? Dans l'affirmative, quels en sont les caractères anatomo-pathologiques, les causes, les symptômes, la marche et le traitement ? »— Prix : une médaille en or de la valeur de 300 fr. — 3° « Indiquer les faits physiologiques et pathologiques qu'a fait découvrir l'ophthalmoscope. Quelles sont les maladies oculaires dans lesquelles son emploi est utile ? »— Prix : une médaille en or de la valeur de 300 fr. — 4° « Cette question est laissée au choix des concurrents ; mais elle devra embrasser un sujet quelconque du domaine de la médecine, de la chirurgie ou de la tocologie (art des accouchements). »—Prix : une médaille en or de la valeur de 100 fr. — 5° « Cette question est également laissée au choix des concurrents ; mais elle devra embrasser un sujet quelconque du domaine des sciences naturelles ou pharmaceutiques. » — Prix : une médaille en or de la valeur de 100 fr. — Les mémoires en français, en latin, en allemand, en hollandais ou en anglais, devront être adressés, suivant les formes académiques, avant le 1ᵉʳ juillet 1858, au secré-

taire de la Société, M. le docteur Van den Corput, rue d'Arem-
berg, 14.

### Société allemande de psychiatrie.

#### ( Sujet de prix pour 1857. )

« Quelles sont les causes qui, dans ces derniers temps, ont
amené de si fréquents suicides? Quels moyens d'y remédier?»

Ce prix est de 100 thalers (575 fr.). Les mémoires devaient
être envoyés avant le 1er janvier 1858.

### Société impériale de médecine de Constantinople.

La Société vient de fonder un prix annuel de 5,000 piastres
turques, à décerner, le 15 février de chaque année, au meilleur
travail qui lui sera adressé sur la question que cette Société
aura mise au concours. Outre le prix indiqué, il y aura des
mentions honorables. — La question mise au concours cette année est : *La topographie médicale d'une localité ou d'une circonscription quelconque, plus ou moins étendue, de l'empire
Ottoman.* Les candidats devront : — 1° Indiquer les *conditions
physico-géographiques, géologiques, météorologiques et hygiéniques* de la localité ou circonscription choisie pour objet d'étude,
en insistant spécialement *sur les causes d'insalubrité* ; — 2° Signaler les *maladies diverses qui règnent communément dans le
pays, en accordant une attention particulière aux affections endémiques et épidémiques* ; — 3° Enfin, exposer en détail les
*mesures pratiques qui seraient le plus propres à faire dispa-
raître ou à atténuer les causes d'insalubrité et de maladies qu'on
aura signalées.* — Exceptionnellement, le premier prix ne
sera décerné que le 15 février 1859. — Les mémoires peuvent
être rédigés en français, en italien, en latin, en grec ou en turc. Ils
devront être parvenus, *francs de port*, à M. le secrétaire général
de la Société, à Constantinople, trois mois avant l'époque à laquelle le prix devra être décerné , c'est-à-dire le 15 novembre
1858, *terme de rigueur.*

---

## ANATOMIE.

---

*Traité d'anatomie descriptive*, par M. Sappey. — Premier fascicule
du troisième volume.

Ce fascicule contient l'étude du tube digestif. L'auteur a fait de
nombreuses et patientes recherches, qu'il a exposées avec le talent
que tout le monde lui reconnaît.

*Traité élémentaire d'anatomie,* par MM. Batissier et Salmon. .

Les auteurs ne suivent pas l'*ordre ancien, surchargé de redites inutiles.* Autant de chapitres que de régions dans le corps ; modifications assez fréquentes dans la délimitation la plus usitée parmi les régions chirurgicales. C'est une espèce d'anatomie topographique. Os, muscles, articulations, peau, vaisseaux et nerfs, tel est l'ordre *nouveau* que MM. Batissier et Salmon introduisent dans l'étude de chaque région.

*Traité pratique d'anatomie médico-chirurgicale,* par **M. A. Richet.**
— Deuxième volume.

Ce volume, que nous ne pouvons analyser, contient l'étude de toutes les régions, excepté celles de la tête qui font partie du premier volume. On trouve dans cet ouvrage beaucoup de considérations nouvelles, et en particulier l'anatomie du canal ombilical, la classification des panaris, etc., etc.

*Anatomie comparée du système nerveux dans ses rapports
avec l'intelligence,* par P. Gratiolet.

Cet ouvrage, destiné à compléter le travail de Leuret sur l'anatomie du cerveau, est divisé en trois parties : 1° *Anatomie de l'axe encéphalo-rachidien des hommes et des primates.* Cette étude difficile est éclaircie par un point de vue d'une grande simplicité, l'enroulement du noyau cérébral autour de la commissure molle des couches optiques. Ainsi se trouvent expliqués et réunis dans la même formation le corps calleux, le trigone cérébral, le ténia semi-circulaire. Nous citerons parmi les faits nouveaux découverts ou confirmés par M. Gratiolet : l'existence dans l'axe gris de la moelle épinière de cellules ganglionnaires conjuguées , l'entre-croisement des faisceaux blancs dans la commissure antérieure, la relation nettement décrite des fibres pédonculaires avec le corps calleux , les expansions cérébrales des nerfs optiques chez l'homme et les animaux. De ces découvertes résulte la formule de la structure de l'axe encéphalo-rachidien. Enfin, de nouvelles recherches sur les circonvolutions cérébrales de l'homme et des primates , l'étude du développement du cerveau , ont conduit M. Gratiolet à préciser les caractères spéciaux de l'encéphale humain, caractères qu'on peut retrouver même chez les microcéphales. — 2° *Histoire expérimentale du système nerveux.* Esquisse critique des expériences et des théories accumulées sur ce point si obscur encore de la physiologie, depuis Ch. Bell jusqu'à Brown-Séquard. — 3° La troisième partie est toute psychologique ; elle est consacrée à l'*histoire* de l'*intelligence.* Dans cette analyse brillante et spirituelle , M. Gratiolet, fidèle au plan qu'il s'était tracé dans son étude anatomique, s'est attaché surtout à faire ressortir les caractères essentiels de l'intelligence humaine. S'il admet, en véritable naturaliste, l'âme des bêtes, il conclut à la distinction absolue des fonctions intellectuelles de l'homme et des animaux. Avec Isidore Geoffroy Saint-Hilaire, il fait de l'homme non plus un *genre*, mais un *règne* tout entier, qu'il appelle le règne du *verbe*.

*Recherches sur le développement de la cellule animale*, par M. Mandl.

( Acad. des sciences. — 27 avril. )

Dans les cellules animales, le parenchyme glandulaire se développe, soit par formation endogène des cellules, soit, et suivant nous, plutôt par formation libre, au moyen de petits corps arrondis, homogènes ou finement granulés, ayant de 0,002 à 0,025 de millimètre de diamètre. Ces corpuscules primitifs (noyaux), placés dans une substance fondamentale plus transparente, s'agrandissent et présentent bientôt dans leur intérieur le nucléole. La substance fondamentale augmentant dans la même proportion, une membrane vient l'envelopper quelquefois tardivement (comme l'a constaté M. Coste), mais le plus souvent de bonne heure. Dans la suite, le contenu se liquéfie, tantôt de la membrane vers le noyau, tantôt de la partie centrale vers les parties externes.

Dans la formation endogène (œuf), le corpuscule primitif (vésicule germinative) précède constamment la formation de la cellule ; la substance fondamentale (vitelline) s'amasse autour de lui, pour constituer un corpuscule composé ; la membrane vitelline se forme plus tard. Les cellules se développent donc d'après la même loi, dans l'une et l'autre formation.

La multiplication des cellules dans les cartilages est une génération endogène par scission ; d'abord le noyau se partage en deux parties, qui s'écartent ensuite l'une de l'autre, enveloppées chacune de la moitié du contenu. Celui-ci est dépourvu d'une membrane particulière ; ce ne sont donc pas des utricules primordiaux. La membrane externe ne se forme que plus tard, lorsque cesse la segmentation.

*Recherches sur le développement des tissus fibrillaires*, par M. Mandl.

( Acad. des sciences. — 20 avril. )

Nous comprenons, sous le nom de tissus fibrillaires, tous les éléments qui, à leur état parfait de développement, se composent de fibres : tels sont, par exemple, le tissu d'union ou connectif (tissu cellulaire), les tissus séreux, élastique, fibreux, nerveux, musculaire. Suivant la plupart des auteurs, conformément aux vues émises par Schwann, les fibres doivent leur origine à des cellules qui s'allongent, puis se divisent, d'abord en fibres plates, puis en fibrilles. Mais des recherches faites tant sur l'embryon que sur l'adulte, dans la régénération et dans les produits pathologiques, nous ont conduit aux résultats suivants :

La substance fondamentale qui donne naissance aux fibres est une masse d'abord homogène, amorphe, molle, diffluente, puis gélatineuse, plus tard solide, résistante. Dès les premiers moments de son existence, on y découvre des corpuscules grands de 3 à 5 millimètres, qui subissent des transformations ultérieures. Au fur et à mesure que se consolide la substance fondamentale, on y voit apparaître des fentes ; ces fissures sont d'abord rares, courtes et très-éloignées les unes des autres, à la distance de 1 ou même 2 centièmes de millimètre. Peu à peu elles deviennent plus nombreuses, plus longues et plus rapprochées. La portion comprise entre deux fentes constitue une fibre. Les fibres sont par conséquent d'abord courtes et larges, plus tard longues et étroites. C'est par ce procédé de scission successive qu'une fibre large se résout en un faisceau de fibres très-déliées, qui restent quelque temps encore accolées les unes aux autres, mais qui finissent par s'éparpiller. —Les fibres de noyaux ne sont, suivant notre opinion, que le résultat de la fusion de plusieurs corpuscules (noyaux) allongés et devenus creux. Les renflements que présentent ces fibres, de place en place, indiquent la position primitive des noyaux. Les diverses membranes vasculaires (artères, veines, vaisseaux lymphatiques) puisent leurs signes différentiels uniquement dans les divers degrés de développement qu'elles ont atteints. Dans les plus externes, les fibres sont complétement développées ; dans les internes, on trouve les corpuscules placés dans une substance fondamentale homogène qui n'a pas encore subi la scission. Tous les degrés intermédiaires se trouvent dans les tuniques moyennes, surtout dans les artères.

*Développement de la substance osseuse,* par M. Muller (de Wurzbourg ).

( Congrès de Bonn. — *Gazette hebdomadaire,* p. 761. )

Dans les théories admises jusqu'à ce jour, on croit que le tissu osseux est formé : 1° par le dépôt de sels calcaires dans une masse cartilagineuse (dépôts périostiques, os secondaires ) ; 2° par la métamorphose de la substance cartilagineuse ( substance fondamentale, capsules, cellules ). « D'après mes recherches, dit l'orateur, cette dernière métamorphose ne se produit pas. — La véritable masse osseuse, consistant en capsules rosées et en substance fondamentale lamelleuse, se produit partout de la même manière, par la métamorphose calcaire d'une substance ostéoïde conjonctive (substance ostéogène); dans les endroits où l'os semble provenir du cartilage, le cartilage est seulement remplacé par la masse osseuse de nouvelle formation. »

*Recherches sur la transformation des cartilages en os,* par M. Mandl.

( Acad. des sciences. — 18 mai. )

Il résulte des observations contenues dans ce mémoire que, dans l'ossification, les cellules cartilagineuses disparaissent entièrement, et que les corpuscules osseux se développent indépendamment de ces dernières. Un tissu à cellules se détruit pour faire place à un tissu fibrillaire; il n'y a donc que succession, mais nullement transformation. Les fibres se développent sans le concours des cellules, point important à constater pour la déduction des principes histogénésiques généraux.

*Analyse des os,* par H. Bonnet.

(Acad. des sciences. — 6 juillet. )

Après avoir démontré que toutes les analyses faites jusqu'à ce jour ne peuvent pas être exactes, l'auteur propose un nouveau procédé d'analyse, qu'il décrit longuement.

*Études des ostéoplastes au moyen de l'action particulière exercée par la glycérine sur les éléments anatomiques des os frais,* par M. Ch. Robin.

( Acad. des sciences. — 6 avril.)

Le but de cette note est de démontrer l'existence d'un liquide organique dans les ostéoplastes et dans leur réseau de canalicules déliés, à l'exclusion de toute matière solide. — Cette démonstration n'est elle-même que le résultat d'une action spéciale de la glycérine sur le liquide des ostéoplastes. — Le phénomène dont il s'agit s'opère toutes les fois qu'un os *frais,* dépouillé de son périoste, ou réduit en lames minces, vient à être plongé dans la glycérine qui l'imbibe. Il consiste en un dégagement de gaz qui se produit dans le liquide des ostéoplastes et de leurs canalicules, au moment où la glycérine imbibe la substance osseuse et arrive à ce liquide. — Sous l'influence de la glycérine, de ce dégagement dans les ostéoplastes d'un gaz, dont on voit les bulles s'étendre dans leurs canalicules anastomotiques, qu'elles rendent opaques en chassant devant elles un liquide transparent, il résulte manifestement que ce n'est pas un corps solide ou demi-solide qui remplit les cavités caractéristiques des os. — Ce dernier fait ne résulte pas moins évidemment de la réplétion consécutive de ces canaux microscopiques par le liquide même qui avait causé le dégagement gazeux, lorsqu'il est ajouté en quantité surabondante.

*Nouvelle démonstration de la coalescence du métacarpien ou métatar-
sien du pouce avec la première phalange de ce doigt*, par MM. Joly
et Ladvocat.

( Acad. des sciences. — 8 juin. )

Ces auteurs avaient déjà posé en principe, que pour les phalanges de chaque doigt, le nombre trois est le type général, et
que l'exception présentée par le pouce n'est qu'apparente. — A
l'appui de cette opinion, ils avaient déjà fait remarquer que la
pièce dite métacarpien ou métatarsien du pouce se développe par
deux points d'ossification, l'un pour le corps et l'autre pour l'extrémité supérieure : disposition, comme l'a dit M. Cruveilhier,
qui est opposée à celle qui s'observe dans les autres métacarpiens
ou métatarsiens, et analogue à celle qui s'observe dans les phalanges. — Pour MM. Joly et Ladvocat, le point d'ossification principal constitue la première phalange, et le noyau supérieur est
l'équivalent du véritable métacarpien ou métatarsien du pouce.
Ils transmettent aujourd'hui à l'Académie un fait qui leur semble
décisif.

*De la direction des axes du col et des condyles du fémur et de l'humé-
rus dans les mammifères, les oiseaux et les reptiles*, par M. Ch.
Martins.

( Acad. des sciences. — 18 mai. )

Il résulte de ces recherches, que l'inspection seule de l'épaule
et de l'humérus d'un animal pourra désormais décider les points
les plus importants de son mode de locomotion, et servir à mar-
quer sa place dans l'embranchement des vertébrés. Si la trochlée
humérale est *parallèle* au plan comprenant l'axe de l'os et celui
du col, ou, en d'autres termes, si ces trois axes sont sensiblement dans le même plan, le bras peut exécuter des mouvements
de circumduction, et l'animal appartenir au groupe anthropomor-
phe ; mais si la trochlée est *perpendiculaire* au plan commun de
l'axe du col et du corps de l'os, et en même temps *à celui de l'o-
moplate*, l'animal est un mammifère terrestre ou aquatique. Si,
enfin, l'axe de la trochlée *perpendiculaire* au plan commun de
l'axe du col et du corps de l'os est au contraire sensiblement *parallèle à celui de l'omoplate*, l'animal vole ou rampe : c'est un chéi-
roptère, un oiseau ou un reptile.

*De la coalescence des têtes du tibia et du cubitus pour former le cha-
piteau du tibia dans les mammifères monodelphes*, par M. Ch.
Martins.

( Acad. des sciences. — 13 juillet. )

Les auteurs qui comparent entre eux les membres pelviens et
thoraciques sont actuellement à peu près unanimes pour assimiler
le radius au tibia. La rotule est la répétition de l'olécrane : or, l'o-

lécrane fait partie du cubitus, et la loi des connexions organiques serait violée, si l'on admettait qu'au membre abdominal, la rotule, homologue de l'olécrane, puisse s'insérer au tibia, os homologue du radius. M. Martins résout cette difficulté par des considérations qu'il emprunte à l'anatomie humaine et à l'anatomie comparée, et il conclut que la rotule, homologue de l'olécrane, s'insère, il est vrai, au tibia, mais que la portion du tibia, où se fixe le ligament rotulien, correspond à la portion olécranienne du cubitus réunie au radius, pour former le chapiteau du tibia.

*Sur les rapports de l'artère sous-clavière dans les cas où il existe des côtes cervicales chez l'homme,* par Halbertsma.

( *Arch. f. die Holland beitrage,* cahiers 1 et 2. )

Quatre observations, dont voici la conclusion : Dans les cas où il existe une côte cervicale, les rapports de l'artère sous-clavière peuvent être modifiés ; si la côte surnuméraire a atteint une longueur de 5 à 6 centimètres au plus, l'artère passe pardessus elle ; si cette côte n'a que 5,1 centimètres ou moins, elle ne servira plus de support à l'artère, qui aura avec la première côte les rapports normaux.

*Anomalie des canaux pancréatiques,* par M. Marc Sée.

( Société de biologie. — Janvier. )

Sur un chien de forte taille, les deux canaux pancréatiques sont parfaitement distincts du canal cholédoque dans toute leur étendue, et s'ouvrent isolément dans le duodénum.

*Recherches sur la structure et le développement des poumons,*
par M. Mandl.

( Acad. des sciences. — 4 mai. )

Sur des préparations faites avec de la gélatine, l'auteur a constaté les *cavités terminales* des bronches à l'intérieur desquelles se terminent brusquement des parois saillantes. Il y a en outre des *vésicules* ou utricules plus petites. Dans les parois, on constate des fibres élastiques et une membrane pourvue de corpuscules. Les cavités terminales s'abouchent avec les bronches, comme les vésicules sécrétoires avec le conduit excréteur dans les glandes composées.

*Sur la disposition du tissu musculaire dans les organes génito-urinaires,*
par Vincer Ellis.

( *Quarterly Journal of practical.* — Avril. )

La prostate, les vésicules séminales, les corps caverneux et les corps spongieux sont entourés de fibres circulaires et longitudinales.

*Recherches anatomiques et physiologiques sur les appareils musculaires et érectiles des glandes séminales des deux sexes,* par M. Ch. Rouget.

( Acad. des sciences. — 4 mai. )

Dans cette note, l'auteur annonce que l'enveloppe des deux glandes séminales et les cloisons qui pénètrent dans l'intérieur des glandes sont la continuation immédiate des systèmes musculaires qu'il avait indiqués précédemment, et sont constituées essentiellement par des faisceaux de fibres lisses, à noyau; dont les caractères microscopiques sont ceux de ce tissu presque partout confondu avec le tissu cellulaire sous le nom de *tissu cellulaire contractile*, et qu'il a décrit sous le nom de *faisceau musculaire dartoïde.*

*Sur l'arrangement des veines de l'ovaire,* par M. James Traer. — Rapport de M. Legendre.

( *Bulletin de la Société anatomique,* p. 43. )

Les veines qui viennent de l'ovaire ont une disposition toute spéciale. Après avoir traversé la tunique externe de cet organe, elles forment un corps, d'une forme allongée, à grosse extrémité externe ; c'est là que naissent les veines ovariennes proprement dites. Ce corps est appliqué au bord inférieur de l'ovaire, et en suivant son ligament, s'étend en dedans jusqu'à l'utérus ; là il communique avec les veines utérines et, par l'intermédiaire de ces dernières, avec les veines qui forment le plexus vaginal, et, par conséquent, avec le bulbe du vagin et le corps caverneux du clitoris. Ce corps se compose d'un tissu spongieux analogue à celui dont est formé le bulbe du vagin, c'est-à-dire d'un tissu érectile. — Il est entouré d'un tissu cellulaire sous-péritonéal, d'une densité assez grande, et qui en constitue la charpente. Enfin, il est contenu dans l'aileron postérieur du ligament large. Il existe en outre, comme je l'ai constaté, une anastomose assez large entre les veines ovariennes et celles qui accompagnent les urètères en avant du psoas. — Il résulte de cette description que toutes les veines des organes génitaux chez la femme sont dans la communication la plus directe, et qu'en certains points l'arrangement de ces conduits vasculaires, lorsqu'ils sont gonflés par le sang, doit produire un état d'érection.

*Développement des éléments nerveux,* par M. Mandl.

( Acad. des sciences. — 11 mai. )

C'est un second mémoire que l'auteur présente ; il peut ainsi se résumer : — 1° Les fibres nerveuses se développent d'après le type des tissus fibrillaires ; les corpuscules (cellules) ganglionnaires, d'après celui des cellules. — 2° Les corpuscules des ganglions (grand sympathique) sont pâles, chez l'homme, dans la jeunesse ; ils deviennent d'une couleur foncée dans la vieillesse, par le dépôt de granules d'une matière colorante rouge brunâtre. — 3° La portion centrale du système nerveux se compose d'éléments embryonnaires par rapport à ceux des parties périphériques. — 4° En effet, la substance grise du cerveau renferme, dans une substance fondamentale amorphe, des corpuscules qui présentent tous les caractères des noyaux des corpuscules ganglionnaires. On en trouve de toutes les dimensions, depuis 5 millimètres jusqu'à 1 centimètre et même 1 centimètre et demi. Les plus petits sont dépourvus de nucléoles ; les grands en possèdent un ou deux. — 5° Ainsi donc la substance grise du cerveau et de la moelle épinière nous représente, dans la majeure partie, des éléments embryonnaires, que nous reconnaissons tels, si nous les comparons à ceux de la portion grise périphérique du système nerveux, c'est-à-dire aux ganglions. — 6° Il en est de même pour la substance blanche des centres nerveux. On y trouve toutes les transitions des fibres les plus fines, à simple contour, aux fibres les plus grosses, à double contour. Les premières constituent presque exclusivement la substance blanche cérébrale, les dernières les nerfs cérébro-spinaux. — 7° Les différentes parties du système nerveux montrent donc, même chez l'adulte, suivant les régions d'où elles proviennent, des éléments divers, qui sont autant de degrés de développement auxquels persistent ces éléments pendant toute leur existence.

*Recherches sur l'histologie du système nerveux,* par M. Jacubowitsch.

( Acad. des sciences. — 31 août. )

L'auteur a passé quatre années à étudier ce sujet. Voici le résumé qu'il a présenté à l'Académie :

I. Tout le système nerveux cérébro-spinal ( la moelle épinière, la moelle allongée, les corps quadrijumeaux, le cerveau et le cervelet ) et tout le système nerveux ganglionnaire consistent, d'une façon générale, en trois espèces d'éléments nerveux : les cellules du mouvement, les cellules de la sensibilité, les cellules ganglionnaires, et il faut y joindre les cylindres d'axe de toutes ces cellules. — Le système nerveux ganglionnaire ne constitue pas un système à part ; il appartient essentiellement au système cérébro-spinal.

II. Un élément histologique non moins important entre pour beaucoup dans l'édifice et dans la construction du système nerveux ; c'est le système du tissu cellulaire : non-seulement il réunit, à la façon d'un ciment, les éléments nerveux isolés, en forme des groupes qu'il relie aux différentes subdivisions du système nerveux, mais il a encore une autre importance essentiellement fonctionnelle, attendu qu'il contient les vaisseaux sanguins, et sert par conséquent à la condition de vie la plus importante, c'est-à-dire à la nutrition. Peut-être contribue-t-il, par l'enveloppe plus ou moins forte qu'il fournit aux cylindres-axes (fibres nerveuses à double contour, fibres nerveuses à simple contour avec et sans moelle), aux fonctions de ces mêmes cylindres.

III. La moelle épinière offre une structure qui varie dans ses diverses parties, quant au nombre et à la disposition des éléments nerveux essentiels. Ces différences de structure sont en rapport avec les différences fonctionnelles des nerfs qui tirent leur origine de certaines régions déterminées de la moelle (par exemple, les renflements cervicaux et lombaires).

IV. La détermination exacte des régions de la moelle épinière doit nécessairement trouver une application pratique en pathologie et en thérapeutique, et elle est appelée à acquérir de l'influence sur le diagnostic des maladies nerveuses en général et de celles de la moelle épinière en particulier, ainsi que sur le traitement de ces maladies.

V. La moelle allongée doit être considérée comme une continuation de la moelle épinière provenant d'un développement considérable des cornes postérieures et des cellules de sensibilité que contient la moelle épinière (les olives, les olives latérales, la masse grise dans les faisceaux grêles et cunéiformes), ainsi que des cellules ganglionnaires de la moelle épinière (généralement situées dans le voisinage du canal central et de la fin du quatrième ventricule). La moelle allongée se distingue de la moelle épinière par une absence presque totale de cellules de mouvement.

VI. Les corps quadrijumeaux forment une continuation immédiate de la moelle épinière, avec laquelle ils sont unis par la moelle allongée ; et c'est la dernière région où tous les éléments nerveux se présentent ensemble dans leurs rapports spéciaux, soit entre eux, soit avec les origines des nerfs. Les corps quadrijumeaux se distinguent par la grande commissure en forme de fer à cheval, dans laquelle se trouve par exception la première espèce de cellule ganglionnaire.

VII. La commissure en fer à cheval envoie ses rameaux de fibres nerveuses dans les couches optiques jusqu'aux corps striés. On les poursuit facilement en pratiquant des sections horizontales. Pour cette raison, la commissure doit être considérée comme un moyen essentiel d'union entre la moelle épinière et la moelle allongée d'une part, et, d'autre part, le cerveau et le cervelet.

VIII. Le cervelet doit être regardé comme une subdivision du système nerveux, formé : — 1° par une partie du faisceau antérieur et des cornes antérieures de la moelle épinière qui pénètrent pour la plupart dans le pédoncule de la moelle allongée vers le cervelet, avec leurs cellules de mouvement et leurs rameaux de fibres nerveuses; — 2° par une partie des faisceaux nerveux postérieurs et de leurs éléments (cellules de sensibilité), qui se trouvent aussi dans les corps restiformes) ; — 3° par des cellules ganglionnaires qui, groupées en grandes masses, forment, avec les éléments nommés précédemment, la masse de la substance médullaire (substance blanche) du cervelet ; celui-ci est mis en rapport avec le pont de Varole et les corps quadrijumeaux par les pédoncules de la moelle allongée vers le cervelet et par les pédoncules des corps quadrijumeaux ; — 4° par une substance grise qui constitue la couche d'enveloppe du cervelet, et qui se distingue par ses cellules en forme de poire.

IX. Les hémisphères, de même que les portions qui en font partie, consistent essentiellement en cellules de sensibilité avec une couche périphérique qui est formée, comme dans le cervelet, par des ramifications de cylindres-axes terminées en baguettes. ( Je nomme cette couche : *couche en baguettes.* )

X. La substance de Rolando doit être considérée comme une masse nerveuse pure, réelle, consistant en cylindres-axes, avec ou sans substance médullaire, qui existent non-seulement dans les cornes postérieures de la moelle épinière, mais aussi dans le cerveau, le cervelet et les corps quadrijumeaux, avec leurs réseaux fibreux et leurs couches apparentes de petits grains ( anneaux à contours simples et doubles, coupes de fibres nerveuses).

XI. On ne peut déterminer d'une manière absolue les corpuscules du tissu conjonctif ou cellulaire que l'on rencontre dans le système nerveux central. Le réseau cellulaire apparaît plutôt partout sous forme de grains très-fins et se dessinant dans certains endroits comme un réseau. Le réseau cellulaire surtout présente dans le voisinage du canal central un dessin en forme de filet; il en est de même au niveau de l'aqueduc de Sylvius, et partout où les vaisseaux sont fortement entassés. Souvent, et surtout dans les endroits où les cylindres d'axe se trouvent cimentés, il se transforme en une membrane homogène transparente, vitreuse, à grains fins de dimensions si petites, qu'il est presque impossible de les mesurer, et se trouve extrêmement réduit dans le système nerveux central, eu égard à sa quantité.

XII. Tous les éléments nerveux s'unissent de trois manières différentes : — 1° par des commissures qui mettent en rapport par les cylindres-axes deux groupes situés symétriquement. Ici vient se placer la commissure antérieure et postérieure de la moelle épinière, la commissure du cervelet et la commissure en forme de fer à cheval dans les corps quadrijumeaux ; enfin, aussi, les commissures des cellules sensibles et ganglionnaires dans la moelle allongée ; — 2° par des unions qui ont lieu entre des cellules nerveuses de groupes cellulaires situés très-loin ou très-prés du même côté et de la même espèce : la première union a lieu dans les groupes de cellules de mouvement, de sensibilité et des cellules ganglionnaires, partout où ils ne se présentent que par groupes ; la seconde union a lieu dans le cervelet et dans les corps quadrijumeaux ; — 3° par la couche que j'ai nommée couche en baguettes, qui se trouve à la périphérie du cerveau et du cervelet, et où viennent se réunir plusieurs éléments nerveux (cellules nerveuses de mouvement, de sensibilité, et cellules ganglionnaires avec leurs ramifications), comme je crois l'avoir trouvé.

XIII. Les rapports visibles et mesurables, relatifs et absolus de grandeur et d'étendue, ainsi que le poids de la masse nerveuse eu général et des parties isolées du système nerveux en particulier, n'indiquent pas l'importance de la totalité ou des parties de ce système, ni chez certains animaux, ni dans l'espèce humaine. La grandeur absolue et relative des trois éléments nerveux essentiels constitue le critérium de cette importance. De tous les genres et de toutes les espèces d'animaux, c'est chez l'homme qu'ils sont relativement et absolument les plus petits ; c'est pour cela qu'en raison de l'espace qu'ils occupent, ils sont le plus nombreux chez lui. Comme, selon toutes les apparences, les cellules nerveuses sont susceptibles de multiplication, de même que tous les éléments histologiques, il me semble probable qu'une augmentation numérique des éléments nerveux a lieu en même temps qu'une diminution d'une partie du tissu conjonctif durant le développement intellectuel, et cela sans que la masse du cerveau devienne en même temps plus grande. — La pathologie a suffisamment prouvé que, dans le cas contraire, dans la démence et dans les différentes formes de crétinisme, le développement des éléments nerveux reste stationnaire, ou même qu'il y a substitution du tissu conjonctif aux cellules nerveuses.

XIV. Les différentes couleurs, ou plutôt les nuances que l'on rencontre dans le domaine du système nerveux, et que l'on a admises comme caractéristiques en anatomie pour certaines régions, les nuances grises, gris-rouge, brunes, jaunâtres, violettes et bleues, n'ont aucune relation avec des conditions correspondantes soit des cellules nerveuses, soit de leurs cylindres-axes ; mais elles dépendent uniquement des vaisseaux sanguins, des artères, des veines, de leur nombre, de leur épaisseur ou de leur finesse, et d'autres particularités de même ordre.

XV. Quant à ce qui a rapport à l'origine des nerfs issus du cerveau et du cervelet, ainsi que de la moelle allongée et de la moelle épinière, je maintiens l'opinion que j'ai émise à ce sujet dans ma dernière publication, que tous les nerfs sont, d'après leur origine, de nature mixte. Des recherches nombreuses et incessantes m'ont conduit à cette conviction; je me borne ici à la communication des résultats suivants de mes investigations : — 1° Les racines antérieures et motrices consistent en filaments qui proviennent des cellules de mouvement, des cellules ganglionnaires et des cellules de sensibilité. Le nombre des filaments provenant des cellules ganglionnaires et de sensibilité est différent dans les diverses régions de la moelle épinière ( par exemple, dans les régions lombaire, cervicale et dorsale ); — 2° les racines postérieures consistent principalement en filaments qui proviennent des cellules de sensibilité et ganglionnaires, et en moins grande partie en filaments des cellules de mouvement; — 3° les nerfs de la moelle allongée consistent surtout en filaments naissant des cellules ganglionnaires, et en filaments provenant des cellules de la sensibilité. Quelques-uns, très-peu nombreux (ceux qui prennent leur origine au passage de la moelle épinière dans la moelle allongée ), contiennent aussi des filaments de cellules de mouvement; — 4° tous les nerfs du cerveau, excepté les nerfs des trois principaux sens qui consistent seulement en filaments provenant de cellules ganglionnaires et de sensibilité, sont formés de filaments qui proviennent de cellules motrices, sensibles et ganglionnaires de la deuxième espèce.

XVI. Enfin, je dois encore ajouter une observation qui s'est produite dans le cours de mes recherches. J'ai souvent essayé de tuer subitement par les narcotiques (acide prussique, nicotine, conine, etc.) les animaux destinés à mes préparations. Dans tous ces cas, les préparations du cerveau et de la moelle épinière devenaient tout à fait inutiles pour mes recherches histologiques, parce que les éléments nerveux et cellulaires se trouvaient entièrement détruits, les membranes en étaient déchirées, les cylindres d'axe séparés des cellules et mis en pièces, et le contenu des cellules était racorni et diminué. Je ne puis m'empêcher d'attribuer ces changements remarquables, dans tous ces cas, à une interruption soudaine de la nutrition qui est produite par l'action du poison. Ces observations donnent l'unique explication saisissable de l'action mortelle et soudaine des narcotiques en général et des alcaloïdes en particulier. — Tous ces faits, tous ces résultats d'expériences sont fondés sur une multitude de coupes microscopiques que j'ai faites systématiquement, depuis le fil terminal jusqu'à la périphérie externe des hémisphères dans différentes directions et chez différents animaux. — Ils se fondent surtout sur vingt-cinq mille coupes analogues qui sont bien conservées, susceptibles d'être transportées et qui ne laissent rien à désirer sous le rapport de la précision et de la clarté.

XVII. Les observations démontrent que l'épaisseur différente de la moelle épinière et de ses deux renflements, et l'augmentation de volume de la moelle allongée, dépendent du nombre différent et de la disposition particulière et locale des éléments nerveux.

*Remarque.* — Nous avons donné en entier ce travail, à cause de l'importance qu'il pourrait avoir ; mais il ne faut pas oublier que les résultats annoncés n'ont pas encore été confirmés par d'autres observations.

*Mémoire sur la constitution chimique du système nerveux chez la sang-*
*sue médicinale,* par MM. Lecoute et Faivre.

( Acad. des sciences. — 26 octobre. )

Ces recherches ont été faites par des agents de deux sortes, les uns agissant chimiquement et permettant de distinguer les diverses substances qui entrent dans la composition des éléments nerveux, et conduisant ainsi à une sorte d'analyse qualitative, les autres ayant pour effet d'indiquer les détails de structure (réactifs histologiques).

*Études sur le conarium et les plexus choroïdes chez l'homme*
*et chez les animaux,* par M. Faivre.

( *Annales des sciences naturelles,* 4e série, 7e volume. )

L'auteur, dans cette étude intéressante, s'occupe surtout d'anatomie comparée.

*Anatomie de la moelle allongée,* par M. Schröder van der Kolk.

( Congrès de Bonn. — *Gazette hebdomadaire,* p. 761. )

M. Schröder van der Kolk montre des dessins de la moelle allongée. Les faisceaux antérieurs s'enfoncent dans le cerveau par les pyramides, les autres fibres de la moelle allongée viennent du cerveau et s'inclinent auprès des nerfs qui naissent de la moelle allongée. Les longs paquets de fibres qui se trouvent à la partie extérieure du noyau de l'accessoire et du nerf vague sont les terminaisons des faisceaux latéraux. La poitrine, le ventre et le diaphragme, ne sont pas paralysés dans l'hémiplégie, parce que leurs nerfs se terminent dans la moelle allongée, dans laquelle se trouvent réunis par des fibres transversales, et agisssant simultanément pour les deux côtés à la fois, les organes centraux présidant aux mouvements respiratoires involontaires. Les racines du nerf auditif qui vont jusqu'au septum sont des nerfs réflexes pour des parties motrices. De même, des nerfs réflexes unissent les noyaux de l'auditif et du facial. Les olives sont réunies transversalement et envoient des fibres à l'hypoglosse ; elles sont plus volumineuses chez l'homme que chez les animaux, à cause de l'articulation plus nette des sons. Chez deux idiots qui ne pouvaient articuler les mots, l'orateur dit avoir trouvé une incurvation des corps olivaires. Les oiseaux de proie, dont l'expression mimique est si énergique, ont les corps olivaires supérieurs très-développés. Les corps olivaires inférieurs sont unis à l'accessoire et à l'hypoglosse et président à la déglutition. La cinquième paire, qui, par sa marche de haut en bas, est en contact avec beaucoup de nerfs qui naissent transversalement, prouve bien qu'il est un nerf réflexe.

*Racines des nerfs spinaux*, par Lenhossek.

( Congrès de Bonn. — *Gazette hebdomadaire*, p. 761. )

Le professeur Lenhossek montre des dessins dans lesquels les racines postérieures, de même que les racines antérieures des deux nerfs spinaux, naissent en partie des groupes de ganglions du côté opposé et se croisent, par conséquent, en avant et en arrière du canal médullaire. Il faut donc considérer les cornes de la moelle comme des colonnes, et le rapport central des nerfs cérébro-spinaux reste tel que les nerfs moteurs naissent des colonnes motrices, les nerfs de sensibilité des colonnes sensitives, et les nerfs mixtes des deux à la fois.

*Sur la composition chimique du cristallin chez les poissons et les animaux terrestres*, par M. Payen.

( Société de biologie. — Juillet. )

Résultats : la substance albuminoïde soluble des couches externes ou corticales du cristallin offre (avec de très-légères diférences) des propriétés caractéristiques semblables chez les poissons et chez les mammifères terrestres. Ses couches concentriques sous-jacentes offrent également, dans les deux classes d'animaux, une composition presque semblable, ou qui diffère seulement par les proportions d'eau et des substances solides.

*Recherches sur la nature du cristallin dans la rétine des animaux*, par MM. Valenciennes et Frémy.

( Acad. des sciences. — 1er juin. )

1° Le cristallin d'un mammifère est formé de fibres insolubles dans l'eau, et réunies au centre par une substance albumineuse, coagulant vers 65 degrés, mais devenant transparente et ambrée par l'action prolongée de l'alcool, et réunies à l'extérieur par une matière albuminoïde non coagulable par l'ébullition dans les con-

ditions indiquées, ne bleuissant pas sous l'action de l'acide chlorhydrique, et que nous appelons *métalbumine*. — 2° Ces deux
substances distinctes anatomiquement, et constituant deux parties différentes du cristallin d'un mammifère, doivent être distin-
guées par un nom spécial : nous proposons pour la portion centrale le nom d'*endophacine*, et pour les couches externes celui
d'*exophacine*. — 3° Les cristallins des oiseaux, des reptiles et des
batraciens diffèrent peu de celui des mammifères. — 4° Le cristallin des poissons est formé également de deux parties distinctes :
l'une corticale, où l'exophacine est composée de métalbumine, et
l'autre où le noyau est formé par une substance albuminoïde solide et insoluble dans l'eau, et que nous nommons *phaconine*. —
5° Les fibres des cristallins des mammifères réunies par l'albumine ou par la métalbumine, pour former l'endophacine ou l'exophacine du cristallin, ont beaucoup d'analogie avec la phaconine
des poissons.

*Altération morbide des cristallins.* — Le cristallin atteint de
cataracte a éprouvé une modification qui rappelle jusqu'à un
certain point celle que l'on constate dans un cristallin exposé à
l'action de l'alcool ou à celle de l'eau bouillante. — L'albumine
et la métalbumine, qui constituent le cristallin sain d'un cheval,
sont devenues, par l'effet de la maladie, insolubles dans l'eau, et
ont formé des membranes légèrement opaques, que l'on peut séparer facilement les unes des autres. — Cette modification n'est pas
due, comme on l'a dit, à du phosphate de chaux, qui aurait modifié
les propriétés de l'albumine; mais, en soumettant ces membranes
à l'analyse, nous avons reconnu qu'elles ne laissent pas plus de
cendres que l'albumine ordinaire.

*Mémoire sur le cercle sénile*, par M. Castorani.

( Acad. des sciences. — 26 octobre. )

Résumé : 1° le cercle sénile est le produit d'une imbibition immédiate de la circonférence de la cornée par les sécrétions plus
ou moins abondantes de la conjonctive; 2° l'imbibition requiert,
comme condition indispensable, le contact plus ou moins permanent des paupières avec la cornée; 3° ce travail d'imbibition
est en raison inverse de la résistance de la cornée et de la densité
des liquides sécrétés.

*Transmission héréditaire de l'arc sénile*, par Ev. Cauton.

( *The Lancet*, 7 mars. )

D'après l'auteur, la possibilité de cette transmission est prouvée par les observations qu'il rapporte. L'arc sénile peut se
montrer chez des personnes peu âgées.

2.

*Anatomie des parois de l'abdomen,* par M. Dupré.

( *Journal des spécialités,* p. 158. )

Les parois abdominales y sont considérées principalement dans leurs rapports avec l'étude des hernies abdominales ; considérations nouvelles sur l'action de ces muscles dans la production des hernies.

*Étude sur l'anatomie du rectum et de l'anus, sur celle des parties qui les avoisinent et sur les maladies qui les affectent,* par le docteur Mercier.

( *Gazette hebdomadaire,* p. 214. )

Cette étude a été entreprise à propos d'un ouvrage du docteur Richard Quain, intitulé : *The diseases of rectum.* M. Mercier a profité de cette occasion pour émettre quelques idées qui lui sont propres.

*Anatomie du pli de l'aine,* par M. Linhart.

( *Moniteur des hôpitaux,* p. 2022. )

C'est une nouvelle étude très-détaillée de cette région ; elle ne modifiera en rien les idées généralement adoptées .

*Nouvelle bourse séreuse de la face,* par M. Verneuil.

( *Bulletin de la Société anatomique,* p. 170. )

Cette bourse enveloppe la boule graisseuse de la joue, à peu près de la même façon que la tunique vaginale enveloppe le testicule.

*Difformités des doigts transmises pendant plusieurs générations,* par M. Scoutetten.

( Acad. de médecine. — 17 novembre. )

Observation et présentation des plâtres indiquant ces difformités.

*Défectuosités des doigts transmises pendant six générations,* par M. Mackindet.

( *British medical Journal,* 10 octobre. )

*Observations sur des cas d'anomalies anatomiques,* par M. Charvet.

( Acad. des sciences. — 12 janvier. )

L'auteur rappelle plusieurs anomalies artérielles et musculaires multiples, qu'il a rencontrées sur des cadavres destinés aux études anatomiques. — Il fait remarquer la coïncidence de plusieurs anomalies dans la même région ou dans des régions différentes, sur le même sujet.

*De quelques marbres antiques, concernant les études anatomiques,*
par MM. Dechambre et Charcot.

( *Gazette hebdomadaire*, p. 425, 437, 513.)

MM. Charcot et Dechambre étudient trois antiques , dont l'un est une étude très-habile, et assurément faite sur nature , d'une excurvation de la colonne vertébrale ; les deux autres sont de véritables préparations d'anatomie normale, et soulèvent l'intéressante et difficile question de savoir quels étaient le but et l'usage de semblables objets, question qui se relie elle-même à celle des moyens d'études dont disposaient les anatomistes de l'antiquité.

*De l'embaumement chez les Indiens américains*, par M. Alvaro
Reynoso.

(Acad. des sciences. — 13 juillet.)

Ce procédé d'embaumement n'est autre chose que la dessiccation des cadavres par la chaleur du feu. M. Reynoso pense que l'on pourrait utiliser ce moyen de conservation.

*Étude des races humaines, méthode naturelle de l'ethnologie ,*
par M. Michel Deschamps.

( Acad. de médecine. — 22 septembre. )

Selon l'auteur de ce mémoire , sa classification serait le premier essai de la *méthode naturelle*, *individuelle*, appliquée à l'anthropologie. — L'ethnologie repose sur deux ordres de preuves : les unes, puisées dans la structure comparée du corps humain, sont les caractères organiques ou l'organographie ethnologique, offrant trois subdivisions : 1° les caractères physiques ou superficiels ; — 2° les caractères anatomiques profonds , organiques par excellence ; — 3° les caractères d'anatomie pathologique, eu égard aux monstruosités. Les autres preuves relèvent des fonctions des grands appareils de l'économie ; elles forment les caractères physiologiques ou la physiologie ethnologique.

## PHYSIOLOGIE.

*Traité de physiologie*, par M. Longet.

( Tome I , fascic. II. )

Ce fascicule est consacré à l'étude des phénomènes de la digestion ; toutes les questions y sont traitées d'une manière plus
complète que dans les autres ouvrages de physiologie. Les découvertes récentes ont été, de la part de l'auteur, l'objet de
recherches qui lui sont propres ; nous citons quelques-unes
seulement des opinions de M. Longet. — Il pense que l'action
chimique de la salive n'est pas uniquement due aux matières
organiques décomposées ; — que la salive renferme un principe
actif qui doit être rangé dans la classe des ferments. — Les di-
gestions artificielles démontrent que la fécule n'est nullement
transformée par le suc gastrique pur ; mais que, si on la fait digérer dans ce liquide mêlé à une certaine quantité de salive, elle
peut se changer en dextrine et en glycose, quand bien même
l'acidité du suc gastrique l'emporte sur l'alcalinité du fluide salivaire. — La pepsine et un acide dissous dans l'eau représentent
les éléments indispensables à la constitution du suc gastrique :
sans l'acide, la pepsine est inerte, et, dans la digestion des substances azotées, l'acide n'agit lui-même qu'avec la pepsine ; de
leur réunion seulement résulte le ferment gastrique complet. —
La bile n'est pas indispensable au travail de la digestion en général ; néanmoins, son écoulement continuel au dehors n'est
compatible avec l'entretien de la vie que si une copieuse alimentation compense cette perte incessante. — Les données pathologiques et expérimentales se prêtent un mutuel appui pour
établir que l'influence du suc pancréatique sur la digestion des
matières grasses a été exagérée, et qu'elle a été trop exclusivement attribuée à ce fluide qui, en réalité, la partage avec d'autres liquides intestinaux.

*Éléments de physiologie de l'homme et des principaux vertèbres,*
par MM. Béraud et Robin.

( Deuxième édition. — 2 volumes. )

M. Béraud a suivi l'ordre anatomique ; il a pu ainsi examiner
au point de vue fonctionnel toutes les articulations, tous les muscles et tous les nerfs. Voici, du reste, la division adoptée dans
cet ouvrage : — 1° des propriétés, des principes immédiats et
des propriétés physiques, chimiques et vitales des éléments anatomiques ; — 2° des propriétés des humeurs ( sang, chyle, lym-

phe, blastème) et des tissus (nutrition, absorption, secrétion, développement, reproduction, contractilité). On trouve dans ce chapitre une dernière section consacrée à l'innervation du système nerveux (sensibilité, motricité); — 3° des attributs des systèmes (médullaire, adipeux, cellulaire, etc.); — 4° des usages des organes (os, articulations, etc.); — 5° des fonctions ou usages des appareils (la nutrition, qui comprend la digestion, l'urination, etc.; la reproduction, qui comprend la fonction spermatique, la fonction ovarienne, etc.; les fonctions de la vie animale, qui comprennent les cinq sens, la locomotion, la phonation; les fonctions cérébrales, qui président aux instincts, à l'intelligence et à la volonté); 6° enfin, la physiologie de l'organisme considérée dans son ensemble (végétabilité, animalité, sociabilité).

*Leçons sur les effets des substances toxiques et médicamenteuses,*
par Cl. Bernard.

L'auteur, après avoir exposé les théories physiques, chimiques et vitales qui cherchent à expliquer l'action des poisons et des médicaments sur l'organisme, étudie successivement les effets toxiques des substances suivantes : ozone, acide carbonique, oxyde de carbone, curare, sulfocyanure de potassium, strychnine, nicotine, venin de la vipère, éther et alcool. Nous énumérerons rapidement les principales conclusions déduites des expériences de M. Bernard. — 1° Un corps n'est toxique que lorsqu'il est arrivé dans le système capillaire par les artères; — 2° l'acide carbonique n'est pas vénéneux quand il est injecté dans le système artériel ou veineux; quand il se trouve en trop grande quantité dans l'air respiré, il produit la mort par l'obstacle qu'il met à l'exosmose par les poumons de l'acide carbonique contenu dans le sang; — 3° l'oxyde de carbone est un gaz toxique à un haut degré : il produit la mort par une altération spéciale des globules du sang, ou plutôt une véritable *conservation*, qui s'oppose à l'absorption de l'oxygène par le sang; — 4° l'ozone ne produirait que des effets d'irritation locale; — 5° l'asphyxie, dans un air confiné, doit être attribuée surtout à l'action de l'acide carbonique; dans un gaz inerte, comme l'hydrogène et l'azote, l'asphyxie rapide, quelquefois subite, est causée par une action toute vitale et non chimique, une véritable syncope. Enfin, fait remarquable, l'organisme sain oppose aux influences délétères de l'air confiné une résistance bien moins grande que l'organisme affaibli; — 6° les études nouvelles entreprises sur le curare par M. Bernard sont des plus curieuses et des plus intéressantes. L'innocuité de ce poison introduit dans les voies digestives n'est plus un fait absolu. Non-seulement la muqueuse pulmonaire, mais la muqueuse du rectum peuvent absorber une solution de curare. Sans action sur la muqueuse gastrique des mammifères en digestion, ce poison est absorbé dans l'estomac des mammifères à jeun. Bref, la nature du curare est de plus en plus hypothétique ; ce n'est pas un strychnos, comme on le pensait autrefois, ce n'est pas un venin comme on le pensait hier. La plus importante de ses propriétés est l'action qu'il exerce sur le système nerveux. Par une véritable dissection physiologique, M. Bernard a prouvé que le curare paralysait le mouvement, sans anéantir ni la sensibilité, ni la contractilité musculaire. La strychnine agirait, au contraire, en paralysant les nerfs du sentiment et en laissant intacts les nerfs moteurs. Le sulfocyanure de potassium paralyserait les mouvements et la contractilité musculaire. Disons pourtant que ces dernières expériences sont moins nettes et moins précises que les expériences faites avec le curare; — 7° quant à la nicotine, son action porte surtout sur le système vasculaire : contraction des capillaires, déplétion de ces conduits, stagnation du sang dans les gros vaisseaux : — 8° l'éther excite manifestement la circulation, les sécrétions, l'absorption. C'est le contraire pour l'alcool. Quant aux effets anésthésiques de ces deux substances, on ne peut tirer aucune conclusion des expériences de M. Bernard.

*Recherches sur les lois de l'irritabilité musculaire, de la rigidité cadavérique et de la putréfaction, par M. E. Brown-Séquard.*

( Acad. des sciences. — 5 octobre. )

De ces recherches, l'auteur se borne à tirer la conclusion suivante : — Il existe entre l'irritabilité musculaire, la rigidité cadavérique et la putréfaction, des rapports tels que, suivant le degré de l'irritabilité au moment de la mort, la rigidité et la putréfaction se montreront ou très-vite, ou plus ou moins lentement. Si l'irritabilité est à un haut degré, elle durera longtemps, la rigidité paraîtra plus tard et durera longtemps aussi, et, enfin, la putréfaction surviendra tardivement. Au contraire, l'inverse s'observera si le degré d'irritabilité est peu considérable.

*Sur l'influence qu'exercent différents nerfs sur la sécrétion de la salive, par M. Cl. Bernard.*

( Société de biologie. — Juillet. )

M. Bernard prouve par des expériences que la sécrétion, dans la glande sous-maxillaire, est sous l'influence des nerfs fournis par la corde du tympan et par le ganglion cervical supérieur. — Pour la parotide, la sécrétion est sous l'influence du ganglion optique et du nerf de Wrisberg. Voilà ce qu'enseigne la physiologie; mais l'anatomie n'a pas encore dit comment ces nerfs arrivent à la parotide.

*Influence des nerfs sur la sécrétion de la salive*, par Czermak.

( Congrès de Bonn. — *Gazette hebdomadaire*, p. 761. )

Si l'on électrise le rameau lingual, la sécrétion de la salive est activée pendant plusieurs minutes ; si l'on électrise le sympathique au cou, la sécrétion salivaire, d'abord activée, cesse bientôt après. Si l'on électrise les deux nerfs à la fois, la sécrétion, d'abord très-abondante, diminue après quinze à vingt secondes et s'arrête. L'auteur compare cette action à celle que le nerf vague exerce sur les mouvements du cœur, en les ralentissant et les faisant cesser.

*Sur le mécanisme physiologique de la formation du sucre dans le foie,*
par M. Cl. Bernard.

( Acad. des sciences. — 23 mars. )

Dans sa communication du 24 septembre 1855 *sur le mécanisme physiologique de la formation du sucre dans le foie,* M. Bernard signalait des résultats qui lui semblaient incompatibles avec les diverses théories chimiques émises jusqu'alors pour expliquer cette singulière production de matière sucrée dans un organisme animal. Ces expériences, dit-il, m'avaient conduit à penser, contrairement aux opinions précédemment rappelées, que le sucre ne se forme pas d'emblée dans le tissu hépatique par le dédoublement direct de tel ou tel élément du sang, mais qu'il s'y trouve constamment précédé par la création d'une matière spéciale capable de lui donner ensuite naissance par une sorte de fermentation secondaire. Il ajoutait en terminant que pour faire faire de nouveaux progrès à la question glycogénique, il fallait absolument parvenir à isoler cette matière hépatique préexistante au sucre, afin d'étudier ses caractères et de déterminer son rôle physiologico-chimique. — Cette nouvelle communication a pour objet d'annoncer l'existence positive et l'isolement de la matière glycogène qui préexiste au sucre, à laquelle il devient dès lors très-facile d'assigner son rôle dans le mécanisme physiologique de la formation du sucre dans le foie.

*Formation de la matière glycogène dans le foie,* par M. Cl. Bernard.

( Acad. des sciences. — 29 juin. — *Gazette hebdomadaire,* p. 480.)

M. Bernard, à propos des communications de MM. Pelouze et Sanson, rappelle quelques-unes des conditions physiologiques de la formation du sucre dans les animaux, qu'il a depuis longtemps établies, et il termine par quelques remarques qui ont pour objet de montrer que, dans les recherches physiologiques, où les éléments des phénomènes sont si multiples, il est de la plus haute importance de s'appuyer toujours sur les cas les plus simples pour arriver ensuite à l'analyse des cas les plus complexes. Dans la question actuelle, le cas le plus simple est la formation de l'amidon animal ou matière glycogène dans le foie, à l'exclusion de tous les autres organes du corps chez un chien nourri exclusivement de viande. — Cette seule expérience suffit donc pour démontrer de la manière la plus irréfutable la formation de l'amidon animal dans le foie. Chez les animaux qui peuvent introduire de la dextrine dans l'organisme par l'alimentation, on démontre également la persistance de cette fonction physiologique du foie en enlevant les aliments qui fournissent cette dextrine végétale. — Enfin, il ne faut jamais oublier que, pour constater les phénomènes de la fonction physiologique qui nous occupe, il est absolument indispensable d'opérer sur des animaux vigoureux et très-bien portants.

*Mémoire sur la formation physiologique du sucre dans l'économie animale,* par M. Bérard.

( Acad. de médecine. — 19 mai. — *Gazette hebdomadaire,* p. 345. )

Expériences et raisonnements, qui amènent M. Bérard à poser cette question : Indépendamment de la glycogénie hépatique, ne-serait-il pas rationnel d'admettre que, dans toutes les parties du corps, il y a incessamment formation de glycose, qui retourne par le système lymphatique au centre circulatoire, et, à cette glycogénie permanente, la digestion n'en ajoute-t-elle pas une autre intermittente, mais beaucoup plus active?

*Note additionnelle.*

( Acad. de médecine. — 19 mai. )

Après avoir rappelé que personne n'a pu démontrer dans le sang la présence d'un sucre fermentescible , M. Bérard conclut que le sucre fermentescible qu'il a trouvé dans le chyle ne vient pas du sang.

*Expériences qui prouvent qu'il ne se forme point de sucre après la mort dans le foie des animaux,* par M. L. Figuier.

( Acad. des sciences. — 7 juin. )

L'expérience sur laquelle M. Cl. Bernard a établi ce fait n'est pas décisive, suivant M.-Figuier, en ce qu'un simple lavage par un courant d'eau traversant le foie pendant quarante minutes,

est un moyen tout à fait insuffisant de débarrasser le foie de tout
le glycose qu'il renferme. « Je me suis assuré, dit M. Figuier, par
divers essais rapportés dans mon mémoire, qu'il faut des précautions particulières pour enlever par l'action de l'eau tout le sucre emprisonné dans les cellules hépatiques. — Mais si l'on exé-
cute ce lavage d'une manière rigoureuse, on reconnaît que le
tissu du foie, quand il a été parfaitement débarrassé de tous ses
produits solubles, ne jouit en aucune façon de la propriété de former du sucre après la mort. — Mais pour décider positivement
si le foie sécrète du sucre après la mort de l'animal, il fallait déterminer par l'analyse chimique la quantité de sucre existant
dans un foie lavé, et, au bout de vingt-quatre heures, répéter ce
dosage, afin de reconnaître si, après cet intervalle, la quantité
de sucre avait augmenté. Cette détermination comparative a été
faite et il en est résulté que, malgré un lavage par un courant d'eau
prolongé une heure et demie, le foie contenait une notable quantité de glycose, et qu'en outre, cette quantité n'a pas augmenté
dans cet organe abandonné à lui-même pendant vingt-quatre
heures. — Je suis arrivé au même résultat dans deux autres expériences dans lesquelles j'ai déterminé le poids des matières solubles existant dans chaque moitié d'un même foie avant et après
vingt-quatre heures. Cette quantité, au lieu d'augmenter, a subi
une légère diminution. — J'ai avancé plus haut que la cause de
l'erreur qui suppose que le sucre se reforme dans le foie, après la
mort, tient à l'insuffisance du moyen qui a été employé pour
opérer le lavage de cet organe. Un courant d'eau entretenu pendant quarante minutes seulement à travers les ramifications de la
veine-porte est un moyen insuffisant pour débarrasser le foie de
toutes ses matières solubles, surtout quand on opère avec un foie
extrêmement chargé de sucre, comme l'est toujours celui d'un
carnivore. J'ai pensé qu'en opérant sur un foie moins chargé de
sucre et en prolongeant convenablement le temps du lavage, on
pourrait parvenir à le débarrasser complétement de toute matière
sucrée, et que l'on pourrait ensuite, sans altérer, sans diviser
l'organe, en un mot, sans toucher à son intégrité anatomique, reconnaître s'il se reforme spontanément du sucre dans son tissu
bien lavé. Ayant reconnu que le cheval est un des animaux dont
le foie est le moins sucré, j'ai profité de cette condition pour faire
une dernière expérience qui a confirmé les précédentes. — Dans
un nouveau mémoire sur la glycogénie hépatique, j'aurai l'honneur de communiquer prochainement à l'Académie le résultat de
quelques expériences sur la matière glycogène qui existerait dans
le foie, d'après M. Cl. Bernard, et qui, selon moi, n'est autre chose
que le produit de la décomposition, par la potasse, de l'albuminose, produit organique dont j'ai signalé l'existence dans le foie,
et qui se trouve étudié et décrit dans le premier mémoire que

j'ai publié sur ce sujet en janvier 1855. — Je montrerai que cette matière glycogène se forme avec la plupart des substances albuminoïdes, et qu'on peut l'obtenir en opérant avec l'albumine de l'œuf précipitée par l'alcool, redissoute dans l'eau et traitée par la potasse caustique bouillante. Je m'efforcerai aussi de faire ressortir la différence chimique qui existe entre le sucre contenu dans le foie et celui que l'on trouve dans la veine-porte et dans la circulation générale chez les animaux soumis au régime exclusif de la viande. »

*Nouveaux faits et considérations nouvelles contre l'existence de la fonction glycogénique du foie*, par M. L. Figuier.

( Acad. des sciences. — 27 juillet. )

L'auteur commence par rappeler que les dissidences qui se sont produites relativement au fait qu'il a annoncé en 1855, de la présence du sucre dans le sang de la veine-porte, tenaient à ce qu'on avait voulu considérer le phénomène de la fermentation comme le seul signe à invoquer pour caractériser le sucre. Le glycose contenu dans le sang de la veine-porte n'est pas fermentescible directement, et ne peut subir la fermentation alcoolique que lorsqu'il a été tenu quelques minutes en ébullition avec l'acide sulfurique étendu. Les études chimiques faites depuis quelque temps sur les matières sucrées nous ont appris que beaucoup de composés glycosiques sont dans ce cas, c'est-à-dire ont besoin de recevoir l'action d'un acide pour devenir aptes à subir la fermentation alcoolique. Le produit qui existe dans le sang de la veine-porte chez les animaux carnivores est donc bien un véritable sucre. — Ce sucre, que l'on a réussi à trouver aujourd'hui dans presque tous les organes de l'économie, et non dans le foie seul, ainsi que l'affirmait l'auteur de la théorie de la fonction glycogénique du foie, provient du tube intestinal et nullement d'une sécrétion glandulaire. — Il donne dans son mémoire la description d'une matière organique, qu'il a retirée du tube intestinal de chiens carnivores en état de digestion, matière à saveur sucrée, non précipitable par le sous-acétate de plomb et non fermentescible. Ce produit, dont je me réserve de faire ultérieurement une étude plus approfondie, est peut-être le point de départ et l'origine du sucre qui se rencontre dans différents organes chez les animaux carnivores, les seuls que nous ayons à considérer dans ce travail. On aurait, en effet, d'après cela : — dans le tube intestinal, le premier état du sucre, c'est-à-dire une substance de saveur sucrée et non précipitable par le sous-acétate de plomb, mais qui ne réduit pas le réactif cupro-potassique et n'entre pas en fermentation ; — dans la veine-porte, le deuxième état du sucre, c'est-à-dire un produit qui réduit le réactif cupro-potassique,

qui ne fermente pas directement, mais qui est susceptible d'é-
prouver la fermentation alcoolique quand on l'a traité par un
acide étendu ; — dans le foie et dans le chyle, le troisième et dernier état du sucre, c'est-à-dire un produit qui réunit les deux
caractères : réduction des sels de cuivre et fermentation directe.
— C'est donc en séjournant au sein de l'économie animale que
ce produit, par des modifications successives, arriverait à constituer le sucre directement fermentescible qui existe dans le chyle
et dans le foie. — J'aborde ensuite la question chimique de la
formation du sucre aux dépens des matières albuminoïdes. On
peut établir théoriquement que le glycose dérive de ce genre de
matières azotées. Cette transformation des matières albuminoïdes
en sucre, dont la chimie nous explique le mécanisme, pouvant
s'effectuer dans le tube digestif des animaux, il n'est nullement
nécessaire pour expliquer la présence du sucre dans le foie, dans
le chyle, dans le sang, etc., d'invoquer un acte de sécrétion pour
tel ou tel organe.

*Formation physiologique du sucre dans l'économie animale,*
par M. Chauveau.

( Lettre à l'Académie de médecine. — 2 juin. )

M. Chauveau déclare hautement qu'il y a du sucre dans la
lymphe et dans le chyle des animaux nourris exclusivement à la
viande ; mais il a émis sur la source de ce glycose une opinion
autre que celle de M. Colin, qu'il considère comme dénuée de
tout fondement. Il rappelle les expériences qu'il a faites sur ce
sujet.

*Observations sur la glycogénie,* par M. H. Bonnet.

( Acad. des sciences. — 27 juillet. )

Des recherches qui font l'objet de cette note, l'auteur tire les
conclusions suivantes : — 1° Il n'y a pas de sucre dans le sang
de la veine-porte d'un animal nourri avec de la viande ; il y en a
dans le foie et dans les veines sus-hépatiques. — 2° La formation
posthume du sucre dans le foie indiquée par M. Bernard est parfaitement exacte. — 3° Il n'y a pas de sucre dans le sang de la
circulation générale d'animaux nourris avec de la viande. —
4° Chez les animaux nourris de féculents, on ne trouve pas de sucre
dans la veine-porte quand la digestion est terminée. Il y a là une
coïncidence remarquable avec le résultat négatif qu'on obtient
chez l'animal nourri avec de la viande. — 5° On a prétendu que
le foie n'avait pas de propriété rigoureusement glycogénique ;
que dans le sang de la veine-porte il existait un sucre non fermentescible, ou bien qu'il s'y trouve une matière se rapprochant du
sucre, mais qui ne deviendrait sucre qu'à son passage dans le foie.

Mais alors, peut-on répondre, le foie serait donc capable de rendre ce sucre fermentescible, ou de changer en sucre la substance quelconque de la série glucique qui se trouve pour le moment à l'état de mythe dans la veine-porte.

*Sur la formation physiologique du sucre dans l'économie,*
par M. H. Bonnet.

( Acad. des sciences. — 19 octobre. )

Des considérations développées dans ce mémoire, M. Bonnet croit pouvoir déduire les propositions suivantes : — « Le foie a, comme l'a avancé M. Cl. Bernard, une propriété glycogénique, propriété qu'on ne retrouve pas ailleurs dans l'économie. La matière glycogène, contrairement à ce qu'on a pu avancer, s'isole facilement : sa formule se rapproche de celle de l'amidon hydraté ; elle présente les caractères de l'amidon et aucun de ceux de la dextrine. La dextrine ne se rencontrant pas dans le sang de la veine-porte, rien ne peut faire supposer que ce soit à elle qu'on puisse attribuer la glycogénie du foie. »

*Mémoire sur la formation physiologique du sucre dans l'économie animale,* par M. Sanson.

( Acad. des sciences. — 1ᵉʳ juin. )

L'auteur pense avoir découvert l'existence de la matière glycogène dans les tissus de la rate, du poumon et des reins chez une vache ; il l'a rencontrée également dans le sang veineux, dans le sang artériel et dans le sang de la veine-porte recueilli après ligature préalable du tronc de ce vaisseau à son entrée dans le foie.

*Note sur la formation physiologique du sucre dans l'économie animale,* par M. Sanson.

( Acad. des sciences. — 29 juin. )

1° Dans le sang qui a été abandonné à lui-même pendant quarante-huit heures dans un vase inerte, il existe un sucre fermentescible qui ne s'y trouvait pas au moment où il a été extrait du vaisseau. — 2° Puisqu'il n'est pas possible d'y admettre une influence vitale qui l'aurait sécrété, il faut bien reconnaître qu'il n'a pu s'y développer que par les moyens qui lui donnent naissance dans l'économie végétale, c'est-à-dire par l'action de la diastase sur la dextrine. — 3° L'expérience qui le démontre vient à l'appui des faits annoncés dans son précédent mémoire, concernant la présence dans le sang et dans les tissus d'une matière glycogène analogue à la dextrine. — 4° Ces faits prouvent, ainsi qu'il l'a déjà établi, que la dextrine du sang a sa source, chez les animaux herbivores, dans l'action de la ptyaline sur les principes amyloïdes des aliments, et chez les carnivores, dans la viande dont ils se nourrissent, où elle se rencontre toute formée. — 5° Enfin le foie ne sécrète dans aucun cas ni sucre, ni matière glycogène, et il se borne à servir, comme la trame de tous les autres organes, à établir le contact de la dextrine avec la diastase, lequel contact est seulement ici plus prolongé, en raison du ralentissement dans le tissu hépatique.

*Recherches sur la glycogénie*, par **M. Sanson.**

( Acad. des sciences. — 27 juillet. )

M. Sanson affirme que la matière glycogène du sang est bien véritablement glycogène, c'est-à-dire que, sous l'influence de la diastase végétale ou animale, elle se transforme en glycose ; et il possède des échantillons d'alcool résultant d'une fermentation obtenue par la levûre de bière avec cette matière extraite du sang et des muscles, préalablement mise en contact avec la diastase.

*Sur la matière glycogène*, par **M. F.-E. Pelouze.**

( Acad. des sciences. — 29 juin. )

1° La matière glycogène, purifiée par la potasse, se transforme en xyloïdine sous l'influence de l'acide nitrique fumant, et en acide oxalique sous l'influence de l'acide nitrique étendu.—2° Elle a pour composition $C^{12}H^{12}O^{12}$, et doit être rangée dans le groupe glucique. Comme la plupart des substances de ce groupe, elle contient l'hydrogène et l'oxygène dans les proportions de l'eau. — 3° La substance que M. A. Sanson retire des différents tissus de l'organisme n'est pas la même que la matière glycogène, dont elle diffère par la propriété essentielle de cette dernière matière de se transformer en glycose avant d'avoir été purifiée par la potasse.

*Note sur l'influence des médicaments sur la glycogénie*, par **M. Coze.**

( Acad. des sciences. — 7 septembre. )

La morphine et le tartre stibié, d'après M. Coze, ont une action complétement opposée sur la production et la combustion du glycose : de ces deux médicaments, le premier augmente la quantité de sucre dans le foie et le sang artériel ; le second laisse stationnaire la quantité de sucre dans le foie et l'augmente dans le sang artériel. — Le tartre stibié diminue ou entrave la destruction du glycose dans le poumon, la morphine ne change pas la proportion de sucre brûlé. — L'auteur promet de semblables recherches sur tous les médicaments.

*Recherches comparatives sur les alcalis et les carbonates alcalins, considérés comme agents destructeurs du glycose*, par M. Jeannel. — Rapport de M. Poggiale.

( Acad. de médecine. — 12 mai. )

L'auteur a reconnu qu'à poids égaux, la soude caustique a sensiblement plus d'action sur le glycose que la potasse caustique ; le contraire a lieu si l'on emploie ces alcalis dans le rapport de leurs équivalents chimiques. — Le carbonate de soude n'agit qu'à la température de 90 à 95 degrés centigrades. Le carbonate de potasse agit à 55 degrés. Les bicarbonates alcalins diminuent cependant la proportion de sucre contenue dans les urines des diabétiques : ce qui n'est pas cliniquement démontré, dit le rapporteur.

*Sur diverses matières sucrées*, par M. Berthelot.

( Société de biologie. — Août. )

M. Berthelot signale les résultats de l'examen qu'il a fait des principes sucrés cristallisables de l'érable, du sorgho, du palmier de Java, du caroubier et d'une nouvelle manne de Turquie. Ce dernier est nouveau, les autres sont identiques avec le sucre de canne.

*Manière d'agir du suc gastrique*, par M. Blondlot.

( Acad. de médecine. — 5 mai. )

D'après M. Blondlot, le principe organique qui caractérise le suc gastrique est une espèce particulière de diastase ( qu'il propose de désigner sous le nom d'*hydrastase*), et la modification qu'il fait subir aux matières azotées consiste dans une simple hydrastation, ce qui explique comment, tout en conservant leur aspect et sans changer essentiellement de nature, ces matières subissent si facilement la désagrégation qui les convertit en chyme.

*Vertu dissolvante du suc gastrique sur les tissus vivants*, par Pavy.

( *Guy's hosp. Rep.*, sér. III, vol. II, p. 260. )

L'auteur, après avoir fait digérer par le suc gastrique une patte de grenouille et une oreille de lapin vivant, admet la possibilité d'une digestion des parois de l'estomac dans certaines formes de maladie où la sécrétion épithéliale serait préalablement altérée.

*De la digestion et de l'absorption des matières grasses dans le concours
du fluide pancréatique*, par M. Colin. — Rapport de M. Bérard.

( Acad. de médecine. — 21 avril. —*Gazette hebdomadaire*, p. 282. )

Après avoir rappelé le manuel opératoire pour empêcher le suc
pancréatique d'arriver dans l'intestin, M. Bérard expose le résultat des nombreuses vivisections qu'il a entreprises à ce sujet, et
conclut en disant : — Puisque, chez les animaux de l'espèce bo-
vine, on peut, trois et même quatre jours après qu'on leur a lié le
conduit excréteur du pancréas et détourné le suc pancréatique au
dehors, retirer du canal thoracique, en vingt-quatre heures, plus
de quarante litres de chyle bien émulsionné, et dont l'éther extrait une notable quantité de graisse, le suc pancréatique, chez
ces animaux, n'est *nécessaire* ni pour l'absorption des corps gras,
ni pour la formation d'un chyle émulsionné.

*Mémoire sur l'extirpation du pancréas*, par MM. Bérard et Colin.

( Acad. de médecine. — 21 juillet. )

M. Bérard se propose d'entretenir l'Académie d'une expérience
physiologique déjà célèbre au dix-septième siècle, alors qu'il ne
s'agissait que du rôle que le suc pancréatique pouvait jouer dans
la digestion et l'absorption des matières grasses ; mais de vérifier si, comme l'avait dit le chef de l'école des chemiatres, le
suc pancréatique était prochainement nécessaire au développement de cette fameuse effervescence qui, commencée dans le
duodénum, se continuait dans le cœur, mettait le sang en mouvement et suscitait les actes les plus importants de la vie. — Chez
le chien, le pancréas se compose de deux parties distinctes, l'une
parallèle, l'autre perpendiculaire à l'intestin (*caudex superior* et
*caudex inferior*). Ces deux queues convergent, et elles se réunissent en un corps unique adhérent au duodénum. — Chaque queue
a son conduit excréteur ; de ces deux canaux anastomosés résulte
un seul canal qui s'ouvre isolément dans l'intestin, 2 centimètres
et demi environ plus bas que le canal cholédoque. — A cet appareil excréteur s'ajoute un petit conduit qui naît tantôt du canal
supérieur, tantôt de l'inférieur, plus souvent des deux, et va se
terminer dans le duodénum à côté du canal cholédoque. — Brunner, venu à Paris en 1673, enleva le pancréas à plusieurs chiens,
qui continuèrent à bien se porter et même à engraisser. — On a
dit que les expériences de Brunner ne prouvaient rien, parce que
Brunner n'avait pas enlevé tout le pancréas, et, récemment,
M. Bernard annonça qu'il renonçait à l'extirpation de cette glande,
parce qu'elle déterminait toujours des péritonites mortelles, survenant à la suite de la plaie énorme qu'elle nécessitait et des nom-

breuses ligatures de vaisseaux qu'on était obligé de faire. — M. Bérard présente à la compagnie six petits chiens, une oie et un canard sur lesquels M. Colin, d'Alfort, a enlevé le pancréas, sans répandre de sang et sans pratiquer de ligatures. M. Colin opère par *râclage*. — Les chiens ont été opérés en mai ; à cette époque ils pesaient, en masse, 4 kilogrammes 692 grammes ; ils pèsent maintenant 18 kilogrammes 640 grammes, c'est-à-dire que leur poids a quadruplé depuis qu'ils ont subi cette opération. — Quant aux oiseaux, on sait qu'ils n'ont pas de chyle ; si l'on a pratiqué sur eux la même extirpation, c'est afin de s'assurer qu'elle est toujours inoffensive. Elle a été faite aussi sur des cochons. Tous ces animaux se portent bien ; mais tout cela n'est, pour ainsi dire, qu'une expérience préparatoire. — En résumé, si les usages de l'Académie ne s'y opposent pas, on pourra procéder à l'expérience définitive suivante. — On sacrifiera, par la section du bulbe rachidien, un des chiens après un bon repas, On examinera ensuite le contenu des vaisseaux lactés et du canal thoracique. On procédera à la dissection de ce qui restera du pancréas ; si le liquide des chylifères est blanc, et si cependant toute communication entre les canaux de la glande et l'intestin a disparu, il paraîtra bien difficile qu'on se refuse à admettre que le suc pancréatique n'est pas indispensable à la formation d'un chyle émulsionné. Dans le cas peu probable où les voies pancréatiques se seraient rétablies, l'expérience devrait être considérée comme non avenue ; que si, enfin, avec une oblitération complète des canaux pancréatiques, il ne se formait plus de chyle blanc (ce qui, dans les croyances singulières que certaines personnes se font aujourd'hui de la nature du chyle, voudrait dire qu'il n'y aurait plus de chylification), s'il ne se formait plus de chyle blanc, disons-nous, ce serait une grande présomption en faveur de la doctrine d'Eberle et de M. Bernard sur les fonctions du pancréas.

*Quand on a intercepté les voies pancréatiques connues, reste-t-il quelques parties accessoires capables de suppléer les premières?* par M. Bérard.

( Acad. de médecine. — 19 août. )

C'est une note additionnelle aux travaux que M. Bérard a déjà présentés sur les fonctions du pancréas ; l'auteur s'est proposé de démontrer [1] que la configuration des parties qui constituent la glande et l'appareil excréteur du pancréas ne met aucun obstacle à ce qu'on applique l'expérimentation à la détermination de leurs usages.

[1] Par des recherches anatomiques et des expériences de physiologie.

*Recherches sur le pancréas du bœuf, au sujet de la digestion de la graisse*
par M. Poinsot.

( Acad. de médecine. — 28 juillet. )

La conclusion de ces recherches est que le conduit secondaire
n'est point une exception insignifiante, comme on pourrait le
penser d'après MM. Bérard et Colin. Deux ou plusieurs conduits,
lorsqu'ils existent, ainsi que des glandes séparées indépendantes
du pancréas, ne sont point non plus une exception. Ces conduits
et ces glandes ne sont que les représentants du conduit pancréatique principal de la chèvre, du mouton, qui s'ouvre constamment dans le canal cholédoque, ainsi que de conduits secondaires
que j'ai trouvés sur le mouton et qui s'ouvrent également dans
le canal. — « Je laisse de côté le point de vue physiologique; il
me serait, du reste, facile de répondre au mémoire de M. le professeur Bérard, lors même que je me placerais complétement en
dehors de mes recherches. »

*Sur une fonction peu connue du pancréas, la digestion des aliments
azotés,* par M. Lucien Corvisart.

( Acad. des sciences. — 6 avril. — *Gazette hebdomadaire*, p. 250. )

On peut ainsi résumer ce mémoire : — « Purkinje et Pap-
penheim ont affirmé (1839) avoir retiré du pancréas un liquide
doué, comme le suc gastrique, de la propriété de dissoudre les
aliments azotés. Jusqu'à présent on n'avait point démontré qu'il
opérât une transformation digestive. — Le suc pancréatique, en
digérant les aliments albuminoïdes, opère en eux une transformation identique ou analogue à celle que l'estomac produit. Mais
le liquide du pancréas n'agit que sur la partie de l'aliment qui a
échappé à la digestion gastrique. La partie de l'aliment transformée par le suc de l'estomac est un *produit définitif* sur lequel
le pancréas n'a plus d'action. »

*Mémoire sur la formation du chyle,* par M. G. Colin.

( Acad. de médecine. — 7 juillet. )

Résumé de ce travail : d'une part, la turgescence des villosités, le gonflement des ganglions mésentériques, la réplétion considérable des vaisseaux lactés et du canal thoracique pendant la digestion, la grande quantité de liquide que donnent alors les fistules
établies à ce canal ; d'autre part, la rétraction des villosités, l'af-
faissement des chylifères, leur vacuité presque complète, quand les
matières susceptibles d'être absorbées font défaut dans l'intestin,
indiquent très-manifestement que c'est par le travail de l'absorption que le système chylifère se remplit du fluide réparateur

3.

connu sous le nom de chyle. — La composition intime de ce liquide, les quatre ordres de substances qu'il renferme, l'analogie de sa nature avec celle de la matière alimentaire, les variations qu'il éprouve, la coïncidence de celles-ci avec les modifications que subit le contenu de l'intestin, montrent clairement que le chyle provient de l'aliment lui-même. Il en dérive en entier par sa fibrine comme par son albumine, par sa graisse aussi bien que par son sucre, son eau et ses substances minérales. En un mot, il est chyle par l'ensemble de ses éléments constitutifs, et non par un seul ou par quelques-uns d'entre eux. — L'absorption des principes dont il se compose est effectuée collectivement. C'est un phénomène forcé qui porte fatalement et indistinctement sur tous à la fois, pourvu que, par le fait de leur dissolution, ils soient susceptibles d'imprégner le tissu des villosités et de traverser les parois vasculaires. — Les matériaux du chyle, une fois parvenus dans les villosités, s'engagent indifféremment partie dans les radicules des veines mésaraïques et partie dans les lactées, car ces deux espèces de vaisseaux ont à leur origine des parois également minces et perméables. Aussi doit-on reconnaître deux chyles distincts, l'un par les mésaraïques et aussitôt mêlé au sang, qui l'emporte dans son mouvement rapide, l'autre tout à fait isolé, saisi par les chylifères, qui, avec un peu de plasma, le conduisent au canal thoracique.

*Sur un suc pancréatique anormal de l'homme , contenant de l'urée,*
par F. Hoppe.

( Arch. de Wirchow. — Janvier 1857. )

Il s'agit d'un homme mort avec un ictère ; à l'autopsie, on trouva une cicatrice qui obstruait les conduits cholédoque et pancréatique. Il y avait distension de ces canaux, et le suc pancréatique retenu présenta, à l'analyse, 12 pour 100 d'urée.

*Présence de la cholestérine dans la rate à l'état normal,* par M. Marcet.

( *Medical Times and Gazette.* — 24 octobre. )

Ce fait, suivant l'auteur, serait prouvé par ses expériences ; il serait indépendant de la cholestérine, qui peut se trouver dans le sang retenu dans la rate après la mort. La rate sécrète-t-elle de la cholestérine ?

*De l'absorption de l'albumine dans l'intestin grêle,* par M. Knapp, analysé par M. Martin.

( *Gazette hebdomadaire,* p. 397. — Société médicale allemande de Paris. )

Les expériences de l'auteur montrent que les phénomènes de

diffusion des liquides dans l'intestin grêle sont les mêmes qu'au dehors de l'organisme : 1° la quantité d'albumine absorbée augmente en raison de la concentration du liquide albumineux injecté ; 2° de l'albumine coagulable transsude à travers les parois vasculaires dans la cavité intestinale, lorsque le contenu de cette dernière est riche en eau et pauvre en matières albuminoïdes. Il y a toujours deux courants de diffusion à direction opposée, dont le plus fort se dirige du côté où se trouve la dissolution la plus concentrée, qu'elle soit dans les vaisseaux ou dans le tube intestinal ; 3° en échange de l'albumine absorbée les vaisseaux sanguins rendent à l'intestin une certaine quantité d'eau et *vice versâ*.

### *De l'endosmose*, par Fick.

( Congrès de Bonn. — *Gazette hebdomadaire*, p. 760. )

On a réuni sous ce nom : 1° la diffusion à travers des parois poreuses ; 2° l'espèce d'équilibre qui se produit entre deux liquides hétérogènes à travers des parois non organisées. — Dans ce dernier cas, si l'on emploie comme moyen de séparation des feuilles de collodium desséché et une solution de sel marin, on remarque que le passage de l'eau reste constant, mais que la membrane devient de plus en plus perméable pour le sel. L'intensité du courant d'eau est proportionnelle à la concentration de la solution. L'intensité du courant salé n'augmente pas aussi rapidement que la concentration. Si l'on emploie des parois poreuses, le courant salé est proportionnel à la concentration ; la rapidité du courant aqueux augmente lorsque la concentration est plus grande.

### *De l'absorption des médicaments suivant la nature des maladies, suivant l'âge et le sexe des malades*, par M. Briquet.

L'auteur résume son mémoire dans les conclusions suivantes : — 1° L'état apyrétique est notablement plus favorable à l'absorption des médicaments que l'état pyrétique. — 2° L'état typhoïde favorise cette absorption moins que les autres états phlegmasiques ; cependant elle y est, dans le tube digestif, plus énergique qu'on ne l'avait supposé jusqu'à présent, puisqu'elle n'est que d'un dixième à peu près inférieure à celle qui se produit dans l'état pyrétique. — 3° Dans le diabète, l'absorption des médicaments dans l'intestin paraît être très-faible. — 4° On peut constater si, dans certaines maladies, les états de tolérance ou d'intolérance aux médicaments tiennent à une susceptibilité particulière ou à des variations dans l'absorption ; ainsi, dans l'état hystérique, la tolérance pour l'opium ne tient nullement à un défaut d'absorption ; elle est le résultat d'une susceptibilité spéciale. — 5° La rapidité avec laquelle les substances médicamenteuses du genre des alcaloïdes du quinquina sont éliminées est dans un rapport direct avec la quantité des urines rendues. Cette rapidité est la mesure exacte du temps que l'économie met à se débarrasser de la plus grande partie des substances fixes ingérées à titre de médicament. — 6° L'absorption des médicaments analogues aux alcalis du quinquina est plus active chez les jeunes gens que chez les adultes, dans une proportion considérable ; chez les vieillards, elle est encore notablement moins active que chez l'adulte. — 7° Elle est moins active chez la femme que chez l'homme, dans la proportion d'un sixième à un huitième. — 8° En déduisant d'un effet médicamenteux donné la portion qui est due à la quantité absorbée du médicament, le reste donne la mesure de la susceptibilité à être influencé par les médicaments.

### *Emulsionnement des corps gras par les carbonates alcalins,* par **MM.** Jeannel et Monsel.

( Acad. de médecine. — 3 novembre. )

Conclusions de ce mémoire : — 1° Tous les liquides à réaction alcaline, d'origine inorganique ou organique, émulsionnent les huiles dans l'eau distillée, et les bases métalliques insolubles, puissantes, produisent à un certain degré le phénomène de l'émulsionnement. — 2° Le phénomène de l'émulsionnement par les bases résulte d'un commencement de saponification qui a lieu à froid, ou tout au moins d'une manifestation à froid, des affinités qui déterminent la saponification par l'intervention de la chaleur. — 3° 5 centigrammes de carbonate de potasse ou de soude pur ou de savon suffisent pour émulsionner d'une manière permanente 8 grammes d'huile dans 100 grammes d'eau distillée. — L'intensité de l'émulsionnement se montre en raison directe de l'alcalinité : l'acidité d'un liquide exclut la possibilité de l'émulsionnement. — 4° Le suc pancréatique est le plus utile à la digestion des corps gras de tous les sucs intestinaux, parce qu'il est le plus alcalin ; mais l'ensemble des observations porte à penser que les autres sucs intestinaux alcalins peuvent le suppléer quant à la digestion des corps gras. — 5° L'introduction d'une proportion modérée d'alcali dans l'estomac avec les aliments, de manière à diminuer l'acidité du chyme, ou seulement l'abstention des aliments acides, favorise indirectement l'émulsionnement des matières grasses dans l'intestin ; car, plus le chyme est acide, plus il doit neutraliser, en passant dans l'intestin, les sucs alcalins nécessaires à l'émulsionnement des graisses. — 6° Il est de la plus haute importance d'interdire l'usage des acides aux malades tombés dans le marasme, ou aux

couvalescents qu'on cherche à fortifier par l'alimentation, puisque les acides s'opposent à l'émulsionnement des corps gras. —
7° Il faut proscrire les acides et prescrire de petites doses d'alcali, lorsqu'on administre l'huile de foie de morue comme reconstituant. — 8° Il faut aciduler les potions laxatives huileuses.
— 9° L'huile est un dissolvant aussi général que l'eau; elle dissout toutes les substances qui entrent dans la composition de
l'organisme animal; elle dissout un grand nombre d'oxydes métalliques et s'empare de l'excès de base d'un certain nombre de
sous-sels; elle dissout les stéarates et les oléo-stéarates à bases
minérales ou organiques. — 10° Les huiles métalliques, qui offrent à l'état liquide les agents les plus actifs, sont insipides ou
peu sapides; elles ne sont point irritantes pour les tissus; les
réactifs ordinaires n'y découvrent point les bases métalliques et
organiques; enfin elles s'émulsionnent, comme les huiles pures,
dans l'eau distillée, au moyen de proportions minimes de carbonate alcalin (surtout lorsqu'elles ne sont pas saturées). — 11° Les
stéarates et les oléo-stéarates métalliques ou organiques, solubles dans les huiles, et par conséquent assimilables dans l'intestin; insolubles dans l'eau, et par conséquent insipides et sans
action sur l'estomac, sont d'une préparation très-facile, soit directement par la dissolution des bases dans les acides gras, soit
par double décomposition, en traitant les sels solubles par les
solutions de savon. — 12° Les huiles oléo-stéaratées et les oléo-
stéarates permettront d'observer l'action dynamique des agents
les plus puissants de la matière médicale, en étudiant leur action chimique locale. — 13° Dans les recherches de poisons
mêlés aux matières organiques, il ne faut pas négliger les matières grasses, puisque les huiles s'emparent des oxydes ou des
carbonates précipités par les carbonates alcalins. — Il paraît
même possible d'extraire, au moyen de l'huile, dans les liquides
complexes, les oxydes métalliques précipités par un léger excès
d'alcali, et l'acide arsénieux mis en liberté par un léger excès
d'acide sulfurique. — 14° Les carbonates alcalins, à la dose de
5 à 10 centigrammes dans l'eau distillée, permettent d'obtenir instantanément des émulsions non visqueuses qui rendent
facile l'administration des huiles médicinales ou de copahu.

*Sur la solubilité du phosphate de chaux dans certains liquides
organiques de réaction alcaline,* par M. Mandl.

( Acad. des sciences. — 25 mai. )

« Plusieurs liquides organiques, neutres ou alcalins, contiennent
du phosphate de chaux en dissolution; tels sont, par exemple, le
sang, le lait, la salive. On a voulu d'abord expliquer cette solubilité à l'aide d'un acide, comme de l'acide carbonique libre dans

le sang, de l'acide lactique dans le lait. Puis quelques chimistes ont invoqué l'action des alcalis (M. Haidlen), du phosphate de soude (M. Enderlin). Suivant M. Haidlen, une solution de phosphate de chaux et de caséine se comporterait tout à fait comme du lait. Enderlin rapporte aussi que, suivant Woehler, les sels ammoniacaux dissolvent le phosphate de chaux, et que, d'après Thomson, le chlorure de sodium possède la même propriété. La gélatine dissout aussi le phosphate de chaux en grande quantité ; et j'ai trouvé, dans mes expériences, que le sucre et l'albumine pouvaient remplacer la gélatine. — Mais ces dernières solutions sont très-étendues et demandent, pour être employées au lit du malade, un état de concentration plus grand. Cependant, toutes les tentatives faites par moi dans ce but ont échoué : dès que j'ai cherché à évaporer la solution pour la concentrer, le phosphate de chaux s'est précipité. Je compte donc reprendre ces expériences en faisant intervenir un sel alcalin. »

*Expériences sur l'urée et les urates,* par **M. Gallois.**

( Acad. des sciences. — 6 avril. )

M. Gallois résume ainsi son travail : — « De ces expériences, je crois pouvoir conclure qu'il y a probablement un rapport entre les diathéses urique et oxalique. Mais l'acide urique, en s'oxydant dans l'organisme, ne donne point toujours de l'urée, de l'allantoïne et de l'acide oxalique. Sans tenir compte des produits intermédiaires et qui me semblent variables, l'acide oxalique paraît être réellement un produit de la combustion de l'acide urique dans l'économie, et en se combinant à l'ammoniaque, il peut, par des réactions ultérieures, engendrer de l'oxalate de chaux. »—L'auteur expose ensuite le résultat de ses recherches sur l'empoisonnement par l'urée : l'urée introduite dans les voies digestives se retrouve intacte dans l'urine. —A la dose de 20 grammes, l'urée produit chez les lapins : accélération de la respiration, affaiblissement des membres, tremblements avec soubresauts, tétanos et mort.

*Recherches récentes sur les albuminoïdes et sur l'urée*, par **M. Dusart.**

( *Archives de médecine,* p. 719. )

C'est une excellente exposition des travaux entrepris sur ce sujet dans ces dernières années.

*Du fluor qui se trouve dans le corps humain,* par **M. Nicklès.**

( Acad. des sciences. — 7 septembre. )

M. Nicklès dit qu'il y a du fluor dans le sang, dans l'urine et dans les os ; il examine ensuite quelles sont les sources où l'organisme peut puiser le fluor. Il explique encore l'efficacité de certaines eaux minérales par le fluor qu'elles contiennent.

*De l'albumine dans l'urine normale*, par M. Gigon.

( *Union médicale.* — 13 octobre. )

1° L'urine à l'état normal contient toujours de l'albumine ; — 2° l'albumine n'y a pas été découverte jusqu'à présent, faute d'un réactif suffisant pour la déceler. Ce réactif existe : c'est le chloroforme.

*De la non-existence de l'albumine dans les urines normales, et de l'infidélité du chloroforme comme réactif de l'albumine*, par M. Becquerel.

( Acad. des sciences. — 23 novembre. )

C'est une réponse au mémoire de M. Gigon ; l'auteur a fait de nombreuses expériences, et tire des conclusions : — 1° Les urines normales, additionnées de chloroforme et agitées avec lui, donnent un précipité qui n'est qu'une simple émulsion constituée par le chloroforme d'une part, et d'une autre par le mucus et la matière organique contenus dans le produit de la sécrétion urinaire. — 2° Les urines normales ne contiennent aucune trace d'albumine. — 3° Le chloroforme est un réactif très-infidèle ; il ne précipite qu'une partie de l'albumine, et laisse intacte et en dissolution dans la partie supérieure du liquide l'albumine qui s'y trouve contenue.

*Recherches sur l'urine des femmes en lactation*, par M. Leconte.

( Acad. de médecine. — 23 juin. )

Il résulte de ces recherches : — « 1° qu'il n'existait pas de sucre dans les urines des femmes en lactation que j'ai examinées ; les nombreuses analyses immédiates que j'ai faites appuient toutes ces conclusions ; — 2° qu'il m'a été impossible d'obtenir une fermentation alcoolique régulière avec les urines que j'ai examinées et la levûre de bonne qualité ; — 3° que toutes les urines peuvent réduire les liquides bleus un peu anciens ; les causes de cette réduction peuvent être multiples ; l'acide urique m'a paru être la plus énergique, puisque ce corps réduit les liquides bleus récemment préparés ; — 4° que les urines de femmes en lactation m'ont présenté moins d'urée et plus d'acide urique que les urines normales, ce qui facilite la réduction des liquides bleus ; — 5° que la quantité d'eau et de matières solides dans les urines de femmes en lactation est à peu près la même que dans l'urine normale. »

*Influence de l'alimentation graisseuse sur la sécrétion urinaire,*
par M. Böcker.

( Congrès de Bonn. — *Gazette hebdomadaire*, p. 761. )

M. Böcker conclut de ses expériences, contrairement à ce qu'a
avancé Bischoff, que l'alimentation graisseuse ne diminue ni la
quantité d'urine, ni ses principes solides, ni l'urée. Il a fait des
expériences pendant soixante-douze jours. Par la graisse, l'assimilation des substances alimentaires protéiques est augmentée ;
les fèces sont modifiées en quantité et en qualité. Le sucre diminue la quantité d'urée et ne se transforme pas en graisse.

*Transformation de l'acide benzoïque en acide hippurique*
*chez des carnivores,* par Kühne et Hallovachs.

( Nachr. v. d. Ges. der Wissensch. zu Göttingen. — 11 mai 1857.)

L'acide hippurique ne se rencontre qu'accidentellement chez
les carnivores ; comment et où s'est opérée la transformation de
l'acide benzoïque chez ceux de ces animaux qui présentent de
l'acide hippurique dans leurs urines? — Une série d'expériences
variées a démontré aux auteurs que c'est dans l'appareil hépatique que s'accomplit ce phénomène, et qu'il est dû à l'action réciproque et à l'action de la glycine et de l'acide benzoïque.

*Nouvelles recherches sur les capsules surrénales,*
par M. Brown-Séquard.

( Acad. des sciences. — 9 février. )

L'auteur croit pouvoir conclure : 1° que si les capsules surrénales ne sont pas essentielles à la vie, elles ont au moins une
grande importance ; que leurs fonctions semblent être au moins
aussi importantes que celles des reins ; car, lorsqu'elles manquent, la mort a lieu, en général, plus vite qu'après l'ablation
des reins.

*Ablation successive des capsules surrénales, de la rate et des corps*
*thyroïdes sur des animaux qui survivent à l'opération,* par M. Philippeaux.

( Acad. des sciences. — 23 février. )

Deux rats albinos, âgés de trois mois, sont tout à fait bien
portants, quoique privés des capsules surrénales depuis soixante-
sept jours, de la rate depuis vingt-six jours, et des corps thyroïdes depuis sept jours.

*Des capsules surrénales et de leur rôle physiologique*, par Harley.

( Congrès de Bonn. — *Gazette hebdomadaire*, p. 760. )

Le professeur Harley a extirpé ces organes sur divers animaux. Les chats et les chiens vivent de deux à trois jours jusqu'à cinq ou six semaines après l'opération. Brown-Séquard perdit les animaux qu'il opéra en moins de quarante-huit heures, et trouva que la piqûre des capsules surrénales était mortelle. Il a été donné à M. Harley d'écraser entièrement ces organes, sans que cette mutilation fût suivie d'accidents. C'est surtout sur des rats qu'il est facile d'opérer ; ces animaux sont entièrement rétablis au bout de huit jours. A l'appui de son assertion, l'orateur montre deux rats blancs opérés depuis plus d'un mois, qui ont l'air de se bien porter et qui ne présentent pas les modifications dans la coloration de la peau, qu'Addison regarde comme la suite d'affections des capsules surrénales. Un des animaux présentés a été mis au monde par un rat dont on avait extirpé la rate et les capsules surrénales.

*Nouvelles recherches sur l'importance des fonctions des capsules surrénales*, par M. E. Brown-Séquard.

( Acad. des sciences. — 21 décembre. )

« Des faits qui ont été observés par les physiologistes qui ont combattu les conclusions de mes précédentes recherches sur les capsules surrénales, tout autant que des faits que j'ai constatés, il résulte : — 1° que les fonctions des capsules surrénales semblent être essentielles à la vie chez les animaux non albinos ; — 2° que la suppression immédiate et complète de ces fonctions amène la mort très-rapidement ; — 3° que la suppression graduelle de cés fonctions amène la mort au plus tard après un petit nombre de mois, et chez certaines espèces d'animaux, en quelques jours ; — 4° que l'ablation simultanée des deux capsules surrénales amène la mort, en général, notablement plus vite que l'ablation des deux reins ; — 5° que si certains animaux albinos semblent capables de survivre définitivement à l'ablation des capsules surrénales , ce fait vient à l'appui de l'opinion que j'ai émise, que l'une des causes principales de la mort chez les animaux non albinos, après la perte de ces petites glandes, consiste dans une accumulation de pigment. »

*Sur la fonction du corps thyroïde*, par M. Peter Martyn.

( *Medical Times and Gaz.*, 24 octobre. )

Le corps thyroïde, pour M. Martyn, est une partie de l'organe vocal ; il a pour fonction, en se gonflant, de rendre le tube vocal rigide, tendu et inflexible ; il a, par conséquent, une grande influence sur les qualités du ton.

*Sur la théorie des pulsations du cœur*, par M. Chauveau.

( Acad. des sciences. — 14 septembre. )

L'auteur arrive aux conclusions suivantes : — « La pulsation chez les mammifères est due à l'augmentation brusque que subit le diamètre transversal de l'organe au moment de la systole ventriculaire.—L'observation d'un nombre considérable d'animaux m'a démontré, en effet : 1° qu'au moment de la diastole ventriculaire le cœur, devenu flasque, est fortement déprimé d'un côté à l'autre ; 2° que les ventricules, pendant leur systole, éprouvent un raccourcissement de leurs diamètres longitudinal et antéro-postérieur, mais que leur diamètre latéral augmente. Or, cette augmentation, s'opérant brusquement et avec une force capable de faire équilibre à un poids considérable, ne peut avoir lieu sans déterminer un choc énergique contre les parois latérales du thorax, surtout à gauche, en raison de la plus grande énergie du ventricule gauche, qui se trouve, du reste, moins recouvert par le poumon que le ventricule droit. — Dans l'espèce humaine, les choses se passent de la même manière, avec les différences nécessaires commandées par la conformation particulière du cœur et de la poitrine. Aussi la théorie que je propose doit-elle subir dans sa formule cette légère modification : — la pulsation du cœur chez l'homme est due à l'augmentation brusque du diamètre antéro-postérieur des ventricules. »

*Recherches sur la cause des mouvements rhythmiques du cœur,*
par M. James Paget.

( Acad. des sciences. — 5 octobre.)

L'auteur donne les conclusions suivantes : — 1° Les actions rhythmiques, soit des centres nerveux, soit des parois contractiles du cœur chez les invertébrés, semblent dues à ce que leur nutrition s'opère d'une manière rhythmique.—2° La substance musculaire du cœur des vertébrés, en admettant qu'elle soit gouvernée dans ses actions rhythmiques par des centres nerveux spéciaux, a une nutrition rhythmique qui lui est propre, qui correspond et qui est coordonnée avec celle de ces centres. Les altérations des tissus musculaire et nerveux du cœur pendant l'action se réparent pendant le repos. — 3° La nutrition rhythmique est un mode de nutrition en harmonie avec les lois générales de la vie organique. En effet : 1° un nombre très-considérable de phénomènes organiques sont composés ou d'actions et de repos alternatifs à temps réguliers, ou d'actions opposées se succédant l'une

à l'autre, c'est-à-dire rhythmiques à courtes ou à longues périodes ;
2° tous les phénomènes organiques sont, pour ainsi dire, chro-
nométrés, c'est-à-dire soumis à des lois de périodicité, et ils ne
sont influencés par les circonstances extérieures que comme le
sont les conditions de poids, de dimensions, de forme et de composition.

*De l'influence de la chaleur sur l'activité du cœur,* par M. Calliburcès.

( Société médicale allemande. — *Gazette hebdomadaire,* p. 468. )

L'auteur rapporte un grand nombre d'expériences, il croit pouvoir en tirer les conclusions suivantes : — 1° la chaleur a une
action spécifique sur le cœur ; l'augmentation des pulsations
qu'elle provoque est indépendante non-seulement des conditions
hydrauliques de la circulation, mais encore du système nerveux et
des mouvements respiratoires ; elle n'est due qu'à l'action directe
de la chaleur sur le centre circulatoire ; — 2° la chaleur est destinée à exciter le cœur d'une manière locale et à en entretenir
l'activité ; — 3° le nombre des contractions du cœur s'accroît,
sans qu'il y ait proportion directe, en raison du degré de chaleur
qu'on emploie, si le cœur se trouve près de son état physiologique, c'est-à-dire s'il n'a pas déjà servi à plusieurs expériences de ce
genre ; — 4° la chaleur influe non-seulement sur la quantité, mais
encore sur la qualité des contractions du cœur ; — 5° l'action de la
chaleur sur le cœur continue à subsister lors même qu'il n'y est
plus exposé d'une manière directe. — M. Calliburcès croit qu'il
faudra chercher la nature réelle de la fièvre dans la production
de la chaleur augmentée d'une manière morbide, et non dans l'activité plus grande du cœur, qui en est la conséquence physiologique ; il lui semble que bien des phénomènes du côté du cœur,
que l'on attribue maintenant encore aux nerfs ou à une émotion
morale, ou aux effets de quelques moyens thérapeutiques, trou-
veront leurs explications dans une des circonstances suivantes :
1° le sang est chassé de la périphérie vers le cœur, ou la circulation est accélérée, et une plus grande quantité de sang passe, dans
un temps donné, par le cœur et en modifie les conditions thermiques ; 2° les vaisseaux du cœur sont paralysés (par exemple, par
la section du nerf pneumogastrique), il s'établit une congestion
passive qui modifie encore les conditions thermiques de l'organe ;
3° quelques agents thérapeutiques (la digitale, par exemple), dont
on regarde l'action comme spécifique sur le cœur, diminuent seulement la production de la chaleur. — M. Calliburcès croit que les
lois physiologiques qu'il a découvertes contribueront à modifier,
non-seulement la manière d'expliquer quelques phénomènes physiologiques, mais qu'elles serviront encore à introduire des modifications dans la théorie et la thérapeutique de la fièvre et le trai-

tement des affections du cœur. Il se propose de vérifier par des preuves expérimentales ces nouvelles opinions, qu'il n'a qu'effleurées ici; et de donner les autres résultats de ses expériences sur des animaux à sang froid et à sang chaud.

*Sur le ralentissement du pouls par la compression cérébrale,*
par Van Lengerke.

( *Arch. f. phys. Heilk.* — 1er et 2e cahiers. )

L'auteur a constaté, chez des chiens, qu'une compression un peu forte du cerveau au moyen du doigt a pour effet constant un ralentissement du pouls.—Il explique ce phénomène par la compression du pneumogastrique.

*Recherches expérimentales sur les propriétés et les usages du sang rouge et du sang noir,* par M. Brown-Séquard.

( Acad. des sciences. — 19 octobre. )

L'auteur pense qu'il ressort des faits mentionnés dans ce travail que le sang rouge augmente les propriétés vitales, mais qu'il est incapable de les mettre en jeu en les stimulant, tandis que le sang noir est un stimulant énergique des centres nerveux, et aussi, mais à un moindre degré, des nerfs et des tissus contractiles, mais qu'il n'a point, ou du moins qu'il n'a qu'à un très-faible degré, le pouvoir de maintenir, et à un degré encore moindre celui de régénérer les propriétés vitales.

*Recherches expérimentales sur les propriétés physiologiques du sang chargé d'oxygène et du sang chargé d'acide carbonique,* par M. Brown-Séquard.

( Acad. des sciences. — 30 novembre. )

Conclusions : — 1° Le sang d'un animal vertébré d'une espèce n'est pas un poison pour des vertébrés même d'espèces très-éloignées. — 2° L'action toxique du sang d'un animal injecté dans les vaisseaux d'un individu d'une autre espèce dépend principalement, quand elle existe, de la présence d'acide carbonique en quantité suffisamment considérable.

*Des recherches entreprises sur la composition du sang,*
par le docteur Walther.

( *Schmidt's Iahrbücher* 1857. — Bd. 95, n° 1. )

L'auteur passe en revue, sous ce titre, les travaux de Parchappe, Zimmermann, Todd, Welcker, Moleschott, etc., sans donner pour lui-même le résultat de recherches originales. — Son analyse laborieuse tire de chaque travail les faits principaux ; la composition du sang à l'état physiologique et pathologique, l'influence du jeûne, des repas, des cachexies, de l'âge, du sexe sur les proportions des globules et de chaque élément, sont passées en revue et exposées sous forme de nombreux tableaux, dont quelques-uns, dressés par l'auteur lui-même, mettent en regard les résultats consignés dans les ouvrages qu'il analyse.

*Contractilité des vaisseaux de l'oreille chez les lapins,* par M. Vulpian.

( *Gazette médicale*, p. 18. )

En résumant les faits principaux contenus dans cette note, on voit que les vaisseaux de l'oreille du lapin sont contractiles, que l'artère centrale est beaucoup plus contractile que les grosses veines, mais que cette différence tend à disparaître quand on compare les petits vaisseaux artériels et veineux.

*De l'élimination de l'hydrogène sulfuré par la surface pulmonaire,* par le docteur Cl. Bernard.

( *Arch. gén. de médecine*, p. 129. )

Le fait capital des expériences de M. Bernard, c'est que l'hydrogène sulfuré circulant dans le sang a une grande tendance à s'éliminer par le poumon ; cette élimination toutefois ne se fait que si une grande quantité de gaz a pénétré dans le torrent circulatoire.

*Mesure des quantités d'air dépensées pour la production des sons de la voix,* par M. Guillet.

( Acad. des sciences. — 26 janvier. )

Le procédé de mesure consiste à faire chanter ou parler dans un petit masque embrassant la bouche et le nez, dans une cavité qui communique avec l'atmosphère par un tube de caoutchouc très-court, qui porte un spiromètre.

*De la moelle épinière considérée comme voie de transmission des impressions sensitives,* par M. A. Chauveau.

( Acad. des sciences. — 11 mai. )

M. Chauveau résume ainsi son mémoire : — Quand on excite la peau ou les nerfs cutanés d'un animal, il peut arriver : 1° que l'excitation soit transportée jusqu'au cerveau, où elle se transforme en une sensation douloureuse, qui se manifeste principalement par les mouvements volontaires auxquels se livre le patient dans le but de s'y soustraire ; 2° que, sans aller jusqu'à l'encéphale, l'excitation se *réfléchisse*, dans la moelle épinière, des racines centripètes sur les racines centrifuges des nerfs, et soit ramenée ainsi dans un certain nombre de muscles qu'elle fait contracter automatiquement ; 3° ou bien encore les deux cas à la fois. — Après cette première étude, j'ai cherché la part prise par les divers cordons de la moelle à l'exercice des phénomènes réflexes, et je me suis assuré : 1° que l'excitation des cordons postérieurs produit des effets tout à fait analogues à ceux qui sont déterminés par l'excitation des nerfs centripètes ou de leurs extrémités périphériques ; 2° que les autres parties de la moelle sont, au contraire, dépourvues de toute excitabilité ; 3° que la substance grise représente la voie par laquelle les excitations s'irradient dans toute la longueur de la moelle avant leur réflexion, l'irradiation n'ayant plus lieu après l'interruption de la continuité de cette substance, tandis qu'elle est encore possible après la section de tous les faisceaux blancs de l'axe médullaire. — Enfin, l'étude des rapports fonctionnels que la moelle entretient avec le cerveau, particulièrement en ce qui regarde les phénomènes de sensibilité, a conduit à conclure que les faisceaux postérieurs et la substance grise constituent dans la moelle un système indépendant préposé à l'exercice des phénomènes réflexes : les cordons postérieurs, comme prolongement des fibres centripètes chargées d'apporter à la substance grise des excitations qui doivent être réfléchies ; la substance grise, comme foyer d'irradiation de ces mêmes excitations.

*Des fonctions de la moelle épinière,* par M. Chauveau.

( Acad. de médecine. — 1er septembre. )

L'auteur s'est proposé, dans ce travail, de combattre les idées nouvelles émises par M. Brown-Séquard sur la physiologie de la moelle épinière. — L'interprétation des faits a conduit M. Chauveau à formuler les conclusions suivantes : — 1° Les impressions sensitives ne se croisent pas en arrivant à la moelle. — 2° Ce n'est pas par la substance grise médullaire centrale qu'elles sont conduites au cerveau. L'auteur fait observer que, si les principes posés dans ces conclusions sont opposés à ceux de M. Brown, la plupart des faits observés par cet habile expérimentateur n'en restent pas moins exacts et dignes du plus haut intérêt. Seulement ces faits étaient plus complexes que ne l'a cru M. Brown. Grâce à une étude, neuve à plusieurs égards, des phénomènes réflexes, M. Chauveau a pu décomposer ces faits en leurs éléments et en montrer la véritable signification.

*Note sur quelques points importants de la physiologie de la moelle épinière,* par M. Brown-Sequard.

( Acad. des sciences. — 27 juillet. )

« Des faits exposés dans cette note il ressort, dit l'auteur : 1° que,

s'il y a lieu d'admettre que certaines parties blanches de la moelle
épinière participent à la transmission des impressions sensitives,
c'est surtout, néanmoins, dans la substance grise que s'opère
cette transmission ; 2° que les éléments conducteurs des impressions sensitives font leur entre-croisement en majeure partie, sinon en totalité, dans la moelle épinière. »

*Sur quelques caractères, non encore signalés, des mouvements réflexes
chez les mammifères,* par M. Brown-Séquard.

( Société de biologie. — Août. )

M. Brown-Séquard fait voir : — 1° que les mouvements réflexes
n'ont pas lieu immédiatement après l'excitation : le temps qui
s'écoule entre le commencement de l'excitation et la production
des mouvements varie beaucoup; mais il y a toujours un intervalle appréciable entre ces deux choses, excitation, mouvement ;
— 2° que très-fréquemment, si l'on continue l'excitation (surtout
le pincement) pendant plusieurs secondes, et même quelquefois
pendant dix ou douze; les mouvements réflexes n'ont pas lieu,
et ils ne se produisent qu'au moment où l'on cesse l'excitation ;
— 3° que plusieurs séries de mouvements alternatifs d'extension
et de flexion ont lieu après une seule excitation. M. Brown-Séquard fait remarquer que la lenteur de la production des mouvements réflexes explique comment la volonté chez l'homme a le
temps de s'opposer à cette production.

*De l'extirpation du ganglion cervical du grand sympathique chez
les grenouilles,* par M. Vulpian.

( Société de biologie. — Juin. )

Cette opération produit chez les grenouilles, outre les résultats
analogues à ceux que l'on observe chez les mammifères, l'injection des vaisseaux de la langue et de la muqueuse buccale et le
resserrement de la pupille du côté correspondant. Ces effets
s'expliquent par les connexions du ganglion cervical avec le
pneumogastrique.

*Des fonctions du grand sympathique, et de la production de la chaleur,*
par Lussana et C. Ambrosoli.

(*Gazz. lomb.* — n. 25-30-33.)

Dans ce nerf résident les sensations douloureuses; il est l'agent
des mouvements réflexes ; il préside aux fonctions de nutrition ;
sa sécrétion produit une élévation notable dans la température
des parties ; cette élévation doit être attribuée non pas à un développement physiologique de la chaleur naturelle, mais à une

excitation pathologique. — Le sang, dans les parties intéressées par cette mutilation, se comporte en résumé comme si l'on avait exagéré les propriétés du sang veineux.

*Nouvelles expériences sur le nerf facial*, par M. Cl. Bernard.

( Société de biologie. — Mai. )

Le nerf de Wrisberg ne fournit pas au facial la sensibilité ; ce nerf intermédiaire est probablement une racine du grand sympathique. — Des expériences nouvelles, entreprises sur la corde du tympan, montrent du reste que ce nerf, par son influence directe sur la sécrétion de la glande sous-maxillaire, se comporte comme un nerf du grand sympathique.

*Du cerveau des dystiques considéré dans ses rapports avec la locomotion*, par M. E. Faivre.

( Acad. des sciences. — 6 avril. )

Toutes les obervations de l'auteur se ramènent à ces conclusions : Les ganglions sus ou sous-œsophagiens et les pédoncules qui les lient, représentent le cerveau du dystique, et exercent sur la locomotion une influence incontestable. — La partie supérieure du cerveau, placée au-dessus de l'œsophage, est le siége de la volition et de la direction des mouvements. La partie inférieure ou sous-œsophagienne est le siége de la cause excitatrice ou de la puissance coordinatrice.

*Note sur la sensibilité de la dure-mère, des ligaments et du périoste*, par M. Flourens.

( Acad. des sciences. — 20 avril 1857. )

Dans la séance du 29 septembre dernier, l'auteur a présenté à l'Académie une suite d'expériences desquelles il résulte que les tendons, complétement insensibles à l'état normal, manifestent une sensibilité très-vive à l'état d'irritation ou d'inflammation. Aujourd'hui, M. Flourens a constaté le même fait à l'égard de la dure-mère. A la dure-mère comme aux tendons, Haller dénie toute espèce de sensibilité, et il s'appuie à ce sujet sur ses expériences et sur celles de ses élèves, Zinn, Zimmermann, Lœber, Walstorf, etc. ; mais il est obligé de citer aussi celles de Lecat, Whytt, Laghi, Lorry, etc., qui toutes leur sont contraires.— M. Flourens n'a jamais trouvé la dure-mère sensible sur les oiseaux, ni sur les lapins et les cochons d'Inde. Sur les chiens, il l'a trouvée tantôt sensible et tantôt insensible ; sensible quelquefois, à la différence des tendons, du moins chez certains animaux, même à l'état normal ; toujours sensible à l'état d'irritation ou d'inflammation, ainsi qu'il résulte d'expériences faites sur plusieurs chiens au moyen d'une couche de pommade épispastique. L'application de la même pommade irritante a rendu également sensibles, au bout de quinze, vingt, vingt-quatre heures, le ligament tibio-rotulien, le tendon d'Achille et le périoste, toutes parties parfaitement insensibles à l'état normal. — « Ainsi, dit M. Flourens, toutes ces expériences accusent la sensibilité des parties fibreuses et tendineuses, latente ou cachée à l'état sain, et manifeste et excessive à l'état malade. Une grande contradiction de la science disparaît donc, enfin ! Ces mots : douleurs de la goutte, du rhumatisme articulaire, des os, etc., ont enfin un sens ; je dis un sens physiologique, car, tant que les parties, siége de ces douleurs, passaient pour absolument insensibles, ces mots n'en avaient pas. Comment expliquer l'existence de la douleur, et des plus cruelles douleurs, avec des parties insensibles? Haller n'a vu que l'état normal, l'état sain. Toutes ses expériences s'y rapportent. Au fond, et quoi qu'il en ait dit, lui et son école, qui, sur ce point, domine depuis un siècle, il n'y a point de partie absolument insensible dans le corps vivant. La sensibilité est partout ; et, dans les parties même (tendons, ligaments, dure-mère, périoste) où habituellement elle est le plus obscure, il suffit d'un degré d'irritation ou d'inflammation donné, pour la faire passer aussitôt de l'état latent et caché à l'état patent et manifeste. »

*Sur la sensibilité des tendons,* par **M. Linas.**

( Acad. des sciences. — 4 mai. )

M. Linas a observé une jeune fille, sur laquelle une plaie de l'avant-bras lui a permis de constater la sensibilité des tendons.

*Fracture des onzième et douzième vertèbres dorsales; division complète de la moelle épinière; persistance des mouvements réflexes,* par **M. Doyen.**

( *Bulletin de la Société anatomique,* p. 19. )

Femme de cinquante-neuf ans; ainsi que l'autopsie l'a montré, il y avait une section complète de la moelle, par suite de la fracture des vertèbres. Pendant la vie, on avait pu constater chez cette malade une insensibilité absolue au-dessous de l'ombilic, une impossibilité complète des mouvements volontaires. Malgré ces troubles, on voyait de temps en temps et d'une manière spontanée, certains muscles se contracter et faire saillie sous la peau. On pouvait provoquer les contractions, en touchant un point de la cuisse ou de la jambe ; la malade n'en avait aucune sensation.

*Influence des nerfs sur l'inflammation*, par M. Donders.

( Congrès de Bonn. — *Gazette hebdomadaire*, p. 761. )

La section des nerfs de sensibilité de l'oreille n'a aucune influence sur la marche de l'inflammation de cette partie, tandis que
la section du sympathique en augmente l'intensité, probablement
à cause du manque de contraction des artères. Si l'on coupe le
trijumeau, l'œil devient trouble ; mais si l'on protège l'œil contre
les irritations produites par les corps étrangers que la sécrétion
lacrymale enlève d'habitude, l'inflammation ne se produira pas
sitôt, et la cornée ne subira pas de modifications. C'est ce problème
qu'un élève de M. Donders a résolu en cousant devant l'œil dont
le trijumeau a été sectionné (peu importe que ce soit en avant
ou en arrière du ganglion) l'oreille du lapin, qui conservait ainsi
sa sensibilité et qui ne heurtait pas les corps étrangers, averti
qu'il était par la peau de son oreille.

*Interversion des sensations extrêmes de chaud et de froid humide
dans l'anesthésie*, par M. Burq.

(Acad. de médecine. — 18 août.)

Conclusion de l'auteur : — « Pour nous en tenir, quant à présent, à ce qui ne regarde que le sens du toucher, on peut conclure de tout ce qui précède, ce nous semble, que chez les né-
vropathiques qui sont anesthésiques, les bains et douches de
toute sorte ont en général d'autant plus de chances d'être mieux
agréés, et probablement aussi d'être plus utiles qu'ils sont donnés à de plus basses températures, jusque vers la limite de 10 ou
5 degrés, à la condition, bien entendu, d'en limiter la durée pour
chaque différent sujet à un temps convenable. »

*Sur la marche : discussion de la théorie de MM. Weber,*
par M. Giraud-Teulon.

( Acad. des sciences. — 23 mars. )

L'auteur fait remarquer que le mouvement, dans la marche,
n'est pas uniforme et sur un plan horizontal, comme le prétendent MM. Weber.

*De l'orthopédie physiologique de la main*, par M. Duchenne.
— Rapport de M. Bouvier.

( Acad. de médecine. — 2 juin. )

M. Bouvier admet, avec Winslow, Bordenave et J. Hunter, l'action des antagonistes dans la production des mouvements, et regarde comme des progrès réels les descriptions que M. Duchenne
a données : 1° du gantelet des extenseurs des doigts ; 2° du gan-

telet des extenseurs du poignet ; 3° du gantelet des interosseux ;
4° du gantelet des muscles de l'éminence thénar.

*Mémoire sur la pression atmosphérique dans ses rapports
avec l'organisme vivant*, par M. Giraud-Teulon.

( Acad. des sciences, — 3 février. )

L'auteur trouve la force intérieure qui fait équilibre à la pression ambiante dans l'étude des lois de la circulation et de la
pression dans les grands systèmes vasculaires.

*Accommodation de l'œil, discussion au congrès ophthalmologique
de Bruxelles.*

( *Gazette hebdomadaire*, p. 740. )

La plupart des orateurs se sont accordés à ne reconnaître aux
muscles droits et obliques, dans le mécanisme de l'adaptation,
d'autre rôle que celui d'assujettir l'œil pour prêter un point d'appui à l'action du muscle ciliaire, et c'est ce dernier muscle qu'ils
ont considéré comme l'agent essentiel de la fonction.

*Accommodation artificielle ou mécanique de l'œil à toutes les distances,*
par M. Stoltz.

( Acad. des sciences. — 23 février. )

M. Stoltz comprime l'œil en tirant la paupière supérieure en dehors, il regarde ensuite deux épingles disposées comme dans l'expérience de Muller, et conclut : 1° qu'un changement physique
dans la disposition de l'œil est la cause de l'accommodation ;
2° que ce changement est la cause unique et indispensable de l'accommodation ; 3° que le changement survenu dans la disposition physique de l'œil semble porter presque exclusivement sur
la couronne de la cornée.

*Action de l'appareil musculeux dans l'accommodation de l'œil ,*
par H. Muller ( de Würzbourg ).

( Congrès de Bonn. — *Gazette hebdomadaire,* p. 811. )

1° Les faisceaux circulaires du muscle ciliaire exercent une
pression sur le bord du cristallin, qui augmente d'épaisseur.
2° Les faisceaux longitudinaux de ce muscle augmentent la pression que supporte le corps vitré. Il devient impossible à la face
postérieure du cristallin de reculer ; de sorte que toutes les modifications que subit la lentille seule se rapportent à sa face antérieure. 3° La pression résultant de la contraction de l'iris s'exerce
sur la partie périphérique de la face antérieure du cristallin, dont
elle augmente la convexité, tandis qu'elle empêche la face pos-

térieure de prendre part à ce mouvement. 4° Le mouvement en avant de la face antérieure du cristallin est rendu possible et favorisé par le retrait en arrière de la partie périphérique de l'iris, qui entraîne la couche profonde du muscle ciliaire et de l'iris. 5° La contraction du muscle ciliaire provoque le relâchement de la partie antérieure de la zone de Zinn, ce qui favorise l'augmentation d'épaisseur du cristallin.

*Deuxième note sur l'accommodation de l'œil,* par M. Foltz.

( Acad. des sciences. — 23 mars. )

De ces dernières expériences, il conclut : 1° qu'une cornée invariable rendrait nulle, ou presque nulle, l'accommodation ; 2° que dans les grands mouvements d'accommodation, l'action de la cornée est complétée par un changement probable dans la longueur de l'axe du globe oculaire.

*Note sur le mécanisme de la production du relief dans la vision binoculaire,* par M Giraud-Teulon.

( Acad. des sciences. — 19 octobre. )

La surface de la rétine n'est pas inaltérable dans sa forme ; partant de ce principe et s'appuyant sur la théorie des points identiques, l'auteur fait rentrer dans la loi générale des faits en apparence exceptionnels. —Rôle que joue dans ce mécanisme le muscle ciliaire périphérique ou tenseur de la choroïde.

*Sur l'absorption des larmes par suite de la dilatation du sac lacrymal,* par C.-A. Schmidt.

( *Arch. f. phys. Heilk.* — 1er et 2e cahiers. )

L'auteur dit avoir démontré par ses expériences que le sac lacrymal, en se dilatant, détermine l'absorption des larmes. C'est surtout le tendon de l'orbiculaire qui produit la dilatation du sac lacrymal ; il faut y ajouter l'action du muscle de Horner et celle des fibres de l'orbiculaire.

*Application de la dynamoscopie à la constatation de la mort réelle,* par M. Collongues.

( Acad. des sciences. — 21 décembre.)

Dans sa nouvelle communication, l'auteur s'attache à prouver que la dynamoscopie peut aussi fournir un bon signe de mort réelle.

*Différence d'action des deux pôles de la pile sur la contractilité*
*musculaire,* par M. Vulpian.

( Société de biologie. — Juin. )

Expérience sur une grenouille avec une pince galvanique. —
Avec le pôle zinc, effet plus prononcé qu'avec le pôle cuivre.

*Etudes sur la composition des eaux,* par M. Péligot.

( Acad. des sciences. — 9 février. )

L'acide carbonique entre pour la moitié environ dans le volume
des gaz qui sont dissous dans l'eau de Seine, ce qui tient à l'action
dissolvante que l'eau pluviale exerce sur l'air confiné dans la terre
végétale. — L'eau du puits de Grenelle renferme de l'azote au lieu
d'oxygène ; elle est à la fois siliceuse, ferrugineuse, alcaline et
sulfureuse, ce qui doit la faire comparer à une eau minérale.

*Sur les propriétés physiologiques et toxicologiques du curare,*
par M. Pélikan.

( Acad. des sciences. — 9 mars. )

Pour l'action physiologique, l'auteur a obtenu des résultats en
tout conformes à ceux qu'a fait connaître M. Cl. Bernard. —
Pour les effets toxicologiques, M. Pélikan a trouvé qu'une solution aqueuse de curare, introduite dans l'estomac, tue, comme
poison, quoique plus lentement et d'une manière moins énergique. Après que le curare a été absorbé à une dose suffisante
pour produire la mort, il n'y a plus d'antidote.

*Note sur les effets toxiques de l'acide carbonique,* par M. Wanner.

( Acad. des sciences. — 15 juin. )

M. Wanner a fait périr trois cochons d'Inde par des inhalations d'acide carbonique, et il conclut de ce qu'il a observé :
1° que les battements du cœur cessent aussitôt que le mouvement du sang est arrêté, soit dans le groupe des capillaires des
poumons, soit dans le groupe des capillaires de tout le corps ;
2° que l'action désignée jusqu'à présent sous le nom d'asphyxie
ne pourrait bien être que l'enrayement plus ou moins complet
de la marche du sang par un agent qui, se combinant avec un
des principes constituant ce fluide, le rendrait impropre plus ou
moins à subir le mouvement, étant ainsi arrêté dans les capillaires, de sorte que, dans l'asphyxie, soit par submersion, soit
par étranglement, etc., etc., ce ne serait pas le manque d'air
qui serait la cause de la mort, mais bien la non-expulsion de
l'acide carbonique des poumons.

4.

*Effets de la digitale et de la digitaline*, par le professeur Albers.

( Congrès de Bonn. — *Gazette hebdomadaire*, p. 851. )

L'emploi de la digitale ou de ses principes produit, dans la plupart des cas, l'augmentation quantitative de l'urine ; dans tous les cas, le poids spécifique de ce liquide est augmenté ; — la température du corps s'égalise ; — le pouls devient plus lent, plus vide et plus grand ; — la durée de la respiration reste d'une régularité remarquable jusqu'au moment où le médicament produit l'arrêt total des contractions du cœur. — L'action de la digitale ne se limite pas à la diminution de l'irritabilité du cœur ; elle appauvrit le sang. Son emploi est assez efficace dans les affections cérébrales inflammatoires, quand on a triomphé dés premiers accidents par un traitement antiphlogistique.

*Note sur la contractilité de l'allantoïde chez l'embryon de la poule,*
par M. Vulpian.

( Acad. des sciences. — 10 août. )

M. Vulpian a constaté que chez les embryons de poules, l'amnios n'est pas la seule membrane douée de contractilité, et que cette propriété existait à un degré tout aussi prononcé dans l'allantoïde. — La contractilité de l'allantoïde est liée à l'existence de très-nombreux éléments musculaires qui entrent dans la constitution de cette membrane.

*Essai expérimental sur l'action de l'atropine sur les pupilles,*
par le docteur Harley.

( *Edinburgh medical Journal.* — Janvier. — *Gazette médicale*, p. 754. )

Les travaux du docteur Harley le conduisent aux conclusions suivantes : — 1° l'atropine ne possède pas le pouvoir de dilater la pupille en agissant directement sur le grand sympathique ; — 2° pour manifester son action sur les pupilles, elle doit d'abord être absorbée ; — 3° elle agit alors non-seulement sur le bout périphérique, mais sur la racine des nerfs ; — 4° son mode probable d'action semble reposer sur la paralysie des branches ciliaires de la troisième paire, et non sur la stimulation des filaments du grand sympathique qui fournit aux fibres radiées de l'iris.

*Des caractères au moyen desquels on peut reconnaître la dégénérescence dans l'espèce humaine ; stérilité et fécondité bornée,* par M. Morel.

( Acad. des sciences. — 15 novembre. )

Le but de ce mémoire est d'appeler l'attention sur certaines difformités de l'ordre physique, sur certaines anomalies de l'ordre intellectuel et moral qui, par leur apparition uniforme et constante chez les races maladives ou dégénérées, forment un des caractères distinctifs de ces races, et permettent, à la simple inspection de ces phénomènes anormaux, de faire remonter les invidus à leur véritable origine.

*Nouvelles considérations sur l'arrêt du développement ,*
par M. Baillarger.

( Acad. de médecine. — 26 mai. )

Présentation d'une jeune fille qui offre un exemple remarquable d'arrêt de développement. — M. Baillarger essaye ensuite de montrer comment l'absence complète des fonctions génésiques semble produire des résultats analogues à ceux que produit la castration pratiquée de bonne heure. — La même présentation, faite à l'Académie des sciences , a donné lieu aux considérations suivantes :

*Observations sur la précédente communication,* par M. Serres.

( Académie des sciences. — 20 juillet. )

M. Serres fait remarquer l'abaissement considérable de l'ombilic chez cette jeune fille ; il insiste sur ce caractère comme signe de l'arrêt de développement, et il donne , par les lois qu'il a posées , l'explication de ce fait.

## ANATOMIE PATHOLOGIQUE.

*Manuel d'anatomie pathologique générale et appliquée* , par M. Hoüel.

Ce volume contient un très-grand nombre de faits, et reproduit bien l'état actuel de la science sur l'anatomie pathologique. M. Hoüel, pour la rédaction de son ouvrage, a consulté surtout les bulletins de la Société anatomique et la collection du Musée Dupuytren. Il y a dans le même volume la description et le catalogue de ce musée.

*Études sur l'origine et les conditions du développement de la mucédinée du muguet ( oïdium albicans ),* par M. Gubler.

( Acad. de médecine. — 4 août. )

L'auteur résume ce travail dans les conclusions suivantes : — 1° Les concrétions d'apparence pultacée, connues des cliniciens sous le nom de *muguet*, sont constituées par un champignon de la famille des mucédinées (*oïdium albicans*). — 2° Sans recourir à l'hypothèse des générations spontanées, nous admettons que l'oïdium provient de spores disséminées dans l'atmosphère, dont quelques-unes se fixent à l'entrée du tube digestif et s'y développent. — 3° Si le muguet doit son origine à des spores apportées par l'air, ces spores étant nécessairement plus abondantes là où règne la maladie, l'invasion du cryptogame est plus imminente pour ceux qui habitent ces lieux. — Un espace confiné, une salle de malades, par exemple, où se trouvent des sujets atteints de muguet, peut donc, en quelque sorte, constituer un foyer d'infection, le cryptogame se transmettant d'un individu contaminé à un individu sain, par l'intermédiaire de l'air. — 4° Il existe un autre mode de propagation par contagion proprement dite, comme le démontrent les expériences suivies de succès, dans lesquelles des filaments byssoïdes, empruntés à un enfant malade, et portés dans la bouche saine d'un autre enfant, ont reproduit le muguet chez celui-ci. — 5° Mais les spores, en suspension dans l'atmosphère, qui viennent s'attacher à la muqueuse buccale, ou les filaments de thallus qui sont apportés accidentellement dans la bouche, ne produisent pas fatalement le muguet. Le développement de ce champignon microscopique exige des conditions qui ne se rencontrent que dans certains états morbides. Les maladies dans lesquelles on a le plus souvent occasion d'observer le muguet sont : les dérangements des voies digestives chez les enfants du premier âge, et, chez les adultes, la phthisie pulmonaire à sa dernière période, la fièvre typhoïde et les angines. — Dans ces affections diverses, on retrouve un caractère commun, c'est l'état morbide des voies digestives, avec altération des sécrétions buccales, qui d'alcalines sont devenues acides. — 6° Tout porte à penser que cette réaction est la condition d'où dépend le développement de l'*oïdium albicans*; car, d'une part, elle est constante tant que la végétation cryptogamique est progressive ou au moins stationnaire ; d'autre part, on sait que l'état acide des liqueurs, tenant en dissolution des matières organiques, favorise singulièrement l'apparition des moisissures ; enfin la clinique nous enseigne qu'en dehors des agents de destruction mécaniques ou caustiques, il n'y a pas de meilleur moyen de le faire disparaître sans retour que d'employer les alcalins. — 7° Les spores de l'*oïdium albicans*, rencontrant donc un milieu acide, y germent rapidement comme dans un terrain qui leur convient ; leurs filaments se développent, soit dans les amas de cellules épithéliales en desquamation, mêlés à des concrétions de mucus altéré et à des parcelles alimentaires, soit dans l'intervalle laissé entre le derme muqueux et l'épithélium soulevé, soit enfin dans les cavités glandulaires. Le cryptogame vit uniquement aux dépens de cet

*humus* approprié ; il ne pénètre pas dans l'interstice des tissus,
et n'emprunte rien aux sucs en circulation : c'est donc un faux
parasite. D'ailleurs la présence de l'oxygène est utile à l'*oïdium
albicans* comme aux autres mucédinées, les régions accessibles à
l'air sont précisément celles où il pullule.— 8° La production du
muguet est donc un simple accident, un épiphénomène, si l'on
veut, dans le cours d'affections variables quant à leur nature et
à leur gravité.—9° Toutefois, il peut constituer une complication
en ce sens que, bouchant les conduits glandulaires qui tapissent
les surfaces muqueuses d'une couche plus ou moins épaisse et
continue, entretenant la fermentation acide des produits sécrétés,
à la manière du cryptogame de la levûre (*torula cerevisiæ*) pour
la fermentation alcoolique, irritant même par sa présence les
surfaces sur lesquelles il s'est fixé, il s'opposerait ainsi, pendant
un certain temps, au retour vers l'état normal. — 10° Quelques
conséquences thérapeutiques peuvent être déduites de toutes ces
propositions : d'abord il importe de soustraire les enfants sains
au voisinage et surtout au contact des sujets attaqués par le
cryptogame ; ensuite, si le muguet est développé, il faut en débarrasser mécaniquement les régions envahies ou même le détruire sur place avec le nitrate d'argent ; lotionner ces régions
avec une solution fortement alcaline, et même administrer l'eau
de Vichy en boisson, pourvu qu'il n'y ait pas de contre-indications tirées de l'état général du sujet ; en un mot, c'est dans la
pseudo-diphthérite du muguet qu'il faut chercher le triomphe des
alcalins.

*Foie très-volumineux, renfermant à peu près quarante kystes
hydatiques,* par M. Dolbeau.

( *Bulletin de la Société anatomique,* p. 116. )

Plusieurs tumeurs dans le *parénchyme de l'organe* ; dans ces
poches se trouvent de la bile et des concrétions biliaires.

*Altération du foie, liée probablement à un usage excessif d'huile de foie
de morue,* par M. Genouville.

( *Bulletin de la Société anatomique,* p. 119. )

Ce foie pèse 2 kilog. et demi ; il ressemble à du jambon fumé ;
d'après M. Gubler qui en a fait l'examen micrographique, ce n'est
pas un foie cireux.— Ce foie provient d'une phthisique qui a pris
beaucoup d'huile de foie de morue ; il a l'odeur de cette huile, et,
laissé huit jours à l'air libre, il n'a subi aucune décomposition
putride.

*Hypertrophie avec altération cireuse du foie et des deux reins,*
par M. Fournier.

( *Bulletin de la Société anatomique*, p. 67. )

Enfant de seize ans, affecté d'ostéite scrofuleuse, ayant pris beaucoup d'huile de foie de morue. — Le foie pesait 3 kilog. 100 grammes. A la coupe on ne reconnait plus les deux substances; elles sont confondues en un tissu transparent, homogène, très-dense et friable.

*Nouvelle dégénérescence amyloïde,* par R. Wirchow.

( *Arch. f. path. anat. w. phys.* — Février 1857. )

On a constaté chez une femme albuminurique la dégénérescence amyloïde des deux reins, de la rate, du foie, du cœur et des poumons.

*Matière mucoso-gélatiniforme expulsée par l'intestin pendant la défécation,* par M. Potain.

( *Bulletin de la Société anatomique,* p. 163. )

Cette substance, rejetée sous forme de lanières, a une grossière ressemblance avec un ténia, mais en diffère considérablement à un examen tant soit peu attentif. — Ces productions, bien que leur histoire soit incomplète, peuvent déjà être divisées en deux classes : 1° les unes seraient formées de mucus concret, 2° les autres seraient l'exsudat d'une sécrétion toute particulière se formant dans l'intestin, se détachant à une certaine époque de leur évolution. A ce propos, M. Blondeau rappelle un grand nombre de faits de cette nature, que l'on trouve épars dans les auteurs.

*Sur l'altération des plaques de Peyer et des follicules isolés,*
par M. Hervieux.

( *Gazette médicale,* p. 310. )

M. Hervieux a publié dans la *Gazette médicale,* année 1856, un premier mémoire sur ce sujet, dans lequel il étudiait les altérations chez les enfants âgés de 1 jour à 1 mois. — Le travail actuel se rapporte aux mêmes altérations chez les enfants âgés de 1 à 12 mois. — M. Hervieux établit des comparaisons intéressantes qui échapperaient à une courte analyse.

*Corps mobiles dans le péritoine.*

( *Med. Times and Gaz.* — Mars. )

Indication et description de plusieurs de ces corps déposés dans le Musée de Guy. M. Brown fait dépendre ces corps étrangers d'une altération des appendices épiploïques.

*Portion d'intestin grêle rendue par l'anus, à la suite d'étranglement interne,* par M. Way.

( *Med. Times and Gaz.* — 7 février.)

La portion d'intestin rendue avait de 6 à 7 pouces de long et à peu près 1 pouce 1/2 de diamètre ; elle ne présentait pas des valvules conniventes, ni des plaques de Payer évidentes, et venait, selon toute probabilité, de l'extrémité supérieure de l'iléon. — La malade paraissait guérie lorsqu'il est survenu des symptômes qui semblent être la conséquence d'un rétrécissement au point où siége la cicatrice.

*Rétrécissement syphilitique du rectum, avec abcès péri-rectal ,* par M. Blachez.

( *Bulletin de la Société anatomique,* p. 53. )

Fille de vingt-six ans, morte de phthisie pulmonaire. — Elle avait un rétrécissement syphilitique du rectum, ayant amené un fistule recto-vaginale, pour laquelle elle avait été traitée par M. Gosselin. — A l'autopsie, le rectum a présenté les lésions suivantes : Anneau fibreux, résistant, ne pouvant admettre le doigt qu'avec peine, siégeant à trois centimètres de l'anus ; ulcération superficielle à fond grisâtre et à liséré rouge, épaississement considérable de la couche musculaire de l'intestin, très-marqué au niveau du rétrécissement ; cet épaississement présente un aspect grisâtre, fibreux, lardacé, et laisse la muqueuse complétement intacte, sauf au niveau de l'ulcération. On constate cependant l'hypertrophie de la muqueuse placée au-dessus de la lésion. Plusieurs pertuis, situés tous au-dessous du rétrécissement, conduisent dans un vaste clapier situé entre le sacrum, qui paraît avoir subi un commencement d'altération, et le rectum. Ce clapier est rempli d'un pus fétide et se trouve placé en dehors du péritoine, sur les côtés du rectum et dans les fosses ischio-rectales.

*Calcul des fosses nasales,* par M. Rouyer.

( *Bulletin de la Société anatomique,* p. 51. )

Concrétion lithique, enlevée par M. Nélaton, sur un jeune homme qui avait éprouvé les symptômes rationnels d'une nécrose. La pierre siégeait sur le plancher des fosses nasales ; elle était plus grosse qu'un pois.

*Emphysème vésiculaire et intralobulaire*, par M. Aubrée.

( *Bulletin de la Société anatomique*, p. 62. )

Après insufflation et dessiccation des poumons, coupes de tranches, de 5 millimètres à 1 centimètre d'épaisseur. Le tissu que l'on voit à la surface des coupes présente des espaces assez larges, de 1 à 2 centimètres de diamètre, qui s'enfoncent profondément jusqu'à 2 et 3 centimètres, ne contenant dans leur intérieur que quelques filaments et débris de cloisons, et semblant communiquer avec les cavités voisines par des ouvertures de 1 à 2 ou 3 millimètres de diamètre; quelques-uns vont jusqu'à la plèvre. Entre ces grandes lacunes se voient des espaces de grandeur variable, depuis 1/2 jusqu'à 2 centimètres dans leur plus grand diamètre, espaces formés par des vésicules irrégulières et de dimensions variables, communiquant entre elles par de petits orifices.

*Volumineux kyste hydatique de la plèvre droite*, par M. Genouville.

( *Bulletin de la Société anatomique*, p. 56. )

Homme de soixante-onze ans ; affection du cœur et matité avec souffle bronchique du côté droit du thorax. A l'autopsie, le côté droit de la poitrine est divisé verticalement en deux parties : l'une, la plus interne, est constituée par le poumon; l'autre, externe, par une poche volumineuse, adhérente au poumon et à la face interne du thorax. Ses parois sont épaisses, cartilagineuses ; sa cavité contient deux litres et demi d'un liquide jaunâtre, couleur mastic, gras et onctueux au toucher. Le poumon, séparé de la tumeur, est entouré par une membrane qui paraît être la plèvre ; insufflé, il reprend son volume ordinaire ; il est évident qu'il n'est le siége d'aucune lésion.

*Dilatation variqueuse (varice ampullaire) de la veine médiane basilique,*
par M. Viaud-Grandmarais.

( *Bulletin de la Société anatomique*, p. 5. )

Cette dilatation siége au niveau d'une cicatrice de saignée ; c'est une tumeur du volume d'une petite amande, sans adhérences avec l'aponévrose, sans communication avec l'artère.

*Rupture du cœur*, par M. Garnier.

( *Bulletin de la Société anatomique*, p. 6. )

Femme de soixante-onze ans. — La mort est survenue brusquement, sans prodromes inquiétants ; à l'autopsie, sang dans le péricarde, fissure des parois du ventricule gauche ; tout autour, un peu de ramollissement; pas d'altérations des valvules ; hypertrophie du ventricule; dégénérescence graisseuse à la pointe du cœur.

*Cancer du sein, ligneux et rameux, avec généralisation cancéreuse dans les os*, par M. Ferréol.

( *Bulletin de la Société anatomique*, p. 117. )

On a trouvé, avec le cancer du sein, une altération cancéreuse de tous les os. On rappelle à ce propos la loi posée par M. Cazalis, à savoir que, avec un cancer du sein généralisé, on trouvait toujours le rachis altéré. M. Bertholle fait observer que, pour M. Cazalis, le cancer de l'utérus ne coïncide pas avec cette généralisation de l'affection cancéreuse.

*Généralisation cancéreuse*, par M. Genouville.

( *Bulletin de la Société anatomique*, p. 172. )

Cancer dans le foie, la rate, le mésentère, l'estomac et le rein gauche, *sans traces de la matière cancéreuse dans la colonne vertébrale*, contrairement à l'opinion ci-dessus mentionnée.

*Plusieurs tumeurs, les unes cancéreuses, les autres par hypertrophie des glandes sudoripares*, par M. Verneuil.

( *Bulletin de la Société anatomique*, p. 9. )

Il y a deux ans, des tumeurs par hypertrophie des glandes sudoripares furent enlevées à ce malade, qui vient de succomber à une infection cancéreuse généralisée. L'examen des premières et des dernières tumeurs a été fait par M. Verneuil, qui ne voit dans ce fait qu'une simple coïncidence de tumeurs, de nature différente, existant chez le même individu. M. Broca insiste sur ce fait qui est une exception à la loi de permanence des tissus morbides, mais il pense que l'une des premières tumeurs, récidivée sur place, est de nature cancéreuse.

*Recherches histogénésiques sur les tumeurs malignes*, par M. Mandl.

( Acad. des sciences. — 18 mai. )

1° On peut établir trois espèces de cancers : cancers à cellules, cancers à fibres, cancers à lamelles, auxquelles il faudrait peut-être joindre une quatrième espèce, celle des cancers de la rétine. 2° Les éléments des tumeurs malignes se développent comme ceux des tissus normaux. 3° Lorsqu'une tumeur maligne se développe dans un tissu, cette production pathologique ne doit pas son origine à une transformation de cellules ou de fibres déjà formées, mais bien au développement de nouveaux éléments. La diathèse cancéreuse frappe le blastème. Ainsi, les cancers à fibres se composent de fibres incomplétement développées, et ne sauraient par conséquent être une modification de fibres déjà complétement développées. Il en est de même pour les cellules du squirrhe et de l'encéphaloïde. 4° Mais ces nouveaux éléments ne peuvent pas toujours être distingués des éléments voisins : aussi l'application du microscope pour le diagnostic des tumeurs doit-elle se faire avec une grande réserve. 5° Il s'ensuit également qu'il est impossible d'établir l'homéomorphisme et l'hétéromorphisme comme base de la classification des tumeurs. 6° Les cellules dites cancéreuses ne conservent pas toujours et partout les caractères que les auteurs leur ont attribués. Des cancers du foie, du système osseux, de la rétine, sont souvent composés d'éléments qui diffèrent essentiellement du type prétendu caractéristique des cellules cancéreuses. 7° Il existe des éléments normaux qui présentent des caractères analogues à ceux des cellules dites cancéreuses ; telles sont, par exemple, l'épithélium de la vessie, du bassinet, des bronches (surtout dans la bronchite des enfants). 8° On peut affirmer, avec M. Velpeau, que la cellule dite cancéreuse manque dans certaines tumeurs qui sont pourtant cancéreuses, et que, d'autre part, la cellule dite cancéreuse existe dans certaines tumeurs non cancéreuses, ainsi que je l'ai constaté, par exemple, dans un polype du larynx chez un enfant. 9° L'étude microscopique explique la faculté des rechutes dans le squirrhe et l'encéphaloïde, c'est-à-dire dans les cancers à cellules, à cause de la facilité de reproduction des cellules.

*Recherches sur la dégénérescence graisseuse*, par **M. Mandl.**

( Acad. des sciences. — 11 mai. )

« Nous entendons sous le nom de *dégénérescence graisseuse*, dit l'auteur, l'apparition de gouttelettes de graisse dans les éléments qui, à leur état normal, en sont privés. L'examen des faits nombreux que fournissent les expériences des auteurs (J. Guérin, Wagner, etc.) et les nôtres nous a donné ce résultat, que la dégénérescence ne s'opère que dans les tissus soustraits à l'influence de la nutrition. La dégénérescence graisseuse peut s'opérer dans les fibres et dans les cellules. »

*Exemple remarquable de polysarcie*, par **M. Marcé.**

( Acad. de médecine. — 8 septembre. )

Enfant de treize ans et demi pesant 214 livres.

*Phlegmatia alba dolens*, par M. Blachez.

( *Bulletin de la Société anatomique*, p. 28. )

Il y a de particulier, dans cette observation, que la *phlegmatia alba dolens* existait avec un cancer de l'estomac, une phlébite de la veine cave inférieure et des veines iliaque et fémorale correspondantes. Importance de la *phlegmatia alba dolens*, comme moyen de diagnostic d'une lésion profonde.

*Sur la présence de l'urée dans un kyste séreux du rein,* par M. Gallois.

( *Gazette hebdomadaire,* p. 144. )

L'auteur se borne à dire comment il a constaté la présence de l'urée dans ce kyste, qui avait les apparences d'une kyste séreux.

*Anatomie pathologique de la cataracte capsulaire,* par H. Muller.

( Congrès de Bonn. — *Gazette hebdomadaire,* p. 811. )

« Mon intention n'est pas de m'étendre sur le débat historique et de revenir sur les discussions élevées à propos de la cataracte capsulaire. Deux opinions se sont présentées : l'une de Petit, soutenue plus tard par M. Malgaigne, qui, s'appuyant sur de nombreuses dissections, prétendait que la capsule reste toujours transparente, et que les opacités provenaient de particules étrangères, débris du cristallin qui restent accolés à la paroi interne de la capsule. L'autre opinion prétend que c'est la capsule elle-même qui est le siége de ces opacités, fait démontré, dit-on, par la présence des opacités dans l'épaisseur même de la capsule. Grâce à la bienveillance de M. Kolliker et de M. Von Graefe, qui ont bien voulu mettre à ma disposition de nombreux matériaux, j'ai pu faire des recherches assez sérieuses, que je résume comme il suit : — 1º Les opacités qui ont leur siége dans la capsule cristallinienne sont assez fréquentes, surtout si l'on tient compte des faibles opacités. — 2º Elles ne sont pas produites par la métamorphose de la capsule primitive, mais parce que de nouvelles couches s'accolent à la paroi interne de la capsule primitive et appliquent contre elle des corps étrangers ( substance du cristallin, épithélium, gouttelettes de graisse, cristaux, concrétions). — 3º En général, ces couches de nouvelle formation sont identiques avec la capsule du cristallin ; elles peuvent, par exception, en différer quelque peu et avoir une texture fibreuse. — 4º La capsule primitive conserve en général son entière transparence. »

*Rétrécissement de l'urètre avec abcès urineux,* par M. Doyen.

( *Bulletin de la Société anatomique,* p. 27. )

L'abcès communiquait avec le rectum ; il y avait de la cystite, et le malade a succombé, après plusieurs cathétérismes, à une infection purulente, avec abcès métastatiques dans les poumons.

*Dissection du prépuce d'un sujet atteint de phimosis,* par M. Verneuil.

( *Bulletin de la Société anatomique,* p. 142. )

Cette dissection montre que l'obstacle s'opposant à la dilatation de l'orifice préputial s'étend d'un demi-centimètre environ du côté de la muqueuse, et d'un centimètre à un centimètre et demi du côté de la peau. D'où cette conséquence thérapeutique, qu'il n'est pas nécessaire de recourir à la circoncision, ni même aux grandes incisions, pour remédier au phimosis.

*De la cause anatomique de quelques hémiplégies incomplètes observées chez les déments paralytiques,* par M. Baillarger.

( Acad. de médecine. — 23 juin. )]

Résumé de ce mémoire : — 1º Les congestions qui précèdent la paralysie générale ou qui surviennent dans son cours sont souvent accompagnées d'hémiplégies passagères. — 2º Ces hémiplégies passagères portent presque toujours sur le même côté. — 3º En se répétant, ces congestions, sur un seul hémisphère, finissent par amener des hémiplégies persistantes, le plus souvent incomplètes. — 4º Ces hémiplégies, dont beaucoup étaient restées inexpliquées, l'hémisphère opposé n'offrant aucune altération locale, paraissent devoir être rattachées à une prédominance d'atrophie dans l'hémisphère opposé à la paralysie.

*Anatomie pathologique d'un œil amaurotique avec atrophie du nerf optique,* par H. Muller.

( Congrès de Bonn. — *Gazette hebdomadaire,* p. 811. )

« J'eus l'occasion d'examiner l'œil d'une personne qui avait depuis plusieurs années une amaurose complète, après avoir longtemps souffert d'une amblyopie douloureuse. Je fus fort étonné de trouver une atrophie totale des couches à fibres nerveuses et à cellules ganglionnaires de la rétine, les autres couches de cette membrane étant restées normales. Tandis que les cônes et les bâtonnets avaient conservé leur transparente limpidité, tandis que les granules ne semblaient pas sensiblement modifiés, il me fut impossible de trouver dans toute la rétine des fibres nerveuses primitives bien marquées. A l'endroit qu'elles occupent d'habitude se trouvait un tissu rayé et granuleux ; les fibres qu'on apercevait sur le bord n'avaient aucune analogie avec les fibres nerveuses. Le nerf optique était, des deux côtés, atrophié jusqu'au chiasma. Un des deux nerfs contenait, outre la couche fibreuse, une masse de petits granules à nombreux nucléoles. Ce qui me frappa le plus, c'est l'espèce d'excavation formée dans la pupille du nerf optique ; de telle sorte que le fond de cette fossette correspondait à la couche occupée par la choroïde. Les vaisseaux plongeaient dans cette excavation et venaient se perdre dans le tronc central, qui faisait saillie au milieu. Je veux faire remarquer brièvement quelles importantes considérations on pourrait tirer de ce fait, sur ce qui touche le mode de nutrition des éléments de la rétine, sur l'indépendance des couches extérieures de cette membrane (à partir de la couche des granules), enfin sur l'importance qu'aurait pour l'examen ophthalmoscopique la présence d'une dépression de la pupille du nerf optique. »

*Tumeur de la nature des névrômes à la région cervicale*, par M. Depaul.

( Bulletin de la Société anatomique, p. 25. )

Jeune homme de dix-neuf ans ; tumeur de la région postérieure du cou, du volume du poing, indolente, s'accroissant assez rapidement, gênant le malade. Opération. M. Verneuil a fait l'examen de cette tumeur ; il y a trouvé une masse formée par des nerfs allongés, contournés sur eux-mêmes, présentant, à chacune de leurs très-nombreuses anastomoses, des renflements analogues à des ganglions ou à des névrômes. Dans l'épaisseur de la peau, même altération.

*Nécrose et perforation du frontal ; abcès du lobe antérieur ;*
*hémorrhagie méningée arachnoïdienne*, par M. Binet.

( Bulletin de la Société anatomique, p. 15. )

Homme de trente-deux ans ; chute, il y a deux ans, sur le front. Symptômes de forte commotion cérébrale ; au bout de sept mois, premier abcès au-dessus du sourcil gauche, point percuté dans la chute ; depuis, plusieurs autres abcès dans la même région. Il y a quelques mois, affaiblissement, céphalalgie, paralysie incomplète ; après plusieurs alternatives d'amélioration, le malade meurt dans le coma, après des secousses convulsives. A l'autopsie, hémorrhagie arachnoïdienne sur la partie antérieure du lobe droit ; à gauche, deux séquestres d'une portion du frontal ; en arrière, abcès entre l'os et la dure-mère dénudée ; communication de l'abcès intra-cranien avec l'abcès sous-cutané à travers la perforation du frontal nécrosé.

*Fracture de plusieurs cartilages costaux ; fracture double du même cartilage*, par M. Cavasse.

( Bulletin de la Société anatomique. — Décembre. )

Il s'agit d'un homme de trente-cinq ans, apporté à l'amphithéâtre, qui avait plusieurs fractures des cartilages costaux du côté droit, et qui, à gauche, présentait une fracture double du septième et du huitième cartilage. Le fragment, complétement séparé, avait trois centimètres d'étendue, et il était porté en avant, adhérent aux autres fragments, par du tissu osseux et du tissu fibreux. Exemple unique dans la science.

*Dissection d'un doigt anciennement affecté de panaris*, par M. Verneuil.

( Bulletin de la Société anatomique, p. 161. )

Cicatrice cutanée adhérente à l'aponévrose palmaire et aux tendons fléchisseurs, à l'aide de brides fibreuses qui les soudent ensemble. Adhérence entre les tendons des fléchisseurs et la face antérieure de la première phalange, où la gaîne synoviale a complétement disparu.

*Absence complète du sacrum et du coccyx chez un nouveau-né*, par Wertheim.

( Mon. schrift. f. Geburts., XI, p. 127. )

Chez ce nouveau-né, il y avait à la place du sacrum et du coccyx une tumeur fluctuante. — L'anus n'était pas imperforé. — Mort de l'enfant.

*Pied dont presque toutes les articulations sont ankylosées*, par M. Dolbeau.

( Bulletin de la Société anatomique, p. 3. )

Pas de renseignements sur les antécédents ; M. Dolbeau pense qu'il y a eu fracture par écrasement des os du pied, et ensuite inflammation ayant produit l'ankylose.

*Euchondrome du fémur*, par M. Topinard.

( Bulletin de la Société anatomique, p. 80. )

Un homme de cinquante-six ans portait depuis 1855, à la partie supérieure de la cuisse, une tumeur qui s'était accrue rapidement au point d'offrir le volume d'une tête d'adulte. Il a succombé à un érysipèle de la face. A l'autopsie, on trouve adhérente à l'os une tumeur du poids de 20 livres ; elle est formée d'une multitude de loges et aréoles de toutes grandeurs, remplies d'une matière particulière, tantôt liquide, tantôt solide. — Malgré les apparences, le microscope montre que la tumeur est formée par du tissu cartilagineux de la seconde variété, ou cartilage d'ossification. Les cloisons sont constituées par du tissu fibreux, fibro-cartilagineux, et quelques cellules fusiformes fibro-plastiques.

*Noli me tangere ancien; tumeur formée par les glandes sudoripares,*
par M. Verneuil.

( *Bulletin de la Société anatomique*, p. 35. )

Il s'agit d'une tumeur de la face, récidivée après plusieurs applications de caustiques, et dont on a pratiqué l'extirpation. La marche et l'apparence de l'ulcération étaient celles d'un cancroïde ; à l'examen micrographique, M. Verneuil a trouvé une hypertrophie des glandes sudoripares.

*Tumeur du testicule formée par un produit morbide d'une nature inconnue,* par M. Guyon.

( *Bulletin de la Société anatomique*, p. 31. )

Tumeur du testicule sans douleur sur un homme de quarante et un ans qui n'avait jamais eu ni orchite, ni blennorrhagie, ni accidents syphilitiques. La tumeur avait le volume d'un gros œuf ; elle était élastique et légèrement bosselée. En la disséquant, on a trouvé l'épididyme non altéré, étalé à la face inférieure ; la tumeur conserve la forme du testicule et est renfermée dans la tunique albuginée. A la coupe, elle laisse voir une masse centrale, jaunâtre, élastique. A l'examen microscopique, fait par M. Verneuil, on a trouvé : au centre, un champ jaunâtre sans structure déterminée ; dans d'autres points, des fragments de tubes avec de petits noyaux jaunâtres, tassés et ratatinés. Ces caractères ne se rapportent à aucune altération connue.

*Sur la disposition que présentent extérieurement et sous le microscope certains caillots de la cavité utérine,* par le docteur Ch. Robin.

(Société de biologie. — Août. )

M. Robin distingue les caillots expulsés lors des époques menstruelles des caillots qui sont rejetés en même temps que la muqueuse utérine, malgré la ressemblance qui existe au premier coup d'œil entre ces deux espèces de caillots. Quand la muqueuse utérine accompagne un caillot, la dissection attentive de la pièce et l'examen à l'aide du microscope de ses différentes parties permettront toujours de distinguer la muqueuse utérine devenue *caduque* du caillot qu'elle enveloppe, ou des caillots qui se trou-

vent parfois appliqués sur l'une et l'autre de ses faces. — Sous
le microscope, on trouvera les caractères de la substance du
chorion et de ses villosités. Les caillots des époques menstruelles
se composent d'une trame de fibrine, de globules rouges et blancs
de cellules épithéliales appartenant à l'utérus.

*Résumé de deux cent quatre-vingts autopsies dans l'espace de neuf mois,*
par M. Buhl.

C'est un travail étendu, où se trouvent plusieurs opinions nouvelles. L'*Union médicale* en donne une analyse par M. Strohl
(p. 332), dans laquelle se trouvent le typhus et la fièvre typhoïde,
la pyémie et la pneumonie tuberculeuse.

*Coloration particulière des valvules du cœur dans l'empoisonnement*
*alcoolique,* par M. Voltolini.

( *Pr. Ver.* — Zeit. 12, 1857. )

Entre autres signes d'un empoisonnement rapidement mortel
par l'alcool, l'auteur signale une coloration d'un rouge cinabre
très-intense, des valvules semi-lunaires de l'aorte et de l'artère
pulmonaire. Est-ce un signe constant? est-ce un signe spécial?

---

## ANÉSTHÉSIE.

---

*Sommeil anésthésique spontané,* par M. Maheux.

( *Moniteur des hôpitaux,* p. 1030. )

Récit d'un fait survenu au milieu des conditions habituelles
de vie et de santé, et où la perturbation des fonctions cérébrales
simulait, à s'y méprendre, ce sommeil artificiel que nous pro-
duisons à volonté au moyen des substances dites anésthésiques.

*Sur l'éthérisation au point de vue de la responsabilité médicale, et sur*
*l'application aux médecins de l'article 319 du Code pénal, qui a trait*
*à l'homicide par imprudence,* par M. Devergie.

( Acad. de médecine. — 26 mai. )

D'après M. Devergie, la mort dans l'opération de l'éthérisation
peut avoir lieu par asphyxie. — Cette asphyxie peut être le résultat de la quantité trop faible d'air qu'on laisse arriver dans
les poumons : c'est la faute de l'opérateur. — Placer l'opérateur
dans des conditions telles qu'il ne puisse jamais commettre

cette faute, c'est garantir le malade d'un danger, c'est garantir le médecin des conséquences qu'il peut subir au point de vue de la responsabilité médicale. — Il y a donc lieu de préconiser dans les éthérisations l'emploi d'appareils à ouvertures fixes et invariables pour l'entrée de l'air, plutôt que d'en repousser l'usage.

*Discussion sur la précédente communication.*
M. Velpeau. — ( 26 mai. )

M. Velpeau établit que la mort par le chloroforme est rare, en prenant certaines précautions, qui sont suffisantes, sans le secours des appareils. — La mort du reste est possible avec l'air. — Il faudra toujours quelqu'un pour manier ces appareils, et des malheurs pourront survenir par le fait de l'aide auquel on aura eu recours.

M. Cazeaux. — ( 26 mai. )

M. Cazeaux craint que M. Devergie, en cherchant à démontrer l'utilité des appareils, n'ait rendu plus difficile la position du praticien. Il faudrait démontrer que la mort a lieu par asphxyie, et que les appareils mettent à l'abri du danger. — La proposition de M. Devergie donnerait aux magistrats une arme dangereuse.

M. Gibert. — ( 26 mai. )

La mort par le chloroforme a plusieurs modes, et il peut être bien difficile d'établir de quelle façon elle est survenue. — Opposition à la proposition de M. Devergie.

M. Devergie. — ( 26 mai. )

M. Devergie répond à ces objections que son intention a été mal comprise ; il a voulu établir que la mort par asphyxie était possible, et que, dans un accident, un praticien ne pourrait être poursuivi, s'il s'était servi d'un appareil permettant l'entrée d'une suffisante quantité d'air. S'il recommande les appareils, ce n'est pas pour les chirurgiens de Paris, mais pour les médecins de campagne.

M. Robert. — ( 26 mai. )

M. Robert pense que la mort arrive le plus souvent par la suspension des mouvements du cœur. Il se sert cependant d'un appareil, dans le but de doser le chloroforme, ce qui lui paraît fort important.

M. Huguier. — ( 26 mai. )

M. Huguier est opposé à la proposition de M. Devergie.

5.

**M. Guérin. — ( 2 et 16 juin. )**

La mort arrive par intoxication et non par asphyxie. Il faut cependant se servir d'un appareil (de celui de M. Guérin) pour doser le chloroforme.

**M. Cloquet. — ( 16 juin. )**

Renoncer à toute espèce d'appareils qui compromettent la vie des malades au lieu de la garantir, et par conséquent aussi la responsabilité des médecins ; telle est la conclusion de M. Cloquet.

**M. Larrey. — ( 23 juin. )**

Dans son discours, M. Larrey combat vivement les assertions de M. Devergie relativement à l'asphyxie par les anésthésiques et à la nécessité de l'emploi des appareils à inhalation. Il invite M. Devergie à retirer sa proposition, parce qu'elle aggravera la responsabilité médicale.

**M. Robert. — ( 30 juin. )**

M. Robert énonce d'abord les conditions d'un bon appareil. Ceux de MM. Snow, Charrière et Duroi lui paraissent les meilleurs. — Abordant ensuite la question de la responsabilité médicale, il conclut à l'emploi des appareils pour le dosage.

**M. Jobert ( de Lamballe ). — ( 7 juillet. )**

M. Jobert considère les appareils comme une cause d'asphyxie, parce qu'ils se dérangent et qu'ils dérobent au chirurgien l'expression de la physionomie du malade. Il les rejette et pense que la mort est produite par intoxication et non par asphyxie.

**M. Nélaton. — ( 7 juillet. )**

Contre-indication nouvelle à l'emploi du chloroforme ; cette contre-indication, c'est l'état d'ivresse. Une observation de mort et plusieurs expériences sur les animaux qui établissent ce fait.

**M. Ricord. — ( 7 juillet. )**

M. Ricord pense que la syncope, bien plus que l'asphyxie, est la cause de la mort par le chloroforme. Il préfère le mouchoir ou l'éponge aux appareils.

**M. Devergie. — ( 14 juillet. )**

L'orateur se défend d'avoir fait de l'asphyxie la cause unique de la mort par le chloroforme. Il insiste sur l'importance qu'il attache au dosage de l'agent anésthésique; il répète que les appareils sauvegardent la responsabilité du médecin.

### M. Velpeau. — ( 28 juillet. )

M. Velpeau regarde ces débats comme utiles en ce qu'ils ont fait ressortir l'accord presque unanime des chirurgiens sur le meilleur mode d'administration des anésthésiques. — Inutilité des appareils ; — régles qui président à la responsabilité médicale. — Conclusion : déclarer que les chirurgiens sont libres d'employer ou de ne pas employer les appareils.

### M. Malgaigne. — (28 juillet. )

Les chirurgiens se sont prononcés contre les appareils ; la proposition de M. Velpeau ne représente pas l'esprit de la discussion.

### M. Devergie. — ( 28 juillet.)

L'orateur énumére de nouveau les arguments qu'il a déjá fait valoir en faveur de son opinion. Il termine néanmoins en proposant à l'Académie de déclarer que dans l'état actuel de la science, l'éthérisation peut être pratiquée avec ou sans appareil. — Cette proposition est adoptée.

*Cause de mort pendant l'éthérisation.* ( Lettre de M. Després. )

### ( Acad. de médecine. — 30 juin. )

M. Després insiste sur une cause d'asphyxie encore peu counue et qu'il a eu l'occasion d'observer assez fréquemment : c'est l'obstruction de l'orifice supérieur du larynx par la base de la langue comprimant convulsivement l'épiglotte au début de l'inhalation. — Indication des moyens les plus propres à remédier à cet accident.

*De l'anésthésie provoquée*, par M. E. Chairou.

### ( Thèse inaugurale. )

M. Chairou a fait un bon travail, dans lequel se trouvent quelques faits nouveaux dignes de fixer l'attention. Interne de M. Nélaton, M. Chairou a résumé la pratique de son maître pour l'éthérisation ; il termine sa thèse par les conclusions suivantes : — 1° Dans les mains les plus expérimentées le chloroforme peut causer la mort ; 2° par une observation attentive, les cas malheureux deviennent de moins en moins nombreux ; 3° le chloroforme est un des médicaments les plus puissants et les plus utiles de la thérapeutique ; il doit être placé à côté de la vaccine, du mercure, de l'iodure de potassium et de l'opium.

*Accidents quasi-mortels produits par le chloroforme,* par M. Leflaive.

( *Moniteur des hôpitaux,* p. 473. )

Une observation qui prouve, dit M. Leflaive, que l'action du chloroforme peut augmenter lors même qu'on a cessé l'inhalation depuis quelques instants.

*De l'emploi du chloroforme comme anésthésique dans. la médecine navale,* par M. Berchon.

( *Gazette des hôpitaux,* p. 359.)

L'auteur rapporte un grand nombre d'observations, et termine en faisant ressortir les avantages du cornet dont se sert M. Reynaud.

*Quelques considérations sur le cornet de M. Reynaud ( de Toulon ), par* M. Laforgue.

( *Gazette des hôpitaux,* p. 363. )

Avantages que le cornet de M. Reynaud présente, comparé aux autres appareils, à la compresse ou à l'éponge.

*Quelques considérations sur l'anésthésie, à l'occasion de la discussion de l'Académie de médecine,* par M. J. Lecoq.

(( *Gazette des hôpitaux,* p. 354. )

M. Lecoq rend compte de plusieurs expériences qu'il a faites sur les animaux ; il vante beaucoup le cornet de M. Reynaud, et il regarde l'électricité comme le meilleur moyen de conjurer les accidents.

*Sur le traitement des accidents de l'éthérisation par l'électricité,* par M. Abeille.

( *Gazette des hôpitaux,* p. 363. )

M. Abeille dit que l'électricité est le plus puissant et le plus sûr moyen à opposer aux accidents causés par le chloroforme.

*Anésthésiques,* par MM. Foucher et Bonnet.

( Acad. des sciences. — 7 septembre. )

Voici le résultat de leurs recherches : — « 1º L'éther sulfurique, le chloroforme et l'amylène sont, parmi les substances volatiles éthérées que nous avons expérimentées, les seules qui jouissent de propriétés anésthésiques. — 2º L'amylène n'est un anésthésique énergique qu'à la condition que les vapeurs sont mélangées d'une très-petite quantité d'air ; mais alors il a sur plusieurs fonctions de l'économie, et sur la respiration en particulier, une action qui doit faire craindre des accidents graves, et les animaux qui y ont été soumis conservent pendant longtemps un état de collapsus ou de malaise. — 3° Le chloroforme n'offre pas les inconvénients de l'amylène, en en conservant les avantages. — 4° Avec aucune de ces substances appliquées localement on n'obtient une anésthésie soit générale, soit locale. »

*Des anésthésiques envisagés au point de vue médico-légal,*
par M. Ludger Lallemand.

( Acad. de médecine. — 9 juin. )

M. Ludger Lallemand envoie, dans une lettre, le résumé des conclusions de son travail sur les anésthésiques, travail que M. Devergie a cité dans son mémoire. Nous y remarquons surtout le passage suivant : « La mort nous paraît avoir sa cause première dans l'abolition des fonctions des centres nerveux, perdant successivement leurs propriétés vitales sous l'action stupéfiante du chloroforme qui vient s'accumuler dans la masse cérébro-rachidienne. — Comme l'intensité et la rapidité de l'action toxique sont proportionnées à la concentration des vapeurs chloroformiques, il nous a paru indispensable, pour la sécurité de l'anésthésie chirurgicale, de les diluer dans une large proportion d'air atmosphérique aussi constante que possible. »

*Administration du chloroforme et des agents anésthésiques*
*par projection,* par M. Heurteloup.

( Acad. de médecine. — 3 août. )

Le projecteur anésthésique est un petit appareil qui consiste en un gros tube de verre, bouché à ses deux extrémités par deux bouchons de liége. Ces deux bouchons sont percés d'un trou et traversés tous les deux par un tube; l'un de ces tubes finit en cône et est percé à son extrémité; le tube qui traverse l'autre bouchon se continue avec un long tuyau flexible, au bout duquel on introduit la tuyère d'un petit soufflet. Dans le gros tube de verre, il y a de la gaze pour recevoir et étendre le chloroforme. L'éther étant introduit, l'air poussé par le soufflet traverse et entraîne le chloroforme qui sort par le petit tube siphon, mêlé à l'air. Dans cet appareil, le courant de chloroforme cesse avec les mouvements du soufflet; on peut donc, avec lui, régler l'administration du chloroforme, et n'en faire respirer au besoin que par deux ou trois inspirations. L'appareil est simple, peu cher, d'un usage facile.

*De l'emploi du chloroforme dans les opérations qui se pratiquent sur les yeux ( cataracte, strabisme, etc. ), par M. Chassaignac.*

( *Gazette des hôpitaux,* p. 330. )

M. Chassaignac emploie habituellement le chloroforme, quand il pratique des opérations sur les yeux ; il obtient ainsi ce qu'il appelle l'immobilité cadavérique de l'œil.

*Note sur l'amylène employé comme agent anésthésique,* par M. Luton.

( *Arch. gén. de méd.,* p. 197. )

C'est le premier travail publié en France sur l'amylène : résumé du mémoire de M. Snow et récit des premières expériences faites par M. Giraldès.

*Résultats obtenus, à l'hôpital des Enfants trouvés et orphelins, par l'emploi de l'amylène comme agent anésthésique,* par M. Giraldès.

( Acad. des sciences. — 2 mars. )

« Après les essais tentés, dans un des hôpitaux de Londres, par M. John Snow, sous le contrôle des chirurgiens de l'établissement, je me suis trouvé suffisamment autorisé pour essayer ce nouvel agent dans le cas où il était nécessaire de produire l'anésthésie. Depuis le 24 janvier, je m'en suis servi en place de chloroforme, chez vingt-cinq enfants de divers âges ; et de ce que j'ai observé, je crois pouvoir déduire les conséquences suivantes : — 1° L'amylène est respiré plus facilement, avec plus de tranquillité, moins d'effort que le chloroforme. — 2° L'anésthésie s'obtient très-rapidement. — 3° Le sommeil anésthésique est plus calme, plus naturel, sans stertor. — 4° Les malades anésthésiés reviennent vite à l'état normal. — 5° L'inhalation amylénique ne provoque pas de nausées, de vomissements ou de congestions vers la tête. — 6° Les malades ne souffrent pas ; après l'anésthésie, ils reprennent leur gaieté. Si l'expérience ultérieure ne vient pas contredire ce qui a déjà été observé, l'amylène pourra remplacer avec beaucoup d'avantage le chloroforme. »

*Études cliniques sur l'amylène,* par M. Giraldès. — Rapport de M. Jobert ( de Lamballe. )

( Acad. de médecine. — 18 août. )

Après avoir cité de nombreuses expériences pratiquées sur les animaux, et quelques observations recueillies sur l'homme, M. Jobert (de Lamballe) termine ainsi son rapport : « Dans sa communication, M. Giraldès s'est proposé de démontrer que l'amylène était moins dangereux que le chloroforme, et devait être employé de préférence. Mais nous ne trouvons pas qu'il ait donné des raisons suffisantes à l'appui de son opinion. — Notre collègue, M. Robert, se borne à lui donner la préférence dans certains cas exceptionnels. Nous ne pouvons même adopter cette dernière manière de voir, parce que, suivant nous, l'amylène a les inconvénients du chloroforme, sans en avoir les avantages. Le chloroforme, en pénétrant les vaisseaux, laisse au sang sa couleur rutilante. Le chloroforme déprime, ralentit le pouls, et l'amylène l'accélère en congestionnant les organes. Sous le rapport du mode d'administration, l'amylène se manie difficilement, tandis que le chloroforme est d'un usage facile. Après l'administration du chloroforme, les malades éprouvent ordinairement du calme, et il en est souvent autrement de l'amylène, dont les effets se prolongent sous forme de malaise, d'agitation, de céphalalgie, de titubation, d'incohérence dans les idées, d'hésitation dans la parole. — Le chloroforme nous a fourni les mêmes résultats satisfaisants sur les vieillards, les adultes et les enfants de différents âges ; et nous croyons que son emploi n'est pas plus nuisible à cette première époque de la vie que dans les périodes les plus avancées. »

*Sur l'innocuité et la valeur de l'amylène, considéré comme agent anésthésique,* par M. Debout.

( Acad. de médecine. — 10 mars. )

Les faits contenus dans la note de M. Debout n'offrent rien de nouveau. Ils confirment ceux que MM. Snow, Giraldès et Tourdes ont publiés ; ils établissent que l'amylène produit l'anésthésie très-promptement, sans causer de sensation pénible, sans provoquer la toux ou le besoin de cracher, comme on l'observe si souvent avec le chloroforme. M. Debout, sans vouloir substituer entièrement l'amylène au chloroforme, conclut à ce que ce nouvel anésthésique soit inscrit au nombre des agents médicamenteux utiles.

*Rapport de M. Robert sur la communication précédente.*

L'amylène, dépouillé de la prérogative d'innocuité dont on avait espéré d'abord le voir en possession, n'est plus qu'un simple agent anésthésique qu'on peut placer à côté de l'éther et du chloroforme. Parmi ces inconvénients, M. Robert dit que l'insensibilité, produite par l'amylène, dure très-peu de temps.

*Nouvel agent anésthésique. — Résultats des premiers essais dans les hôpitaux de Londres et de Paris.*

( Bulletin de Thérapeutique, LII, p. 127. )

C'est un exposé de la découverte de l'amylène, de ses propriétés chimiques et de son emploi en chirurgie.

*Deux cas de mort par l'amylène*, par M. Snow.

( *Arch. de méd.*, p. 348. )

Ces observations, reproduites par la plupart des journaux de médecine anglais et français, se retrouvent avec détail dans les *Archives*.

*Recherches sur les effets anésthésiques de l'amylène*, par M. Tourdes.

(*Gazette médicale de Strasbourg* et *Bulletin de Thérapeutique*, p. 271.)

Propriétés chimiques. — Mode d'emploi. — Application à l'obstétrique et emploi médical. — Anésthésie chez les enfants. — Conclusions : les enfants acceptent l'amylène sans répugnance ; il n'y a pas besoin d'appareil ; l'action anésthésique est rapide et peut être longtemps prolongée ; le réveil est complet et rapide.

*Essais sur l'amylène, nouvel agent anésthésique*, par M. Duroy.

( Acad. de médecine. — 31 mars.)

On doit noter surtout dans ce mémoire les caractéres de l'amylène pur, qui sont : — de bouillir à +35 degrés fixes ; — d'être sans action sur le potassium, et de pouvoir conserver ce métal comme l'huile de naphte ; — de ne pas se colorer au contact même prolongé de la potasse caustique ; — de ne point donner naissance à de l'acide valérianique sous l'action de la potasse hydratée.

*Propriétés anésthésiques de l'amylène*, par M. Rigaud.

( *Gazette des hôpitaux*, p. 121. )

Plusieurs observations d'emploi de l'amylène chez les enfants.

*Faits cliniques à l'appui de l'innocuité et de l'efficacité anésthésique de l'amylène*, par M. Debout.

( *Gazette des hôpitaux*, p. 133. )

Dans cet article, M. Debout fait le récit de plusieurs amylénations pour faciliter des opérations pratiquées par différents chirurgiens. — On retrouve avec plus de détails ces faits dans le *Bulletin de Thérapeutique*, p. 222.

*De l'emploi de l'amylène chez les enfants malades*, par M. Henriette.

( *Presse médicale belge*, et *Moniteur des hôpitaux*, p. 387. )

Conclusions : — 1° L'amylène chez les enfants est un excellent anésthésique ; il produit l'extase et non le coma. — 2º Il agit avec une rapidité plus grande que le chloroforme. — 3º Ses effets se dissipent plus promptement. — 4º Il ne produit ni accès de toux, ni nausées, ni vomissements. — 5º Il n'occasionne pas la période convulsive que le chloroforme produit assez fréquemment. — 6º Son action s'étend à toutes les fonctions cérébrales, mais c'est la sensibilité surtout qui est spécialement et le plus longtemps abolie. — 7º La circulation et la respiration n'éprouvent aucun trouble considérable et de nature à inspirer des inquiétudes sérieuses. — 8º Il trouvera une large application en chirurgie toutes les fois qu'on devra faire une opération de courte durée, telle que l'incision du phlegmon, l'ouverture d'un abcès, l'extraction d'une dent, la réduction d'une luxation, l'extirpation de loupes, le cathétérisme, etc. — 9º La position assise est préférable à la position horizontale. — 10º La dose d'amylène doit être versée en une fois, et placée vivement sous le nez des malades, de manière que l'évaporation n'ait pas le temps de s'opérer.

*Note pharmacologique sur l'amylène ; son mode de préparation.*

( *Bulletin de Thérapeutique*, p. 215. )

Cet article, par M. Stepp, est extrait des *Recherches sur les effets anésthésiques de l'amylène* par M. Tourdes.

*Observations sur l'amylène. — Règles pour l'administration des agents anésthésiques*, par M. A. Espagne.

( *Bulletin de Thérapeutique*, p. 124. )

Comparaison de l'amylène avec l'éther et le chloroforme. — Observations d'amylénations.

*Mémoire sur l'action anésthésique du gaz oxyde de carbone,*
par M. G. Tourdes.

( Acad. des sciences. — *Gazette hebdomadaire*, p. 79. )

Recherches depuis 1853. — Les deux faits fondamentaux sont l'innocuité du gaz et son action anésthésique, analogues à celles du chloroforme et de l'éther.

*Mémoire sur l'action anésthésique du gaz oxyde de carbone,*
par M. Ozanam.

( Acad. des sciences. — Janvier. )

L'auteur termine son mémoire par les *corollaires* suivants :
— A. Toute la série des corps carbonés volatils ou gazeux est

douée du pouvoir anésthésique, et plus un corps est carboné, plus il possède ce pouvoir. — B. L'oxyde de carbone, l'acide carbonique, le cyanogène, forment la série gazeuse. — C. L'oxyde de carbone est à la fois un violent excitant et un puissant anésthésique. — D. Donné en inhalation, il détermine quatre périodes : 1° période prodromique, remarquable par son calme ; 2° période d'excitation marquée par des contractions et des convulsions ; 3° période d'anésthésie, caractérisée par l'arrêt partiel, puis absolu de la sensibilité ; 4° période de réveil ou de mort. — E. Appliqué localement : 1° sur la peau recouverte de son épiderme, le gaz est sans action ; 2° sur la peau dénudée, le gaz détermine l'arrêt plus ou moins complet de sensibilité.— F. L'oxygène et l'ammoniaque paraissent être les meilleurs antidotes du gaz anésthésique.

*Sur la décomposition de l'éther et la formation de gaz carbonés pendant l'anésthésie,* par M. Ozanam.

( Acad. des sciences. — 7 septembre. )

Quand on respire de l'éther, il se décompose dans le torrent circulatoire, et cette décomposition, qui n'est autre qu'une combustion, donne lieu à la formation abondante de gaz acide carbonique. Ce qui se produit pour l'éther doit sans doute avoir lieu pour le chloroforme, l'amylène et les autres corps anésthésiques.

*Note sur l'emploi thérapeutique du gaz oxyde de carbone,* par M. Coze.

( Acad. des sciences. — 2 mars. )

« Cinq observations recueillies dans la clinique interne supplémentaire dont je suis chargé montrent les effets anésthésiques locaux obtenus par l'application de ce gaz : — 1° Une femme atteinte d'un cancer utérin avancé et accompagné de douleurs pelviennes intolérables. — Douches vaginales. — Cinq litres de gaz pur. — Cessation des douleurs. — Même application avec le même succès, une vingtaine de fois pendant un mois. — 2° Une femme atteinte de coxalgie droite. — Douleurs très-vives du genou. — Application locale du gaz au moyen d'un manchon garni d'un tube servant à donner issue à l'air et à introduire le médicament. — Disparition de la douleur après une application de six heures. — 3° Une fille atteinte de rhumatisme articulaire. — On poursuit la douleur au genou droit, quelques jours après au coude gauche. — Guérison rapide. — 4° et 5° Chez deux femmes hystériques, amélioration très-rapide à la suite de douches vaginales de gaz oxyde de carbone. »

*Des injections d'acide carbonique dans le traitement des affections de l'utérus, et des troubles généraux qui peuvent en être la conséquence*, par M. Ch. Bernard.

( *Arch. gén. de méd.*, p. 529. )

1° Les injections d'acide carbonique sont un puissant anésthésique, et diminuent rapidement les douleurs utérines dans les cas d'engorgement simple ou cancéreux du col. — 2° Elles ont paru hâter une fois la résolution d'un engorgement simple, et une autre fois diminuer une ulcération cancéreuse. — 3° Mais elles produisent souvent des troubles généraux, qui ont été presque nuls dans les cas d'ulcération cancéreuse, et plus ou moins marqués, au contraire, dans les cas d'engorgement simple du col utérin.

*Anésthésie par le gaz acide carbonique dans les cas d'affections douloureuses de la vessie*, par M. Paul Broca.

( *Moniteur des hôpitaux.* — 4 août. )

M. Broca a été conduit à employer le gaz acide carbonique dans les affections douloureuses de la vessie, par les résultats obtenus dans les maladies de l'utérus. — Il a fait cesser plusieurs fois des douleurs très-vives, en injectant de l'acide carbonique dans la vessie. — Dans le but de s'assurer que l'acide carbonique était bien un agent anésthésique, M. Broca a injecté de l'air : les douleurs ont augmenté.

*Note sur l'emploi de l'acide carbonique et les appareils mis en usage par M. Demarquay, dans le service de M. Monod, à la maison municipale de santé.*

( *Union médicale*, p. 119. )

Description d'un appareil particulier et bons résultats obtenus tous les jours dans le service de M. Monod.

*De l'emploi du dynamoscope dans l'éthérisation*, par M. Collongues.

( *Gazette médicale*, p. 464. )

M. Collongues veut qu'on cesse d'éthériser au moment où on n'entend plus les bourdonnements avec le dynamoscope.

*De l'anésthésie appliquée à l'art des accouchements*, par M. Blot.

( Thèse de concours pour l'agrégation. )

Bonne monographie, qui se termine par les conclusions suivantes : — « 1° L'anésthésie peut atténuer, supprimer même les douleurs de l'accouchement, sans suspendre les contractions de la matrice ni celles des muscles abdominaux, quoiqu'elle affaiblisse la résistance musculaire du périnée. — 2° Jusqu'à présent l'anésthésie n'a pas paru exercer d'influence fâcheuse sur la santé ou la vie de la mère, pas plus que sur celles de l'enfant. — 3° Néanmoins, comme l'expérience a montré aux chirurgiens que les anésthésiques *pouvaient*, à raison de susceptibilités individuelles, amener de graves accidents et la mort, alors même qu'ils sont administrés à faible dose, je crois rationnel et prudent d'en réserver l'usage pour certains cas, dont quelques-uns peuvent être spécifiés d'avance et dont quelques autres seront laissés au jugement, au tact et à l'intelligence de l'accoucheur. — 4° L'anésthésie me paraît surtout indiquée dans les accouchements pénibles, laborieux et compliqués, ainsi que dans toutes les opérations obstétricales qui doivent ajouter à la douleur que la femme aurait éprouvée si elle était accouchée spontanément ; il faut s'en abstenir dans les accouchements naturels, simples, qui ne sont accompagnés que d'une douleur modérée, supportable et efficace. — 5° Les faits connus jusqu'à ce jour m'engagent à conseiller également l'anésthésie contre les convulsions puerpérales (éclampsie). — 6° Je ne crois pas devoir en dire autant pour la rétraction spasmodique et tétanique de l'utérus : d'abord, parce que, dans ce cas, j'ai toujours vu l'anésthésie rester impuissante ; ensuite, parce que le degré avancé, nécessaire, d'après M. Simpson lui-même, pour obtenir l'effet qu'on se propose, est beaucoup trop dangereux, puisqu'il se trouve sur les limites de la vie et de la mort. — 7° Afin d'éviter plus probablement les dangers, je serais disposé à me servir plus volontiers d'éthéro-chloroforme. — 8° Les anésthésiques ne doivent être administrés que par les médecins ; — 9° Je repousse *complétement* le mode d'administration qui consiste à faire faire des inhalations brusques et à haute dose ( *a full dose* ) dès le début. — 10° Quand, pour un motif quelconque, la femme a dû absorber une grande quantité de chloroforme, il faut la surveiller attentivement pendant les heures qui suivent l'anésthésie, et se tenir en garde contre les syncopes consécutives. »

*De l'emploi du chloroforme dans les opérations obstétricales*,<br>par le docteur Duncan.

( *Edinburgh medical Journal.* — Janvier. )

Ce mémoire a pour objet de répondre aux objections adressées aux obstétriciens anglais contre l'usage qu'ils font généralement du chloroforme dans les opérations. M. Duncan rapporte dix-neuf cas d'application du forceps au détroit inférieur et dix au détroit

supérieur avec le plus complet succés et la plus grande facilité
·pendant l'anésthésie chloroformique.

*De l'anésthésie pendant l'accouchement,* par M. Spiegelberger.

( Congrés de Bonn. — *Gazette hebdomadaire,* p. 852. )

Les points principaux sont des observations qui démontrent
l'innocuité complète de la narcotisation chloroformique pour la
mère et l'enfant. De plus, l'anesthésie du sentiment n'arrête en
aucune façon les douleurs expultrices.

## MÉDECINE.

*De l'expectation en médecine,* par M. Charcot.

( *Thèse de concours pour l'agrégation,* )

Les propositions suivantes résument la thèse de M. Charcot :
—L'expectation n'est pas l'inactivité ou l'abstention absolue, c'est
une méthode raisonnée qui a ses attributions particuliéres. —
S'il est des médecins toujours disposés à agir, il en est d'autres
qui sont, au contraire, enclins à la temporisation ; cela est dans
la nature des choses. Mais il n'y a pas deux espéces de médecine,
l'une nécessairement agissante, l'autre toujours expectante. L'art
est un, et il a pour bases l'observation, l'expérience et le rai-
sonnement. — L'expectation s'applique, d'une manière générale,
aux maladies et aux circonstances des maladies où les méthodes
actives seraient inutiles, impuissantes ou nuisibles. — Il est des
cas où l'expectation pure peut constituer, pendant tout le cours
d'une même maladie, l'unique méthode de traitement ; mais il
en est d'autres, et le nombre en est grand, où, tout en formant la
base de la thérapeutique instituée, elle doit, à des moments donnés, céder le pas aux méthodes actives. — De là une méthode
mixte, sorte d'*expectation mitigée,* laquelle s'applique, en définitive, peut-être au plus grand nombre de maladies aiguës qui
rentrent véritablement dans le domaine de la pathologie interne.
— Dans les maladies douées d'un haut degré de spécificité et qui
ne reconnaissent pas de remède spécifique, l'expectation doit, le
plus souvent, constituer la base du traitement. — Il est des maladies d'une bénignité extrême, il en est d'incurables ; il y a des
*maladies médicatrices,* et des maladies qu'il est dangereux de
guérir. L'expectation convient, en général, dans tous ces cas. —
L'expectation pure, ou l'emploi de moyens simplement palliatifs, conviennent le plus souvent lorsque le genre de la ma-

ladie n'a pu être déterminé. Cette même méthode trouve souvent
son application dans les cas où il y a coexistence d'indications
contraires. — L'expectation pourrait, dans quelques circonstances, servir d'expériment, et permettre, par exemple, d'apprécier la valeur d'un agent médicamenteux ; elle pourrait également
permettre d'étudier avec précision l'évolution naturelle des maladies.

*Mémoire sur l'angine maligne gangréneuse,* par M. Gubler.

( Société médicale des hôpitaux. — *Archives de médecine,* p. 514. )

Ce travail contient deux observations : l'une est relative à un
cas d'angine gangréneuse, sans complication de fongus membraneux ; l'autre montre réunies ces deux altérations. Ce mémoire
se termine par les conclusions suivantes publiées par M. Gubler :
— « 1° J'apporte un cas évident d'angine gangréneuse, pure et
primitive, indépendante de toute autre espèce morbide admise
en nosologie. — 2° Cette angine gangréneuse, développée chez un
sujet jeune et bien portant, au milieu d'une épidémie d'angines
graves (1855), doit être, selon toute vraisemblance, rapportée à
l'influence épidémique régnante. — 3° Si les faits observés à cette
époque ont été englobés sous le titre d'angines couenneuses, il
n'en est pas moins vrai qu'un certain nombre de cas ont été compliqués de gangrène, seulement cette complication est passée ina-
perçue. Notre deuxième observation offre un exemple de ce genre,
et peut servir à établir l'étroite parenté qui existe entre toutes
ces angines, nées sous l'empire de la même constitution médicale. — 4° Chez nos deux malades, la mort s'est produite de la
même manière, non par une lésion organique déterminée, mais
par le fait de l'empoisonnement général, et au milieu des symptômes de la plus profonde adynamie. — 5° Puisque, la nature de
l'affection restant la même, les manifestations locales peuvent
être si diverses, il ne serait pas rationnel de définir les angines
graves par une seule de leurs expressions symptomatiques, alors
même qu'elle serait la plus fréquente. Les formes anatomiques
ne peuvent servir qu'à établir des variétés dans l'espèce ; mais,
pour réunir sous une dénomination univoque ces angines épidémiques graves, soit diphthéritiques, soit sphacélo-diphthéritiques,
soit gangréneuses, il faut n'avoir égard qu'au caractère constant,
et les désigner, avec les anciens et quelques modernes sous le
titre d'angines malignes. — 6° Réunir en une seule espèce, d'a-
près l'ensemble de leurs affinités, plusieurs formes morbides
qu'on serait tenté de maintenir séparées d'après la considération
systématique d'un seul caractère, c'est faire une application de
la méthode naturelle à la nosologie. En poursuivant cette application des angines couenneuses, telles qu'on les admet actuelle-

ment, on arriverait à les subdiviser en un grand nombre d'espèces, parmi lesquelles se trouvent celles que nous proposons de nommer herpétiforme et érysipélateuse. — 7° La diphthérite, dans l'acception vague où on l'entend aujourd'hui, devient synonyme de phlegmasie tégumentaire avec exsudation plastique ; ainsi comprise, cette expression s'applique aux cas pathologiques les plus disparates. — En lui donnant un sens plus restreint, en lui faisant signifier simplement cette tendance générale de l'économie à produire des fausses membranes sur tous les points des muqueuses ou de la peau qui deviennent le siége d'un travail inflammatoire, la diphthérite reste plus semblable à elle-même ; mais elle ne parait pas constituer encore une entité, une seule espèce nosologique. Cette dyscrasie se présenterait plutôt comme un élément morbide commun à plusieurs maladies, très-distinctes d'ailleurs au point de vue de la nature et des autres caractères.— 8° Une conséquence pratique découle de ces remarques, c'est que les angines malignes, dues à un poison septique qui déprime les forces vitales, réclament toutes l'emploi des toniques et même des stimulants.

*Mémoire sur la contagion du muguet,* par le docteur Mignot.

( Société de médecine du département de la Seine. — *Gazette hebdomadaire,* p. 333. )

D'après l'auteur, les preuves directes et indirectes abondent pour démontrer la contagion du muguet ; M. Mignot rapporte trois observations qui lui paraissent probantes. M. Briquet (*Gazette hebdomadaire,* p. 343), a fait un rapport sur le mémoire précédent : il se borne à considérer le muguet comme susceptible de se transmettre seulement par le contact direct, et il rappelle qu'heureusement, pour que ce contact soit délétère, il faut le plus souvent une condition essentielle, celle du très-jeune âge et de la détérioration du sujet.

*De la saignée des veines ranines dans les maladies du pharynx,* par M. Mestivier.

( *Bulletin de Thérapeutique,* p. 23. )

M. Mestivier fait l'historique de la saignée des veines ranines, et résume ainsi la pensée d'Hippocrate sur ce sujet : La saignée de la langue est utile dans les cas d'esquinancie inflammatoire ; il ne faut pas la pratiquer d'emblée, mais bien l'avoir fait précéder d'une ou de plusieurs saignées du bras. — Considérations anatomiques et procédé opératoire : la veine doit être ouverte en travers. — La partie thérapeutique de ce mémoire contient plusieurs observations par lesquelles l'auteur croit avoir démontré : — 1° Que cette saignée, pratiquée *seule* et comme *déplétive*, est nuisible dans les angines inflammatoires des sujets pléthoriques ; — 2° que cependant elle peut être utile dans ces angines, par son action locale directe, quand on la pratique avant, pendant et après la saignée du bras, celle-ci étant faite dès que la déplétion est utile ; — 3° que chez les femmes, les enfants, les sujets lymphatiques, elle est utile par excellence, même *d'emblée*; — 4° qu'elle est enfin un moyen abortif tout-puissant dans certaines et peut-être dans toutes les angines malignes.

*De l'emploi de la saignée des veines ranines dans le traitement des maladies du pharynx, du larynx, etc., et du meilleur procédé à suivre dans cette opération*, par M. F.-A. Aran.

( *Bulletin de Thérapeutique*, LII, p. 105. )

Dans cet article, M. Aran préconise la saignée des ranines dans les affections inflammatoires de la bouche, de la gorge et du larynx. Il la préfère à l'application des sangsues au cou. Description du manuel opératoire : inciser la muqueuse et la veine en long, et diriger la lancette de haut en bas.

*De la valeur et des indications de la saignée des ranines dans les diverses espèces d'angines*, par M. Charrier.

( *Bulletin de Thérapeutique*, LII, p. 503. )

Dans l'angine gangréneuse ou maligne, la saignée des ranines est dangereuse ; dans l'angine couenneuse, elle est inutile ; dans l'angine qui s'accompagne d'œdème du voile du palais et des piliers, cette saignée n'est pas sans utilité ; c'est dans l'angine inflammatoire, quel que soit son siége, que triomphe véritablement la saignée des ranines.

*Nouvelle observation pour servir à l'histoire des accidents consécutifs de l'angine couenneuse*, par M. Dehanne.

( *Union médicale*, p. 165. )

L'auteur rapporte sa propre observation et insiste sur les accidents qui surviennent dans la déglutition, à la suite de l'angine couenneuse.

*Des accidents consécutifs à la diphthérite*, par M. Faure.

( *Union médicale*, p. 57. )

L'auteur énumère les accidents qui surviennent après la guérison de la diphthérite : grand affaiblissement, avec douleurs aux jointures, paraplégie, paralysie du voile du palais et des muscles moteurs des mâchoires, etc., etc. La mort peut survenir par syncope, ou comme dernière expression de l'épuisement général. Cherchant la nature de ces accidents consécutifs, M. Faure se range à l'opinion de M. Bretonneau, qui a comparé cet état aux accidents de la syphilis.

*Des affections diphthérétiques, et spécialement de l'angine maligne, observées à Paris en 1855,* par M. Isambert.

( *Archives générales de médecine,* p. 325. )

M. Isambert étudie d'abord la lésion commune à ces maladies, c'est-à-dire la production diphthérétique ; il suit ensuite cette lésion dans différents organes depuis la bouche et les fosses nasales jusqu'au pharynx, au larynx et aux bronches, en ayant soin d'insister sur quelques particularités de l'épidémie qu'il décrit.

*Accident survenu en cautérisant l'arrière-gorge. — Sur quelques particularités d'une épidémie d'angines couenneuses.*

( *Gazette des hôpitaux,* p. 334. )

M. Simyane rapporte que le nitrate d'argent, dont il faisait usage pour cautériser l'arrière-gorge, s'étant rompu, un fragment a pénétré dans l'estomac. Cet accident n'a pas eu de suites, parce que l'enfant a pu vomir immédiatement. — L'auteur a employé plusieurs fois le chlorate de potasse et n'en a obtenu aucun bon effet.

*Bons effets du gaïac dans l'angine tonsillaire,* par M. Brinton.

( *The Lancet.* — Avril. )

L'auteur donne le gaïac à la dose de 1 à 4 grammes, toutes les quatre heures.

*Coryza couenneux, stomatite et angine couenneuses, avec gangrène des amygdales et ulcérations gangréneuses du pharynx et de l'œsophage,* par M. Millart.

( *Union médicale,* p. 484. )

Observation et autopsie, sans réflexions.

*Du chlorate de potasse dans l'angine couenneuse et le croup.*

( *Gazette des hôpitaux,* p. 170. )

M. Garasse a traité par le chlorate de potasse douze malades affectés d'angine couenneuse et de croup ; il a obtenu douze guérisons.

*Propriétés thérapeutiques de l'iodate de potasse.*

( *Gazette des hopitaux*, p. 171. )

MM. Demarquay et Gustin ont observé que l'action de ce sel est très-sensible sur les muqueuses pharyngiennes et buccales. A la dose de 1 gramme 50 centigrammes à 2 grammes, il détermine dans la bouche et dans la gorge un sentiment d'astriction tout spécial. Comme effet thérapeutique, ils concluent de leurs observations que l'iodate agit plus vite, plus énergiquement et à moindre dose que le chlorate de potasse. Dose, 25 centigrammes à 1 gramme 50 par jour.

*Chorée. — Morsures répétées de la langue. — Asphyxie. — Mort ,*
*par M. Mavel.*

( *Gazette des hôpitaux*, p. 166. )

L'asphyxie est arrivée par suite du gonflement de la langue et des glandes sous-maxillaires.

*Du chlorate de potasse dans l'angine couenneuse et la stomatite ulcéro-*
*membraneuse.*

( *Gazette des hôpitaux*, p. 98. )

Bons effets du chlorate de potasse dans une épidémie d'angine couenneuse, obtenus par M. Chavanne. — Observations.

*Angine couenneuse ( vrai croup ) traitée sans succès par le chlorate*
*de potasse. Trachéotomie. Guérison , par M. Triquet.*

( *Gazette des hôpitaux*, p. 198. )

M. Triquet insiste, en terminant, sur les dangers de la trachéotomie, quand l'opérateur pénètre d'emblée dans la trachée.

*Amygdalite; émission de la voix douloureuse, impossible, pendant deux*
*ans; ablation des organes phlogosés. — Guérison, par M. Ancelon.*

( *Gazette des hôpitaux*, p. 610. )

*Sur un cas d'ulcère simple de l'estomac, suivi de perforation ,*
*par M. Jeannel.*

( *Journal de médecine de Bordeaux.* )

L'observation est accompagnée de réflexions sur la nature et le diagnostic de cette affection.

*Cancer encéphaloïde de l'estomac étendu par contiguïté à la face du foie; ictère et hydropisie de la vésicule par compression du canal cystique,* par M. Fonssagrives.

( *Union médicale,* p. 468. )

Une observation avec quelques réflexions sur la marche rapide du cancer dans ce cas particulier, l'ictère et l'hydropisie de la vésicule.

*Appareils cérébral et digestif. — Leur influence réciproque et sympathique,* par M. A.-O. Kellogg; traduit par M. Al. Wieland.

( *Gazette des hôpitaux,* p. 599. )

L'auteur insiste d'une manière particulière sur l'influence que le cerveau fatigué exerce sur l'estomac. Pour lui, la plupart des dyspepsies reconnaissent pour cause une affection cérébrale, contre laquelle il faut agir pour guérir le malade.

*Traitement des vomissements incoercibles par les préparations iodiques.*

( *Gazette des hôpitaux,* p. 415. )

M. Bacarisse a obtenu la cessation de vomissements, en employant seulement l'iodure de potassium, à la dose de 50 centigrammes à 1 gramme, sans teinture d'iode.

*Gastralgie avec vomissements incoercibles. — Efficacité de la teinture d'iode,* par M. Becquerel.

( *Gazette des hôpitaux,* p. 401. )

Une observation très-complète. M. Becquerel a donné 10 gouttes de teinture d'iode et 50 centigrammes d'iodure de potassium pour 120 grammes de véhicule; à prendre en deux fois, soir et matin. Cessation complète des vomissements, après dix jours de médication.

*Traitement des vomissements incoercibles par la teinture d'iode, par M. Buisson ( de Bordeaux )*

( *Gazette des hôpitaux,* p. 546. )

Dans les trois observations qu'il rapporte, après avoir constaté l'insuccès de la teinture iodée alcoolisée et de l'iodure de potassium donnés séparément, M. Buisson a prescrit la teinture d'iode iodurée sous une forme qui est à très-peu de chose près la même que celle de M. Becquerel, et, dans les trois cas, cette dernière médication a été suivie d'un plein succès.

*Calcul biliaire expulsé spontanément par les selles,* par M. Delmotte,
— Rapport de M. Bouillaud.

( Acad. de médecine. — 12 mai. )

Observation d'une femme, ayant eu pendant très-longtemps
des accès fréquents de colique hépatique, qui a été complètement guérie, après l'expulsion par l'anus d'un calcul fusiforme,
long de 6 centimètres.

*Note sur un calcul intestinal ayant perforé l'appendice iléo-cœcal,
et déterminé une péritonite mortelle,* par M. V. Marcé.

( *Gazette des hôpitaux.* p. 171. )

M. Marcé s'attache surtout à prouver qu'il s'agit bien d'un calcul
intestinal, et le caractère pathognomonique qu'il donne, c'est
l'absence de choléstérine.

*Observation de perforation du cœcum, suite de constipation opiniâtre
et d'amas de matières fécales. — Abcès de la fosse iliaque. — Ouverture de l'abcès à la région antérieure de la cuisse. — Guérison,*
par M. Duclos.

( *Gazette des hôpitaux,* p. 447. )

*Nouveau cas d'ictère grave ou maline, suivi de mort,* par M. Vigla.

( *Gazette des hôpitaux,* p. 49. )

Trois ordres de symptômes : ictère, coma, délire. Mort très-
rapide ; pas de lésion grave dans les organes. — Quelques réflexions sur la nature de cette affection, et la lésion décrite en
Allemagne sous le nom d'*atrophie jaune aiguë du foie.*

*De l'état anatomo-pathologique des éléments du foie dans l'ictère grave
ou malin.*

( *Gazette des hôpitaux,* p. 414. )

Résultats des recherches de M. Ch. Robin, qui a trouvé, comme
lésion principale, la déformation des cellules hépatiques et leur
remplacement par une matière amorphe.

*Nouveau cas d'ictère grave. — Destruction des cellules hépatiques.*

( *Gazette des hôpitaux,* p. 497. )

Cette observation a été recueillie dans le service de M. Rayer.
MM. Hiffelsheim et Robin ont examiné le foie au microscope et
ont trouvé la lésion décrite par M. Robin. Ces savants se deman-

dent si la mort n'est pas due à l'absence de la sécrétion biliaire, devenue impossible par suite de la disparition des cellules hépatiques.

### Des ictères de la fièvre jaune, par Saint-Vel.

( Acad. des sciences. — 20 juillet. )

« Ayant eu, dit M. Saint-Vel dans l'introduction du mémoire dont nous venons de donner le titre, l'occasion d'étudier, en 1856, la fièvre jaune à l'hôpital militaire de Saint-Pierre (Martinique), j'ai été conduit à rechercher la cause de la coloration qui a valu son nom à cette terrible maladie. Un examen attentif m'a fait reconnaître deux ictères : l'un constant, caractéristique, apparaissant dès les premiers jours, et, quand la mort a été prompte, se montrant alors sur le cadavre, et pendant la vie coïncidant avec un ralentissement remarquable de la circulation capillaire (c'est l'ictère spécial qui a valu son nom à la maladie) ; l'autre accidentel, ne se montrant que dans la seconde période, sans gravité par lui-même, marquant quelquefois le moment de la convalescence, ne se manifestant que dans un nombre limité de cas et coïncidant parfois avec un ralentissement notable du pouls (30 à 40 pulsations par minute). L'ictère caractéristique n'est qu'une ictéricie, l'ictère accidentel est le véritable ictère ou cholihémie. Leurs causes doivent différer comme leur nature. Les éléments de la bile retenus dans le sang donnent naissance à la cholihémie, le sang dissocié par l'agent septique produit l'ictéricie. »

### De l'occlusion intestinale dans la cavité de l'abdomen, et en particulier de son traitement par l'emploi de la glace, par M. O. Masson.

( Thèse inaugurale. — Paris. )

Dans sa thèse, M. Masson a étudié toutes les particularités de l'occlusion ; il a insisté surtout sur le traitement par la glace, qu'il formule ainsi : « On fera des applications de glace sur le ventre, on donnera des lavements d'eau glacée ; le malade apaisera sa soif en laissant fondre de petits morceaux de glace dans la bouche, ou prendra une petite quantité de boissons glacées. » — Trois observations.

### Du traitement de l'iléus par les lavements avec la décoction de tabac, par M. Ronzier-Joly.

( Bulletin de Thérapeutique, LII, 385. )

L'auteur cite deux cas d'iléus qui ont été guéris par les lavements de tabac. Il dit que ce moyen paraît surtout convenir quand l'iléus est occasionné par l'accumulation de fécès endurcies ; le tabac agit en donnant plus de ton au mouvement péristaltique de l'intestin. Le tabac est donné à la dose de 8 grammes pour 250 grammes d'eau.

*De la gastrotomie dans le traitement de l'occlusion intestinale,*
par M. Trousseau.

( *Gazette des hôpitaux*, p. 233. )

Histoire d'un malade auquel M. Jobert, sur l'invitation de M. Trousseau, a fait un anus contre nature, pour obvier à une occlusion intestinale. L'opération n'a pas réussi ; mais M. Trousseau rapporte des cas de guérison : il veut que l'opération soit pratiquée dans le flanc droit, suivant le procédé de M. Nélaton.

*De la pepsine et de ses propriétés chimiques et physiologiques,*
par M. Boudault.

( *Société de pharmacie*, et *Bulletin de Thérapeutique*, LII, p. 71. )

Après des considérations pleines d'intérêt sur la partie chimique et physiologique, M. Boudault donne, comme le meilleur moyen de conservation de la pepsine, son association avec l'amidon : il se forme une matière pulvérulente ; chaque dose représente 1 gramme de pepsine, pouvant digérer 4 grammes de fibrine desséchée.

*De la préparation et de l'emploi thérapeutique du sous-carbonate de bismuth,* par M. Hannon.

( *Bulletin de Thérapeutique*, LII, p. 110. )

D'après l'auteur, ce sel aurait une action sédative et tonique. Ses indications sont à peu près les mêmes que celles du sous-nitrate de bismuth, sur lequel il a l'avantage de neutraliser les acides en excès qui se trouvent dans l'estomac. Pour les adultes, de 1 à 3 grammes en trois fois ; pour les enfants de 1 à 4 et 6 grammes.

*De la haute utilité de la médication évacuante dans le traitement des fièvres des pays chauds, et en particulier de celles d'Afrique, avec des considérations pratiques sur la géographie médicale de cette contrée,* par M. Philippe.

( Acad. de médecine. — 7 avril. )

L'auteur a résumé son travail dans les propositions suivantes :
— « 1° Les théories admises sur les fièvres des pays chauds sont trop exclusives, en prenant pour seul point de départ l'étiologie

de ces maladies. La symptomatologie doit être invoquée en première ligne pour pouvoir en formuler un traitement rationnel.— 2° Il y a deux éléments qui seront pris pour base de ce traitement : l'élément nerveux et l'élément gastrique. Au premier, s'adresse l'usage du sulfate de quinine : au second, la médecine évacuante : cette alliance est indispensable.— 3° Généralement, on débutera par la médication vomi-purgative, comme ballon d'essai, si ce n'est dans les fièvres graves, où le sulfate de quinine sera d'abord employé exclusivement. — 4° Voici le mode de traitement : dans les cas de fièvre intermittente simple, on commence par un vomitif (tartre stibié, 5 centigrammes ou 1 décigramme). — 5° Le lendemain, on prescrit la décoction de quinquina. — 6° Le jour suivant, on administre un purgatif (45 grammes de sulfate de magnésie ou de soude). — 7° On reprend la décoction ou le vin de quinquina, si la fièvre est dissipée ou notablement atténuée. — 8° Cinq ou six jours après, on termine par un sel neutre aux mêmes doses que précédemment, et l'on revient aux toniques. — 9° Lorsque la fièvre n'est nullement modifiée par le premier vomitif, on en donne un second aux mêmes doses, et l'on revient au traitement précédent. — 10° Si cette médication purement évacuante échoue, on a recours au sulfate de quinine, à la dose de 5 ou 6 décigrammes, répétée trois ou quatre jours de suite. — 11° Dans les cas graves de fièvres, l'antipériodique sera prescrit exclusivement et à haute dose. On ne reviendra aux vomi-purgatifs qu'après la disparition complète des accidents sérieux. — 12° Quant aux fièvres typhoïdes, l'alliance de la quinine aux purgatifs a donné de bons résultats. — 13° Dans les récidives et les cachexies, la médication évacuante est encore indiquée; cependant lorsqu'elle a été suivie d'insuccés, l'emploi des agents de cette médication, combiné avec le sulfate de quinine, rend les plus grands services; en même temps qu'on donne les toniques (préparation de quinquina, de fer, etc.).—14° Toutefois, il est une remarque pratique à faire, qui domine les diverses nuances du traitement que je viens d'exposer : c'est que le médecin aura à varier dans ses applications, suivant les idiosyncrasies, la force du sujet, ses antécédents, la forme de la fièvre, les localités où il l'observe.—15° Enfin, la médication évacuante pourra être employée comme prophylactique. »

*De la dysentérie et de son traitement par le sulfate d'alumine et de potasse en lavements,* par le docteur Hatton. — Rapport de M. Piorry.

( Acad. de médecine. — 14 juillet. )

M. Hatton a essayé le sulfate d'alumine et de potasse en injections dans le rectum, à la dose de 1 à 3 grammes pour les enfants, et de 4 à 8 grammes pour les adultes. L'alun, d'après l'auteur, exercerait une action éminemment astringente, irritante et désinfectante ; les résultats de ce traitement ont été très-satisfaisants.

*Emploi du guarana dans les diarrhées rebelles,* par M. Hervé.

( *Bulletin de Thérapeutique,* LII, p. 418. )

2 ou 3 grammes de guarana en infusion dans une tasse de lait sucré ; guérison de toutes les diarrhées idiopathiques.

*Quelques considérations sur le traitement des diarrhées chroniques,
à propos d'une guérison de cette maladie au moyen de l'ergotine,*
par M. Dauvergne.

( *Gazette des hôpitaux,* p. 362. )

Ergotine, 0,50 dans une potion. Bons effets dès le second jour. — L'auteur termine par quelques considérations sur l'emploi des purgatifs dans les diarrhées ; les purgatifs auraient deux avantages : 1° celui d'éloigner une nouvelle sécrétion après la contractilité excitée ; 2° celui d'éliminer tout à coup des matières excrémentitielles qui, par elles-mêmes, soit qu'elles servent de levain à d'autres, soit qu'elles impressionnent la sensibilité de la membrane muqueuse, disposent à de nouvelles sécrétions.

*Tænia* solium *combattu avec succès par l'extrait éthéré de fougère
mâle, après l'usage infructueux de plusieurs autres vermifuges.*

( *Gazette des hôpitaux,* p. 274. )

Pour M. Trousseau, l'extrait éthéré de fougère mâle doit occuper le premier rang parmi les vermifuges ; il le donne à la dose de 4 grammes, 1 gramme chaque heure, pendant quatre heures.

*Traitement du tænia par l'huile essentielle de térébenthine.*

( *Gazette des hôpitaux,* p. 275. )

M. Graves est dans l'habitude d'administrer trois fois par jour 10 gouttes d'huile essentielle de térébenthine, et il assure avoir vu en général le tænia être rendu par les selles, après un temps variable de dix à quinze jours, un mois ou même six semaines.

*Des éruptions et des escarres de la région sacrée dans les fièvres
graves. — Soins et moyens de traitement qu'elles réclament,* par
M. Piorry.

( *Gazette des hôpitaux,* p. 49. )

M. Piorry admet qu'il existe, dans les cas de fièvres graves, une dermite septicémique ; la gangrène est précédée de rougeur et d'une éruption pustuleuse. Au début, les soins de propreté et un traitement tonique ; quand les escarres vont se former, cautérisations avec le nitrate d'argent.

*Convalescence de fièvre typhoïde. — Phlébite adhésive des sinus de la dure-mère et des veines du cerveau. — Purpura. — Mort*, par M. Bouchut.

( *Gazette des hôpitaux*, p. 502. )

*Fièvre typhoïde. — Son traitement par les évacuants*, par M. Beau.

( *Gazette des hôpitaux*, p. 565.)

Quelques considérations sur l'historique de l'emploi des évacuants dans le traitement de la fièvre typhoïde. — Méthode de Delarroque. — Pratique de M. Beau : vomitifs et purgatifs.

*De la fièvre typhoïde à forme thoracique et de son traitement,*
par M. Béhier.

( *Archives générales de médecine.* — Novembre. )

Ce traitement consiste dans l'emploi d'un très-grand nombre de ventouses sèches. L'auteur en a retiré de bons effets ; il rapporte six observations dont voici les titres : 1° Fièvre typhoïde à forme thoracique chez une jeune fille : vomitif, 120 ventouses sèches en trois jours. — Guérison rapide. — 2° Fièvre typhoïde avec état adynamique ; prédominance des accidents thoraciques : 4 ventouses scarifiées ; 160 ventouses sèches, extrait de quinquina. — Guérison. — 3° Fièvre typhoïde à forme thoracique : emploi de ventouses sèches pour remplacer la ventouse Junod', au nombre de 460, successivement appliquées. — Guérison. — 4° Fièvre typhoïde : vomitifs, application de 530 ventouses sèches sur les membres inférieurs. — 5° Fièvre typhoïde à forme thoracique : 500 ventouses sèches ; amélioration sensible, puis attaque cholériforme. — Guérison. — 6° Fièvre typhoïde à forme abdominale au début, accidents thoraciques vers le vingt-deuxième jour ; 200 ventouses, extrait de quinquina. — Guérison.

*Étude nosologique sur le typhus et la fièvre typhoïde*, par M. Lasègue.

( *Archives générales de médecine.* — Mars et avril. )

L'auteur passe en revue les différents articles publiés dans ces derniers temps sur ce sujet, en Allemagne et en Angleterre.

*Traitement de la fièvre typhoïde par le chlorate de potasse,*
par M. Bellentani.

( *Gazette des hôpitaux*, p. 431. )

L'auteur dit avoir obtenu de bons résultats de l'emploi du

chlorate de potasse dans la fièvre typhoïde. Dose : 4 grammes par jour, dans une potion.

*Sur la gangrène des membres dans la fièvre typhoïde*, par M. Bourgeois.
— Rapport de M. Béhier.

( *Union médicale*, p. 293. )

M. Bourgeois avait adressé à la Société médicale des hôpitaux deux observations portant ce titre, avec un mémoire publié dans les *Archives* (Août). — La Commission n'admet pas l'existence d'une fièvre typhoïde et ne voit que deux cas de gangrène par oblitération artérielle. — M. Béhier analyse longuement les observations de gangrène des membres ; il regarde l'artérite comme la seule cause bien démontrée jusqu'ici de l'oblitération des artères. L'oblitération artérielle, dit-il, est la cause la plus fréquente de la gangrène spontanée de tout un membre. — Elle peut se compliquer d'une oblitération veineuse, et alors la gangrène s'accompagne du gonflement œdémateux du membre. — Lorsque l'oblitération artérielle existe seule, ces gangrènes prennent la forme sèche. Les conclusions de M. Béhier ont donné lieu à une très-intéressante discussion sur l'artérite et les embolies. — ( *Union médic.*, p. 473).

*Observations relatives à la forme péritonéale de la fièvre typhoïde*, par M. Gauchet.

( *Union médicale,* p. 37. )

Deux observations : 1° symptômes de péritonite suraiguë survenus tout à coup pendant le cours d'une fièvre typhoïde. Mort onze jours après; autopsie ; pas de traces de péritonite ; escarre de l'intestin grêle. — 2° Symptômes de péritonite suraiguë survenus tout à coup dans la convalescence d'une fièvre typhoïde ; parotidite, érysipèle à la suite. Guérison. — L'auteur en conclut qu'il y a lieu désormais de faire entrer, parmi les complications de la dothiénentérie, deux espèces d'inflammation du péritoine, savoir : une péritonite par perforation, et une péritonite sans perforation. En raison de la difficulté du diagnostic, le traitement doit être le même ; mais le pronostic n'a pas la même gravité dans les deux cas.

*Observation d'un cas de péritonite survenue brusquement dans le cours d'une fièvre typhoïde légère*, par M. Pagès.

( *Union médicale*, p. 89. )

Cette observation serait un cas de *forme péritonéale de la fièvre typhoïde*, une péritonite sans perforation, comme dans les faits rapportés par M. Gauchet. — Guérison de la malade.

*Tympanite péritonéale*, par M. Champouillon.

( *Gazette des hôpitaux*, p. 558. )

La tympanite péritonéale, dans le cas rapporté par l'auteur, existait sans perforation intestinale et sans péritonite. Enumération des opinions émises sur l'origine de l'accumulation de gaz dans le péritoine. L'auteur les regarde toutes comme des hypothèses ; il conseille, en pareil cas, de faire la ponction des parois abdominales ; il ne l'a pas essayée sur son malade, qui est mort très-rapidement.

*Recherches critiques et pratiques sur la nature et le traitement de la fièvre typhoïde*, par M. Lhuillier.

Les indications sont diverses, et c'est ce qui explique pourquoi toutes les méthodes de traitement comptent, jusqu'à un certain point, le même nombre de succès et de revers. Chez les sujets sanguins, au début de la maladie, lorsque l'inflammation commence à s'emparer de l'intestin, la saignée, soit générale, soit locale, produit de bons résultats ; lorsque la fièvre est intense, le ventre douloureux, elle modère la fièvre, elle tempère et affaiblit la douleur, elle produit une détente favorable et peut conjurer le danger des complications, soit du côté du cerveau, soit du côté des organes respiratoires. Quant aux purgatifs, on pourra les essayer lorsque la gastricité existera : 1° sans fièvre intense ; — 2° sans douleur abdominale ; — 3° sans vomissements ; — 4° sans diarrhée ; principalement encore dans les premiers temps de la maladie. Les frictions mercurielles forment la base du traitement employé par l'auteur, qui se prononce contre la diète absolue.

*Remarques théoriques et pratiques sur la fièvre typhoïde,* par M. Renouard.

Les lésions intestinales n'expliquent pas tous les cas de mort ; l'engorgement des viscères parenchymateux serait une cause très-fréquente de mort dans le premier et le deuxième septénaires. — Traitement par le tartre stibié à haute dose. Deux potions suffisent habituellement.

*Quelques considérations critiques sur la fièvre typhoïde,* par M. Leménant des Chenais.

( *Moniteur des hôpitaux*, p. 1091. )

1° Dans l'état actuel de nos connaissances, il n'y a point de médicament qui, *quels que soient les symptômes et la forme de la maladie,* puisse être proposé comme méthode unique dans le traitement de la fièvre typhoïde. — 2° Il ne paraît pas plus possible de juguler une fièvre typhoïde, c'est-à-dire une fièvre avec éruption intestinale, avec inflammation et altération des follicules agminés ou isolés de l'iléon, qu'il n'est possible de juguler une variole ou une scarlatine. — 3° Les auteurs qui prétendent être arrivés à de pareils résultats n'ont point eu affaire à la véritable fièvre typhoïde, mais à des affections qui ont avec elle de simples analogies et qui sont moins graves.

*Épidémie typhique de Plancher-les-Mines (1854-1855). — De sa nature, de son traitement par les frictions stibiées*, par le docteur V. Poulet.

( *Union médicale.* — Nᵒˢ du 3 janvier et suivants. )

Ce mémoire est très-long et renferme une foule d'observations qu'il est difficile d'analyser. L'auteur termine par cette double conclusion : la première, que le typhus et la fièvre typhoïde épidémique sont identiques, l'épidémie de Plancher-les-Mines étant comme un trait d'union entre ces deux affections et ne pouvant être rapportée qu'à leur intime combinaison ; la seconde, qu'il est un traitement abortif des maladies du genre typhique, consistant, suivant la constitution médicale, dans l'emploi de la saignée, des évacuants et des frictions de pommade stibiée employés isolément ou concurremment ou combinés deux à deux.

*Occlusion intestinale se répétant deux fois chez la même malade à trois années d'intervalle, et cédant chaque fois à l'emploi de la glace intus et extra*, par M. Pichenot.

( *Bulletin de Thérapeutique*, LII, p. 551. )

*Angine granuleuse cédant une première fois à l'emploi de la glycérine iodée et au traitement thermal par les eaux de Luchon. — Récidive. — Même application topique et bains minéraux de Pennes. — Guérison.*
( *Bulletin de Thérapeutique*, LII, p. 510. )

L'auteur se propose de prouver que les médications thermales agissent seulement en provoquant le développement de l'activité vitale, et que par les bains de Pennes on arrive facilement au même résultat.

*Note pharmacologique sur le guarana ou paullinia*, par M. Debout.

( *Bulletin de Thérapeutique*, p. 497. )

Le but de l'auteur a été de rassembler les notions connues sur ce produit ; le guarana se trouve dans le commerce en assez grande abondance, et coûte de 10 à 20 centimes le gramme.—M. Debout a retiré de bons effets de ce médicament, employé, à la dose de 4 grammes, contre les diarrhées aiguës ou chroniques.

*De l'influence de l'opium et des huiles essentielles sur la tolérance et l'action thérapeutique des antimoniaux,* par M. J. Delioux.

( *Bulletin de Thérapeutique,* LII, p. 481. )

M. Delioux s'attache à prouver qu'il n'y a pas antagonisme thérapeutique entre l'opium et l'antimoine, ainsi que l'a proclamé l'école de Rasori. Il emploie l'opium lorsque ce médicament lui paraît indiqué par la coïncidence d'un élément nerveux, ou par la nécessité d'établir la tolérance de la substance antimoniale. Pour arriver à ce dernier but, il ne prescrit pas l'opium en même temps que l'antimoine, mais un peu après, et si les effets des antimoniaux sont trop violents. Pour établir la tolérance, M. Delioux donne aussi le tartre stibié avec des hydrolats de fleurs d'oranger, de menthe et de cannelle.

*Propositions sur la fièvre typhoïde,* par M. de Larue.

( *Bulletin de Thérapeutique,* LIII, p. 220. )

Trente-cinq propositions qui résument l'histoire de la fièvre typhoïde. L'auteur admet qu'il y a des fièvres typhoïdes sans lésions des glandes de Brunner et de Peyer ; que la fièvre typhoïde porte avec elle un principe essentiellement contagieux, etc.

*Dyspepsies liées à des affections chroniques du thorax et de l'abdomen ; indication spéciale de l'acide chlorhydrique.*—Pratique de M. Trousseau.

( *Bulletin de Thérapeutique,* LIII, p. 135. ) .

M. Trousseau a cherché à établir l'indication spéciale de l'acide chlorhydrique ; il pense que l'emploi des acides est indiqué dans les formes de dyspepsies liées à des affections chroniques du thorax et de l'abdomen. — De 1 à 3 gouttes d'acide dans un demi-verre d'eau après le repas. — Quatre observations favorables à cette médication.

*De quelques phénomènes critiques considérés comme moyens curateurs dans les maladies chroniques.* — Clinique de M. Devay.

( *Bulletin de Thérapeutique,* LIII, p. 37. )

On trouve, comme exemple de l'influence des phénomènes critiques, l'observation suivante : Hématémèse ; signes apparents d'une lésion organique. — Guérison rapide coïncidant avec le développement d'un eczéma général.

*Des propriétés thérapeutiques et de l'administration à l'intérieur de la glycérine*, par M. Lander-Lindsay.

( *Edinb. med. Journ.* — Avril. )

La glycérine, à la dose de 10 à 30 grammes en trois fois, possédé une action très-marquée sur l'assimilation et la nutrition, au même titre que les huiles animales.

*Traitement de la fissure à l'anus par la glycérine au tannin,* par M. Van Holsbeck.

( *Presse médicale belge.* )

Il s'agit de l'application locale du glycérolé de tannin, à l'aide de mèches qu'on introduit doucement dans l'anus, matin et soir.

*Des accidents consécutifs à l'application des sels de plomb sur la muqueuse buccale*, par M. J. Delioux.

( *Bulletin de Thérapeutique,* LIII, p. 193. )

Ces accidents sont l'absorption du plomb par la muqueuse buccale et la coloration des dents. M. Delioux proscrit l'usage des composés plombiques dans la thérapeutique des maladies de la cavité buccale.

*Études cliniques propres à déterminer la valeur du traitement par l'alun et par l'acide sulfurique contre les coliques de plomb*, par M. Briquet.

( *Bulletin de Thérapeutique,* LIII p. 97. )

Observations de cinquante-sept malades chez lesquels, de quelque manière qu'elle ait été traitée, la colique de plomb simple a eu la même durée. Le seul avantage qu'on puisse concéder au traitement par les purgatifs, c'est qu'il paraît abréger d'une journée la durée des douleurs abdominales; mais ce que ce dernier gagne d'un côté, il le perd de l'autre, car les malades traités par l'alun, moins fatigués que ceux qui sont traités par les purgatifs, ont une convalescence plus courte que les autres. Les malades ont été soumis au traitement suivant : par jour, deux litres d'eau sucrée acidulée avec 4 grammes d'acide sulfurique par litre; potion gommeuse, avec 4 grammes d'alun; un bain sulfureux tous les deux jours.

*Abcès sous-aponévrotique de la fosse iliaque. — Ouverture spontanée. — Guérison*, par M. Dupuy.

(*Gazette des hôpitaux*, p. 451.)

*Des cachexies et de leur traitement,* par M. Forget ( de Strasbourg ).

( *Bulletin de Thérapeutique,* LIII, p. 244. )

Ce travail a pour but de mettre en relief : 1° la nullité ou l'i-
nanité fréquente de l'indication étiologique dans les cachexies ;
— 2° la rareté des spécifiques avérés ; — 3° les ressources que
l'art peut puiser dans les moyens généraux, tant pour guérir que
pour pallier les cachexies , et, dans tous les cas, pour prolonger
la vie ; — 4° l'universalité du traitement analeptique, comme seul
moyen applicable à la généralité des cachexies confirmées ; —
5° enfin, l'excellence de la doctrine *des éléments positifs.*

*Analyse de quelques nouveaux travaux sur le typhus ,* par le docteur
C. Millies ( de Leipsick ).

(*Schmidt's Jahrbücher.* — Band. 96, hept. 2, XI, XII, 1857.)

L'analyse du docteur Millies porte sur quarante-sept publications d'origines diverses. L'auteur met en présence les opinions
opposées relativement à l'identité du typhus et de la fièvre typhoïde, et cite, d'après Goliez, contre cette identité, le fait d'individus frappés par le typhus dans la convalescence d'une fièvre typhoïde. Il prend ensuite un à un tous les symptômes, toutes les
complications, toutes les suites de la fièvre typhoïde et dresse un
tableau trop complet et détaillé de cette maladie pour qu'il nous
soit permis de le résumer ici. Nous appellerons seulement l'attention sur la table comparative des âges des sujets atteints et
morts de cette maladie, telle que l'auteur la donne d'après Franque
de Nassau, et sur les signes tirés de l'examen des selles par Vogel.
— Quant au traitement, l'auteur n'admet aucun remède spécifique
contre la fièvre typhoïde ; il passe rapidement sur les méthodes
générales pour arriver enfin à spécifier la conduite du médecin à
l'égard de chaque symptôme en particulier.

*Études sur le scorbut de l'armée d'Orient,* par M. Perrin.

( *Union médicale,* p. 426. )

Ce sont des remarques sur les traits saillants du scorbut de
l'armée d'Orient utiles à consulter pour l'histoire complète de cette
affection.

*Traitement de la colique de plomb par la méthode dite anodine.* —
*Association de la belladone et de l'opium,* par M. Trousseau.

( *Gazette des hôpitaux,* p. 37. )

Observation d'un homme qui, affecté d'une colique de plomb,

n'avait pas de constipation. Deux centigrammes d'extrait de belladone et d'opium ont suffi pour guérir rapidement le malade.

*Effets constitutionnels et locaux des affections des capsules surrénales,*
par le docteur Höckel ( de Leipsick ).

( *Schmidt's Jahrbücher.* — Bd. 95, n. 7, 1857.—Voir, pour la première partie, bd. 92, n. 1. )

L'auteur continue dans cette partie de son mémoire l'examen des travaux antérieurs relatifs à la maladie d'Addison. Tant en France qu'en Angleterre, en Amérique et en Allemagne, et après avoir discuté quelques-unes des quarante-neuf observations sur lesquelles se fondent ces travaux, il termine en donnant l'analyse des recherches de Brown-Séquard et les conclusions de ce physiologiste. — Pour la discussion, l'auteur a eu soin de diviser les observations complètes en trois classes. — La première renferme les observations complètes bien interprétées et suivies d'autopsie. — Dans la seconde se rangent celles qui manquent de précision dans leur histoire ou du contrôle anatomique. — La troisième enfin ne contient que celles auxquelles l'auteur refuse toute valeur quant à la maladie qui l'occupe.

*De l'état actuel de nos connaissances sur la maladie bronzée d'Addison,*
par M. L. Danner.

( *Arch. génér. de méd.*, p. 35. )

Mémoire très-bien fait, dans lequel sont analysés les travaux sur la maladie bronzée. — Il ressort, pour l'auteur, de tous les faits qu'il a rapportés, une preuve manifeste de la connexion qui existe entre les altérations des capsules surrénales et la cachexie bronzée. La maladie d'Addison est une affection spéciale, ayant son siége anatomique et ses caractères symptomatiques propres, malgré les variétés des lésions trouvées dans les capsules. La nature de cette affection nous est inconnue.

*Peau bronzée. — Chloro-anémie. — Mort subite. — Tuberculisation des capsules surrénales*, par M. Fresne.

( *Gazette des hôpitaux*, p. 317. )

*Nouvelle observation de peau bronzée sans altération des capsules surrénales,* par M. Puech.

( *Gazette des hôpitaux*, p. 190. )

*Sur une espèce particulière d'hydropisie générale aiguë, avec ascite liée à la congestion du foie.*
— Leçon de M. Aran, par M. Gauchet.

( *Union médicale*, p. 317. )

C'est une nouvelle espèce pathologique que veut établir M. Aran,

qui rapporte cinq observations, dont trois lui appartiennent. Voici
quels sont les caractères essentiels de cette affection : Début au
milieu d'une bonne santé ; développement rapide ; l'anasarque
est brusquement suivie d'ascite, le foie est augmenté de volume ;
— conservation parfaite de la santé ; — guérison certaine, l'anasarque disparaissant dans l'ordre où elle s'était manifestée. — Le
traitement est surtout dirigé contre la congestion du foie.

*Guérisons d'albuminuries et autres hydropisies par des remèdes
divers* , par M. Forget.

( *Bulletin de Thérapeutique*, LII, p. 97. )

M. Forget s'attache à prouver qu'il n'y a pas de spécifique contre les hydropisies, quels que soient leur siége et leur nature. Le
· succès des médications tient à l'idiosyncrasie ou à la diathèse,
termes mystérieux sous lesquels nous dissimulons notre igno-
rance. — Plusieurs observations avec ces conclusions : — 1° L'é-
lément hydropisie nécessite par lui-même un traitement particulier, abstraction faite de la cause productrice. — 2° Cette
nécessité résulte forcément de l'impossibilité où nous sommes,
dans bien des cas , de préciser et surtout de combattre la cause
elle-même. — 3° Les mêmes traitements conviennent dans toutes
les espèces d'hydropisies ( rénales, cardiaques, mécaniques , ca-
chectiques, etc. ), c'est-à-dire qu'aucune espèce ne comporte
de traitement spécifique, efficace *à priori*, dans la généralité des
cas. — 4° Les mêmes remèdes réussissent ou échouent dans tous
les genres d'hydropisie. Ce n'est le plus souvent qu'en essayant
tour à tour divers moyens qu'on parvient à découvrir le plus
efficace. — 5° Bien que le rationalisme et l'expérimentation puissent et doivent établir un ordre de succession dans lequel les diverses médications doivent être employées, il arrive souvent que
celle qui réussit n'est pas celle sur laquelle on comptait le plus.
— 6° La résistance de la maladie et l'incertitude des résultats
autorisent l'emploi simultané de plusieurs médications plus ou
moins énergiques.

*Bons effets du calomel à doses réfractées dans deux cas d'éclampsie
albuminurique,* par M. Bonnard.

( *Écho médical.* — Juillet. )

*Rapports des affections du cœur et de la maladie de Bright,*
par le professeur H. Bamberger ( de Würzbourg).

( *Virchow's Arch.*, XI, 3. 14, 1, 1857. )

Contrairement à l'opinion de Traube, l'auteur signale la coïncidence fréquente des affections vasculaires du cœur et des lésions

de la maladie de Bright, qu'il fait dériver des altérations cardiaques, et rejette l'influence que la maladie de Bright pourrait
avoir sur la production de l'hypertrophie du cœur.

### Deux cas de guérison de la maladie de Bright, tirés de la clinique du professeur Naumann ( de Bonn ).

( *Deutsche Klin.*, 14, 15 , 1857. )

Dans l'un des cas où la digitale et le lanicera brachypoda
avaient échoué, la guérison fut amenée par l'usage d'une décoction composée de sommités d'absinthe, de racines de roseau
aromatique, de gentiane et d'impératoire, de baies de genièvre
et de laurier. Dans le second, la maladie, réfractaire à l'emploi
du fer associé à un diurétique énergique, céda à une médication
très-variée.

### Pathologie et thérapeutique de la maladie de Bright, par le docteur G. Zimmermann.

( *Deutsche Klin.*, 8 et 9, 1857. )

L'auteur, après avoir essayé l'iodure de fer et de potassium,
la quinine, le tannin et le muriate de fer, dans le traitement de
cette maladie, semblé donner la préférence à ce dernier sel,
dont l'emploi avait abaissé à 5 pour 100 la quantité d'albumine,
qui, au début, était de 7 pour 100.

### Mémoire sur les convulsions survenant dans l'âge adulte, chez l'homme atteint de néphrite albumineuse, par M. Leudet.

( *Moniteur des hôpitaux*, p. 482. )

M. Leudet commence par établir que les accidents cérébraux et
les convulsions sont des phénomènes appartenant aux symptômes
de la maladie de Bright. Il décrit ensuite les différentes formes de
convulsions, et passe en revue les théories diverses sur lesquelles
on a basé l'explication des accidents cérébraux qui compliquent
l'albuminurie. L'auteur préconise les purgatifs et les vomitifs
comme moyens préventifs, et la saignée comme moyen curatif,
après l'apparition des accidents.

### Gangrène spontanée de l'extrémité supérieure, par Nagel.

( *Ungar-Zeitschr.*, VIII, 30, 1857. )

L'ouverture du sujet fit voir un rétrécissement artériel accompagné de rigidité des parois, produite par des conditions athéro-
mateuses.

*Dépôts secondaires et gangrène, suites d'artérite,* par H. Lee.

( *Brit. [Rev.* — July 1857. )

L'auteur admet trois causes d'arrêt de la circulation et de mortification consécutive : —1° Dépôt dans des artères de produits inflammatoires détachés de vaisseaux plus considérables (forme centrifuge, vaisseaux artériels); 2° division totale d'un vaisseau par ulcération ou par blessure, et transport par les veines des matières de la plaie (forme centripète, vaisseaux veineux) ; 3° affections dues à une altération spéciale du sang (vaisseaux veineux et artériels ). — Il n'admet pas l'inflammation de la membrane interne des vaisseaux et, par conséquent, une exsudation plastique à la surface de ces membranes. Ce sont les parois externes qui s'enflamment, et elles ne peuvent projeter dans la lumière du vaisseau des concrétions morbides qu'après l'ulcération préalable de la membrane interne.

*Des concrétions fibrineuses du cœur,* par M. Blondet.

( *Union médicale.* — Septembre et octobre. )

M. Blondet, dans ce consciencieux travail, établit que les concrétions fibrineuses, denses, blanches, résistantes, occupant toute ou presque toute la capacité des ventricules et des oreillettes, ne sont pas consécutives à la mort, comme on l'a dit, qu'elles ne sont pas le résultat pur et simple de la coagulation de la fibrine du sang, après que son mouvement circulatoire a été interrompu. — Il dit, en second lieu, qu'entre les causes pouvant produire de semblables coagulations, qui sont nombreuses et variées, il en est deux surtout qui ont une grande importance : les phlegmasies, qui jettent dans le sang un excès de fibrine, signalée depuis longtemps et parfaitement établie, et l'imperfection de l'hématose, autre cause dont l'action avait déjà été entrevue par quelques observateurs, mais qui n'avait été explicitement indiquée par aucun. — Jusqu'à présent, on n'a pas indiqué de signes pathognomoniques de la présence de ces concrétions, et, vu la très-grande variabilité de volume et même de siége qu'elles présentent, il est difficile qu'on en indique un de sitôt. Pour établir le diagnostic, il faudra tenir grand compte des deux conditions principales dans lesquelles ces concrétions se rencontrent le plus souvent. — Ces concrétions sont la cause immédiate de la mort dans la plupart des lésions organiques ou dynamiques de l'appareil respiratoire, pourvu qu'elles soient assez intenses et assez prolongées ; elles sont notamment le caractère anatomique de la syncope. — Enfin, l'embolie, qu'on a décrite pour les concrétions de l'endocardite, est parfaitement admissible pour les concrétions fibrineuses.

*Note sur un cas de cachexie exophthalmique*, par M. Hervieux.

(*Union médicale*, p. 476.)

Observation très-détaillée de la malade, jeune femme de vingt et
un ans. M. Hervieux explique l'exophthalmie par une congestion
des organes de l'orbite; l'hypertrophie du corps thyroïde est
aussi un effet de la congestion dont il est le siége. L'auteur
pense que tous les phénomènes observés sont sous l'influence
d'un état anémique. Les congestions tiendraient à l'excitation
cardiaque, produite par les troubles nerveux de la chlorose.

*Anévrisme de l'aorte ascendante*, par M. Camille Lauwers.

( *Annales médicales de la Flandre occidentale, et Moniteur des hôpitaux*,
p. 588. )

Il s'agit d'un anévrisme de l'aorte ascendante et d'une partie
da la crosse, mais d'un anévrisme qui a été l'objet de plusieurs
particularités ; la dilatation fusiforme des membranes internes
prouve que·, d'abord, il était ce qu'on appelle un *anévrisme
vrai*, et que, plus tard, il s'est transformé en *anévrisme faux*, par·
la rupture des membranes interne et moyenne. Cet anévrisme
faux lui-même était d'une espèce particulière et rare, c'était un
*anévrisme disséquant*. — Ce n'est pas tout; le sujet présentait
une autre lésion, dont on n'avait pas soupçonné l'existence pendant la vie. C'était l'inverse de l'anévrisme, c'était une oblitération complète de l'aorte , juste au niveau de la petite corde
fibreuse qui unit ce vaisseau avec la bifurcation de l'artère pulmonaire, et qui est le vestige du canal artériel. Cette oblitération
était tout à fait locale, comme si elle avait été l'effet d'une ligature. Immédiatement au-dessus, comme aussi immédiatement
au-dessous, l'aorte avait son calibre normal et uniforme, de même
que les vaisseaux qui en naissent.

*Observation d'une rupture du cœur à la suite d'une cardite occulte,*
par M. G. Gouzy.

( *Journal de médecine de Toulouse.*)

L'auteur examine chacun des symptômes qu'il a observés et
distingue la cardite des inflammations des séreuses; il énumère
ensuite les terminaisons possibles de cette affection.

*Observation de dilatation partielle ( anévrisme partiel ) du ventricule
gauche du cœur, suivie de quelques remarques sur le diagnostic de
cette affection*, par M. Aran.

( *Union médicale*, p. 483. )

Après avoir montré et décrit l'altération pathologique, M. Aran pose les signes suivants comme *tentative de diagnostic* : —1° Une matité d'une forme allongée dans le sens tranversal, ne remontant pas ou remontant très-peu supérieurement, différant, en somme, de la matité cardiaque dans l'hypertrophie avec dilatation, et de la matité de la péricardite avec épanchement ; — 2° une impulsion dont la force varie aux divers points de la matité, plus faible à l'extrémité gauche, plus forte vers un point déterminé aux environs de la partie moyenne du cœur, consistant, dans un premier point, en un soulévement ; dans le second, en un véritable choc, et contrastant avec la faiblesse extrême des bruits du cœur et le caractère filiforme du pouls ; — 3° un ralentissement dans les contractions du cœur, survenant dans le cours de la maladie, présentant cette particularité, de diminuer et de disparaître par le repos, mesurant, en quelque sorte, l'aggravation des accidents ; — 4° des bruits anormaux ou murmures, ayant leur siége dans un point spécial correspondant à l'endroit où l'impulsion est à son maximum de force, et passe du caractère de soulèvement à celui de choc ou d'impulsion véritable.

*Recherches anatomiques et cliniques sur le rétrécissement de l'aorte au niveau du canal artériel,* par M. Leudet.

( Société de biologie. — 23 août. )

M. Leudet donne d'abord la bibliographie de cette affection ; il a trouvé dans les auteurs trente cas de rétrécissement de l'aorte, dont cinq cas d'oblitération complète. Il publie, à la suite, une observation qui lui appartient, et continue par des réflexions qui sont une véritable monographie de cette maladie.

*Cas d'oblitération complète de l'aorte thoracique,* par M. Sidney Jones, traduit par M. Chairou.

( *Med. Tim. and Gaz.,* et *Moniteur des hôpitaux,* p. 553. )

On n'a pas de renseignements sur cet homme, *qui était âgé de quarante-cinq ans.* — L'oblitération est située au commencement de l'aorte thoracique ascendante, juste à sa jonction avec la crosse. A l'état sec, il semble qu'il n'y avait qu'une constriction du vaisseau ; mais à l'état frais, on a pu voir que l'oblitération était complète. Une corde ligamenteuse d'un demi-pouce de longueur environ unissait les deux extrémités de l'artère. — Au-dessus de l'oblitération, il y a une grande quantité de dépôts athéromateux enveloppant presque toute la circonférence du vaisseau. La crosse de l'aorte et les trois troncs artériels auxquels elle donne naissance ont acquis un volume considérable : ces trois artères ont au moins le double de leur calibre normal. — Détails curieux sur les anastomoses au moyen desquelles le cours du sang s'était rétabli.

*Anévrisme de l'artère cérébrale postérieure gauche*, par M. Squire.

( *Med. Tim. and Gaz.* )

Femme de quarante ans. — Pas de symptômes de tumeur intra-cranienne. — Morte de fièvre adynamique. — L'autopsie fit découvrir dans son crâne une tumeur de quatre pouces de circonférence, pesant une once et demie. Elle commençait à l'artère basilaire, s'étendait dans l'espace compris, en avant du pont de Varole, entre les pédoncules cérébraux, et repoussait le plancher du quatrième ventricule.

*Observations sur l'hypertrophie du cœur avec ou sans lésion des valvules*, par M. E. Leudet.

( *Moniteur des hôpitaux*, p. 1041. )

M. Leudet, dans cette note, rend compte des observations qu'il a faites pendant l'année 1856.

*Phlegmatia alba dolens compliquée d'érysipèle gangréneux*, par M. Gintrac.

( *Journal de médecine de Bordeaux.* )

Femme accouchée depuis peu de jours. — L'érysipèle gangréneux, d'après M. Gintrac, s'explique par l'arrêt de la circulation qu'avait amené la phlébite.

*De l'action de la digitale sur l'utérus*, par le docteur Howship Dickinson.

( *Archives générales de médecine*, p. 23. )

L'auteur admet une connexion incontestable entre les contractions utérines et l'absorption de la digitale, qui stimule le système nerveux de l'organe, en excite les contractions musculaires, et stimule les ganglions dans lesquels réside la puissance motrice de l'utérus. — La dose a varié de vingt à cinquante gouttes de teinture de digitale. — Plusieurs observations sont rapportées.

*Sur un nouveau système de médication employé avec succès dans le diabète sucré*, par M. Piorry.

( *Acad. des sciences.* — 26 janvier.)

Une malade diabétique a été soumise à l'abstinence presque absolue des boissons et des aliments liquides ; on lui donne

125 grammes de sucre candi et deux portions de viande. Vingt jours après, la malade ne rendait plus que 135 grammes de sucre par jour, au lieu de 500 grammes.

*De l'influence des maladies cérébrales sur la production du diabète sucré*, par M. E. Leudet.

( Acad. des sciences. — 2 mars. )

Quatre observations qui font dire à M. Leudet que les affections cérébrales doivent entrer en ligne de compte pour l'étiologie du diabète sucré.

*Considérations sur la nature et le traitement du diabète,* par M. Fauconneau-Dufresne.

( Société du département de la Seine. — *Gazette hebdomadaire*, p. 436 et 488.)

L'auteur passe en revue, pour les combattre, les diverses théories du diabète, avant la découverte de la fonction glycogénique ; il se rallie à l'opinion de M. Bernard, et fait du foie le siége du diabète. M. Fauconneau attaque surtout la théorie de M. Mialhe, et pense que le traitement par les alcalins et les eaux de Vichy n'a aucune vertu spécifique, et que l'on obtient la disparition du sucre pendant quelque temps avec tous les médicaments un peu énergiques, quelles que soient leurs propriétés. Il prescrit les matières graisseuses et albuminoïdes, et proscrit les matières féculentes, parce que, dans le diabète, le foie pourrait ne plus avoir la faculté de transformer les matières féculentes ou sucrées en substance lactescente.

*Sur la valeur de la potasse caustique et du liquide de Barreswill employés comme réactifs, pour la recherche du sucre contenu dans les urines,* par M. Béhier.

( *Société médicale des hôpitaux*, et *Union médicale*, p. 259. )

Les urines de quarante personnes ayant les maladies les plus diverses ont offert (dix-huit fois sur quarante) la coloration rouge brun caractéristique. M. Béhier en conclut ou que la potasse et le liquide de Barreswil sont des réactifs infidèles, ou que la sécrétion du sucre par les urines est plus fréquente qu'on ne l'a prétendu. — Discussion à ce sujet.

*Deux nouveaux cas de gangrène glycoémique,* par M. Henri Musset.

( *Union médicale*, p. 211. )

M. Musset rappelle le mémoire de M. Marchal de Calvi sur le même sujet. — Il rapporte deux observations de gangrène chez des diabétiques.

*Sucre dans les urines*, par M. Lespiau.

( Acad. de médecine. — 11 août. )

M. Lespiau écrit que, le premier, il a employé le saccharimètre
de M. Soleil pour le dosage du sucre dans l'urine des diabétiques,
et que, le premier, il a constaté que les substances organiques
autres que le sucre peuvent réduire les liquides bleus employés
pour la constatation des matières sucrées.

*Etudes cliniques sur le diabète*, par M. Becquerel.

( *Moniteur des hôpitaux*, p. 898. )

M. Becquerel a fait sur ce sujet plusieurs leçons, qui résument
bien l'état actuel de la science. Voici le traitement tel qu'il est
formulé par M. Becquerel : — 1° Alimentation exclusivement azo-
tée et albuminoïde ; — 2° exclusion absolue de tout aliment contenant du sucre ou de la fécule ; — 3° usage de végétaux verts
ou de végétaux ne contenant ni sucre ni fécule ; — 4° exclusion
des acides ; — 5° usage des vins généreux, du thé, du café, sans
sucre ni fécule ; — 6° eau de Vichy habituelle aux repas ; —
7° purgatifs salins, et surtout magnésie, assez souvent (toutes
les semaines) ; — 8° frictions stimulantes sur la peau ; — 9° bains
alcalins ; — 10° enfin, et surtout chaque été, pendant six semaines
au moins, un traitement hydrothérapique, bien complet et bien
entendu, traitement qui a toujours paru suivi d'une amélioration plus notable que quand on n'en faisait pas usage.

*Deux observations sur des accidents qui compliquent le diabète ,*
par M. Dionis des Carrières.

( *Moniteur des hôpitaux*, p. 438. )

I. Troubles de la vision. — Gangrène de la peau du talon. —
Nécrose des orteils. — Pétéchies et furoncles chez un diabétique.
— Amélioration. — Diabète durant depuis dix ans.
II. Eruption furonculeuse. — Ulcération de la jambe gauche et
gangrène des extrémités chez un diabétique. — ¦Mort. — Maladie
ayant duré huit ans au moins.

*Scrofule aiguë*, par M. Luton.

( *Bulletin de la Société anatomique*, p. 45. )

Sur un enfant de deux ans, M. Luton a observé en quelques
jours une tuberculisation pulmonaire, une dégénérescence tuberculeuse des ganglions bronchiques et mésentériques, un eczéma, un érysipèle, une conjonctivite, un coryza, une bronchite

à flux mucoso-purulent. — Tous ces symptômes se sont rapidement terminés par la mort. M. Luton pense qu'on avait affaire à une affection de la nature de la scrofule à marche aiguë.

*De la section de la veine jugulaire au point de vue anatomique et expérimental*, par John Struthay.

(*Edinburgh med. Journ.* — Janvier.)

Dans l'asphyxie, l'auteur se propose de vider par régurgitation le sang qui remplit les vaisseaux situés au-dessous de l'ouverture de la veine jugulaire, et en particulier des cavités droites. Il recommande de joindre la phlébotomie jugulaire à la respiration artificielle, et dès son début, ajoutant que, si le sang veineux du cœur semble ne pas couler facilement, il conviendra d'en faciliter l'écoulement en introduisant tout doucement une algalie, une sonde de femme particulièrement, à deux pouces environ de profondeur. La section de la veine doit être faite à un pouce au-dessus de la clavicule.

*Méthode du traitement de l'apnée* ( ou *asphyxie* ), par Marshall-Hall.

( Acad. des sciences. — 23 mars. )

1º Traiter le malade à l'instant, au lieu même, au grand air, excepté dans les saisons trop sévères ; — 2º poser le malade sur la face, afin de débarrasser l'entrée des voies aériennes ; — 3º instituer la pronation avec compression de la poitrine, et l'enlèvement de cette compression avec rotation, alternativement quinze ou seize fois par minute ; — 4º comprimer et frotter les membres par un mouvement porté vers le cœur.

*De la cause immédiate et du remède spécifique de la tuberculose*, par le docteur Churchill.

( Acad. de médecine. — 23 juillet. )

La cause immédiate, ou tout au moins une condition essentielle de la diathèse tuberculeuse, c'est la diminution dans l'économie du phosphore qui s'y trouve à l'état oxygénable. Le remède spécifique de cette maladie consiste dans une préparation de phosphore qui présente le double caractère d'être immédiatement assimilable et de se trouver en même temps au *minimum* possible d'oxydation. Les hypophosphites de chaux et de soude sont les préparations qui semblent jusqu'ici le mieux réunir ces deux conditions. Cette médication a une action immédiate sur la diathèse proprement dite, et fait disparaître avec une rapidité vraiment merveilleuse tous les symptômes qui en sont l'expression générale. Lorsque le dépôt morbide, qui est le résultat spé-

cial de la dyscrasie, est récent, lorsque le ramollissement n'a fait
que commencer, les tubercules sont résorbés et disparaissent sans
laisser de traces. Lorsque le dépôt est d'une date plus ancienne
et que le ramollissement atteint un certain degré, il se continue
quelquefois malgré le traitement, et l'issue de la maladie dépend
de l'état anatomique de la lésion, et surtout de son étendue et de
l'existence des complications. — Ces idées ont été longuement
exposées dans un livre, où l'auteur a donné un grand nombre
d'observations (Paris, Victor Masson, 1857).

*Nouveau procédé de mensuration de la poitrine*, par le docteur
Voillez.

( Acad. de médecine. — 24 mars. )

L'auteur se sert d'un instrument particulier qu'il appelle *cyrtomètre*. C'est une tige de baleine, longue de 60 centimètres et
articulée à double frottement, de 2 en 2 centimètres, de manière à conserver l'inflexion qu'on lui donne en l'appliquant
sur une surface convexe.

*Procédé simple et facile à l'aide duquel on pénètre dans les voies
aériennes pour les cautériser, en extraire les fausses membranes,
dilater la glotte, y introduire toutes les substances liquides ou pulvé-
rulentes qui servent au traitement du croup ; afin de suppléer à la
trachéotomie lorsqu'elle n'est pas acceptée*, par M. Loiseau. — Rapport de M. Trousseau.

( Acad. de médecine. — 25 août. )

M. Loiseau se sert pour tout instrument d'un tube œsophagien
tenant à la fois du tube de Chaussier et de la sonde de Belloc.
Pour maintenir la bouche ouverte, il se contente d'armer d'un
anneau métallique de 2 à 3 centimètres de largeur la première
phalange du doigt indicateur de la main gauche ; puis introduisant ce doigt dans le pharynx, sans crainte d'être blessé par les
dents du patient, il soulève l'épiglotte, fait glisser le tube le long
du doigt qui le dirige, et le fait pénétrer à travers la glotte avec
la plus grande facilité. M. Loiseau a obtenu par ce moyen douze
cas de guérison sur vingt-six. — M. Trousseau, tout en faisant
l'éloge de ce procédé, fait remarquer : — 1º Qu'il n'est pas complètement nouveau, et qu'il a été employé pour la première fois
en 1839 par M. Dieffenbach (de Berlin), mais qu'il restera toujours au praticien de Paris l'honneur de l'avoir vulgarisé ; —
2º Qu'il n'est en rien préférable à la trachéotomie, mais qu'il est
appelé à la remplacer, dans les cas où cette dernière n'est pas acceptée. — Dans une seconde partie de son travail, M. Loiseau,
pour conserver les poumons en contact avec l'air extérieur, pro-

pose d'introduire dans le larynx, après en avoir écarté les parois, un tube qui les empêche de se rapprocher ; il donne à cette opération le nom de *tubage du larynx* (il ne l'a jamais pratiquée).

*Mémoire sur un nouveau système d'auscultation, nommé dynamoscopie, faisant connaître les altérations apportées par l'état de maladie au bourdonnement que perçoit l'oreille, si on l'oblitère exactement avec le doigt,* par M. Collongues.

( Acad. de médecine. — 23 juin. )

Il s'agit d'un instrument long de 10 à 12 centimètres, composé d'une tige métallique dont l'une des extrémités s'élargit en godet, et dont l'autre se place dans l'oreille de l'observateur. Si dans le godet terminal on introduit la dernière phalange du doigt, on entend alors des bruits particuliers, très-distincts, que l'auteur compare à des grésillements, des petillements, des bourdonnements. Ces bruits n'ont, jusqu'à présent, été étudiés par personne. Laennec les avait simplement mentionnés sous la dénomination vague de *bruits rotatoires*. — M. le docteur Collongues énumère toutes les circonstances physiologiques et pathologiques qui font varier l'intensité de ces bruits ou qui les suppriment. Il signale quelques-uns des services que leur connaissance est appelée à rendre ; il trouve là, par exemple, un signe infaillible pour distinguer la mort apparente de la mort réelle, et, sans donner de conclusions, il recommande ce moyen nouveau d'exploration aux observateurs contemporains.

*Note sur le bruit de pot fêlé,* par M. P. Cotton.

(*The Lancet.* — Avril. )

Après avoir étudié les conditions dans lesquelles on trouve le bruit de pot fêlé, qu'il faut distinguer du *son de bois*, l'auteur pose ces conclusions : — 1° Le véritable bruit de pot fêlé est, chez l'adulte, un signe certain d'excavation pulmonaire. — 2° On le rencontre souvent chez des enfants bien portants, ou chez de jeunes sujets atteints de bronchite chronique ou d'emphysème. — On le trouve quelquefois aussi chez de jeunes enfants atteints de phthisie au premier degré. — 3° On le confond facilement et souvent avec un autre son donné par la percussion, et qui indique des états pathologiques très-différents.

*Du traitement de la pneumonie aiguë. — Emissions sanguines, vératrine, tartre stibié à haute dose. — Cas auxquels ces moyens conviennent plus spécialement. — Observations,* par M. Gauchet.

( *Union médicale,* p. 237. )

*Pratique de M. Aran.* — Quand la saignée ne peut pas être

pratiquée d'une manière aussi abondante qu'il le faudrait, M. Aran emploie les contre-stimulants, la vératrine ou le tartre stibié, qu'il juge de la manière suivante : 1° La vératrine produit ses meilleurs effets chez les sujets qui, jeunes encore, et pouvant d'ailleurs paraître robustes, n'ont pas néanmoins une résistance vitale énergique. On les reconnaît à leur état de maigreur, à la sécheresse de leurs fibres, à leur susceptibilité nerveuse prononcée. La vératrine réussit aussi très-bien dans la pneumonie qui atteint les tuberculeux ; elle n'est contre-indiquée ni par l'état d'irritation des voies digestives inférieures, ni par la diarrhée qu'elle n'augmente jamais ; l'irritation des voies digestives supérieures et, en particulier, la présence des vomissements en contre-indiquent l'emploi d'une manière absolue. 2° Le tartre stibié à haute dose convient surtout chez les personnes dont les progrès de l'âge ont affaibli la constitution, ou qui, sans être d'un âge avancé, ont acquis prématurément, par des circonstances quelconques, la constitution sénile. L'état saburral, la présence de vomissements ne mettent pas un obstacle absolu à l'administration du tartre stibié ; la diarrhée constitue une contre-indication formelle.

*Apoplexie cavitaire et capillaire des poumons chez un tuberculeux adulte, mort d'hémoptysie foudroyante. — Tubercules du foie, de la cholécyste et de la rate,* par M. Fonssagrives.

( *Union médicale,* p. 405. )

Cette observation est intéressante au point de vue de l'anatomie pathologique. Il faut noter aussi le contraste entre la rapidité de la mort et le peu d'abondance de l'hémoptysie, ce qui porte l'auteur à admettre la mort par syncope.

*De quelques terminaisons rares de la phthisie. — Mort subite par apoplexie dans une caverne pulmonaire ; pas d'hémoptysie concomitante,* par M. Foussagrives.

( *Union médicale,* p. 235. )

1° Ulcérations de l'œsophage ; 2° spasme des muscles du larynx ou de l'œsophage ; 3° infection purulente ; 4° apoplexie pulmonaire avec une observation.

*De la rougeur des pommettes comme signe d'inflammation pulmonaire,*
par M. Gubler.

( *Société médicale des hôpitaux* et *Union médicale,* p. 201. )

Conclusions. — 1° La rougeur des pommettes, qui coïncide ordinairement avec les inflammations pulmonaires, n'est pas, comme on le pense généralement, un accident fortuit, mais bien un trouble fonctionnel en rapport avec l'affection des organes respiratoires. — 2o Cette rougeur n'est pas nécessairement proportionnelle à l'étendue et au degré plus ou moins avancé de la lésion anatomique, elle suit dans son intensité et sa marche les allures du travail inflammatoire. — 3° Une élévation toujours sensible, quelquefois considérable de la température ($0^u,50$ à $5^o,40$) accompagne l'hypérhémie et lui imprime le caractère d'uue congestion active. — 4° La joue congestionnée correspond au poumon qui est le siége de la phlegmasie, ou du moins à celui qui est le plus affecté. Si l'inflammation est double, les deux pommettes seront hypérhémiées et la rougeur pourra être inégale quand les deux poumons seront inégalement envahis. — 5° La congestion malaire se montre, non-seulement dans la pneumonie, mais dans la plupart des autres phlegmasies pulmonaires, dans celles qui accompagnent la tuberculisation comme dans les pneumonies typhoïdes, et même les bronchites capillaires. Elle paraît, d'ailleurs, portée à son maximum dans les pneumonies du sommet. — 6° La production d'autres états morbides peut être favorisée par l'hypérhémie habituelle de la face; c'est ainsi qu'une plaque d'érysipéle ultime s'est développée sur la joue du côté malade. — Nous rapprocherons de ce fait la prédominance, quelquefois observée, des groupes d'herpés du côté correspondant à la pneumonie. — 7° Pour expliquer la rougeur des pommettes dans les maladies aiguës des poumons, on peut invoquer une excitation partie de leurs plexus nerveux, atteignant l'encéphale et se réfléchissant sur les nerfs respiratoires de la face. — Une action réflexe analogue servirait peut-être à rendre compte du délire qui complique principalement les pneumonies du sommet. — 8° Ce phénomène est donc un exemple manifeste de sympathie établie entre deux régions éloignées par l'intermédiaire du systéme nerveux.

*Du râle caverneux dans la pneumonie, en l'absence de toute cavité pulmonaire*, par M. Fonssagrives.

( *Union médicale*, p. 3. )

L'auteur rappelle les travaux de Bolling, et admet l'existence d'un râle caverneux dans l'hépatisation, sans cavernes; il attribue ce râle au renforcement des grosses bulles d'écume bronchique et à leur transmission par une portion du poumon, que l'hépatisation a rendue compacte.

*Observation de pleurésie aiguë, traitée par la thoracentèse et terminée par la mort*, par M. Ch. Bernard.

( *Société médicale des hôpitaux*, et *Union médicale*, p. 73. )

L'auteur fait suivre cette observation de remarques, qui

peuvent se résumer par ces propositions :—1° Le bruit respiratoire peut-être conservé avec un épanchement considérable et sans adhérence entre les deux feuillets de la plèvre. — 2° La thoracentèse n'est pas, dans la pleurésie aiguë, aussi innocente qu'on l'a prétendu : elle peut être suivie d'accidents mortels ; elle doit être réservée pour les cas où elle est d'une urgente nécessité.

*Asthme essentiel*, par M. Gintrac.

( *Journal de médecine de Bordeaux.* )

M. Gintrac s'efforce d'établir que l'asthme qu'il a observé est bien essentiel.

*Deux observations de gangrène du poumon*, par M. E. Leudet.

( *Moniteur des hôpitaux*, p. 979. )

1° *Delirium tremens.* — Guérison. — Trois mois plus tard, gangrène du poumon gauche ; hydropneumothorax. — Mort. — 2° Dilatation des bronches à la suite de bronchite chronique ; gangrène du poumon. — Mort.

*Du traitement des cas de croup observés à l'hôpital des Enfants en 1856,*
par M. André.

( Thèse inaugurale. — Paris. );

M. André rapporte cinquante-six observations de croup ; il mentionne les différentes pratiques de l'hôpital des Enfants, et insiste surtout sur la trachéotomie, qui a donné les meilleurs résultats pendant l'internat de M. André.

*Épanchement pleurétique à droite. — Guérison, avec affaiblissement des arcs costaux. — Six semaines après, pleurésie nouvelle à gauche, avec épanchement considérable et dyspnée extrême. — Thoracentèse. — Guérison*, par M. Videcoq.

*De certaines prédispositions à la phthisie pulmonaire chez l'homme,*
par M. Champouillon.

( *Gazette des hôpitaux*, p. 129. )

Après différentes réflexions, l'auteur finit ainsi : « En résumé, caractériser les prédispositions à la phthisie tuberculeuse est un problème très-compliqué, un travail immense ; malheureusement, il n'est pas très-avancé. »

*Gangrène pulmonaire traumatique, terminée par infection purulente. — Hydatides fertiles enveloppées d'une couche de matière tuberculeuse*, par M. Malherbe ( de Nantes ).

( *Gazette des hôpitaux*, p. 130. )

*Pneumothorax. — Nouveau signe physique pathognomonique
de cette affection*, par M. Trousseau.

( *Gazette des hôpitaux*, p. 157. )

Si, en appliquant l'oreille sur la paroi postérieure de la poitrine d'un individu affecté d'un pneumo-thorax, on fait percuter la paroi antérieure, soit à l'aide du plessimètre et du marteau, soit à l'aide de deux pièces de monnaie servant de plessimètre et de marteau, soit à l'aide d'une pièce de monnaie et du doigt, on entend un bruit métallique des plus aigus, des plus vibrants, et souvent d'une telle intensité que l'oreille en est pour ainsi dire blessée.

*De l'emploi du musc dans le traitement de la pneumonie ataxique*,
par M. Trousseau.

( *Gazette des hôpitaux*, p. 173. )

M. Trousseau énumère les différentes espèces de délire qui peuvent survenir pendant la pneumonie : — 1° Celui qui dépend de l'intensité de la fièvre péripneumonique, et qui prouve seulement que le cerveau partage l'excitation fébrile de tous les appareils ; — 2° un délire lié à la suppuration du parenchyme pulmonaire, et probablement de même genre que tous les délires produits par les infections purulentes ; — 3° un délire causé par une ou plusieurs complications phlegmasiques, siégeant ailleurs que dans la poitrine, et méconnues du praticien ; — 4° un délire dépendant plutôt de la malignité de la cause de la pneumonie que de celle-ci ; — 5° enfin, c'est un subdelirium, avec défaut d'harmonie entre les différents symptômes et prédominance des accidents nerveux qui sont sans rapport évident avec l'inflammation du poumon. Cet état ataxique s'accroît sous l'influence des antiphlogistiques ou des antimoniaux. Voilà où le musc est appelé à rendre d'éminents services, après avoir suffisamment déféré à l'indication de la saignée. Le musc peut être prescrit à la dose de 1 gramme par jour en cinq pilules.

*Emploi de la digitale unie aux antimoniaux dans le traitement
de la pneumonie*, par M. Bertet.

( *Union médicale*, p. 42. )

Médicament employé : kermès minéral, 2 grammes ; extrait de digitale, 80 centigrammes. Faites quarante pilules ; une toutes les deux heures. — Huit malades atteints de pneumonie ont guéri rapidement (en moyenne, six jours); d'où l'auteur conclut que la digitale unie aux antimoniaux constitue un bon traitement de la pneumonie.

*Traitement spécial de la coqueluche par les cautérisations de nitrate d'argent*, par M. Eben.

( *The Lancet.* — Avril. )

Ce procédé consiste à toucher une fois par jour la glotte avec une éponge imbibée d'une forte solution de nitrate d'argent (1 gramme pour 30 grammes d'eau).

*Rhumatisme chronique et sciatique traité avec succès par l'usage du soufre et les bandages de flanelle*, par M. O'Conner.

(*The Lancet.* — Avril.)

*Rhumatisme des gaines synoviales de l'extenseur propre de l'index et du long abducteur du pouce de la main gauche. — Traitement antiphlogistique; compression et immobilité. — Guérison*, par M. Aran.

*Études et observations cliniques sur le rhumatisme cérébral*, par M. A. Gubler.

( Mémoire lu à la Société médicale des hôpitaux. — *Archives générales de médecine*, p. 257. )

L'auteur résume dans les propositions suivantes ce remarquable mémoire : — « 1° La tradition médicale et les recherches modernes se réunissent pour établir l'existence des déterminations morbides de la diathèse rhumatismale vers le cerveau. — 2° Les causes occasionnelles et adjuvantes des accidents cérébraux du rhumatisme paraissent être les lésions antérieures du cerveau et de ses membranes d'enveloppe, les fatigues intellectuelles et les peines morales, les refroidissements, et peut-être l'action du sulfate de quinine à très-haute dose. — 3° A l'occasion des complications encéphaliques, les arthrites rhumatismales s'apaisent quelquefois ; mais, pour expliquer ce phénomène. il n'est pas besoin d'invoquer la théorie des métastases, il suffit d'admettre une révulsion ou bien un balancement entre les deux grands systèmes nerveux de la vie organique et de la vie de relation. — 4° L'action de la cause rhumatismale se porte vraisemblablement d'abord sur l'enveloppe séro-vasculaire de l'encéphale, qui devient ordinairement le siége d'un travail inflammatoire, mais consécutivement la substance corticale participe à l'inflammation. — 5° Il en résulte, selon l'étendue et l'intensité de la phlegmasie, des expressions symptomatiques diverses. lesquelles peuvent être rangées sous quatre titres. — D'après Boerhaave et Van Swieten, on peut observer seulement une céphalalgie rhumatismale de forme congestive ; j'en rapporte moi-même un exemple (Obs. I). — Ou bien il existe, comme dans notre deuxième observation, un délire passager, ne laissant à sa suite aucune lésion anatomique. — Ces deux degrés correspondent sans doute à une simple hypérhémie. — Au délire aigu se rattacherait la folie rhumatismale (*Mesnet*). — Le rhumatisme détermine une véritable méningite ou même une méningo-encéphalite diffuse, ainsi qu'on le voit par le troisième fait rapporté dans ce mémoire. — Enfin, suivant Stoll et quelques médecins contemporains, il se produirait parfois une véritable apoplexie rhumatismale, due sans doute à une accumulation brusque de sérosité. — Les faits cités récemment à l'appui de cette manière de voir sont insuffisants ; on a certainement pris pour des symptômes apoplectiformes les signes de la formation des caillots dans le cœur. Néanmoins toutes les analogies tendent à faire admettre la réalité de cette complication du rhumatisme articulaire. — On peut même prévoir la possibilité de véritables apoplexies sanguines et de ramollissements, voire même de dégénérescences organiques du cerveau, déterminées par la cause rhumatismale. — 6° La dénomination de rhumatisme cérébral peut être appliquée à l'ensemble de ces manifestations de l'influence rhumatismale sur les centres nerveux encéphaliques. »

*Du rhumatisme cérébral*, rapport par M. Sée.

( *Société médicale des hôpitaux* et *Union médicale*, p. 169. )

M. Sée passe en revue les travaux qui ont été faits sur ce sujet, et admet que les accidents cérébraux du rhumatisme peuvent tenir à différentes altérations des liquides ou des solides, qui ne sont elles-mêmes que le résultat de la maladie première, la diathèse rhumatique. — Discussion sur ce sujet. — *Union médicale*, p. 171.

*Délire survenu dans le cours d'un rhumatisme articulaire aigu et suivi de guérison*, par M. Marotte.

( *Société médiale des hôpitaux*, et *Union médicale*, p. 149. )

Observation de délire aigu ; traitement antiphlogistique. — Guérison. — Le diagnostic a été basé sur l'efficacité du traitement et sur une endocardite concomitante.

*Rhumatisme polyarticulaire aigu ; délire violent. — Guérison*, par M. Millart.

( *Moniteur des hôpitaux*, p. 537. )

C'est un exemple d'une des formes les plus légères parmi les accidents cérébraux qui peuvent compliquer le rhumatisme. — Cette observation peut se résumer ainsi : Rhumatisme articulaire aigu généralisé, traité au début par les saignées et le sulfate de quinine; le septième jour, recrudescence de la fièvre et des douleurs articulaires, endocardite légère; on donne le nitrate de potasse pendant deux jours, à la dose de 16 grammes; le soir du huitième jour, délire violent, agitation, loquacité; ces accidents sont combattus énergiquement par des saignées coup sur coup et de larges vésicatoires aux membres inférieurs; ils disparaissent au bout de deux jours, et la convalescence s'établit ensuite rapidement.

*Arthrite chronique du genou. — Ankylose incomplète. — Guérison*, par M. Nonat.

( *Gazette des hôpitaux*, p. 317. )

*Note pouvant servir à l'histoire de la sensibilité des tendons*, par M. Lorain.

( *Gazette des hôpitaux*, p. 279. )

Une observation sur le tendon d'Achille déchiré, qui était devenu le siége d'une vive sensibilité.

*Prolapsus et suppuration d'une grande partie de l'hémisphère gauche.* Guérison, par J. Merkler.

( *Ungar-Zeitschr.*, VIII, 1857. )

Il s'agit d'un homme de trente-cinq ans, blessé d'un coup de pioche à la tête; fracture du crâne, large ouverture. Résolution, qui durait encore au dixième jour.—Affusions froides; plus tard pansements simples.—Enfin, à l'intérieur, strychnine; à l'extérieur, frictions irritantes pour combattre la paralysie. Au quarante-cinquième jour, encore aucune tendance à la cicatrisation; plus tard, formation d'une membrane. — Rétablissement de l'intelligence; pas de détails sur la paralysie des extrémités; les fonctions de la langue se sont rétablies.

*De la paraplégie causée par l'arsenic,* par le docteur Raoul Leroy ( d'Étiolles ).

( Société de médecine. — *Gazette hebdomadaire*, p. 141. )

L'arsenic, comme le plomb, cause des paralysies. — La paralysie arsenicale a de la tendance à se généraliser. Elle dure plusieurs mois et peut persister pendant des années. Pour la guérir, il faut neutraliser l'économie de l'arsenic qu'elle contient et employer localement des excitants de la contractilité. — Quatre observations.

*Recherches sur les paralysies symptomatiques de la compression intra-cranienne et sur leur signification*, par M. E. Ancelet.

( Acad. des sciences. — 4 mai. )

Voici les principaux résultats énoncés dans ce mémoire : — Les différentes variétés de paralysie symptomatique des affections cérébrales sont, dans l'immense majorité des cas, le résultat de la compression, et non de l'inflammation ou des déchirures du cerveau qui peuvent la compliquer. — Elles sont dues non à la compression de la substance cérébrale elle-même, mais à la compression médiate ou immédiate des parties nerveuses périphériques. — Cette explication, basée sur les faits, rend compte des phénomènes jusqu'ici inexpliqués : de l'absence de paralysie dans certains cas de compression notable du cerveau, des différences de nombre et de groupement de ces paralysies, des faits exceptionnels de non-entre-croisement de la paralysie et de la lésion qui la détermine. — C'est surtout au point de vue de leurs rapports avec les parties de la base du cerveau, plutôt qu'au point de vue de leur siége, que les causes comprimantes intra-craniennes devront à l'avenir être étudiées.

*De la paralysie du nerf facial produite à volonté dans un cas de lésion de l'oreille moyenne*, par M. Deleau.

( Acad. de médecine. — 30 juin. )

Conclusions de ce travail :

1° La paralysie essentielle du nerf facial est probablement très-rare. — 2° La cause prochaine est l'étranglement de son tronc dans son passage dans l'aqueduc de Fallope. — 3° L'hypercousie qui accompagne la paralysie est un symptôme de l'otite interne. — 4° Pour guérir la paralysie faciale, il faut traiter activement cette otite.

*Des paralysies consécutives à l'action des vapeurs du charbon. — Observation d'anesthésie presque générale à la suite d'une asphyxie de ce genre. — Réflexions sur cette observation*, par M. Gauchet.

( Union médicale, p. 77. )

Dans cette note se trouvent les indications de la plupart des travaux qui ont paru sur ce sujet ; l'auteur rapporte une observation recueillie dans le service de M. Grisolle.

*Observation d'hémorrhagie cérébrale sans phénomènes caractéristiques, suivie de gangrène pulmonaire sans toux ni expectoration*, par M. Hillairet.

( Union médicale, p. 233. )

Phénomènes de congestion cérébrale ; troubles dans la pronon-

ciation et impossibilité de former les mots. Perte momentanée
de la mémoire ; absence de paralysie du mouvement et du sentiment. Amélioration progressive sous l'influence d'un traitement
énergique. Plus tard, malaise général, frissons, anorexie, fétidité
de l'haleine, sans toux ni expectoration. Matité à la base de la
poitrine en arrière et à gauche, faiblesse du bruit respiratoire ;
quelques jours après apparition des signes stéthoscopiques de la
pneumonie du premier au deuxième et au troisième degrés, sans
toux ni expectoration, mais fétidité constante de l'haleine. Mort
le quatorzième jour après le début des premiers accidents. A
l'autopsie, vaste foyer hémorrhagique dans le ventricule latéral
gauche du cerveau, déchirure de la substance cérébrale en avant
et en arrière. Foyers hémorrhagiques dans la corne d'Ammon
et l'ergot de Morand ramollis, ainsi que le corps calleux, etc.
Excavation gangréneuse à la base du poumon gauche, communiquant avec un espace enkysté de la cavité pleurale correspondante, etc. — Dans les réflexions intéressantes qui suivent cette
observation, M. Hillairet insiste surtout sur l'existence de l'hémorrhagie sans paralysie.

*De la paralysie alterne*, par M. Gubler.

Comme résultat de ce travail, M. Gubler pose les conclusions
suivantes : —1° L'hémiplégie cérébrale proprement dite est toujours unilatérale. — 2° Dans les cas peu nombrnux d'hémiplégie
alterne, c'est la protubérance annulaire qui est lésée. — 3° La
lésion existe toujours exclusivement ou principalement du côté
opposé à la paralysie des membres. — 4° Les troubles de la sensibilité et de la motilité du côté de la face peuvent exister aussi
bien avec l'altération isolée de la protubérance que quand les
troncs nerveux sont eux-mêmes intéressés. Par conséquent,
l'hémiplégie alterne doit être transformée en signe des lésions de
la protubérance annulaire. — 5° Du rapprochement de ces deux
faits dans l'histoire de la paralysie de la face, à savoir : l'action
croisée des lésions placées dans les hémisphères cérébraux et
l'action directe des lésions du mésocéphale, il ressort évidemment que les nerfs faciaux s'entre-croisent dans l'épaisseur de
l'isthme. Au-dessus de la décussation, l'action est croisée ; au-
dessous, elle est directe ; rien de plus facile à comprendre. —
6° Cette induction légitime, tirée des faits pathologiques, est
d'ailleurs justifiée par les dernières recherches des anatomistes,
qui, en Allemague et en France, ont tenté de résoudre la question : elle est particulièrement conforme aux résultats annoncés
par MM. Vulpian et Philippeaux. — 7° La pathologie nous enseigne encore que la décussation des nerfs faciaux doit être
complète, puisque les lésions du pont de Varole entraînent une

paralysie entière du côté correspondant de la face à l'exclusion du côté opposé.

*Encéphalite grave ; onze jours de durée ; ramollissement rouge avec épanchement plastique et collection séreuse au centre de la partie altérée*, par M. Bébier.

( *Société médicale des hôpitaux*, et *Union médicale*, p. 616. )

Cette observation est intéressante, à cause de la rapidité des accidents qu'il est curieux de rapprocher de la nature des lésions, et à cause de l'absence de symptômes graves du côté du mouvement ou de l'intelligence avec une désorganisation aussi grave d'un point étendu du cerveau.

*Observation d'hydrocéphale à marche chronique, développée chez un jeune garçon de seize ans, cinq jours après la disparition des symptômes généraux et locaux d'un rhumatisme articulaire aigu de moyenne intensité*, par M. Marrotte.

( *Union médicale*, p. 487. )

L'auteur discute le diagnostic qu'il a porté et qui a été confirmé par l'autopsie ; il attribue la chronicité à l'influence du traitement, qui a pu retarder la marche des accidents.

*Névralgie frontale double intermittente. — Symptômes insolites. — Traitement par le sulfate de quinine et la liqueur de Fowler.— Guérison*, par M. H. Texier.

( *Moniteur des hôpitaux*, p. 66. )

L'accès est assez curieux : il y a des mouvements convulsifs dans les muscles de la face et des mâchoires, avec des douleurs très-vives dans l'orbite.

*Note sur la cérébrite générale ou diffuse*, par M. L. Gros.

( *Moniteur des hôpitaux*, p. 939. )

Pour M. Gros : 1° la cérébrite diffuse n'est pas une affection aussi rare qu'on l'a avancé. — 2° Ses symptômes sont peu connus, sa marche très-variable et souvent insidieuse. Dans certains cas, par sa marche prompte, la cérébrite diffuse peut simuler une apoplexie centrale ; dans d'autres, la rémission des principaux symptômes peut faire croire à une fièvre ataxique pernicieuse (Recamier). — 3° Dans la cérébrite générale sans complication de méningite, l'intelligence peut rester intacte pendant un temps très-long.

*De l'emploi du chloroforme et des narcotiques comme agents théra-*
*peutiques , et moyens de diagnostic dans certaines paralysies*, par
M. Landry.

( *Moniteur des hôpitaux*, p. 435. )

Conclusions : — 1° Il existe un groupe de paralysies du mouvement, caractérisées par un ensemble symptomatique dont voici
les traits spécifiques : conservation de l'irritabilité musculaire
et de l'excitabilité des troncs nerveux ; — intégrité de la nutrition musculaire ; — absence de mouvements réflexes, de mouvements convulsifs spontanés, de contractures fibrillaires et de
tremblement dans les parties actuellement privées du mouvement volontaire. — 2° Dans ce groupe se rangent surtout les
paralysies hystériques et les paralysies sympathiques, généralement confondues sous la dénomination commune d'*hystériques*.
— 3° Quelques-unes de ces paralysies disparaissent·pendant le
sommeil et cèdent immédiatement à l'action du chloroforme
( probablement aussi de l'éther) et des narcotiques ; les autres ne
sont nullement modifiées par ces diverses influences. — 4° Les
premières paraissent appartenir à la catégorie des paralysies
sympathiques ; les secondes sont les paralysies hystériques proprement dites. — 5° Ces phénomènes constitueraient donc un
moyen de diagnostic entre les paralysies hystériques vraies et les
paralysies sympathiques. — 6° Ils séparent, en tout cas, les paralysies dans lesquelles on les observe de toutes celles qui dépendent d'une lésion organique du système nerveux ou musculaire.— 7° Enfin, les agents stupéfiants et anesthésiques peuvent
intervenir dans la thérapeutique des paralysies , soit comme
moyens curatifs, soit comme palliatifs, ou simplement à titre
d'auxiliaires.

*Paraplégie complète du mouvement ; persistance de la sensibilité,*
par M. Guyon ( service de M. Aran ).

( *Gazette des hôpitaux*, p. 5. )

Il s'agit d'un homme qui a succombé à une affection tuberculeuse du rachis. — A l'autopsie, on trouva à ce niveau la moelle
complétement diffluente. Au microscope, la substance grise ne
paraît pas altérée, quoique ramollie ; dans la substance blanche,
les tubes sont flexueux, au lieu d'être rectilignes.

*Ramollissement de la partie antérieure de l'hémisphère gauche du*
*cerveau. — Perte de·la faculté d'exprimer les mots et les phrases.*
*— Conservation de l'intelligence. — Mort. — Autopsie,* par
M. Piorry.

( *Gazette des hôpitaux*, p. 257. )

*Névralgie cubitale.—Diagnostic d'abord incertain.—Organographisme faisant reconnaître une augmentation de volume (mégalie) des vertèbres cervicales. — Phosphate de chaux et iodure de potassium. — Diminution rapide de la tumeur; disparition de la névralgie,* par M. Piorry.

(*Gazette des hôpitaux*, p. 293.)

Cette observation, qui n'est que la répétition de beaucoup de faits analogues, prouve jusqu'à l'évidence, dit le rédacteur : — 1° Que ce n'est pas le rhumatisme, mais bien la cause anatomique des douleurs qu'il s'agit de reconnaître et de traiter ; — 2° Qu'il ne s'agit pas de combattre la névralgie elle-même, mais bien l'état anatomique qui la cause. — 3° Que le point douloureux d'un nerf est parfois très-éloigné de la lésion qui blesse ce nerf. — 4° Que dans les névralgies des membres il faut souvent s'enquérir de l'état des vertèbres qui corrrespondent aux nerfs qui en sont le siége. — 5° Que le phosphate de chaux, ainsi que l'ont prouvé les travaux antérieurs de M. Piorry, exerce une action puissante, utile et très-prompte sur les vertèbres et les os ramollis et tuméfiés ( rachitisme, ou ostéo-malaxie, mal de Pott, ou rachisocélie, etc. ).

*Remarques pratiques sur le traitement de l'hémorrhagie cérébrale par la saignée,* par M. Max. Simon.

(*Bulletin de Thérapeutique*, LII, p. 241.)

L'expérience établit, dit l'auteur après avoir rapporté plusieurs faits, que, dans l'apoplexie cérébrale, les émissions sanguines ne doivent pas dépasser une certaine mesure, sous peine de jeter l'organisme dans un collapsus dont il ne se relèvera pas. Il faudrait résoudre cette question : Pourquoi, en faisant le vide dans le système vasculaire d'un apoplectique par des saignées trop abondantes, peut-on hâter la terminaison fatale ?

*Observation de télanos traité avec succès par les émissions sanguines, la belladone et les bains de vapeur. — Service de* M. Lenoir.

(*Bulletin de Thérapeutique*, LII, p. 554.)

*Epilepsie liée à l'aménorrhée et à des troubles de la menstruation ; bons effets de l'iodure de potassium,* par M. O'Connor.

(*The Lancet. — Mai.*)

Trois observations : l'iodure de potassium agit comme emménagogue.

*Chorée à forme hémiplégique liée à la syphilis ; emploi de l'iodure
de potassium. — Guérison.*

( *Bulletin de Thérapeutique*, LIII, p. 40. )

*Nouveau cas de chorée traité avec succès par les attelles ,
par* M. Monahan.

( *Dublin hosp. Gaz.* — Février. )

L'auteur pense qu'on pourrait combiner utilement l'immobilisation des membres pendant la nuit, avec l'emploi de la gymnas-
tique pendant le jour.

*Note sur une formule de traitement curatif de la migraine ,
par* M. Debout.

( *Bulletin de Thérapeutique*, LII, p. 114. )

Plusieurs observations de guérisons de la migraine , par un
traitement dont le sulfate de quinine et la poudre de digitale font
la base. — Sulfate de quinine , 3 grammes ; poudre de digitale ,
1$^{gr}$,50 — Faites 30 pilules : une pilule par jour.

*De l'emploi du tartre stibié dans le traitement de la chorée ,
par* M. A. Marcotte.

( *Bulletin de Thérapeutique*, LIII, p. 49. )

Deux observations : le tartre stibié a été administré à la dose
de 50 centigrammes à 1 gramme ; il a fait cesser la chorée en
moins de deux jours. Il est par conséquent naturel de penser qu'il
est appelé à rendre de grands services , surtout dans les cas où
on a besoin d'agir promptement.

*Recherches sur l'historique et les causes prochaines des contractures
des extrémités , par* M. Rabaud.

( Thèse inaugurale. — Paris. )

La première partie est consacrée à l'historique de cette affection ; M. Rabaud rapporte ensuite douze observations qui l'amènent à dire que la contracture n'est point une maladie, mais une
simple manifestation morbide, un trouble de la motilité lié à
certains états de la moelle dont il s'agit de spécifier la nature ; —
que toutes les contractures prises en elles-mêmes sont identiques, qu'il n'y a entre elles que des différences de degrés , de
continuité, de durée, dépendant de la durée ou de la continuité
de la cause qui les a produites ; — que les contractures surviennent par deux mécanismes différents : — *A.* par action réflexe,
comme il arrive dans le cas où la douleur , les vers intestinaux,

l'affection locale d'un organe, en sont la cause ; — *B.* par action centrique ou directe. — 1º Tantôt la moelle est irritée directement par une congestion sanguine séreuse ou autre de sa substance ou de ses membranes, comme il arrive dans la méningite, les congestions et apoplexies méningées, les œdèmes simples ou albuminuriques généralisés, et par conséquent atteignant les membranes de la moelle ; — 2º tantôt la moelle est irritée directement par le sang toxique de la fièvre typhoïde, du choléra, de la fièvre intermittente, ou par un poison tel que le plomb, la strychnine, etc.

*Pathologie et thérapeutique de l'épilepsie.*

( *Schmidt's Jahrbücher.* — Band. 95, n. 8, 1857. )

Sous ce titre se trouve une analyse des travaux les plus récents entrepris tant en France qu'à l'étranger sur l'épilepsie, suivie de quelques autopsies intéressantes, tirées des mêmes sources.

*Épilepsie.* — *Conditions de succès et observations*, par M. Herpin.

( *Union médicale*, p. 413. )

M. Herpin, dans cet article, préconise beaucoup l'oxyde de zinc et rejette la belladone au sixième rang des antiépileptiques.

*Des causes déterminantes de l'hystérie*, par M. Briquet.

( *Union médicale*, p. 428. )

Si, en définitive, on veut résumer le mode d'action des véritables causes déterminantes de l'hystérie et chercher sur quels organes cette action s'exerce, on trouve les résultats suivants : — 1º Plus de la moitié des cas d'hystérie résulte de causes qui agissent sur l'encéphale et sur ses prolongements ; elles en troublent les fonctions, en raison des impressions, soit trop vives, soit douloureuses qu'elles suscitent.—2º Plus du cinquième résulte de causes qui ont eu pour effet de débiliter l'économie, d'altérer la constitution du sang, et de rendre le système nerveux plus impressionnable, en même temps qu'il est devenu moins capable de se remettre de l'état de trouble où ces causes l'ont jeté. — 3º Un sixième à peu près des cas d'hystérie résulte des causes qui ont de l'action sur les organes digestifs. Cullen en exagérait certainement le nombre quand il prétendait que l'hystérie partait le plus souvent de l'estomac. — 4º Un huitième, au plus, résulte de causes agissant sur les organes génitaux, en comprenant parmi ces causes les maladies de ces organes. — 5º En dernier lieu, quelques cas, qui sont dans une proportion trop faible pour être classés, dépendent de causes exerçant leur action sur le tégument extérieur.

8.

*De quelques erreurs accréditées en médecine, en matière de prédisposition à l'hystérie*, par M. Briquet.

( *Union médicale*, p. 145. )

On peut regarder, dit M. Briquet en terminant, comme bien établi, que les maladies utérines ne provoquent l'hystérie que fort rarement. Il faut renoncer à trouver dans ces maladies un motif suffisant pour rattacher cette névrose à l'utérus ou à ses annexes.

*Observation de tétanos ; traitement sans succès par le chloroforme en inhalations. — Syncope déterminée par cet agent, heureusement combattue par la respiration artificielle. — Guérison du tétanos par l'opium à haute dose*, par M. Gauchet.

( *Union médicale*, p. 126. )

Outre l'observation, on trouve quelques considérations sur le traitement du tétanos.

*Hydrophobie spontanée ou rabiforme, terminée par un délire lypémaniaque. — Emploi de l'opium à hautes doses ; guérison*, par M. Fonssagrives.

( *Union médicale*, p. 97. )

L'observation est accompagnée de remarques dans lesquelles l'auteur établit l'existence de l'hydrophobie essentielle et spontanée, sans inoculation préalable. Il insiste, en terminant, sur : la succession d'un délire lypémaniaque aux accidents de l'hydrophobie ; sur l'heureux effet de l'opium à hautes doses pour combattre le délire rabique et ses attaques ; enfin sur l'apparition de parotidites critiques très-volumineuses.

*Abcès du cuir chevelu avec nécrose d'un pariétal, convulsions, paralysie, œdème sans albuminurie. — Injection d'eau bromée. — Guérison*, par M. Bouchut.

( *Gazette des hôpitaux*, p. 542. )

*Abcès à la base du cerveau consécutif à la suppuration de l'oreille interne ; méningite et mort après dix jours*, par M. A. Joire.

( *Gazette des hôpitaux*, p. 602. )

*Coloration ardoisée de la peau produite par l'usage longtemps continué du nitrate d'argent à l'intérieur chez un épileptique.* ( Service de M. Trousseau. )

( *Gazette des hôpitaux*, p. 25. )

C'est l'histoire de l'épileptique Butler, bien connu dans les hôpitaux de Paris. Il a fait en Amérique un très-long usage du nitrate d'argent, et sa peau a pris une coloration ardoisée. Cet homme a encore des accès fréquents et violents. — Le malade a longtemps pris, de l'iodure de potassium, pour faire disparaître la coloration.— Cette médication n'a produit aucun résultat.

*Nature, causes, statistique et traitement de l'érysipèle,*
par Hinckes Bird.

( *Nidland quart. Journal.* — Mars 1857. )

Voici les conclusions données par l'auteur à la fin de son travail : « L'érysipèle constitue sur la peau un exemple de ces inflammations diffuses que, dans les autres tissus, on nomme inflammation diffuse des muqueuses, phlébite diffuse, fièvre puerpérale, toutes maladies qui reconnaissent la même origine, la septicité du sang, toutes maladies épidémiques et susceptibles de se remplacer mutuellement. La dénomination d'érysipèle doit être réservée à l'inflammation diffuse de la peau et du tissu cellulaire sous-jacent. Le meilleur mode de traitement consiste dans l'emploi des stimulants et d'une nourriture fortifiante ; lorsqu'il y a complication de flegmasie du tissu cellulaire, il faut pratiquer prématurément des incisions qui doivent pénétrer jusqu'aux limites du mal. »

*De la réaction qui s'accomplit dans la science contre l'anatomie pathologique dans ses rapports avec la thérapeutique,*
par M. Debout.

( *Bulletin de Thérapeutique*, t. LII, p. 5. )

Le titre de cet article de sept pages définit assez le but que l'auteur s'est proposé.

*De la valeur et des indications du perchlorure de fer administré à l'intérieur dans le traitement de l'érysipèle.*

( *Bulletin de Thérapeutique,* LIII, p. 12. )

Dans cet article se trouvent analysés plusieurs travaux sur les bons effets du perchlorure de fer dans l'érysipèle. Il y est question surtout de la thèse de M. Mathey et de la pratique de M. Aran. On donne le perchlorure à la dose de 30 gouttes dans une potion. Jamais d'accidents. Il y a des érysipèles qui sont réfractaires à ce traitement.

*Sur l'usage du perchlorure de fer dans les maladies,* par M. Deleau.
( Acad. des sciences. — 29 juin. )

Résumé des recherches de l'auteur : — 1° Le perchlorure de

fer est sans aucun danger dans son usage à l'intérieur et dans son application externe ; — 2° le perchlorure de fer est l'hémostatique le plus puissant connu ; — 3° le perchlorure de fer est un modificateur des tissus vivants, mais surtout modificateur thérapeutique des membranes muqueuses dans les blennorrhagies, les leucorrhées, les catarrhes bronchiques, etc ; — 4° le perchlorure de fer est antisyphilitique, puisqu'il a la propriété de guérir les chancres vénériens, les ulcérations du vagin et de la matrice, sans avoir à redouter les dangers qui se manifestent par l'usage du nitrate d'argent, de l'iode, du mercure et de leurs composés ; — 5° le perchlorure de fer est un médicament d'une grande puissance médicatrice dans les affections scrofuleuses.

*Kystes ovariques multiples guéris sous l'influence d'un traitement médical*, par Camille Lawvers.

( *Annales médicales de la Flandre occidentale*, 4ᵉ année, 23ᵉ livraison. — *Gazette. hebdomadaire*, p. 38. )

On donne de l'iodure de potassium à l'intérieur, et on fait faire des frictions avec une pommade à l'iodure de potassium. Le lendemain, il survient des accidents de péritonite. — Quinze jours après, la malade avait plusieurs petites tumeurs dans la fosse iliaque, dont elle était peu gênée. (Il y a eu probablement rupture d'un kyste et péritonite, sans influence du médicament.)

*Rapport sur des cas de fièvre jaune importés à Brest, en septembre 1856, par la corvette* la Fortune *, venant des Antilles*, par M. Beau.

( Acad. de médecine. — 2 juin. )

*La Fortune*, après avoir eu à son bord une épidémie de fièvre jaune, arrive à Brest portant encore vingt-huit malades ou convalescents. Sur quatorze employés appelés sur la corvette, trois sont morts. M. Beau admet, d'après les renseignements transmis par les meilleurs médecins, que la maladie qui a atteint ces trois employés est assurément la fièvre jaune. — C'est admettre, dans certains cas au moins, la contagion de cette affection.

*Mémoire sur la fièvre jaune*, par M. Dutrouleau. — Rapport de MM. Depaul et Gérardin.

( Acad. de médecine. — 8 septembre. )

Ce mémoire résume les observations de M. Dutrouleau, pendant les cinq années d'épidémie qui viennent de s'écouler, de 1851 à 1855, à la Martinique et à la Guadeloupe. L'auteur admet que l'altération du sang est le véritable caractère anatomique de la fièvre jaune; après une étude approfondie des symptômes, l'auteur dit que la cause essentielle de la fièvre jaune est un miasme spécifique qui diffère du miasme paludéen ; — la transmission s'établit également et par l'infection des malades et par celle des localités. — Peu de confiance dans le traitement médical. — L'éloignement en hauteur et en distance des bords de la mer est le meilleur moyen prophylactique. — Discussion.

### Note sur quelques effets dus aux vicissitudes de la pression atmosphérique, par M. Poznanski.

( Acad. des sciences. — 1er juin. )

1º Pendant les épidémies cholériques, plusieurs individus, tout en jouissant d'une bonne santé, sont atteints d'un ralentissement de pouls très-notable, comme quarante-cinq et même quarante-deux pulsations par minute ; — 2º ce ralentissement n'est accompagné, pour la plupart du temps, d'aucun symptôme ou indice morbide ; — 3º à mesure du ralentissement de la circulation, le sang devient noir et visqueux, et, au contraire, il reste normal pendant l'épidémie chez les individus qui ne sont pas atteints du ralentissement en question ; — 4º les cas de choléra ne se produisent que parmi les individus atteints préalablement du ralentissement de la circulation ; — 5º le ralentissement du pouls, qui devance souvent de plusieurs semaines les symptômes cholériques, peut être considéré comme signe pathognomonique de l'imminence du choléra ; — 6º les individus chez qui se manifestait le signe de l'imminence ont toujours évité l'accès du choléra s'ils ont accéléré la circulation du sang par un régime de traitement convenable ; — 7º le ralentissement du pouls, comme aussi la prédisposition et les accès cholériques, ont en général été proportionnés au défaut d'énergie de la circulation et à l'excès de pression atmosphérique ; — 8º ce ralentissement ne se produit plus chez les bien portants quand l'épidémie a définitivement cessé.

### Note sur une affection spéciale aux mécaniciens et aux chauffeurs attachés aux chemins de fer, par M. H. de Martinet.

( Académie des sciences. — 23 février. )

Le système nerveux est lésé, les sujets maigrissent, la faculté génératrice s'éteint, le corps est agité de soubresauts, de convulsions ; l'intelligence faiblit. Comme traitement, affusions froides sur le rachis. Soins hygiéniques et préservation sur les machines au moyen d'une galerie protectrice.

*Des chemins de fer et de leur influence sur la santé des mécaniciens
et des chauffeurs,* par le docteur Duchesne.

( Acad. de médecine. — 10 février. )

Troubles de la vue et de l'ouïe, douleurs rhumatismales, sentiment de faiblesse, etc.; tous ces signes constitueraient la *maladie des mécaniciens.*

*Maladies des mécaniciens et chauffeurs des chemins de fer,*
par M. Bisson.

( Acad. des sciences. — 20 juillet.)

L'auteur conteste les assertions de MM. Martinet et Duchesne
qui attribuent certaines maladies aux employés des chemins de
fer, et il assure que depuis dix-huit ans qu'il remplit des fonctions au chemin de fer d'Orléans, il n'a, lui et ses confrères,
constaté aucune des affections signalées.

*Sur les maladies auxquelles seraient sujets les mécaniciens et les chauf-
feurs dans les chemins de fer,* par M. Cahen.

( *Union médicale,* p. 385.)

Les mécaniciens sont, en général, dans des conditions de santé
excellentes; la mortalité paraît moindre chez eux que dans les
autres professions, même si on tient compte de la mortalité par
accident; les maladies sont plus rares chez eux qu'en moyenne
chez les autres ouvriers; il n'existe aucune maladie qui leur soit
particulière; ce sont les jambes qui fatiguent le plus dans leur
service.

*De la contagion du virus des eaux aux jambes du cheval à l'homme,*
par les docteurs Maunoury et Pichot.

( *Archives générales de médecine,* p. 385. )

Après quelques considérations sur la transmission des maladies
septiques, les auteurs rapportent l'observation d'un maréchal
ferrant, non vacciné, qui, après avoir ferré un cheval atteint
d'eaux aux jambes, a eu des pustules sur le dos de la main. Le
pus de ces pustules a été inoculé jusqu'à la quatrième génération
du virus. De ces faits, les auteurs tirent les conclusions suivantes : 1° Le virus recueilli sur les mains du maréchal ferrant
B..., inoculé sur les bras d'un enfant nouveau-né, a produit une
pustule volumineuse, ayant tous les caractères d'une pustule vaccinale : forme, évolution, terminaison; — 2° la sérosité prise
sur cette pustule et inoculée au bras de trois personnes, a produit des pustules identiques, qui sont bien la pustule vaccinale;

— 3° la transmission du virus, par générations successives, n'a pas diminué l'intensité de la force du virus, puisqu'à la troisième génération, la jeune fille a offert des boutons très-volumineux, bien ombiliqués et remplis de sérosité, laquelle a servi à plusieurs inoculations et au chargement de plusieurs plaques ; — 4° d'après tous ces faits, il est évident que le virus pris dans les boutons du maréchal ferrant est du virus *cow-pox*.

*Rapport sur les eaux aux jambes*, par M. Leblanc.

( Académie de médecine. — 3 et 10 février. )

Résumé du fait communiqué par MM. Maunoury et Pichot. Le rapporteur, après avoir analysé l'observation et rappelé les opinions de quelques auteurs, ne pense pas que les pustules du sujet observé aient été produites par l'eau aux jambes du cheval. — M. Trousseau et M. Bousquet sont d'un avis contraire.—M. Trousseau dit qu'on ne peut inoculer la vaccine de l'homme aux bêtes. — M. Bousquet annonce qu'il a fait de pareilles inoculations, mais seulement sur des vaches qui n'avaient pas eu le cow-pox.

*Origine du cow-pox. — L'inoculation de la vaccine préserve-t-elle de la varioloïde?* par M. B. Ritter (de Rottenburg). — Extrait analytique, par M. Paul Picard.

( *Gazette hebdomadaire*, p. 287. )

On trouve dans ce travail de nombreuses indications historiques sur l'origine du cow-pox, ainsi qu'un résumé de faits peu favorables à la doctrine qui fait dériver le cow-pox des eaux aux jambes du cheval. M. Ritter pense encore que la vaccine préserve de la varioloïde considérée, non pas comme maladie essentielle, mais comme modification de la variole.

*De l'influence de la vaccine sur la mortalité*, par M. Bertillon.

( Académie de médecine. — 3 février. )

Quand, pour les statistiques, on sépare les sexes, l'augmentation de mortalité reste tout entière sur le sexe masculin ; on ne peut admettre que la vaccine soit pernicieuse pour les hommes, quand elle ne l'est pas pour les femmes. Les relevés mortuaires de Suède, exactement faits depuis 1755, montrent, pour notre époque, une diminution de la mortalité à tous les âges. La vaccine y est partout adoptée.

*Expériences d'inoculation de la pustule maligne à l'homme et aux animaux.* (Extraits des rapports de l'Association médicale d'Eure-et-Loir. )

( *Moniteur des hôpitaux*, p. 148. )

Conclusions : — 1° Si l'on inocule le liquide séreux provenant des vésicules qui entourent la pustule maligne aux chiens, au lapin, aux moutons, au cheval, l'inoculation reste sans effet. — 2° On détermine, au contraire, la mort chez le mouton et chez le lapin, quand on inocule la sérosité de la pustule elle-même, ou mieux, celle-ci en totalité ou par lambeaux.— 3° L'inoculation de la pustule maligne produit, chez le mouton et le lapin, les mêmes lésions anatomiques que l'inoculation du sang de rate : la mort se produit avec la même rapidité, après l'une ou après l'autre de ces inoculations. — 4° La pustule maligne transmet aussi bien la matière virulente après la mort de l'individu qui l'a portée que pendant sa vie : la rate possède aussi alors les mêmes propriétés septiques, et elle présente le même aspect que celui des animaux morts du sang.

*De la prétendue substitution de la fièvre typhoïde à la variole, depuis l'introduction de la vaccine*, par M. Paul Boncour.

( Thèse inaugurale. — Paris. )

M. Boncour cite des observations de « fièvre typhoïde chez des individus non vaccinés et ayant eu la variole, » et « de fièvre typhoïde suivie de variole chez des individus non vaccinés et vaccinés. » Il en conclut que la vaccine n'est pas un poison qui, en nous préservant de la variole, attire sur l'économie d'autres maladies ; que la variole n'est pas un dépuratif, et que, depuis les vaccinations, la mortalité n'a pas augmenté.

*Épidémie de variole arrêtée dans sa marche par des vaccinations et revaccinations générales*, par M. H. Gintrac.

( *Journal de médecine de Bordeaux.* )

En 1854, il se développa, dans la commune de Gujon, une épidémie sérieuse de variole. M. Gintrac fit pratiquer des vaccinations et des revaccinations, immédiatement et d'une manière générale. L'épidémie fut arrêtée sur-le-champ. — Conséquences touchant la vertu préservatrice de la vaccine, l'utilité de revaccinations, etc.

*Observation de fièvre paludéenne; impuissance de l'acide arsénieux sur l'engorgement de la rate; sulfate de quinine à haute dose et ventouses scarifiées; guérison. — Remarques sur les médicaments fébrifuges; règles du traitement de la fièvre intermittente*, pratique de M. Nonat.

( *Union médicale*, p. 443. )

D'après M. Nonat, l'arsenic est un bon médicament contre l'intermittence, mais il n'a aucune action sur l'engorgement de la rate. Or, l'action sur cet engorgement, tel est le signe caractéristique auquel se reconnaît un bon médicament fébrifuge. Le sulfate de quinine doit être administré à des doses d'autant plus élevées que la fièvre est plus ancienne et l'intumescence de la rate plus prononcée. Les sangsues ou les ventouses scarifiées sur la région splénique ne donnent de bons résultats qu'après l'administration, pendant trois ou quatre jours, du sulfate de quinine.

*Morve farcineuse chronique terminée par la guérison.—Considérations sur le diagnostic, le pronostic et le traitement de cette maladie,* par M. Hip. Bourdon.

( Acad. de médecine. — 8 novembre. )

L'observation est accompagnée de considérations qui amènent l'auteur à conclure : 1° qu'il ne faut pas désespérer de la guérison dans tous les cas de morve chronique, même quand elle est farcineuse ; — 2° que les moyens qui semblent le plus favorables à la guérison sont les préparations d'iode, et en particulier l'iodure de soufre et les bains sulfureux, unis aux toniques et à une ventilation très-active ; — 3° que les ouvertures des abcès, pratiquées de bonne heure, paraissent prévenir leur dégénérescence ulcéreuse et hâter leur guérison.

*De la médication arsenicale dans le traitement des fièvres intermittentes,* par M. Ch. Frémy.
( *Moniteur des hôpitaux*, p. 153. )

Voici quelques propositions posées par l'auteur : « L'emploi de l'acide arsénieux dans le traitement de la fièvre intermittente remonte aux temps les plus reculés. — L'acide arsénieux guérit les fièvres intermittentes. Son action porte aussi bien sur le retour régulier et périodique des accès que sur l'hypertrophie de la rate, qu'il réduit rapidement et sûrement à son volume normal. Son action est également avantageuse dans le traitement de la cachexie paludéenne et dans celui des accidents produits par cette espèce d'intoxication. — L'acide arsénieux doit être employé, selon les règles prescrites, à la dose de 25 milligrammes dissous dans l'eau distillée étendue de vin blanc. — Je n'ai jamais constaté le moindre accident d'intoxication ; plusieurs malades ont pu supporter, sans inconvénients, la dose de 55 milligrammes par la bouche, et celle de 2,50 milligrammes en lavement. — On aurait tort de prétendre que l'acide arsénieux doit être préféré au sulfate de quinine dans le traitement des fièvres intermittentes. L'acide arsénieux guérit parfaitement des fièvres intermittentes rebelles au quinquina ; il ne peut être préféré à cet agent thérapeutique que par son extrême bon marché. — Les malades qui prennent de la liqueur arsenicale ne tardent pas à engraisser et à avoir un appétit considérable.—L'acide arsénieux paraît avoir, sur le sulfate de quinine, l'avantage de rendre les récidives moins fréquentes et plus tardives. »

*Trois cas d'atrophie musculaire*, par M. Moussous.

( *Union médicale de la Gironde.* )

Le premier cas est une atrophie musculaire progressive, et le malade s'est bien trouvé de l'emploi de l'électricité ; les deux derniers sont des exemples d'atrophie musculaire simple.

*Mémoire sur l'électricité médicale* ( second mémoire ) , par le docteur Richter et le docteur Erdmann.

( *Schmidt's lahrbûcher*, bd. 94, n° 4, 1857.—Voir aussi dans le même journal, bd. 80, 260. )

Après avoir rappelé les divisions de l'électricité en deux ordres, suivant qu'elle produit des courants continus ou des décharges intermittentes, les auteurs continuent l'examen des travaux étrangers, selon qu'ils appartiennent à la question en général ou bien à chacune de ses parties. — C'est ainsi qu'ils arrivent à propos du galvanisme à analyser la méthode de Middeldorpf relative à la cautérisation par la galvanocaustique. Ils accordent de même, au sujet de la faradisation, un examen attentif à l'électrisation localisée et donnent la description de quelques nouveaux appareils d'induction et leurs applications les plus importantes.

*De l'anésthésie de la vessie, de son diagnostic et de son traitement ,* par M. Philippeaux ( de Lyon ).

(Acad. des sciences.—9 février.)

L'anésthésie a toujours été confondue avec la paralysie de la vessie ; le symptôme pathognomonique, c'est l'absence de la douleur sous l'influence de l'électricité localisée dans la vessie ; le meilleur traitement consiste aussi dans l'emploi de l'électricité.

*Note sur des lésions produites par la foudre*, par M. Guyon.

( Acad. des sciences. — 23 mars. )

Description de lésions très-diverses, sans réflexions.

*Hématocèle rétro-utérine : traitement antiphlogistique ; guérison rapide,* par M. Aran.

( *Bulletin de Thérapeutique*, t. LIII, p. 279.)

Opinion de M. Aran, qui pense que toute hématocèle a pour

résultat une péritonite générale ou partielle, et qu'il faut lui opposer un traitement antiphlogistique énergique. — Une observation de guérison.

*Mémoire sur l'ulcère contagieux de Mozambique*, par M. A. Vinson.

( Acad. des sciences. — 23 février. )

Le traitement indiqué pour la lèpre et la syphilis est le plus efficace contre cette affection.

*Mémoire sur l'auscultation appliquée aux maladies de l'oreille*,
par M. Ménière.

( Acad. de médecine. — 5 mai. )

1° L'inspiration et l'expiration n'exercent aucune influence appréciable sur l'air contenu dans la cavité du tympan ; — 2° l'air, qui circule dans le haut du pharynx, ne peut traverser la trompe, pour pénétrer dans la caisse, qu'à l'aide d'un mouvement de déglutition ; — 3° l'arrivée du bol aérien dans la caisse trouve un auxiliaire puissant dans les oscillations de la trompe d'Eustache ; — 4° la fonction respiratoire, à l'état normal, ne peut fournir aucun signe diagnostique des maladies de l'oreille moyenne ; — 5° ces signes ne deviennent évidents que par suite des mouvements de déglutition, ou quand une forte expiration, le nez et la bouche fermés, pousse l'air dans la caisse ; — 6° les bruits respiratoires nasaux ou pharyngiens sont perçus à l'auscultation des parties latérales de la tête ; mais ils n'ont pas de valeur comme signes d'une affection quelconque de l'oreille.

*Compte rendu des travaux de la Société médicale du premier arrondissement pendant l'année* 1856, par le docteur Mouzard.

Ce compte rendu a été publié par l'*Union médicale*, p. 58 ; il renferme l'analyse d'ouvrages envoyés à la Société et des remarques sur des travaux originaux, qui ont été lus dans le sein de la Société pendant l'année 1856.

*Observation pour servir à l'histoire du charbon en Belgique. — Tumeur charbonneuse de l'aine et de la partie interne et postérieure de la cuisse. — Guérison spontanée. — Etiologie*, par le docteur Sovet.

( *Presse médicale belge. — Moniteur des hôpitaux*, p. 196. )

Il n'y a pas eu absorption du virus par la peau, mais cette absorption a bien pu avoir lieu par l'appareil respiratoire.

*Observation de purpura hemorrhagica, ou de morbus maculosus hemorrhagicus,* par **M. Pingault.**

( *Moniteur des hôpitaux*, p. 99. )

« Ce purpura n'était pas le *purpura simplex* symptomatique, mais bien un *purpura hemorrhagica, morbus maculosus hemorrhagicus* idiopathique, ayant offert un exemple de diathèse hémorrhagique extraordinaire : je ne l'ai pas regardé comme sthénique, comme cela arrive quelquefois, mais rarement. J'ai cru plutôt avoir affaire à une maladie asthénique contre laquelle j'ai dirigé les astringents et les toniques : rien n'indiquait chez cette malade un principe scorbutique comme cause de l'affection ; sa véritable cause, je n'ai pu la saisir. »

*Production involontaire de la sécrétion lactée par l'électricité,* par **M. Auber.**

( *Union médicale*, p. 35. )

Dans cette observation, l'auteur fait remarquer que le moral n'a pu exercer aucune influence. Il préconise l'électricité ; il a déjà publié un fait semblable.

*Sur l'emploi de l'électricité dans la suppression lactée,* par **M. Becquerel.**

( *Société médicale des hôpitaux. — Union médicale,* p. 8. )

Trois séances de quinze minutes ont suffi pour rappeler la sécrétion lactée, sans douleurs. On a employé un appareil de peu d'intensité : les éponges ont été promenées sur le sein.—Courte discussion sur l'influence des excitants et des affections morales sur la sécrétion lactée.

*Des bains de vapeur térébenthinée à température graduée,* par **M. Macario.**

L'auteur cite deux exemples de rhumatisme articulaire chronique guéri par les bains résineux.

*Du chlorure d'or et de sodium employé comme fondant dans le traitement de certaines tumeurs de nature bénigne ou maligne,* par **M. Rouault.**

( *Union médicale*, p. 102. )

L'auteur dit lui-même que la plupart de ses observations sont incomplètes ; il n'en admet pas moins les propriétés fondantes et résolutives des préparations auriques.

*Etudes sur l'hyosycamine,* par **M. Schroff** (de Vienne).

( *Union médicale*, p. 119. )

Propriétés chimiques et toxicologiques de cet alcaloïde. Comparaison avec les alcaloïdes de la stramoine, de la belladone,

L'hyoscyamine doit être préférée quand il s'agit de calmer le besoin de tousser. — Avec cette substance la dilatation de la pupille est plus rapide, plus intense, plus durable que par les autres médicaments.

*Mille-feuille contre les flux hémorrhoïdaires trop abondants,*
par M. Teissier.

( *Gazette médicale de Lyon.* )

1° La mille-feuille, administrée à l'intérieur, sous forme d'infusion ou de jus exprimé, a une action puissante sur les tumeurs hémorrhoïdales ( M. Teissier prescrit chaque jour trois tasses d'infusion ). — 2° Elle a la propriété de modérer et même de supprimer les flux hémorrhoïdaires excessifs, propriété précieuse dans les cas où l'écoulement sanguin est assez considérable pour occasionner, comme on le voit assez souvent, la perte des forces ou même une véritable anémie. — 3° Elle a encore la propriété de tarir les sécrétions muqueuses et puriformes du rectum, qui tiennent seulement à des engorgements hémorrhoïdaires et non à des dégénérescences cancéreuses. — 4° L'action antihémorrhagique de la mille-feuille n'est point le résultat d'une simple astriction qui pourrait être répercussive ; elle agit d'une manière spéciale et directe sur les vaisseaux et sur les nerfs du rectum, et cette action, comme l'ont dit quelques auteurs, est, en effet, tout à la fois astringente, tonique et sédative. — 5° L'usage de ce médicament doit être surtout réservé pour les flux hémorrhoïdaires passifs, avec état variqueux et atonie du rectum, et pour les flux qui, bien qu'actifs, ont amené, par leur abondance, une débilité profonde et des désordres dans la santé générale.

*Sur un emménagogue vulgaire, oublié ou inconnu par la thérapeutique*
*de nos jours, la mille-feuille,* par M. A. Ronzier-Joly.

( *Bulletin de Thérapeutique,* LII, p. 260. )

C'est surtout comme susceptible de ramener un écoulement supprimé que l'auteur vante la mille-feuille ; il lui attribue la propriété de stimuler l'utérus, et de diriger sur lui les mouvements fluxionnaires. Il l'emploie aussi pour rappeler les lochies. — Six observations.

*De l'emploi thérapeutique de l'acide gallique,* par M. W. Bayes.

( *Bulletin de Thérapeutique,* LII, p. 529. )

Extrait d'un travail publié par les journaux anglais. L'acide gallique est un astringent que l'auteur préconise contre les hémorrhagies actives et passives, les sécrétions excessives, et dans les états atoniques du canal alimentaire et du corps en général.

*De la valeur de l'acide gallique, en particulier dans le traitement
de l'hémoptysie et de l'albuminurie,* par M. Gairdner.

( *Association med. Journ.* — *Bulletin de Thérapeutique*, LII, p. 560. )

M. Gairdner n'a pas obtenu des résultats aussi satisfaisants que
M. Bayes.

*Cause de la suette miliaire épidémique.*

( *Annali univers. di medicina.* )

MM. Tigri et Fédi croient avoir trouvé la cause de la suette
dans l'existence d'un animalcule particulier. Les vésicules caractéristiques de cette maladie renferment un infusoire *sui generis*, visible au microscope.

*Benzine contre les parasites de l'homme, et en particulier contre
la gale,* pratique de M. Barth ( de Berstett ).

( *Gazette médicale de Strasbourg.* )

Application de la benzine. — Sensation de brûlure dans les
points où existent les vésicules. — Guérison très-rapide.

*De l'arséniate de fer dans le traitement du psoriaris,*
par le docteur Duchesne-Duparc.

( *Gazette hebdomadaire*, p. 448. )

L'auteur rapporte qu'il s'est très-bien trouvé de l'administration de l'arséniate de fer dans des cas de psoriasis héréditaire et
d'ichthyose ; il considère ce médicament comme un excitant ; il
prescrit au début 5 milligrammes et le donne jusqu'à 5 centigrammes, sans jamais avoir d'accidents.

*Mémoire sur un traitement nouveau de la couperose, par l'iodure
de chlorure mercureux,* par M. Sellier.

( Acad. des sciences. — 23 mars. )

L'auteur annonce les bons résultats qu'il a obtenus de cette
médication, préconisée par M. Boutigny (d'Evreux).

*Note sur la dartre tonsurante du cheval et du bœuf, contagieuse
de ces animaux à l'homme,* par M. Reynal.

( Acad. de médecine. — 30 juin. )

Des considérations exposées dans ce travail, M. Reynal déduit les conclusions suivantes : 1° Il existe, chez le cheval et chez le bœuf, une maladie cutanée que l'on peut désigner sous le nom de dartre tonsurante contagieuse ; — 2° cette maladie apparaît sous la forme d'anneaux et de cercles d'un diamètre de 3 à 6 centimètres ; — 3° elle détermine la dépilation des points envahis, en procédant toujours circulairement ; — 4° la dartre tonsurante se transmet du cheval au cheval et du bœuf au bœuf, réciproquement du cheval au bœuf ;— 5° elle se transmet également du cheval et du bœuf à l'homme.

*De la teigne faveuse et de son traitement par l'emploi de l'huile de naphte,*
par M. Chapelle.

(Acad. des sciences. — 29 juin. )

Ce traitement réussit, à la condition de perforer avec une épingle les pustules, à mesure qu'elles apparaissent. — Les applications d'huile doivent être faites deux fois par jour.

*Zona datant de deux mois, accompagné et suivi de douleurs lancinantes atroces et d'une opiniâtreté invincible ; insuccès des médications les plus variées. — Guérison en un mois et demi par le traitement hydrothérapique,* par M. A. Tardivel.

(*Union médicale,* p. 440. )

Le titre en dit assez sur l'observation.

*Tumeur survenue après l'évulsion d'une dent molaire.— Compression du nerf dentaire inférieur. — Paralysie locale de la peau du menton. — Preuve du rôle exclusivement sensitif du nerf mentonnier. — Guérison par l'électricité,* par M. Piorry.

( *Gazette des hôpitaux,* p. 105. )

*Des conditions pathologiques et de la valeur séméiologique de l'albuminurie,* par M. Montanier.

( Thèse de concours pour l'agrégation. )

M. Montanier a résumé sa thèse avec clarté et précision, dans les conclusions suivantes : — 1° L'albuminurie n'est qu'un symptôme et non point une maladie spéciale.— 2° Dans l'albuminurie, l'albumine provient du sérum du sang. — 3° Le phénomène albuminurie ne peut être expliqué d'une manière satisfaisante et complète par l'hypothèse d'une altération primitive du sang, quelle que soit cette hypothèse, aussi bien celle qui regarde l'albuminurie comme la conséquence d'une désalbuminisation du sang sous une influence quelconque, que celle qui la rapporte à une modification de l'albumine, et sa transformation en albumine amorphe et albuminose (Mialhe), aussi bien enfin que celle qui admet que l'albuminurie est la conséquence d'une combustion incomplète des substances albuminoïdes du sang (Robin). — 4º Dans l'albuminurie, on trouve toujours une altération rénale. — 5º Cette altération, réduite à sa plus simple expression, peut se traduire ainsi : — *Hypérhémie rénale ; desquamation épithéliale des* tubuli *des reins.* — La desquamation épithéliale paraît toujours consécutive à la congestion rénale. — 6º Dans ces cas, les *tubuli* altérés, privés de leur épithélium, ne sont plus aptes à sécréter l'urine normale, et laissent passer le sérum du sang en matière, d'où l'*albuminurie.* — 7º Plus tard, de nouvelles transformations se manifestent dans les reins malades, mais elles ne modifient pas d'une manière bien notable le mécanisme intime, la *pathogénie* de l'albuminurie; elles semblent même agir, par la compression des vaisseaux, dans le même sens que la desquamation épithéliale des *tubuli.* — 8º L'examen microscopique des reins et des urines démontre clairement cette desquamation épithéliale. — 9º Les causes qu'on assigne ordinairement à l'albuminurie paraissent presque toutes de nature à congestionner les reins; l'étiologie vient ainsi prêter son aide à la pathogénie. — 10º L'altération du sang paraît toujours consécutive à l'altération des reins. — 11º On n'est pas fixé sur la nature intime des lésions consécutives et profondes *des reins dans l'albuminurie.* — 12º L'albuminurie est passagère ou persistante. — 13º L'albuminurie passagère s'observe dans un très-grand nombre de maladies, et n'a généralement qu'une valeur séméiologique très-secondaire. Cette albuminurie doit s'observer chaque fois que, sous une cause quelconque, il se fait une congestion rénale, cette congestion ayant pour conséquence la desquamation épithéliale. Or, comme il n'est pas de maladie où, un jour ou l'autre, sous l'influence de mille causes diverses, il ne puisse se faire une congestion active ou passive des reins, il n'est pas non plus, selon nous, de maladie où, un jour ou l'autre, on ne puisse observer de l'albumine dans les urines. Ainsi, l'albuminurie n'est point un symptôme de telle ou telle maladie, mais uniquement le symptôme d'une congestion rénale pouvant, à un moment donné, compliquer toutes les maladies aiguës et chroniques. — 14º L'albuminurie persistante est toujours le signe d'une altération profonde et probablement incurable des reins ; elle est le symptôme capital de la maladie de Bright proprement dite. — 15º Les accidents qu'on observe du côté des centres nerveux, convulsions, coma, délire, etc., peuvent très-bien s'expliquer par l'empoisonnement du sang par le carbonate d'ammoniaque (urémie). C'est même la seule explication plausible quand on ne trouve à l'autopsie aucune altération des centres nerveux ou de leurs enveloppes ; mais, dans beaucoup de cas, ils peuvent aussi être rattachés soit à l'œdème du cerveau, soit à l'hydropisie des ventricules.

*Études sur l'albuminurie, considérations de physiologie pathologique fondées sur l'observation clinique,* par M. Luton.

( Brochure de 32 pages. — Extrait de la *Gazette médicale* de 1857. )

M. Luton rapporte onze observations ; il les discute, et insiste surtout sur les variations qu'éprouve l'albumine urinaire dans sa quantité, et sur l'influence que peuvent avoir sur la marche de l'albuminurie le mode d'alimentation et beaucoup d'autres circonstances. Il arrive sur ces points aux mêmes résultats que son maître, M. Gubler. On peut ainsi résumer les autres particularités de cet important mémoire : — 1° Dans l'examen d'une urine albumineuse, on devra tenir compte avec le plus grand soin du moment où l'urine aura été rendue ; si l'individu était à jeun, ou s'il était dans la période d'élimination qui suit le repas, et à quelle alimentation il était soumis. Toutes les fois qu'on soupçonnera l'existence d'une albuminurie légère, il faudra s'adresser de préférence à l'urine de la digestion. — 2° On n'oubliera pas de noter l'abondance de l'émission, parce que, si la proportion relative d'albumine est égale dans deux cas donnés, la perte absolue en albumine est plus forte dans une circonstance que dans l'autre. — 3° Il faudra noter la coloration de l'urine, et on verra que presque toujours l'urine la plus colorée est en même temps celle qui renferme le plus d'albumine. Dans cette même urine se forme aussi un sédiment plus abondant, et souvent elle laisse cristalliser de l'acide urique libre. — 4° On ne devra jamais négliger, autant que l'état de la science le permettra, de déterminer quelle espèce d'albumine se trouve dans l'urine. On verra parfois qu'il faut donner un grand degré d'acidité à l'urine pour que la chaleur précipite entièrement l'albumine ; mais jamais la chaleur ne coagule une albumine que l'acide azotique ne précipiterait pas : l'action de ce dernier réactif est donc plus générale que celle de la chaleur. Il y a des urines dans lesquelles l'acide chlorhydrique ne détermine pas de précipités albumineux, tandis qu'il en forme dans d'autres, etc. ; enfin, il nous reste à énoncer le précepte thérapeutique auquel conduit le présent travail. — 5° Puisque l'alimentation a une influence si marquée sur la production de l'albuminurie, au point qu'elle peut l'entretenir, l'exagérer et amener tôt ou tard des lésions rénales incurables, on devra surveiller cette alimentation avec le plus grand soin ; toutes les fois que l'état du malade le permettra, principalement dans le cas d'albuminurie aiguë et essentielle, le régime végétal devra dominer sur le régime animal.

9.

*Des indications et des contre-indications du lait dans les hydropisies.
— Nouveau fait relatif à l'emploi de la diète lactée et de l'oignon
cru dans l'anasarque de la maladie de Bright,* par M. H. Guinier.

( *Bulletin de Thérapeutique*, p. 337. )

Par son action adoucissante et tempérante, le lait convient dans
les hydropisies de nature hypersthénique, dans celles où l'excitation domine ; son action affaiblissante doit le faire proscrire dans
les hydropisies de nature asthénique, à moins qu'une surexcitation momentanée et purement artificielle de nature spasmodique
ne vienne se surajouter à la maladie.—Le lait, impuissant contre
la cause de la maladie de Bright, peut combattre avec efficacité
les symptômes de cette affection. La diète lactée se réduit à trois
soupes par jour.

*Une leçon clinique sur l'érysipèle et son traitement,* par M. Forget.

( *Bulletin de Thérapeutique*, LIII, p. 539. )

A part les cas exceptionnels, l'érysipèle ordinaire livré à lui-
même, c'est-à-dire soumis à la simple expectation, parcourt pai-
siblement ses périodes et se résout spontanément, après une durée variable assez courte en général, de trois à six jours, par
exemple.

*Iléus. — Nouveau cas de guérison par la glace.*

( *Journal des Connnaissances médicales.* — Septembre. )

*Observation d'occlusion intestinale guérie par l'usage interne
de la belladone,* par M. Thibeaud.

( *Journal de la Société académique de la Loire-Inférieure.* )

*Peau bronzée ( maladie d'Addison ). — Longue durée de la maladie ;
guérison apparente. — Invasion durant la convalescence d'une
pleuro-pneumonie mortelle.*

( *Gazette des hôpitaux*, p. 205. )

*Encore un mot sur les lésions anatomiques de la maladie d'Addison.
— Peau bronzée compliquée de diathèse syphilitique.*

( *Gazette des hôpitaux*, p. 206. )

*Cas de maladies rares, observés et commentés,* par M. Magnus Huss.

( *Archives générales de médecine*, p. 2. )

L'auteur rapporte une observation d'*hydropisie périodique de
l'ovaire*; il discute le diagnostic, et quand il l'a établi, il rappelle des faits de même nature, qui mettent hors de doute l'exis-

tence de cette affection. Il admet la possibilité d'une résorption
du liquide par les parois du kyste de l'ovaire, qui peut aussi être
le siége d'une exsudation et d'une résorption périodique de son
contenu.

*Hémophilie* ( *Archives*, p. 165 ). — Une observation, qui offre
comme particularité presque unique la preuve irrécusable que
l'hémophilie peut se contracter, c'est-à-dire survenir dans le sujet
même, sans cause héréditaire ou inusitée. Réflexions tirées en
grande partie dé la monographie du docteur Grandidier : *De
l'hémophilie*, ou *maladie hémorrhagique* (Leipzig, 1855 ).

*Leucocythémie splénique* ( *Archives*, p. 291 ). — L'auteur
rapporte une observation, la discute longuement et fait l'histoire
de cette affection, en comparant ce fait à ceux qu'on a observés.

*Observations d'accès de fièvre intermittente à forme péripneumonique,*
par M. Loydreau.

( *Gazette des hôpitaux*, p. 426. )

*Recherches sur la présence du sucre dans l'urine , sur l'origine et la
disparition du sucre dans l'économie animale*, par M. George
Harley.

(*Quarterly Journal of pract. med. and surg.*— Juillet, — *Archives générales
de médecine*, p. 281. )

M. Harley admet que le sucre formé par le foie a pour but de contribuer à l'entretien de l'organisme, et qu'il disparaît de la circulation générale en passant par les capillaires des différents tissus ; il
se range à la théorie qui place dans le foie lui-même le point de
départ sur l'action réflexe qui détermine la sécrétion sucrée ; il
étudie d'une manière spéciale la production artificielle du diabète, en introduisant des excitants dans la veine-porte. — Le
diabète tient tantôt à ce que la sécrétion normale du foie est
exagérée, tantôt à ce que le sucre sécrété n'est pas assimilé, à
cause d'un état morbide.

*Nouveau réactif pour reconnaître la présence du sucre dans les urines
diabétiques*, par M. Bœttger.

( *Bulletin de Thérapeutique*, LIII, p. 548. )

Ajouter à l'urine que l'on veut analyser son volume d'une dissolution de carbonate de soude , et environ 1 ou 2 grammes de
sous-nitrate de bismuth. En faisant bouillir ce mélange , on verra
presque aussitôt noircir le sous-nitrate de bismuth s'il y a du
sucre diabétique, tandis qu'il conservera sa blancheur s'il n'y en
a pas de trace.

*Observation sur des abcès multiples du foie dont le point de départ était dans une inflammation des radicules biliaires distendues par la bile,* par M. Cruveilhier.

( *Archives générales de médecine,* p. 55. )

Cette observation montre que les abcès multiples du foie peuvent être aussi bien la conséquence de l'inflammation des voies biliaires, que des divisions de la veine-porte. Les abcès multiples du foie peuvent donc être indépendants de ce qu'on appelle infection purulente.

*De l'inoculation prophylactique de la fièvre jaune,* par Lucien Papillaud.

( *Gazette médicale,* p. 1. )

Pour l'auteur, les résultats obtenus par M. Guillaume de Humboldt sont importants, et doivent fixer l'attention. M. Papillaud se demande si le venin de la vipère de nos climats ne pourrait pas être un préservatif de la fièvre typhoïde !

*Parallèle du typhus et de la fièvre typhoïde,* par M. Duriau.

( Thèse de concours pour l'agrégation. )

M. Duriau, après la comparaison des deux affections, arrive à cette conclusion : Quelque nombreuses que soient les analogies qui rapprochent la fièvre typhoïde et le typhus, ces deux maladies ne sont pas identiques, et ne sauraient à l'avenir être confondues dans une même description.

*Du typhus de Crimée ; examen de divers travaux relatifs à cette épidémie,* par M. Danner.

( *Archives générales de médecine,* p. 716. )

*Sur une variété de typhus observée en Orient pendant l'hiver 1855-1856,* par M. Doumic.

( *Archives générales de médecine,* p. 320. )

Il s'agit surtout d'une forme particulière de typhus, forme inflammatoire et congestive, différant très-peu de la fièvre typhoïde, surtout dans ses deux formes cérébrale et ataxique.

*Du cataplasme antiarthritique, et de l'emploi du calorique en excès dans le traitement de certaines inflammations chroniques des articulations.*

( *Gazette des hôpitaux,* p. 413. )

*Esquisse géographique des invasions du choléra en Europe ; rôle joué par la Suisse en particulier, et théorie de la propagation du choléra,* par M. Marc d'Espine.

( *Archives générales de médecine,* p. 641. )

L'auteur étudie principalement la marche du choléra en Suisse ; il passe en revue les effets de ce fléau dans une foule de pays. Pour lui, le choléra se propage à travers les Etats et les continents par l'atmosphère, qui se vicie de proche en proche sous la double loi du rayonnement et d'une force d'expansion spéciale, force qui le pousse dans une direction déterminée, et dont l'essence est inconnue. Une fois le choléra déclaré, il y a réaction de la part des malades sur l'atmosphère libre et déjà viciée, de sorte que le choléra est une maladie *épidémico-infectieuse, avec réaction sur la tension épidémique.* Ce qui distingue le choléra des autres épidémies, c'est sa tendance non-seulement à occuper les lieux qu'il avait déjà visités, mais encore à conquérir ceux qui avaient jusqu'alors repoussé ses assauts.

*Thrombose et embolie,* par M. Lasègue.

( *Archives générales de médecine,* p. 412. )

Cet article est exclusivement destiné à l'exposition des théories du professeur Virchow.

*Relation de sept cas de transfusion du sang, et description de l'instrument pour cette opération,* par M. Higginson.

( *Liverpool med.-chir. Journal.—*Janvier.*—Archives générales de médecine,* p. 346. )

L'opération a été pratiquée pour des causes diverses. — Deux cas de réussite complète.

*Hydrothérapie. — De l'action qu'exerce sur la circulation l'application de l'eau froide longtemps continuée,* par M. Bence Jouy.

( *The Lancet,* p. 426. — *Archives générales de médecine,* p. 346. )

D'une manière générale, la dépression immédiate du pouls est l'effet ordinaire d'une douche puissante, simple ou en pluie.

*Asphyxie par la vapeur de charbon,* par M. Leudet.

( *Archives générales de médecine,* p. 477. )

Une observation ainsi résumée : Accidents comateux de peu de durée ; douleur localisée dans la fesse droite, et suivant le trajet du nerf sciatique ; paralysie des extenseurs, puis perte absolue

du mouvement dans le membre inférieur droit, s'étendant ensuite
au membre inférieur du côté opposé, aux membres supérieurs,
et enfin à la face ; délire. — Mort. — A l'autopsie, intégrité de
la moelle et du cerveau ; névrite du nerf sciatique droit.

*Asphyxie par suspension,* par M. Leudet.

(*Archives générales de médecine,* p. 479.)

Observation. — Mort, autopsie : déchirure de la membrane
hyo-thyroïdienne ; fracture des deux grandes cornes du cartilage
thyroïde ; rupture incomplète de l'épiglotte.

*Études cliniques sur les ulcérations du larynx et de la trachée-artère,*
par M. A. Toulmouche.

(*Archives générales de médecine,* p. 195. )

L'auteur a recueilli un grand nombre d'observations ; il en publie sept, et tire les conclusions suivantes : 1° Qu'on ne doit admettre, comme signes bien positifs et les plus fréquents par lesquels se décèle l'existence d'ulcérations dans le larynx, qu'une
douleur fixe dans un point correspondant de la gorge, une altération de la voix, surtout son enrouement, son affaiblissement
prononcé ou l'aphonie, et enfin, moins souvent, de la souffrance
dans l'action d'avaler ; — 2° que tous les autres signes indiqués
ou réunis par les auteurs modernes manquent la plupart du temps,
et sont plutôt fondés sur des analogies ou des idées théoriques
que sur l'expérience clinique ; — 3° que les ulcérations de la
trachée - artère ne se décèlent souvent par aucun symptôme
pendant la vie, ou seulement par un sentiment d'éraillement ou
de sécheresse cuisante à la moitié inférieure et antérieure du
cou, qu'on est plus disposé à attribuer à la fréquence de la toux
et à l'irritation occasionnée par le passage continuel des crachats
qu'aux premières ; — 4° que le stéthoscope ne fournit aucun
signe univoque propre à faire reconnaître les unes ou les autres ;
— 5° que, dans les neuf dixièmes des cas, ces ulcérations se développent dans la seconde ou la dernière période de la phthisie
pulmonaire, et sont probablement dues à la même cause, comme
celles si fréquentes des intestins survenant dans la même maladie ;
— 6° que ces mêmes ulcères peuvent cependant, dans un petit nombre de circonstances, préexister pendant plus ou moins longtemps
au développement ultérieur de tubercules dans les poumons, et
devenir même leur cause déterminante ; — 7° que des ulcérations
assez profondes et assez graves pour perforer entièrement non-
seulement les parois du tube laryngo-trachéal, mais encore celles
d'organes ou de conduits contigus ( œsophage ), peuvent exister
sans produire de troubles dans leurs fonctions et de symptômes

propres à les décéler ; — 8° qu'enfin, jusqu'ici, tous les moyens thérapeutiques employés contre elles ont échoué ; ce qu'explique assez bien la nature symptomatique de ces ulcérations, provenant le plus souvent d'une diathèse tuberculeuse.

*Pleurésie traumatique suppurée.—Symptômes d'hydro-pneumothorax.* — *Thoracentèse.* — *Guérison,* par M. Trousseau.

( *Gazette des hôpitaux,* p. 249. )

*Des gangrènes curables du poumon,* par M. Lasègue.

( *Archives générales de médecine,* p. 26. )

M. Lasègue rapporte deux observations qu'il rapproche d'autres faits observés par des praticiens dignes de confiance, et il conclut à l'existence d'une affection gangréneuse qui se limite soit aux parois des bronches, soit à leur contenu, qui se rapproche par plusieurs symptômes de la gangrène pulmonaire circonscrite, qui en diffère par sa marche, par l'abondance et la nature de l'expectoration, et surtout par la bénignité relative ; affection sur laquelle l'examen stéthoscopique ne fournit que des données insuffisantes, et qui guérit spontanément ou qui cède à quelques préparations anticatarrhales.

*Sur le chlorate de potasse,* par M. Ossiens.

( *Annales de la Flandre occidentale,* quatorzième livraison. )

L'auteur montre que ce médicament n'a pas la valeur qu'on lui accorde dans le traitement de la fièvre typhoïde. — Le chlorate de potasse est un médicament spécifique, mais seulement pour les affections locales de la bouche.

*De l'emploi du seigle ergoté dans le traitement de la phthisie pulmonaire,* par M. Parola.

( *Union médicale de la Gironde.* — Novembre. )

L'action de ce médicament serait infaillible, sinon pour guérir la phthisie, au moins pour enrayer, partiellement ou complétement, les phénomènes d'inflammation, de destruction du parenchyme pulmonaire, qui accompagnent à peu près constamment l'évolution des dépôts tuberculeux. Dose : 2 grammes de poudre par jour.

*Cas d'incontinence nocturne d'urine, guéri par l'emploi de la belladone,* par M. Brooke.

( *British med. Journ.* )

*Paraplégie et hématurie, emploi de l'électrisation localisée. — Guérison rapide de l'hématurie, amélioration notable de la paralysie, par* M. G. Borel.

( *Bulletin de Thérapeutique,* LIII, p. 317. )

*Remarques pratiques sur deux cas de rage spontanée chez l'homme,* par M. Jacquier.

( *Bulletin de Thérapeutique,* LIII, p. 548. )

L'auteur rapporte une observation de « rage spontanée chez un homme de trente ans. Traitement infructueux ; mort au bout de quarante-huit heures. » Il cite ensuite l'observation de M. Fonssagrives, que nous avons donnée page 138 ; il rappelle quelques autres faits, et il en conclut qu'il n'est plus permis de douter que si la rage humaine est le plus souvent due à l'inoculation, elle ne puisse aussi se développer spontanément, sans cause appréciable et par une prédisposition constitutionnelle, quelquefois aussi sous l'influence de causes morales et physiques très-variées et très-nombreuses.

*Existe-t-il une individualité morbide qui puisse justifier le maintien de la calenture dans le cadre nosologique,* par M. Leroy de Méricourt.

( *Archives générales de médecine,* p. 129. )

L'auteur répond par la négative à cette question ; il pense que c'est une dénomination à rayer, qu'elle sert seulement à qualifier une entité édifiée à plaisir sur deux récits incomplets de cas de délire dont la cause n'a pas été recherchée. Pour lui, la navigation en elle-même n'apporte d'autres particularités dans les différents délires primitifs ou symptomatiques qui peuvent éclater à bord, que celles provenant de la disposition des lieux.

*Matériaux pour servir à l'histoire de l'ergotisme convulsif épidémique,* par M. Ch. Lasègue.

( *Archives générales de médecine,* p. 594. )

C'est un article de revue critique, dans lequel M. Lasègue analyse plusieurs travaux publiés sur ce sujet. Il insiste sur l'uniformité des symptômes dans les différentes épidémies ; il admet, malgré des objections sérieuses, que l'ergotisme est le résultat d'une intoxication par des céréales altérées et consommées avant leur dessiccation complète.

*Du vertige goutteux,* par M. Blondeau.

( *Archives générales de médecine,* p. 677. )

On trouve dans cet article une observation très-détaillée et des recherches sur l'historique de cette affection. M. Blondeau discute longuement le diagnostic qui a été porté, et arrive, par exclusion, à établir que son malade était affecté de vertige goutteux. Il est curieux de rapprocher ce fait rare de ceux qui ont été publiés sur le rhumatisme cérébral.

*Epilepsie traitée par le valérianate d'atropine. — Guérison.*

( *Gazette des hôpitaux*, p. 310. )

*Considérations physiologiques sur l'accès d'épilepsie*, par M. Defoville.

( Thèse inaugurale. — Paris. )

Dans cette excellente thèse, M. Defoville a exposé avec clarté les travaux récents faits en France et à l'étranger sur l'action réflexe du système nerveux ; il a donné un résumé intéressant des idées de M. Brown-Séquard sur l'épilepsie. On peut juger de l'importance du travail de M. Defoville par les conclusions suivantes : — 1° Les attaques convulsives et apoplectiques désignées sous les noms divers d'accès d'épilepsie (grand mal), d'accès d'éclampsie, d'accès épileptiformes, sont identiques dans leurs symptômes. — 2° Les symptômes caractéristiques de ces attaques sont des manifestations de la faculté motrice intrinsèque de la moelle allongée (pouvoir réflexe, excito-moteur). — 3° Les phénomènes convulsifs de l'accès d'épilepsie produisent l'asphyxie, et celle-ci, à son tour, a pour résultat de suspendre les phénomènes convulsifs en paralysant momentanément la faculté motrice de la moelle allongée. — 4° Toute excitation susceptible de provoquer des mouvements réflexes pourra causer des accès d'épilepsie ; elle le fera d'autant plus facilement qu'elle portera sur des organes plus aptes à amener la réaction de la moelle allongée, et que l'excitabilité de la moelle allongée elle-même sera plus exaltée. — 5° Dans le traitement de l'épilepsie, l'indication principale est de supprimer la cause excitante des accès ; si cela est impossible, on doit s'efforcer de diminuer l'excitabilité réflexe de la moelle allongée.

*De la catalepsie*, article de revue critique, par M. J. Falret.

( *Archives générales de médecine*, p. 206. )

Deux observations déjà publiées, l'une de M. Puel, l'autre de M. Skoda, sont reproduites dans tous leurs détails ; M. Falret examine ensuite plusieurs autres faits ; et il en conclut que l'on a réuni sous le nom de catalepsie des faits qui diffèrent même par le caractère qui seul permet de les rapprocher ; jusqu'ici donc on a écrit l'histoire d'un symptôme, et non celle d'une maladie véritable.

*Traitement du psoriasis par le baume de copahu,* par M. Dupuy.

( Thèse inaugurale. — Paris. )

Les faits que rapporte M. Dupuy ont été observés dans le service de M. Hardy. Ce médecin donne le baume de copahu à la dose de 4 à 6 grammes par jour. Pour M. Dupuy, le baume de copahu paraît supérieur à la médication topique et par les arsenicaux, au point de vue de la lésion locale. — Son influence sur la diathèse reste encore à déterminer. — La médication topique doit généralement lui être associée; mais il peut, dans certains cas, s'en passer. — Certains cas de psoriasis sont rebelles à l'action du copahu comme à celle de tous les autres médicaments. — La récidive peut avoir lieu après la guérison par le baume de copahu. — Le baume de copahu ne guérit point le psoriasis par la loi des semblables, ni par une action irritante substitutive ou dérivative. — Le baume de copahu guérit le psoriasis par une action spécifique.

*De la* spedalsked *et de la* radezyge*; maladies endémiques dans le nord de l'Europe, et considérations générales sur la lèpre,* par M. Delioux de Savignac.

( *Archives générales de médecine,* p. 387. )

*Cas d'éléphantiasis des Arabes, observé chez un malade arrivant des Indes,* par M. Piorry.

( *Gazette des hôpitaux,* p. 98. )

*Hydatides rejetées par les vomissements,* par M. Vitrac.

( *Union médicale de la Gironde.* )

Hydatides du foie; expulsion pendant plusieurs jours par les vomissements et les selles. Guérison.

*Phlébite survenue au quinzième jour d'une fièvre typhoïde,* ( service de M. Nonat ), par M. Foucart.

( *France médicale;* p. 236. )

*Fièvre typhoïde; mort au cinquième jour; altérations cadavériques,* ( service de M. Vigla ), par M. Foucart.

( *France médicale,* p. 91. )

La muqueuse de l'iléon était pâle; les plaques de Peyer les plus rapprochées de la partie supérieure de l'intestin étaient saines; dans les quarante derniers centimètres de l'iléon, environ, il y avait un peu d'injection de ces plaques, sans aucun ramollissement; plus bas, elles étaient saillantes, mais sans aucune ulcération. On aurait dit une surface sur laquelle se seraient trouvés rassemblés des grains de millet, dont une moitié seulement aurait fait saillie au-dessus du niveau de la muqueuse, la moitié inférieure étant cachée dans son épaisseur.

*Observations sur les résultats du perfectionnement du diagnostic et de la pathologie en ce qui concerne les inflammations internes, mis en regard des effets de l'ancien traitement antiphlogistique, et particulièrement de la saignée,* par M. Hugues Bennet.

(*Edinburgh med: Journ.* — Mars.)

Réforme complète des principes du traitement antiphlogistique. La seule conduite indiquée aujourd'hui (l'exemple choisi est la pneumonie franche) consiste à ne jamais essayer de couper court, de juguler la maladie, ou d'affaiblir le pouls et les forces vitales, mais, au contraire, de faciliter l'évolution des changements naturels que les exsudations plastiques doivent subir pour être éliminées de l'économie.

*Des épidémies de rougeole, variole et scarlatine, observées à Saint-Pierre (Martinique), de l'année 1836 à l'année 1856,* par M. E. Rufz.

( *Gazette médicale*, p. 574. )

A part des considérations propres aux pays où il a observé, M. Rufz agite des questions plus générales ; il élève des doutes sur l'influence de la rougeole comme cause de tuberculisation ; mais la rougeole accélère la marche des tubercules déjà existants.

*La vaccine ; ses conséquences funestes démontrées par les faits, les observations, l'anatomie pathologique et l'arithmétique,* par M. G. Villette de Terzé.

( Paris, 1857, chez Germer-Baillière. )

Le titre de ce livre indique suffisamment les tendances de l'auteur et les conséquences antivaccinales qu'il tire de ses observations.

*Mémoire sur la myocardite, considérée comme cause de rupture et d'anévrisme partiel du cœur,* par M. L.-Aug. Mercier.

( *Gazette médicale*, p. 627. )

L'auteur donne un grand nombre d'observations, discute les opinions émises sur ce sujet et finit en disant : « 1º Presque toutes les perforations spontanées du cœur sont le résultat d'une myocardite circonscrite qui a continué sa marche ; — 2º la transformation fibreuse du tissu musculaire a pour cause la résolution de cette inflammation, quand elle s'est arrêtée à un certain degré ; — 3º enfin la dilatation est amenée par la pression du sang sur ce tissu qui a perdu sa contractilité et qui est devenu élastique comme tous les tissus fibreux. »

*Observation d'un cancer du péricarde, des plèvres et du médiastin,*
par M. Laveran.

( *Gazette médicale*, p. 144. )

*Du rétrécissement aortique au niveau de l'abouchement du canal
artériel,* par M. Dumontpallier.

( *Gazette médicale*, p. 295. )

C'est une histoire très-complète de cette affection. Le mémoire
de M. Dumontpallier se termine par les conclusions suivantes :
Passé un certain âge, les sujets affectés de rétrécissement aortique
peuvent jouir d'une bonne santé et être fortement constitués. —
Il y a prédominance du système artériel sus-diaphragmatique. —
Affaiblissement du système artériel sous-diaphragmatique. — Le
pouls, soit qu'on l'observe aux artères radiales, temporales ou
carotides, présente des particularités remarquables. — L'hypertrophie du cœur est une conséquence forcée du rétrécissement
aortique. — La mort a été souvent le résultat de la maladie du
cœur consécutive au rétrécissement. — L'anatomie pathologique
établit : 1° l'hypertrophie du cœur ; 2° la constance du siége
du rétrécissement aortique ; 3° deux variétés principales de
rétrécissement, l'une circulaire, l'autre valvulaire ; 4° la nature du rétrécissement aortique. — Quant à la circulation collatérale, elle a pour tronc d'origine les sous-claviéres ; peut-être le
rétrécissement aortique peut-il être diagnostiqué par l'examen
des artères qui contribuent au rétablissement de la circulation et
au moyen de l'auscultation.

*Mémoire sur les rapports de l'érysipèle avec la maladie de Bright,*
par M. Imbert-Gourbeyre.

( *Gazette médicale*, p. 266. )

Les érysipèles, dans la maladie de Bright, peuvent se développer
traumatiquement ; mais il en est d'autres qui surviennent spontanément. — L'érysipèle est un fait grave, comme complication
des hydropisies albuminuriques. Toutefois, il existe des observations qui prouvent que l'érysipèle n'a pas toujours la même
gravité. Il est d'autres érysipèles qui sont directement symptomatiques de la maladie de Bright. — Un fait assez curieux, c'est
l'influence de l'érysipèle lui-même sur l'anasarque : on voit quelquefois l'érysipèle se terminer par l'anasarque. — L'érysipèle
idiopathique de la face se complique quelquefois d'une albuminurie fugace et passagère, qu'on a appelée critique. — Un assez
grand nombre d'observations à l'appui de chacune de ces propositions.

*De la méningite rhumatismale*, par M. Thore fils.

( *Gazette médicale*, p. 68 ).

Une observation, heureusement terminée par la guérison. — Examen critique des opinions émises jusqu'à ce jour.

*Note sur le délire des aboyeurs, variété de la danse de Saint-Guy,* par M. Ancelon.

( Acad. des sciences. — 5 janvier. )

M. Ancelon fait remarquer la fréquence de la chorée à l'époque de la deuxième dentition. Les convulsions de la face se dissipent la plupart du temps pour faire place à des secousses brusques et fréquemment répétées du tronc et du diaphragme. Telle est la cause des éclats de voix soudains et rapides, sans autres troubles apparents. Dans une observation qu'il rapporte, en examinant la colonne vertébrale, on développe à la pression, entre la troisième et la quatrième vertèbre cervicale, une sensibilité des plus vives : il semble même que cette pression, douloureuse provoque les aboiements. La guérison a été obtenue assez rapidement par l'emploi de ventouses scarifiées à la région cervicale, de noix vomique et de sélin des marais pulvérisé. .

*Observation d'un kyste ovarique uniloculaire*, par M. Dupuy.

( Société de biologie. — Avril. )

Le kyste a été ponctionné ; il y a eu une hémorrhagie qui s'est faite par exhalation, ou peut-être par une rupture non constatée de quelques-unes des veines siégeant dans les parois du kyste.

*Névralgie périphérique du pied, de la jambe et de la cuisse ; diminution de la motivité* ( service de M. Nonat ), par M. Foucart.

( *France médicale*, p. 236. )

*Purpura hemorrhagica et tuberculisation aiguë*, par M. Charcot.

( Société de biologie. — Septembre. )

L'auteur fait remarquer que les cas de purpura hemorrhagica qui se lient à la phthisie sont très-rares et que les faits de purpura, à titre de maladie primitive et indépendante, deviennent de moins en moins communs, à mesure que l'on étudie mieux les lésions viscérales.

*Note sur les accidents nerveux dans une pneumonie, déterminés par des abcès cérébraux*, par M. Delioux.

( *Gazette médicale*, p. 611. )

*Mémoire sur le bruit skodique et son véritable inventeur,*
par M. A. Imbert-Gourbeyre.

( *Gazette médicale*, p. 653. )

L'auteur recherche d'abord les conditions dans lesquelles le
bruit skodique a été rencontré ; bien que ces conditions ne soient
pas toujours les mêmes, M. Imbert-Gourbeyre n'en conclut pas
moins que le bruit tympanique dans les épanchements, comme
dans les autres affections thoraciques, est un symptôme non
point à rejeter, mais à prendre en sérieuse considération. — Aucune théorie n'explique d'une manière satisfaisante le phénomène
du tympanisme dans les affections pulmonaires. — Avenbrugger
le premier a découvert le tympanisme thoracique.

*Pleurésie avec épanchement simulant une phthisie au troisième degré.*
*— Valeur du soufle amphorique* ( service de M. Vigla ), par
M. Foucart.

( *France médicale*, p. 67. )

Quelques considérations sur la valeur du souffle amphorique,
suivant le siége qu'il occupe.

*Plaie du rein gauche par arme à feu; fistule urinaire. — Guérison.*
*— Neuf ans après, albuminurie ; dégénérescence graisseuse des deux*
*reins,* par M. J. Luys.

( Société de biologie. — Avril. )

*Réflexions sur l'herpès tonsurant observé chez l'enfant,*
par M. Van Gaver.

( Thèse inaugurale. — Paris. )

M. Van Gaver nous a donné, dans ce travail, le résultat des
observations qu'il a faites pendant son internat à l'hôpital Sainte-
Eugénie. C'est le *trichophyton tonsurans,* qui, par son accroissement et sa multiplication, donne naissance aux altérations qui
caractérisent l'herpès tonsurant à ses diverses périodes. — La
contagion par le transport accidentel des spores doit seulement
être considérée aujourd'hui comme la cause de l'herpès tonsurant.
— L'herpès circiné ne marque pas toujours le début de l'herpès
tonsurant, et ne doit être considéré que comme un épiphénomène de la végétation cryptogamique. — A la seconde période,
l'herpès tonsurant est très-contagieux, et envahit quelquefois
presque toute la surface du cuir chevelu. — M. Van Gaver n'a
jamais rencontré la troisième période papulo-pustuleuse et tuberculeuse. — On voit, quelle que soit du reste la médication employée, l'herpès tonsurant guérir tantôt avec rapidité, tantôt

résister au contraire pendant des mois entiers à tous les efforts du médecin.

*De l'influence étiologique de la rougeole sur les névralgies de la peau,*
*par* M. Imbert-Gourbeyre.

( *Annales médicales de la Flandre occidentale*, p. 129. )

L'auteur cite différents faits de névralgies *de la face* et non *de la peau* survenues à la suite de rougeole ; il se demande si, aux nombreuses maladies et affections, suite de la rougeole, il faudra ajouter les névralgies.

*Toux opiniâtre ; divers accidents nerveux ; diagnostic obscur,*
*par* M. Guibout.

( *Gazette hebdomadaire*, p. 204. )

*Épanchement purulent dans la cavité rachidienne, par* M. Bourguignon.

( *Gazette hebdomadaire*, p. 704. )

Il s'agit dans cette observation d'une paralysie d'un diagnostic difficile, produite par un épanchement purulent qui s'est étendu du médiastin postérieur dans la cavité rachidienne , et dont on aurait pu préciser le siége en raison de l'augmentation des douleurs et de la production des crampes dans les membres inférieurs, à chaque effort de toux.

*Névrome développé en dedans des méninges de la moelle,*
*par* M. Benjamin.

( *Archiv. von Virchow.* — Janvier. — *Gazette hebdomadaire*, p. 401.)

*Cancer du cervelet ayant simulé une paralysie générale. — Analogie de ces deux affections. — Caractères différentiels, par* MM. Aubanel et Sauze.

( *Gazette des hôpitaux*, p. 490. )

Les caractères différentiels existent surtout dans la marche de la maladie. Dans le cancer de l'encéphale, les désordres de l'intelligence, quels qu'ils soient, délire ou affaiblissement des facultés, apparaissent plus tardivement.

*Note sur un cas d'épilepsie liée à la présence d'hydatides dans les ventricules latéraux du cerveau et à l'épaississement des os du crâne, par* M. Gros.

( *Gazette hebdomadaire*, p. 738. )

*Sur une maladie observée depuis quelques années dans certaines contrées de la Lombardie, et désignée sous le nom de chorée électrique.*

( *Gazette hebdomadaire*, p. 446. )

L'auteur de cet article critique passe en revue différents travaux publiés en Italie. Cette affection tire ses caractéres nosologiques d'un certain nombre de symptômes qui sont : — 1° des convulsions cloniques des membres, sortes de secousses rhythmiques, lesquelles peuvent persister d'une manière continue pendant des heures, des journées ou même des semaines entières, et sont remplacées par un état paralytique des muscles où siégeaient les convulsions cloniques ; ces mêmes muscles finissent même par s'atrophier lorsque la marche de la maladie est décidément chronique ; — 2° des convulsions toniques violentes qui peuvent se manifester jusqu'à trois reprises dans l'espace d'une même journée, et qui affectent les membres atteints des convulsions cloniques ; — 3° des accès épileptiformes, tantôt généraux, tantôt partiels ; — 4° des symptômes cérébraux, tels que céphalalgie, délire et coma.

*De la chorée.* — Clinique de **M. Trousseau.**

( *Gazette des hôpitaux*, p. 33. )

Observations de trois jeunes filles : chorée complète et incomplète. Nous ne pouvons suivre le professeur dans l'exposé des symptômes plus ou moins variables de cette affection : nous nous contenterons de signaler la grande confiance que M. Trousseau donne aux préparations de noix vomique, dont il faut continuer l'emploi jusqu'à produire de légères roideurs. Il ne faut pas cependant négliger quelques indications spéciales, comme la pléthore, la chlorose, etc.

*Emploi des vapeurs de chloroforme dans le traitement de la chorée.* —
Rapport de **M. Fauconneau-Dufresne.**

( Société de médecine du département de la Seine.— *Gazette hebdomadaire,*
p. 100. )

Ce rapport a été fait sur la thèse de M. Géry fils ; il prouve, comme le travail original, l'utilité du chloroforme dans la chorée.

*Sur des tubercules du pédoncule moyen du cervelet, avec des symptômes
simulant la chorée,* par M. Shute.

( *The Lancet,* n° 54. — *Gazette hebdomadaire,* p. 615. )

Après différentes réflexions, l'auteur dit que cette observation viendrait à l'appui de cette opinion, que « chacune des parties du cerveau est douée, pour sa part, de propriétés concernant le pouvoir coordinateur des mouvements. »

*Note sur l'analogie qui peut exister, dans certaines maladies nerveuses, entre la voix humaine et le son vocal de plusieurs espèces d'animaux*, par M. Mongin.

( Acad. des sciences. — 9 mars. )

L'auteur commence par rappeler brièvement certains faits consignés dans les annales de la science. S'appuyant sur cet historique, M. Mongin fait remarquer que, pour presque tous les cas cités, on a la certitude que les névroses de la voix coexistaient avec des attaques d'hystérie, dont elles semblent n'avoir été qu'un symptôme. Le mode de contraction spasmodique de la glotte, qui modifie ainsi la voix, poursuit M. Mongin, peut-il exister sans convulsoins générales, comme cela paraît avoir eu lieu pour le cas observé par M. Bosredon ? Je ne me hasarderai pas à le nier ; mais ce que je puis affirmer, c'est que le cri qui précède les grandes attaques d'épilepsie subit des modifications nombreuses, dont quelques-unes imitent la voix de plusieurs espèces d'animaux, et j'en pourrais, pour ma part, citer deux exemples remarquables.

*Cinq cas de paralysie saturnine par l'usage continuel d'un tabac en poudre contenant du plomb*, par M. Maurice Meyer.

( *Gazette hebdomadaire*, p. 535. )

En analysant ces cinq observations, on trouve les symptômes suivants : — 1° Paralysie d'une plus ou moins grande partie des extenseurs du bras, intégrité des supinateurs ; — 2° jaunisse dans tous ces cas ; — 3° dans quatre cas, saillie des os métacarpiens ; — 4° dans trois cas, des accès de colique avaient précédé la paralysie ; le premier et le cinquième malade n'en ont point présenté ; dans quatre cas, les mouvements des extenseurs de la main ; dans un cas, ceux des deltoïdes furent surtout affaiblis.

*De la valeur de l'hémiplégie faciale comme signe d'hémorrhagie cérébrale. — De la saignée dans l'apoplexie.* — Clinique de M. Trousseau.

( *Gazette des hôpitaux*, p. 333. )

Lorsque la paralysie est générale et dépend d'une lésion encéphalique, jamais la paralysie des muscles de la face n'est portée au point où on l'observe lorsqu'elle est exclusivement limitée à ces mêmes muscles. — Au lieu de saigner un individu qui vient d'avoir une hémorrhagie du cerveau, de le tenir au lit et à la diète, comme on est dans l'habitude de le faire, M. Trousseau le fait asseoir, lui donne à manger, et s'abstient de toute médication active. — Raisons sur lesquelles est basée cette manière d'agir.

10

*De la nature et du traitement de la colique nerveuse endémique des pays chauds ( colique sèche, colique végétale, etc.), par M. Fonssa- grives.*

( *Gazette hebdomadaire*, p. 605. )

M. Fonssagrives commence par démontrer la non-identité de la colique saturnine et de la colique sèche. Pour lui, la colique sèche tient à une contraction spasmodique des fibres musculaires de l'intestin ; il préconise l'emploi de la belladone comme étant le meilleur médicament, et termine par la réfutation d'un mé- moire de M. Dutrouleau sur le même sujet.

*De l'emploi de la cétoine dorée dans le traitement de la rage,* par M. Guérin-Méneville.

( Acad. des sciences. — 24 août. )

Demande à l'Académie d'essayer ce médicament, qui paraît avoir donné de bons résultats en Russie.

*Observation de morve aiguë,* par M. Lacronique.

( *Gazette des hôpitaux*, p. 322. )

*Compte rendu des travaux de la Société médicale d'observation, pendant l'année 1856-1857,* par M. Decès.

Dans cette brochure, M. Decès passe en revue et analyse avec soin les travaux de la Société ; la plupart de ces mémoires sont cités dans notre recueil.

*Sur l'infarctus hémoptoïque du poumon.*

( *Gazette hebdomadaire*, p. 519. )

C'est un article de critique où se trouvent analysés quelques travaux sur ce sujet et en particulier un mémoire du professeur Heschl, publié dans *Prajer Vierteljahrschrift*, 1857, bd. 2, p. 21.

*Sur une nouvelle manière de faire usage du plessimètre,* par M. Piorry.

( Acad. des sciences. — 29 juin. )

La même exactitude, le même positivisme de limitation des organes se rencontrent, soit que l'on tienne l'instrument appli- qué par sa surface plane, soit qu'il soit placé sur ses auricules.

*De l'influence de la respiration sur les maladies du cœur.* — Clinique de M. Piorry.

( *Gazette des hôpitaux*, p. 489. )

Deux observations de stase sanguine dans les cavités droites, sans lésion organique, tenant à ce que le poumon ne fonctionnait pas complétement. Après quelques fortes inspirations, la percussion a montré que le cœur avait diminué de volume.

*Anévrisme de la crosse de l'aorte ; injection de perchlorure de fer refusée par la malade. — Application de la glace, par M. Guibout.*

( Société de médecine du département de la Seine. — *Gazette hebdomadaire,* p. 467. )

Une application de glace pendant quarante-huit heures a été suivie d'un changement très-favorable, qui s'est maintenu déjà depuis trois semaines.

*Observations d'hémorrhagies de l'urètre. —* Clinique de M. Gendrin.

( *Gazette des hôpitaux,* p. 69. )

Deux observations d'urétrorrhagies en dehors de toute cause traumatique. — Leçon de M. Gendrin sur les urétro-hémorrhagies idiopathiques. Il n'y a dans cet article rien qui n'ait été dit dans l'ouvrage du savant médecin de la Pitié.

*Curieuse observation de fièvre typhoïde grave, compliquée de spasmes de l'anus et de l'œsophage. — Réflexions sur le traitement, par M. Ticier.*

( *Journal de médecine de Toulouse. —* Avril. )

*Observation d'atrophie jaune aiguë du foie, par* M. H. Zimmermann.

( *Gazette hebdomadaire,* p. 541. )

L'observation est précieuse au point de vue de l'examen micrographique des éléments du foie dans l'ictère grave. A peine a-t-on pu rencontrer quelques cellules bien conformées ; elles étaient infiltrées et recouvertes de pigment biliaire, et elles contenaient des granules graisseux.

*Observation de leucocythémie, par* M. de Martini.

( *Il Filiatre sebezio,* fasc. 318, juin 1857. — *Gazette hebdomadaire,* p. 540.)

*Noté sur un cas d'hémophilie avec leucocythémie et altération de la rate, par* M. Laveran.

( *Gazette hebdomadaire,* p. 621. )

A la suite de l'observation qu'il rapporte, l'auteur se pose, sans les résoudre, les questions suivantes : Les lésions du sang et de la rate ont-elles été la conséquence des hémorrhagies antérieures ? — La cachexie hémorrhagique a-t-elle eu pour cause l'altération peu avancée du foie et de la rate ?

*De la mélanémie, altération du sang par des granules et des corpuscules de pigment*, par M. J. Charcot.

( *Gazette hebdomadaire*, p. 659. )

Dans cet article de critique, M. Charcot analyse tous les travaux qui ont paru sur ce sujet.

*Peau bronzée ; examen micrographique des capsules surrénales*, par M. Charcot.

( Société de biologie. — *Gazette hebdomadaire*, p. 737.)

Cette observation est intéressante en ce que, à l'autopsie, on avait trouvé les capsules surrénales saines ; mais l'examen micrographique a démontré à M. Vulpian une infiltration graisseuse de leur tissu. En présence d'un fait de ce genre, il est évident que toute observation où, après les symptômes ordinaires de la maladie d'Addison, les capsules surrénales seraient données comme saines, sans avoir été examinées au microscope, devra être comme non avenue. Nous ajouterons qu'il y aurait lieu de rechercher si chez les phthisiques qui offrent fréquemment des colorations bistres de la peau, cette particularité ne se lie pas à quelque dérangement histologique des capsules, invisible à l'œil nu.

*Peau bronzée ; guérison à peu près complète*, par M. Chevandier.

( *Gazette médicale de Lyon*, 28 février. )

Il est bien entendu que la lésion des capsules surrénales n'a pas été constatée. Chez ce malade la peau est bronzée, mais on ne rencontre pas différents accidents que l'on rencontre habituellement.

*Cas de peau bronzée (maladie d'Addison )*, par M. Mettenheimer.

( *Gazette hebdomadaire*, p. 23. )

Cette observation est tirée de la *Deutsche Klinik* ; elle est intéressante en ce qu'elle a été recueillie avant l'époque où M. Addison publia ses recherches. A l'autopsie on ne trouva aucune trace des capsules surrénales.

*Peau bronzée*, par M. Gromier.

( *Gazette médicale de Lyon*, n° 13. )

Les capsules surrénales sont tuberculeuses ; elles contiennent une matière ayant toutes les apparences du tubercule ramolli.

*Peau bronzée*, par M. C. Cotton.

( *Medical Times and Gazette,* n° 367.)

Tubercules dans les deux capsules surrénales.

*Peau bronzée*, par M. Coward.

( *British medic. Journal,* n° 25: )

Les deux capsules surrénales sont presque entièrement désor-
ganisées et transformées en un dépôt de matière jaune, caséeuse,
traversée par des bandes étroites de substance rouge. — Ces
trois observations se trouvent reproduites dans la *Gazette hebdomadaire,* p. 540.

*Anurie complète et symptômes urémiques. — Atrophie rénale du côté
gauche , pyélite du côté droit,* par M. Brunner.

( *Gazette hebdomadaire,* p. 598. )

*Maladie des aiguiseurs de Sheffield,* par M. John-Charles Hall.

( *British medical Journal,* mars et avril. — *Gazette hebdomadaire,* p. 400. )

L'aiguisage à sec est celui qui a sur la santé des artisans l'influence la plus funeste.—La cause spéciale qui fait naître parmi
les aiguiseurs une maladie particulière, c'est l'aspiration des
poussières siliceuses que lancent les meules et celle des particules d'acier qui s'échappent des instruments qu'on émoud. —
Les tubercules pulmonaires viennent souvent compliquer la maladie professionnelle : les fonctions digestives s'altèrent d'abord ;
la respiration est courte et difficile ; le facies exprime la souffrance.
— Toux sèche, puis expectoration visqueuse. — Les crachats
contiennent des particules d'acier et des fragments de grès. —
L'examen microscopique a conduit à cette conclusion que les
lésions du parenchyme pulmonaire sont le résultat d'un travail
chronique d'exsudation, et qu'elles ne diffèrent en rien d'essentiel de celles qui caractérisent la pneumonie chronique. —
Quand la maladie est développée, éloignement du malade, moyens
hygiéniques et irritants sur les parois thoraciques, baume de copahu, inhalations de vapeur de goudron, etc.

*Sur l'éruption papulo-ulcéreuse qu'on observe chez les ouvriers maniant
le vert de Schweinfurt,* par M. Follin.

( *Archives générales de médecine. — Moniteur des hôpitaux,* p. 2061. )

M. Follin rappelle une observation publiée par M. Blandet et
les travaux de M. Chevallier ; il rapporte ensuite un cas qu'il a
observé lui-même. L'éruption ressemble en quelques points aux

**10.**

ulcérations de la syphilis ; les mains et le visage sont plus spécialement atteints. — Papules qui se transforment pour la plupart en pustules, qui s'ulcèrent. — Bains simples, puis bains sulfureux. — Toniques.

*Gangrène chez les enfants.* — Clinique de M. Trousseau.

( *Union médicale*, p. 221. )

*Des scrofules.* — Clinique de M. Piorry.

( *Gazette des hôpitaux*, p. 161. )

*Observations d'asphyxie par la vapeur du charbon de bois,*
par M. Jaubert.

( *Gazette des hôpitaux*, p. 106. )

*Note sur deux cas de fièvres pernicieuses intermittentes. — Guérison,*
par M. Minervini.

( *Il Severino*, avril et mai. — *Gazette hebdomadaire*, p. 400. )

*De la vertu antidysentérique de la chair de mouton, de bœuf et de génisse, demi-crue ou tout à fait crue,* par M. Pensa.

( *Gazetta medica italiana*, nos 15 et 16. )

Quatre observations pour prouver l'efficacité de ce traitement. La viande hachée très-menu est donnée aux repas à la dose de deux ou trois onces. Réflexions.

*De l'emploi de la chair crue dans la diarrhœa ablactatorum (sevrés),*
par M. Weisse.

( Congrès de Bonn. — *Gazette hebdomadaire*, p. 759. )

L'auteur préconise cette médication qui lui donne depuis longtemps d'excellents résultats.

*Observation de M. le docteur Marquez (de Colmar) sur les propriétés contagieuses du muguet.*

( *Gazette hebdomadaire*, p. 699. )

Observation : une femme donne le sein à un enfant affecté de muguet ; ses mamelons deviennent douloureux, rouges, gonflés, érodés ; sur les places vives on voit quelques points d'un blanc caséeux, semblables à ceux du muguet. L'auteur analyse ensuite le travail de M. Mignot (voir p. 95). Ce travail conclut à la contagion du muguet. Je l'accepte volontiers, s'il se propose de nous faire suivre le principe contagieux puisé par le bout du sein de la mère aux lèvres d'un nourrisson primitivement affecté, pour être ensuite transplanté, par voie de contact, sur la muqueuse d'un autre enfant; mais je doute que l'on soit fondé à admettre son apparition d'emblée sur le sein d'une nourrice.

*Amygdalite double, menace d'asphyxie, trachéotomie suivie de guérison rapide,* par M. Puech.

( *Gazette hebdomadaire,* p. 593. )

*Du suc de citron et de son emploi comme agent préventif et curatif du scorbut,* par M. O'Rorke.

( *Revue coloniale.* — *Gazette des hôpitaux,* p. 495. )

L'auteur prouve par diverses citations que cet acide est beaucoup employé en Angleterre contre le scorbut; il montre qu'il serait très-facile de l'introduire dans la pratique des chirurgiens de marine, car les citrons existent en grande quantité dans la plupart de nos colonies.

*De l'influence de la navigation et des pays chauds sur la marche de la phthisie pulmonaire,* par M. Rochard.

( *Gazette hebdomadaire,* p. 679. )

M. Rochard défend les idées qu'il a émises dans son travail sur la phthisie pulmonaire. Il analyse, en le réfutant, un mémoire de M. Boudin sur le même sujet.

*Traitement par les douches d'eau froide des fièvres intermittentes de tous les types, etc.,* par M. L. Fleury.

( Acad. des sciences. — 30 novembre. )

Depuis le mois de mai 1847 jusqu'au mois d'octobre de cette année, j'ai traité, dit M. Fleury, par les douches d'eau froide cent quatorze malades atteints de fièvres intermittentes. Ces fièvres avaient été contractées à Paris, à Meudon, à Tours, en Sologne, à Bordeaux, dans le Loiret, la Corrèze, la Charente-Inférieure, et dans plusieurs autres parties de la France ; un grand nombre en Algérie, quelques-unes en Italie et en Espagne. — Sur ces cent quatorze fièvres, quarante-trois étaient récentes et avaient de trois jours à trois mois d'existence, soixante et onze anciennes et rebelles. Toutes les fièvres anciennes étaient accompagnées, à divers degrés, d'un engorgement de la rate ou du foie, ou de ces deux organes, d'anémie, d'asthénie générale, d'un état cachectique plus ou moins grave ; quelques-unes étaient compliquées de dysentérie, d'hématurie, de scorbut, d'albuminurie, d'hallucinations, etc. Les cent quatorze malades atteints de fièvre récente ou ancienne et rebelle ont été guéris par l'emploi exclusif des douches froides, sans qu'une seule récidive soit parvenue à ma connaissance. Une seule douche froide a souvent suffi ; jamais plus de cinq douches n'ont été nécessaires. Lorsque plusieurs douches ont dû être administrées, chaque douche a eu pour résultat de rendre l'accès suivant plus tardif, plus court et moins violent. — Cette action perturbatrice et antipériodique n'est exercée que si les douches froides sont administrées à un moment très-rapproché de l'invasion des accès fébriles, ou même au début de ceux-ci. Le traitement est rigoureusement formulé. Cette action perturbatrice, sur laquelle l'âge et le type de la fièvre n'exercent aucune influence appréciable, peut être opposée avec succès à tous les accidents périodiques de quelque nature qu'ils soient. Elle est le traitement de la périodicité morbide. — Les accès fébriles périodiques étant coupés, des accès irréguliers se sont montrés, dans le plus grand nombre des cas, tant que les viscères engorgés n'ont pas été ramenés à leur volume normal. Sous l'influence biquotidienne des douches locales, hépatiques et spléniques, le foie et la rate n'ont pas tardé à rentrer dans leurs limites physiologiques, et les phénomènes de résolution ont suivi une marche constante. Cette action résolutive des douches froides peut être appliquée avec succès à toutes les congestions sanguines chroniques, passives. — Enfin, sous l'influence biquotidienne de douches froides générales, l'anémie, l'asthénie générale, la cachexie, les complications ont fini par disparaître, et dès lors la guérison a été complète. Cette action reconstitutive des douches froides générales peut être opposée avec succès aux tempéraments lymphatiques, à la scrofule, à la chlorose, à toutes les variétés de l'anémie, de l'asthénie générale et de la cachexie.

Cette analyse résume en grande partie les travaux de M. Fleury, publiés sous les titres suivants :

*De la médication hydrothérapique au point de vue de son mode d'action et de sa durée,* par M. Fleury.

( *Moniteur des hôpitaux,* p. 62. )

*Traitement hydrothérapique contre la fièvre intermittente chez les militaires,* par M. Fleury.

( *Moniteur des hôpitaux,* p. 785, 803, 811. )

*Études pratiques sur l'hydrothérapie,* par M. Collin.

( *Moniteur des hôpitaux,* p. 434. )

L'auteur publie les bons résultats de sa pratique, conforme à celle de M. Fleury ; il rapporte un grand nombre d'observations, qu'il divise en quatre groupes : — 1° fièvres intermittentes ; — 2° rhumatismes et névralgies ; — 3° chlorose, anémie et hystérie ; — 4° urétrite chronique.

*De l'application de l'hydrothérapie au traitement des fièvres intermit-tentes*, par **M. Basset** (service de M. Becquerel).

( *Moniteur des hôpitaux*, p. 233. )

Huit observations prouvent l'efficacité de cette médication. La prescription a consisté à ordonner, le plus près possible de l'accès, deux douches froides simultanées, l'une en pluie, la seconde en jet, cette dernière promenée sur tous les points du corps et dirigée cependant plus particulièrement vers la région splénique.

*Note sur les propriétés fébrifuges de la teinture d'iode*, par **M. Bartaste.**

( *Revue thérapeutique du Midi.* )

Trois observations : trente gouttes prises en trois fois dans les vingt-quatre heures, dans un quart de verre de tisane amère, et à l'issue des accès. Cette dose est répétée deux jours de suite, et l'on peut, par précaution, y revenir huit jours après la cessation des accidents.

*Observation de larves vivantes dans les sinus frontaux d'une jeune fille de neuf ans*, par **M. Legrand du Saulle.**

( Acad. des sciences. — 19 octobre. )

Cette observation montre que des larves d'insectes peuvent être déposées, vivre et se développer dans celles de nos cavités qui sont en communication directe avec l'air extérieur ; — Que la présence de ces corps étrangers peut déterminer des attaques simulant l'hystérie et l'épilepsie ; — Que la destruction de ces animaux est facile, sans inconvénients pour la santé générale, au moyen de vapeurs toxiques.

*Oxyures vermiculaires chez l'adulte ; guérison par le semen-contra à haute dose*, par **M. Marchand.**

( *Annales médicales de la Flandre occidentale.* )

Il faut se servir de semen-contra fraîchement pulvérisé, à la dose de trois cuillerées à café par jour : le matin, à midi et le soir. — Régime animalisé de manière à avoir peu de résidu. — Quelques centigrammes d'opium par jour, pour diminuer le nombre des selles. — Il faut continuer dix ou douze jours.

*Infusoires intestinaux chez l'homme,* par M. P.-H. Halmstein.

( Acad. des sciences. — 30 novembre. )

Un matelot avait conservé, à la suite du choléra, un trouble dans les fonctions digestives, et éprouvé divers accidents propres aux inflammations intestinales. En examinant au microscope du pus recueilli sur une petite ulcération du rectum, et du mucus sécrété par cette portion de l'intestin, l'auteur reconnut dans ces humeurs, outre des cellules de pus et des globules de sang, un grand nombre d'infusoires qu'il décrit et figure sous le nom de *paramecium coli.* Il a depuis observé les mêmes infusoires chez une femme atteinte d'une inflammation chronique du gros intestin. La malade ayant succombé, l'auteur a constaté que les infusoires étaient en plus grand nombre sur les points où la membrane muqueuse était peu altérée, que sur les ulcérations intestinales et dans le pus qu'elles avaient fourni.

Ces infusoires hors de l'intestin meurent très-vite; les matières qui les contiennent doivent être examinées immédiatement ou peu de temps après avoir été recueillies.

*Calculs biliaires ; inflammation et perforation de la vésicule. — Mort,*
par M. Bercioux.

( Bulletin de la Société anatomique, p. 178. )

*Traitement de l'albuminurie aiguë par les drastiques,*
par M. Silvestre.

( Annales médicales de la Flandre occidentale. )

Voici en quoi consiste ce traitement : On commence par les saignées locales et générales dès le début de la maladie, à moins qu'elles ne soient contre-indiquées par un état d'anémie ou d'anasarque trop avancé. En même temps, on place le malade dans les conditions hygiéniques les plus propres à activer les fonctions de la peau ; puis on administre les purgatifs drastiques, et de préférence l'infusion de coloquinte, à la dose d'un demi-scrupule à deux scrupules pour six onces d'eau, et le soir on fait prendre au malade de deux à quatre grains de poudre de Dower.

*Entéro-colite ulcéreuse ; phlébite suppurative de la veine-porte, sans épanchement ascitique ; mort. — Observation,* par M. Ferréol.

( Bulletin de la Société anatomique, p. 74. )

*Anasarque, suite d'albuminurie ; mort par œdème de la glotte. — Observation,* par M. Malherbe.

*Dégénérescence cancéreuse complète des deux capsules surrénales,
n'ayant produit pendant la vie aucune trace de coloration bronzée
de la peau,* par M. E. Besnier.

( *Bulletin de la Société anatomique,* p. 85. )

Dans les réflexions qui suivent cette observation, M. Besnier
appelle l'attention sur la coïncidence chez ce malade d'une
désorganisation complète des capsules surrénales avec la décolo-
ration générale des tissus, et en particulier de la peau. Or, cette
coïncidence bien constatée annule, à elle seule, la seconde conclusion du travail d'Hutchinson, conclusion ainsi formulée : « Il
n'existe pas un seul cas dans lequel, l'autopsie ayant révélé une
désorganisation complète des deux capsules surrénales, par suite
d'une maladie chronique, on ait eu à constater, pendant la vie, la
coloration bronzée de la peau.

*Cancers multiples ( estomac, ganglions mésentériques, pancréas, cap-
sules surrénales), pas de coloration bronzée de la peau. — Observation,* par M. Ferréol.

( *Bulletin de la Société anatomique,* p. 150. )

*Paralysie atrophique des bras, accompagnée d'arthrites multiples,
suite de rhumatisme articulaire aigu. — Emploi des bains. — Guérison,* par M. Berlemont.

( *Gazette des hôpitaux,* p. 518. )

*Parallèle de la goutte et du rhumatisme,* par M. Chauffard.

( Thèse de concours pour l'agrégation. )

M. Chauffard compare ces deux affections dans leur cause,
leur marche, etc., et conclut à la distinction absolue de la goutte
et du rhumatisme.

*Des métastases,* par M. Tholozan.

( Thèse de concours pour l'agrégation. )

M. Tholozan, pour traiter cette question épineuse, a étudié et
analysé les faits, laissant un peu de côté l'histoire si compliquée
des métastases. Il passe successivement en revue différentes
maladies qui montrent que sous la dénomination inexacte de
métastases, se cachent tantôt des phénomènes propres à l'évolution naturelle de l'affection, tantôt des symptômes étrangers à
la maladie primitive et indiquant l'intervention accidentelle d'une
maladie nouvelle qui se surajoute à la première. « Après avoir, dit
M. Tholozan, envisagé au point de vue actuel de la science la
plupart des faits invoqués en faveur de la théorie des métastases,

et avoir démontré que tels qu'ils sont présentés, ils ne prouvent rien pour cette théorie, je suis loin de conclure que les métastases n'existent point. On pourrait, en effet, admettre, après de nouvelles recherches, que dans certaines périodes de maladies aiguës, des matériaux provenant de l'usure des tissus peuvent s'accumuler dans le sang, jusqu'au moment où ils sont éliminés par tel ou tel organe en constituant une sorte d'évacuation critique. »

*Sur les diathèses*, par M. Baumès.

( Acad. de médecine. — 3 mars. )

*Des diathèses*, par M. Racle.

( Thèse de concours pour l'agrégation. )

*Essai d'un tableau de classification nosologique, avec une note explicative*, par M. Beaufils.

( Acad. des sciences. — 30 novembre. )

« Le but principal de ce travail, dit l'auteur dans la lettre d'envoi, est de démontrer que toutes les affections, sauf les névralgies, ont leur siége dans les capillaires ; que c'est par un défaut d'innervation de ces capillaires que les liquides s'altèrent, que les divers systèmes de vitalisme, de solidisme et d'humorisme ne peuvent se séparer, ne forment qu'un tout, qu'un système unique. »

*De l'incubation dans les maladies*, par M. Empis.

( Thèse de concours pour l'agrégation. )

M. Empis regarde comme maladies pour lesquelles *l'incubation* existe, toutes celles qui résultent de l'action sur l'économie d'un principe morbifique spécifique, tel que virus, miasmes, effluves, et dont les effets ne sont sensibles qu'au bout d'un certain temps après leur application. M. Empis étudie ensuite : 1° l'état actuel de nos connaissances sur la période d'incubation des maladies ; — 2° les influences que cette période peut subir de la part de la nature de l'agent morbide spécifique ; de l'individu ou support de la maladie ; des conditions extérieures relatives au climat, à la saison, à la température, au génie épidémique, etc. ; — 3° le diagnostic et le pronostic ; — 4° le traitement et les considérations de police médicale, etc.

*De l'expérimentation en médecine*, par M. Hérard.

( Thèse de concours pour l'agrégation. )

M. Hérard examine d'abord l'expérimentation physiologique,

ét il en trace les régles. Abordant ensuite l'expérimentation en pathologie, l'auteur étudie les expériences tentées sur les animaux et reconnaît les services qu'elles ont rendus à l'histoire des maladies de l'homme; enfin, il trace les régles que doit observer le médecin qui entreprend des expériences sur l'homme sain et malade. Ces règles se rapportent à l'expérimentateur, à la maladie, au sujet de l'expérience, et enfin à l'agent thérapeutique. Cette thèse se termine par l'étude des principes qui doivent diriger dans le choix des agents thérapeutiques à expérimenter.

*Du régime dans les maladies aiguës*, par **M. Lorain.**

( Thèse de concours pour l'agrégation. )

Cette thèse renferme un très-grand nombre de citations empruntées aux médecins anciens et modernes ; au milieu de ces opinions diverses, l'auteur ne pose aucune conclusion.

*Des influences nosocomiales*, par **M. Axenfeld.**

( Thèse de concours pour l'agrégation. )

M. Axenfeld divise ainsi son sujet : 1º En quoi consistent les influences nosocomiales ; —2º quels effets elles déterminent chez les malades exposés à les éprouver ; — 3º quels sont les moyens que l'hygiène leur oppose. Il étudie d'une manière particulière l'insuffisance et la viciation de l'air, et les fâcheux résultats de l'encombrement des malades. Le traitement hygiénique doit être surtout dirigé contre ces mauvaises conditions.

*Des difficultés du diagnostic dans certains cas de pneumonie.*
— Clinique de M. Trousseau.

( *Gazette des hôpitaux*, p. 469. )

Dans certains cas de pneumonie, le frisson, le point de côté, l'expectoration pourront complétement manquer, surtout chez les vieillards et chez les enfants. Le diagnostic entre la pleurésie et la pneumonie n'est pas toujours facile : l'égophonie et la bronchophonie ne sont pas des signes absolus.

*Traitement de la pneumonie par le sulfate de cuivre*, par **M. Mittler.**

( *Annales médicales de la Flandre occidentale.* )

Le médicament est donné à la dose de six à huit grains par jour : une observation.

11

*Cathétérisme du larynx dans un cas de croup, suivant le procédé de M. le docteur Loiseau, par M. Blondeau.*

( *Gazette des hôpitaux*, p. 510. )

La même observation a été publiée dans la *Gazette hebdomadaire*, p. 791, avec quelques réflexions de M. Dechambre. — L'introduction de la sonde dans le larynx n'a présenté aucune difficulté, et l'enfant l'a très-bien supportée. Guérison très-rapide, après quatre cathétérismes.

*Des fumigations comme traitement de la bronchite chronique. — Description d'un nouvel appareil fumigatoire, par M. Mandl.*

( Acad. des sciences. — 30 novembre. )

Les variétés de bronchites pour lesquelles l'auteur recommande ce mode de traitement sont : le catarrhe sec de Laënnec, la bronchite chronique à râle sous-crépitant unilatéral, et la bronchite pleurétique. — « Ces trois variétés, dit-il, forment pour moi un groupe, que je désignerai sous le nom de *bronchite sèche,* caractérisé par la parcimonie et le peu d'étendue des symptômes fournis par l'auscultation et la percussion. — Le traitement consiste uniquement dans l'emploi de fumigations chaudes, faites à l'aide d'un appareil qui se compose d'un ballon en verre, à double tubulure, pourvu d'un tube en caoutchouc et placé sur un pied en cuivre. On verse dans le ballon 60 grammes d'eau et 5 grammes de la composition suivante : acide acétique du verdet, 50 grammes ; créosote, 5 grammes ; eau, 500 grammes. Puis on chauffe le liquide, dont le malade aspire les vapeurs. Progressivement, on augmente la force du liquide employé : la susceptibilité du larynx et des bronches, la durée de la maladie, etc., guideront le médecin. — Le catarrhe muqueux chronique est loin de céder aussi sûrement que la bronchite sèche aux fumigations acides. J'emploie dans ces cas concurremment des vomitifs, répétés toutes les fois que les indique l'abondance des râles. Quant au catarrhe pituiteux proprement dit, si fréquemment combiné avec une affection du cœur, et qui, dans tous les cas, surtout lorsqu'il date déjà de plusieurs années, dénote une altération profonde des muqueuses bronchiques, les fumigations acides, si elles sont supportées, peuvent améliorer, mais non guérir, l'état des bronches. »

*Diabète ; pleurésie intercurrente ( son hydro-aérique, respiration pseudo-amphorique , avec pectoriloquie incomplète), par M. Gallard.*

( *Bulletins de la Société médicale d'observation*, p. 90. )

Observation suivie de réflexions sur les changements de niveau du liquide dans la pleurésie.

*Des oblitérations de la veine-cave supérieure.*

( Gazette des hôpitaux, p. 509. )

C'est le résumé d'un mémoire de M. Oulmont sur ce sujet.

*Observations sur l'occlusion de l'artère pulmonaire par des caillots sanguins, par M. Klinger.*

Quatre observations : la mort survient brusquement comme dans l'apoplexie cérébrale ; on pourra diagnostiquer l'occlusion de l'artère pulmonaire, en se fondant sur la persistance des facultés intellectuelles, jointe à la dyspnée et au refroidissement des extrémités.

*Cyanose congénitale avec rétrécissement de l'artère pulmonaire, chez un jeune homme de vingt-quatre ans, par M. Mérentié.*

( Gazette des hôpitaux, p. 470. )

*Anévrisme de la partie postérieure de la crosse de l'aorte comprimant le nerf pneumogastrique et la trachée-artère. — Symptômes fonctionnels. — Absence de signes physiques, par M. Delaunay.*

*Dilatation de l'aorte et du tronc brachio-céphalique ; artérite chronique généralisée ; cancer de l'estomac. — Observation, par M. T. Mauriac.*

( Bulletin de la Société anatomique, p. 129. )

*Lettre sur les concrétions sanguines des artères,* par M. Forget.

( Gazette hebdomadaire, p. 819. )

Des considérations développées dans ce travail, M. Forget tire les conclusions suivantes. « L'oblitération des artères par des caillots sanguins est un fait anatomique des plus ordinaires. — Il est assez difficile de distinguer les caillots simplement cadavériques des caillots qui se sont formés peu de temps avant la mort. — Il n'est pas moins difficile de préciser la cause morbide des caillots artériels qui se sont formés pendant la vie ; — il nous paraît démontré que les causes formelles de la coagulation artérielle sont de plusieurs espèces ; — l'embolie, comme cause d'oblitération artérielle, est un fait très-admissible en théorie et que certains faits paraissent démontrer expérimentalement ; — les observations produites en faveur de ce genre d'étiologie n'offrent pas toute la rigueur et l'authenticité désirables ; — la démonstration pathologique et anatomique de l'embolie me paraît beaucoup plus difficile qu'on ne l'a prétendu et qu'on ne le croit généralement ; — l'artérite est un fait pathologique et anatomique qui nous paraît incontestable ; — l'artérite me paraît être plus souvent la cause que l'effet des concrétions sanguines des artères ;

— la gangrène peut résulter plus ou moins directement de diverses causes, y compris les concrétions sanguines artérielles ; la gangrène résulte formellement de l'obstruction des artères, quelle que soit la cause de cette obstruction ; — le ramollissement cérébral est de plusieurs espèces et peut résulter de causes différentes ; — l'oblitération des artères cérébrales par des caillots sanguins, en tant que cause de ramollissement cérébral, est, sinon douteuse, au moins très-difficile à démontrer ; — l'embolie, comme cause d'obstruction artérielle et, consécutivement, de ramollissement cérébral, me paraît extrêmement difficile à démontrer anatomiquement ; — l'embolie est un fait qui me paraît acquis à la science, mais un fait rare, exceptionnel, qui ne comporte ni l'évidence ni la généralité que lui prêtent quelques observateurs, et qui réclame, par conséquent, des études ultérieures.

*Des polypes (concrétions sanguines) artériels*, par M. Legroux.

( *Gazette hebdomadaire*, p. 788. )

Cet intéressant mémoire n'étant pas publié en entier, nous en renvoyons l'analyse à l'année prochaine.

*Embolie artérielle*, par M. Schützenberger.

( *Gazette médicale de Strasbourg*, 20 avril. )

D'après l'auteur, des concrétions fibrineuses, ou des corps solides formés dans le cœur ou dans les gros vaisseaux à sang rouge, peuvent se détacher de leur siége primitif, être transportés par le torrent circulatoire, et obturer différentes branches secondaires de l'arbre artériel. L'embolie artérielle est une maladie réelle longtemps méconnue, assez fréquente et fort grave. — Son existence est prouvée par l'induction scientifique, des observations cliniques, par des recherches nécroscopiques. — La cause la plus fréquemment observée réside dans des concrétions fibrineuses ou calcaires, ou des excroissances polypiformes développées sur la valvule mitrale et entraînées par le courant sanguin. — La forme, le volume, la consistance, la coloration et la nature des corps obturants, sont variables et diffèrent notablement, selon que l'obturation que l'on examine est ancienne ou récente. Dans le premier cas, ces corps peuvent avoir subi des transformations qui les rendent méconnaissables ; dans le second, il est possible de constater leur nature fibrineuse, calcaire, verruqueuse, etc. — Quand les malades ne succombent pas à une première obturation artérielle, il s'en produit ordinairement d'autres ; la multiplicité et la successivité des lésions artérielles est un des caractères de la maladie. — L'obturation multiple peut se produire successivement de la périphérie vers le cœur, dans différents points d'une même branche artérielle ou dans des divisions artérielles différentes. — Les artères que l'on a trouvées le plus souvent obturées sont : les artères sylvienne, carotide interne, celles des extrémités inférieures et supérieures, les artères spléniques et rénales, l'artère carotide externe, les mésentériques, etc. — L'obturation se produit d'ordinaire au point de rétrécissement d'une branche artérielle, immédiatement au-dessous de la bifurcation ou du point de départ d'une grosse branche, dans les points où une artère s'infléchit ou traverse des canaux aponévrotiques ou osseux. — Au début de l'obturation embolique, les tuniques artérielles sont saines ; le bouchon obturateur est coiffé par un coagulum récent, qui s'étend au-dessus jusqu'à la prochaine collatérale ; au-dessous, l'artère peut être vide ou remplie par des coagulations sanguines récentes. — Les bouchons obturateurs diffèrent des caillots secondaires par leur couleur, leur consistance, leur composition. — A la suite d'une obturation artérielle, la tunique externe peut s'enflammer consécutivement ; le bouchon contracte des adhérences avec la tunique interne, et le tout se transforme en un tissu comme ligamenteux. — Si, à la suite d'une obturation artérielle, il s'établit une circulation collatérale suffisante, la lésion reste locale et n'entraîne que des perturbations fonctionnelles passagères. — Si, à la suite d'une obturation artérielle, la circulation collatérale est nulle, incomplète ou insuffisante, des altérations consécutives se produisent dans les organes auxquels l'artère se distribue. — A la suite de l'obturation des artères des membres, sans circulation collatérale, il se produit un arrêt de circulation qui entraîne la mortification et la gangrène ; celle-ci est générale ou partielle, sèche ou humide. — Dans les organes parenchymateux, l'obturation des branches artérielles produit des infarctus sanguins ou fibrineux, très-exactement circonscrits. — Dans le cerveau, l'infarctus donne ordinairement lieu au ramollissement jaune ; mais il est infiniment probable que certaines indurations circonscrites dépendent de l'obturation de ramuscules artériels. — Dans la rate et dans les reins, l'infarctus, suite d'obturation, constitue une lésion toute spéciale, exactement circonscrite, de forme ordinairement conique, de coloration variable, selon son ancienneté, et souvent plus dense que le reste du parenchyme. — Il est probable que l'embolie des petites artères peut produire d'autres lésions encore peu connues des organes parenchymateux. — Les symptômes de l'embolie artérielle varient suivant les artères obturées. — L'embolie des artères cérébrales produit des perturbations fonctionnelles analogues à l'attaque d'apoplexie ; les symptômes ne diffèrent pas de ceux de l'hémorrhagie cérébrale ou du ramollissement aigu. — L'embolie des artères des membres se traduit par des sensations d'engourdissement, de fourmillement, d'élancement douloureux dans les membres, par le refroidissement, la cessation des battements artériels. Ces accidents peuvent disparaître si une circulation collatérale s'établit; dans le cas contraire, les symptômes ultérieurs sont ceux de la gangrène générale ou partielle, sèche ou humide. — L'embolie des artères splénique et rénale est d'ordinaire latente. — Le traitement de cette affection ne peut être, quant à présent, que palliatif et symptomatique.

*Sur les embolies*, par M. Marc Sée.

( *Gazette hebdomadaire*, p. 801. )

M. Sée passe en revue les travaux publiés sur ce sujet, et résume ainsi les caractères essentiels qui distinguent les embolies : 1° siége des concrétions, qui se rencontrent toujours au niveau d'une bifurcation du vaisseau ou à la naissance d'une grosse branche ; — 2° multiplicité des caillots, entre lesquels le vaisseau est souvent parfaitement vide ; — 3° existence d'un corps particulier au centre d'un caillot sanguin, et coexistence de corps semblables sur un point éloigné du système artériel ; — 4° invasion subite des accidents, toujours les mêmes dans ces circonstances ;—5° état de la paroi artérielle, dont l'altération est le plus avancée au niveau de l'embolie ; — 6° existence et disposition des caillots secondaires ; au centre l'embolie, tout autour un caillot secondaire, dont l'aspect, la couleur, la consistance, tranchent de la manière la plus frappante sur ceux de l'embolie.

*Ramollissement cérébral par oblitération artérielle*, par M. Fritz.

( *Gazette hebdomadaire*, p. 911. )

Résumé de trente-six observations prises dans différents auteurs.

*Sur un nouveau signe distinctif de l'hémorrhagie et du ramollissement cérébral*, par M. Belluzi.

( *Presse médicale belge*. )

Une observation.—L'auteur pense qu'il existe des cas d'hémorrhagie cérébrale où le sentiment, le mouvement et l'intelligence ne sont pas tous lésés en même temps, et que la loi posée par Récamier et M. Trousseau n'est pas d'une valeur absolue.

*Des paralysies sans lésions organiques appréciables*, par M. Barnier.

( Thèse de concours pour l'agrégation. )

Après un court historique, l'auteur donne les caractères généraux de ces paralysies, en étudie le début, la marche et le diagnostic, qui présente souvent de grandes difficultés. Il décrit les paralysies essentielles du mouvement et de la sensibilité, et enfin il étudie les paralysies essentielles, envisagées d'après leurs causes. Ce chapitre, dans une pareille question, n'est pas le moins intéressant.—Le traitement consiste à éloigner la cause des désordres et à combattre après ou simultanément, d'après ces cas, la paralysie elle-même. Pour atteindre ce dernier résultat, l'auteur préconise surtout l'électricité.

*Mémoire sur les paralysies dynamiques ou nerveuses*, par M. Macario.

( *Gazette médicale*, n°s 6, 7, 10, etc. )

Nous attendrons, pour analyser ce long mémoire, qu'il ait été publié en entier.

*Méningite cérébrale ; de l'emploi de l'huile de croton dans cette affection,*
par M. Henriette.

( *Presse médicale belge.* )

Une observation de guérison par les purgatifs énergiques et les frictions d'huile de croton pratiquées sur la peau du crâne.

*Paralysie générale avec atrophie musculaire, inexpliquée par l'autopsie*
*cadavérique ,* par M. Bourguignon.

( *Gazette hebomadaire*, p. 827. )

A l'autopsie, on a trouvé dans le cerveau un foyer apoplectique de date récente, qui n'avait donné lieu à aucun symptôme ; d'un autre côté, la paralysie générale, qui datait de longtemps, n'avait donné lieu à aucune lésion appréciable des centres nerveux.

*Kyste séro-purulent développé au-devant du bulbe rachidien ,*
par M. Riquart.

( *Journal de médecine de Bordeaux.* )

Ce n'est que dans les derniers jours que le sujet de cette observation a éprouvé quelques symptômes, tels que l'immobilité de la tête, son renversement en arrière, l'asphyxie, etc. Auparavant il n'y avait eu aucun trouble de l'intelligence, de la motilité ou de la sensibilité.

*Siége anatomique , altérations pathologiques et causes de l'épilepsie ,*
par M. Schrœder van der Kolk.

( Congrès de Bonn. — *Gazette hebdomadaire*, p. 851. )

L'orateur cherche surtout à définir le siége anatomique de cette affection. Il décrit la moelle épinière, rapportant aux nerfs bilatéraux qui en naissent certains effets manifestes dans les courts accès d'épilepsie, et démontre que cette partie du système cérébro-spinal communiquant avec le cerveau, le cervelet et la moelle, est le siége précis des actions réflexes. C'est dans la moelle allongée que le savant professeur place le siége de l'épilepsie. Les recherches de Brown-Séquard viennent encore donner plus de poids à cette opinion. Elles démontrent que c'est à la moelle allongée qu'on doit rapporter les crampes bilatérales de l'épilepsie, les phénomènes convulsifs de la langue et de la luette. Enfin, les altérations pathologiques, l'augmentation du calibre des vaisseaux, s'accompagnant ou non de l'épaississement de leurs parois, les épanchements albumineux, le ramollissement, la dégénérescence graisseuse de la moelle épinière, tout vient confirmer cette manière de voir. Du reste, la moelle peut être affectée, et la cause occasionnelle se manifester brusquement et provoquer l'affection que rien ne décelait jusqu'alors ; c'est ainsi que des vers intestinaux, des obstructions, des strictures intestinales (surtout celles du colon), les affections des reins, l'onanisme, des accidents traumatiques peuvent être causes déterminantes et provoquer une affection dont l'altération pathologique se préparait depuis longtemps.

*Névralgie ilio-scrotale. — Efficacité des bains de vapeur,*
par M. Gintrac.

( *Journal de médecine de Bordeaux.* )

*Du traitement de l'hystérie,* par M. Piorry.

( *Gazette des hôpitaux,* p. 513. )

L'hystérie est produite par des causes très-diverses; aussi il n'y a pas de spécifique contre ces innombrables névropathies. —Conditions hygiéniques, de nature à modifier la constitution nerveuse. — Quand on peut saisir le moment où se fait la transmission de l'aura, il faut donner une potion avec la quinine (1 gramme de sulfate de quinine).—Il est difficile, sinon impossible, d'arrêter les périodes successives d'une attaque.

*Rhumatisme du diaphragme, ou diaphragmodynie,*
par M. Chenevier.

Trois observations et quelques réflexions, qui peuvent être considérées comme une histoire de cette affection.

*Note sur un nouveau cas d'empoisonnement par les vapeurs d'essence de térébenthine, par suite du séjour dans un appartement fraîchement peint,* par M. Marchal ( de Calvi ).

( Acad. des sciences. — 23 novembre )

*Du traitement de l'acné par les préparations d'iodure de mercure,*
par M. Hardy.

( *Moniteur des hôpitaux*, p. 402. )

M. Hardy rapporte plusieurs observations pour prouver l'efficacité de ces préparations. La pommade avec le biiodure est plus
énergique que celle qui contient du protoiodure.— Dans les cas
simples, protoiodure, 75 centigrammes pour 30 grammes d'axonge;
pour produire une action bien plus puissante, il faut appliquer
une pommade composée de parties égales d'axonge et de biiodure. Les effets obtenus ressemblent beaucoup alors à ceux qui
suivent l'application de la pommade d'iodure de chlorure mercureux.

*Sur l'iodure de chlorure mercureux*, par M. Rochard.

M. Rochard, en 1856, envoya à l'Académie des sciences un mémoire sur les bons effets qu'il avait obtenus de ce médicament
dans le traitement de l'acné rosacea. Depuis cette époque, il a
défendu ses opinions et il a débattu la question de priorité dans
plusieurs lettres adressées à l'Académie des sciences ou aux journaux.

*Un mot sur l'action comparée du biiodure de mercure, et de l'iodure*
*de chlorure mercureux, dans le traitement de l'acné et des maladies*
*cutanées en général.*

( *Moniteur des hôpitaux*, p. 453. )

*Traitement rationnel de la couperose et de quelques autres affections*
*chroniques de la peau,* par M. Duchesne-Duparc.

( *Gazette des hôpitaux*, p. 138. )

L'auteur insiste sur les désordres qui existent du côté du tube
digestif; il faut les prendre en considération dans le traitement
des affections cutanées.

*Des éruptions du premier âge,* par M. Duchesne-Duparc.

( *France médicale*, p. 250. )

L'auteur, dans ce travail, étudie spécialement les gourmes ou
*achores* d'Alibert. On ne doit nullement s'inquiéter d'une semblable éruption chez un enfant sain, quand le mal, peu étendu,
est le résultat de causes peu actives, temporaires et faciles à
apprécier, surtout si le petit malade conserve sa gaieté et son
appétit. Un achore abondant, lié à une constitution mauvaise et
détériorée, est toujours plus sérieux, en ce sens qu'il peut deve-

11.

nir une nouvelle source d'épuisement. Mais le pronostic prend de
la gravité si le mal reconnaît pour cause la présence, dans l'économie, de quelque principe virulent accidentel ou héréditaire; car,
dans ce cas, l'achore se trouve lié à l'état général de la constitution.

*Leçons théoriques et cliniques sur les affections cutanées parasitaires.*
*— Leçons de Mr. Bazin ; rédigées par M. Pouquet.*

( *Moniteur des hôpitaux*, p. 657. )

M. Bazin donne les résultats de sa longue pratique. Les opinions du médecin de Saint-Louis sont appelées à jouer un rôle
très-important dans la dermatologie ; aussi elles méritent d'être
analysées avec soin ; nous attendrons pour cela la réunion de ces
leçons en un volume qui doit bientôt paraître.

*Des efflorescences, ou des exanthèmes cutanés et des exanthèmes des*
*membranes muqueuses, envisagés sous le point de vue de leurs causes*
*ou de leurs agents physiologiques, thérapeutiques et pathologiques,*
*et de leur traitement,* par M. Trousseau.

( *Gazette des hôpitaux*, p. 550.)

Dans cette clinique, M. Trousseau passe en revue les exanthèmes cutanés et muqueux survenant sous l'influence de l'administration de certains médicaments : il les compare à ceux qui surviennent par suite de l'exagération de la sécrétion normale. Dans
ce dernier cas, on voit l'effet du changement de quantité dans
l'émonction ; dans le premier, l'effet est dû au changement de la
qualité.

*De l'emploi de l'ortie commune dans quelques dermatoses chroniques,*
par M. V. Guillabert.

( *France médicale*, p. 338. )

*Observation de croup ; chlorate de potasse, trachéotomie ; guérison.*
*— Comparaison de l'action du chlorate de potasse dans la stomatite*
*ulcéro-membraneuse, et la diphthérite gutturale et laryngo-trachéale.*
*— Ces maladies appartiennent-elles au même ordre nosologique? —*
Pratique de M. Legendre, par M. Gauchet.

( *Union médicale*, p. 560. )

Cette observation a une signification défavorable à l'emploi du
chlorate de potasse dans le croup. Comme le chlorate de potasse
réussit dans la stomatite ulcéro-membraneuse, il est permis de
se demander si ces deux affections sont de même nature, malgré
l'identité des lésions anatomiques.

*Croup traité par le chlorate de potasse*, par M. Petit.

( *Gazette des hôpitaux*, p. 487. )

· Une observation de guérison.

*Note sur le traitement du croup par le chlorate de potasse ,*
*par M. Ferrand.*

( *Union médicale*, p. 511. )

Le chlorate de potasse n'a pas donné de bons résultats à
M. Ferrand.

*Des abcès du poumon.* — Clinique de M. Trousseau.

( *Gazette des hôpitaux*, p. 433. )

Deux observations d'abcès pulmonaires, suivies de réflexions.
Le diagnostic entre les vomiques pulmonaires et les vomiques
pleurales est basé surtout sur les quantités différentes du pus
rendu, et sur l'époque différente de l'ouverture des vomiques.
Dans la vomique pleurale, la quantité de liquide est plus abondante.

*Quelques réflexions sur les altérations des organes dans l'hémoptysie*
*et sur le traitement de cette maladie*, par M. Gendrin.·

( *Gazette des hôpitaux*, p. 405. )

*Kystes hydatiques de la plèvre droite et du foie*, par M. Caron.

( *Société médicale d'observation*, p. 210. )

Après avoir rapporté l'observation, M. Caron en discute les
circonstances diverses, étudie avec soin les lésions trouvées à
l'autopsie, et il en conclut que le kyste s'était développé au-
dessus du diaphragme, entre lui et la cavité de la plèvre.

*D'une modification dans le procédé usuel de percussion plessimétrique*
*pour reconnaître l'existence d'indurations pulmonaires.* — *Traite-*
*ment de la phthisie tuberculeuse,* par M. Piorry.

( *Gazette des hôpitaux*, p. 602. )

M. Piorry place le plessimètre et percute de façon que le choc
soit dirigé dans le sens du plus grand diamètre du poumon, c'est-
à-dire verticalement. Le traitement de la *pneumophymie* consiste
principalement dans l'usage des inspirations de vapeurs d'iode,
de l'iodure de potassium administré à l'intérieur, et des frictions
sous les clavicules avec la teinture d'iode plus ou moins étendue.
Ce traitement est modifié, bien entendu, et combiné avec d'autres

moyens, suivant les indications fournies par les divers états organo-pathologiques constituant ou compliquant l'affection.

*Recherches cliniques sur l'emploi d'un nouveau procédé de mensuration dans la pleurésie*, par M. Woillez.

( *Travaux de la Société médicale d'observation*, p. 1. )

Nous avons indiqué, p. 122, l'instrument dont se sert M. Woillez; voici les conclusions cliniques que ce médecin a posées : « 1° La mensuration de la poitrine, avec mon cyrtomètre, est le seul procédé qui puisse constater les divers modes d'ampliation ou de rétrocession thoraciques, non sensibles à la vue, qui se produisent dans le cours des maladies. — 2° L'ampliation se fait par l'expansion des parois de la poitrine, ordinairement des deux côtés ; tantôt d'arrière en avant, avec ou sans augmentation d'étendue du contour circulaire du thorax ; tantôt dans une direction transversale ou diagonale, et alors toujours avec augmentation d'étendue du périmètre. La rétrocession se fait par le retrait des parois thoraciques, à la suite de l'ampliation. — 3° Dans la pleurésie, cette ampliation répond aux progrès croissants, et cette rétrocession aux progrès décroissants de l'épanchement. — 4° Ces signes permettent de suivre la marche de la pleurésie, même en l'absence de tout autre signe de percussion ou d'auscultation ; car, avec l'emploi du cyrtomètre, il n'y a pas d'épanchement à marche latente. — 5° L'ampliation thoracique se prolongeant ou se montrant de nouveau au delà des limites de l'ampliation du début, après quinze jours environ dans les pleurésies simples, et vingt-cinq à trente jours dans les pleurésies compliquées, doit faire porter un pronostic fâcheux, et faire craindre un accroissement excessif de l'épanchement. — 6° La rétrocession de la poitrine, au contraire, est un signe pronostique favorable ; il a surtout une grande valeur, lorsqu'il annonce la résorption du liquide, alors que les autres signes sont stationnaires. — 7° La thoracentèse est opportune lorsque l'on constate l'ampliation insolite qui fait porter un pronostic défavorable, l'épanchement étant alors rebelle aux moyens médicaux, et tendant manifestement à devenir excessif. — 8° Dans les cas d'épanchement abondant, et, en apparence, stationnaire, la rétrocession thoracique qui survient empêche de pratiquer inutilement ou trop tôt la thoracentèse, en révélant la résorption cachée du liquide. — 9° La mensuration par le cyrtomètre empêche aussi de ponctionner la poitrine trop tard, lorsque, après la résorption du liquide, de fausses membranes épaisses peuvent faire croire à un épanchement pleurétique abondant. Le cyrtomètre annonce alors, au lieu de l'ampliation thoracique qui réclame la thoracentèse, une rétrocession générale ou un rétrécissement, non visible, du côté affecté. »

*De la valeur de l'aphonie au point de vue du diagnostic dans la phthisie
pulmonaire,* par M. Cade.

( *Gazette des hôpitaux,* p. 274. )

Plusieurs observations d'aphonie, coïncidant avec des lésions
diverses ; pas de règles générales.

*Études d'histologie pathologique sur le mode d'apparition et l'évolution
des tubercules dans le tissu pulmonaire,* par M. Luis.

( Thèse inaugurale. — Paris. )

Ce travail important, fait avec soin, ouvre une voie nouvelle à
l'étude de l'anatomie pathologique du tubercule : « Je me suis
principalement attaché, dit M. Luis, non pas à étudier les tubercules comme des corps étrangers implantés dans le tissu pulmonaire et s'y créant une existence propre, mais bien à préciser
l'état d'un poumon normal et à suivre les altérations diverses par
lesquelles passent successivement chacun de ses éléments anatomiques, lorsqu'il se trouve infiltré du dépôt tuberculeux. » Après
une première partie historique et critique, M. Luis, fidèle à son
programme, fait la structure normale du poumon : il étudie ensuite la *granulation grise,* sur laquelle il donne les conclusions
suivantes : 1° Le dépôt plastique qui constitue la granulation
grise est vraisemblablement toujours précédé d'une forte congestion des vaisseaux, suivie d'une exsudation plus ou moins chargée
des éléments du sang. — 2° Ce dépôt occupe la cavité d'un lobule ou celle d'un groupe variable en nombre de vésicules, où il
subit les métamorphoses sus-indiquées. — 3° Toute granulation
grise passe fatalement à l'état jaune par l'adjonction des molécu-
les graisseuses, dont on peut constater la présence dès l'apparition du plasma (tubercule cru); à l'état de ramollissement (tubercule ramolli), ou bien à l'état athéromateux et crétacé. —
Conclusions sur la *matière tuberculeuse jaune.* 1° On constate
l'irruption précédée ou non d'une vive turgescence vasculaire,
d'un dépôt plastique chargé, dès le début de son apparition, d'un
nombre considérable d'éléments graisseux. — 2° Ce dépôt occupe
pareillement la cavité d'un lobule ou d'un groupe de vésicules.
— 3° Il passe sur place à différents degrés d'organisation et de
décomposition inverse, comme dans les granulations grises ;
même tendance, dans sa masse, à l'organisation du centre à la
circonférence, en tissu fibreux. Au centre, une dissociation progressive, tendant à la fonte générale et à la chute en deliquium
organique ; à la périphérie et dans l'épaisseur des travées, organisation d'un tissu fibreux dense et serré. — 4° Les éléments
intermédiaires sont au complet : noyaux libres, cellules à un seul

et à noyaux multiples, cellules fusiformes, rien n'y manque. — Les deux dépôts plastiques, à partir du point où la matière grise passe à l'état graisseux, subissent désormais parallèlement une marche progressive, complétement identique, dont le dernier terme semble être la condensation en tissu fibreux de toute la portion de la masse de ces deux plasmas, douée d'une certaine plasticité. — L'auteur décrit, dans le chapitre des *tubercules athéromateux*, différentes transformations que subissent les tubercules. De cette étude si complète, M. Luis tire des conséquences cliniques qui expliquent les phénomènes observés pendant la vie.

*De la valeur diagnostique et pronostique des crachements de sang.*
— Clinique de M. Trousseau.

(*Gazette des hôpitaux*, p. 513. )

*Traitement de la phthisie par le déplacement des malades,*
par M. Champouillon.

( Acad. des sciences. — 16 novembre. )

M. Champouillon a publié dans la *Gazette des Hôpitaux* plusieurs articles sur les villes vers lesquelles on dirige le plus habituellement les phthisiques. Son mémoire à l'Institut a beaucoup d'analogie avec les publications de la *Gazette des hôpitaux*. — Après avoir soigneusement recherché les mérites et les inconvénients des principales résidences fréquentées par les tuberculeux, M. Champouillon a déduit de cette étude les bases de la classification suivante — 1° *Disposition héréditaire à la phthisie ; poitrine faible.* Pau ( les mois de février, mars et avril exceptés), Cannes, Villefranche, la campagne de Nice, Mantoue, Sorrente, Madère (l'automne excepté), Alger (du mois de janvier au mois de mai), Rome (en octobre, mars et avril), le Caire( pendant l'automne et l'hiver). — 2° *Phthisie chez les sujets lymphatiques ou scrofuleux.* Venise, Sorrente, Gênes, Cannes, Villefranche, Hyères (octobre et novembre exceptés). — 3° *Phthisie avec toux brève, fréquente, aride, muqueuse, pulmonaire, irritable.* Venise, Madère, Pise, Mantoue, le Caire, Alger. — 4° *Phthisie catarrhale.* Pau, Madère, Alger, Cannes, Villefranche, Hyères. — 5° *Phthisie chez les sujets opprimés par la tristesse.* Venise, Alger, Albano, Frascati, environs de Naples, Florence.— 6° *Phthisie chez les sujets nerveux.* Mantoue, Pise, Madère, Venise. — 7° *Phthisie à forme hémoptoïque.* Toutes les stations méridionales (Pise, Rome et Naples exceptées). — *Phthisie colliquative.* Pau, Hyères, Cannes, Villefranche, Madère, Alger.

*Moyen de prévenir les stigmates de la variole,* par M. Duval.

( *France médicale,* p. 60. )

Il s'agit, soit au début de la maladie, soit vers le deuxième ou troisième jour de l'éruption, de prendre de l'ammoniaque ordinaire, c'est-à-dire à 25 degrés centigrades, et d'y tremper un masque en toile ou en coton. — Le masque est appliqué sur la figure du patient pendant quatre minutes ; il est ensuite remplacé par un masque trempé dans un liniment oléo-calcaire.

*De la scarlatine.* — Clinique de M. Trousseau.

( *Gazette des hôpitaux,* p. 277. )

Les leçons de M. Trousseau sur la scarlatine, déjà reproduites plusieurs fois, ont été publiées cette année par la *Gazette des hôpitaux,* p. 277, par la *Gazette hebdomadaire,* p. 409, et par l'*Union médicale.*

*Fièvres typhoïdes,* par M. Foucart.

( *France médicale,* p. 244. )

M. Foucart donne les trois observations suivantes : — Fièvre typhoïde ; mort imprévue, suite d'une perforation intestinale. — Fièvre typhoïde survenue pendant l'état perpuéral. — Récidive d'une fièvre typhoïde après quatre mois.

*De l'épidémie de fièvre typhoïde qui a régné à Paris dans les mois d'août et de septembre 1857,* par M. Hervieux.

( *Union médicale,* p. 568. )

M. Hervieux a observé surtout des fièvres typhoïdes à forme abdominale. Il a dû s'abstenir d'employer les purgatifs.

*Fièvre typhoïde ; transformation de cette fièvre en intermittente, et réciproquement.* — Observation tirée du service de M. Trousseau.

( *France médicale,* p. 203. )

*Recherches sur les caractères épidémiques de la fièvre typhoïde pendant ces dernières années,* par M. Basset.

( Thèse inaugurale. — Paris. )

M. Basset a observé dans les hôpitaux où il a été interne. Il s'attache d'abord à prouver que l'épidémie a existé ; puis il passe en revue les différents symptômes, en notant les particularités de cette épidémie. L'auteur s'appuie trop souvent sur la statistique, pour qu'il soit possible d'analyser son travail en quelques mots. Quant au traitement, ce sont les toniques qui ont donné le meilleur résultat. Il ne faut pas en conclure, dit M. Basset, qu'ils seront efficaces dans toutes les épidémies.

*De l'ictère hémophéique*, par M. Gubler.

( *Union médicale*, p. 503. )

M. Gubler appelle l'attention sur les ictères qui, semblables aux ictères bilieux, existent sans que rien indique la présence de la matière colorante de la bile dans les tissus ou les sécrétions. Il rapporte une observation de « colique de plomb, jaunisse intense ; pas de matière colorante de la bile dans les urines, qui sont cependant foncées en couleur. » M. Gubler s'est assuré que la matière colorante de l'urine n'était pas la biliphéine. Il donne l'explication suivante : Puisque la teinte des urines a présenté des modifications parallèles à celles de la peau, il est probable que, dans la sécrétion rénale, comme dans les tissus, la coloration reconnaissait la même cause. Et comme, dans l'urine, elle était due à une matière jaune différente de celle de la bile, mais paraissant n'être autre chose que la matière colorante ordinaire de l'urine plus ou moins modifiée ; comme d'autre part l'urine renferme normalement une substance colorante qui a la plus grande analogie avec celle de la sérosité du sang, il est permis de se demander si la jaunisse ne serait pas due ici à l'accumulation de cette dernière matière colorante, c'est-à-dire de l'hémophéine.

*Observation curieuse de colique nerveuse endémique des pays chauds, enrayée par le sulfate de quinine à hautes doses. — Analogie de nature entre cette affection et les autres fièvres larvées ou névralgiques paludéennes ; par M. Fonssagrives.*

( *Union médicale*, p. 603. )

*Note sur un nouveau mode de traitement de la dysentérie,*
par M. Daudé.

( *Union médicale*, p. 569. )

L'auteur emploie la glycérine à la dose de 30 grammes pour 150 grammes de liquide émollient en lavement, et à la dose de 45 grammes pour 300 grammes de véhicule. — Il pense que la glycérine agit d'une manière efficace : 1° en délayant les matières fécales et en modifiant l'inflammation de mauvaise nature localisée sur le gros intestin ; 2° en détergeant et favorisant la cicatrisation des ulcérations ; 3° en s'opposant à la formation et au séjour des matières putrides, ou les modifiant peut-être de manière à neutraliser leur action pernicieuse.

*Des dyspepsies.* — Leçons cliniques de M. Trousseau.

( *Union médicale*, p. 305. )

*Recherches sur les invaginations morbides de l'intestin grêle, et sur les caractères qui les distinguent de celles du gros intestin,* par M. J. Bucquoy.

( *Société médicale d'observation*, p. 181. )

Une observation très-détaillée avec des réflexions dont l'auteur tire les conclusions suivantes : 1° Les invaginations morbides de l'intestin présentent des caractères qu'il importe de distinguer, suivant qu'elles ont leur siége dans l'intestin grêle ou dans le gros intestin ; de là leur division naturelle en invaginations de l'intestin grêle et du gros intestin. — 2° Bien que l'invagination soit une affection peu fréquente, les observations d'invaginations du gros intestin sont assez nombreuses ; celles de l'intestin grêle sont, au contraire, excessivement rares. — 3° Lorsqu'aux accidents de l'iléus se joint une dépressibilité anormale de la fosse iliaque droite, la présence d'une tumeur du côté gauche, et des mucosités sanguinolentes dans les selles, il est probable que la cause de la maladie doit être rapportée à une invagination du gros intestin. Ces caractères manquent ordinairement, ou du moins varient beaucoup dans l'intussusception de l'intestin grêle. — 4° L'absence du météorisme et les vomissements bilieux pendant toute la durée de la maladie sont les signes qui indiquent que l'invagination a son siége dans la partie supérieure de l'intestin grêle. Le ballonnement du ventre et les vomissements stercoraux ne se rencontrent que lorsqu'elle occupe la portion inférieure du tube digestif. — 5° L'intussusception du gros intestin s'accompagne le plus souvent d'accidents inflammatoires promptement mortels (péritonite, ulcérations, gangrène) ; celle de l'intestin grêle peut quelquefois ne pas se compliquer d'inflammation ; sa marche est lente, et la terminaison funeste est le résultat de l'épuisement du malade. L'invagination de l'intestin grêle peut aussi guérir spontanément, car elle offre les conditions les plus avantageuses pour la seule terminaison favorable de la maladie, l'élimination des parties invaginées. — 6° S'il y a lieu de recourir à un traitement chirurgical, deux méthodes sont en présence : la gastrotomie simple et l'entérotomie. La gastrotomie simple ne doit être pratiquée que dans les cas rares où l'invagination occupe la partie supérieure de l'intestin grêle, et encore faut-il, pour qu'elle ait quelque chance de succès, que la maladie ne se complique pas d'accidents inflammatoires marqués. C'est donc une méthode exceptionnelle. L'entérotomie trouve, au contraire, son application dans tous les cas où l'invagination siége au gros intestin ; c'est là la méthode générale, et l'expérience prouve qu'elle donne des résultats satisfaisants.

*Étude sur le diagnostic et sur le traitement de l'occlusion de l'intestin dans la cavité de l'abdomen,* par M. Besnier.

( Thèse inaugurale. — Paris. )

Quatre observations inédites. — M. Besnier, dans une première partie de son travail, fait le diagnostic général et donne les règles qui doivent faire distinguer l'occlusion intestinale de l'étranglement herniaire, de la péritonite, de diverses affections (choléra, dysentérie). — L'occlusion intestinale étant reconnue, l'auteur examine à l'aide de quels caractères on pourra reconnaître dans certains cas, soupçonner dans d'autres, que l'on observe telle ou telle variété. Il passe en revue l'occlusion par invagination, l'étranglement proprement dit, l'obstruction intestinale, l'oblitération. Le chapitre du traitement est divisé en trois parties : 1° moyens mécaniques; 2° moyens médicaux; 3° moyens chirurgicaux.

*Des éléments morbides et des complications dans les maladies.*
— Clinique de M. Trousseau.

( *Gazette des hôpitaux*, p. 221. )

M. Trousseau insiste surtout sur ce point : — Dans un grand nombre de circonstances, les éléments diathésiques viennent compliquer et dominer la maladie. Or, lorsque nos moyens thérapeutiques peuvent lutter avec avantage contre l'expression de la diathèse, qui si souvent se jette à la traverse d'une affection aiguë ou chronique, ils détruisent la complication.

*Traitement du rhumatisme articulaire aigu par le sulfate de quinine; vomitifs* ( service de M. Beau ).

( *France médicale*, p. 315. )

Une observation suivie de réflexions : — Il y a souvent des états gastriques qui compliquent le rhumastisme, et qui constituent ce que l'on pourrait appeler des *rhumatismes bilieux.* Dans cette forme, ce qu'il faut tout d'abord attaquer, c'est l'état gastrique, l'embarras de l'estomac, et si l'on fait usage de moyens énergiques, il arrivera souvent que la médication dirigée contre l'état secondaire, négligé trop fréquemment comme insignifiant, suffira pour faire disparaître la maladie principale.

Phlegmatia alba dolens *hors l'état puerpéral,* par M. Trousseau.

( *Gazette des hôpitaux*, p. 545. )

M. Trousseau rejette la compression énergique du traitement de la phlébite profonde, car on oblitère par ce moyen les veines superficielles, seule voie ouverte à la circulation. Il se contente d'une compression modérée, dont l'effet doit être d'empêcher les veines de devenir variqueuses.

*De l'érysipèle*, par M. Aubrée.

( Thèse inaugurale. — Paris. )

M. Aubrée étudie l'érysipèle, guidé par l'idée suivante de M. Marrotte, son maître.—Dans l'érysipèle, c'est l'état général qui domine toute la scène pathologique, et la fièvre concomitante qui règle la nature et la marche des symptômes qui se manifestent à la peau. Ce travail donne une histoire assez complète de l'érysipèle, sauf le traitement qui n'a pas, dit M. Aubrée, d'après notre manière d'envisager l'érysipèle, l'importance qu'on pourrait lui supposer.

*Des hémorrhoïdes.* — Clinique de M. Piorry.

( *Union médicale*, p. 262. )

*De quelques moyens de traitement du diabète sucré*, par M. Trousseau.

( *Gazette des hôpitaux*, p. 297. )

Observations de trois malades qui ont séjourné pendant un an dans le service de M. Trousseau. Il y a une amélioration sensible. Après huit ou neuf mois d'essais et de tâtonnements, il est devenu évident pour M. Trousseau que le meilleur régime pour les diabétiques est un régime mixte dans lequel les substances animales toutefois tiennent le premier rang, et dans lequel entrent ensuite les végétaux frais en assez grande quantité, et les féculents en proportion moindre. Le régime mixte, les préparations ferrugineuses, la noix vomique et le quinquina, et voire même les préparations alcalines, mais pendant un certain temps seulement; tel est l'ensemble des moyens auxquels M. Trousseau croit pouvoir attribuer l'amélioration notable survenue dans l'état de ces malades.

*Du choléra cutané ou sudoral*, par M. J. Roux.

( *Union médicale*, p. 565. )

*Mort subite dans un cas de suette miliaire observé à l'hôpital Saint-Antoine*, par M. Hervieux.

( *Union médicale*, p. 521. )

M. Hervieux rapporte cette observation non pas à la forme foudroyante, mais à la forme maligne, en raison de la façon insidieuse dont les faits se sont accomplis.

*Asphyxie par le gaz hydrogène carboné ( gaz de l'éclairage ),*
par M. Régnier.

( *France médicale*, p. 278. )

Cette observation semble prouver que ce gaz n'est pas seulement impropre à la respiration, mais qu'il est toxique par lui-même et susceptible de déterminer la mort.

*De la chlorose et de l'anémie,* par M. Leclerc.

( *Gazette des hôpitaux*, p. 139. )

*De quelques points de la pathologie du cœur,* par M. Pasteur.

( Thèse inaugurale. — Paris. )

Ce travail a été rédigé d'après les doctrines de M. Gendrin. M. Pasteur insiste surtout sur l'influence particulière des diverses lésions cardiaques sur la circulation pulmonaire; il rapporte des observations pleines d'intérêt. Cette thèse se termine par une étude générale de la cachexie dans les maladies du cœur.

*Considérations cliniques sur les auras épileptiques. — Théorie rationnelle des attaques d'épilepsie,* par M. Piorry.

( *Gazette des hôpitaux*, p. 75. )

*Note sur le traitement de la chorée par les anésthésiques,*
par M. E. Gery.

( *Gazette des hôpitaux*, p. 203. )

Puisque la cause de la mort est due à l'intensité des mouvements, il faut faire cesser les mouvements; on obtient promptement ce résultat par l'inhalation de vapeurs anésthésiques.

*Mémoire sur l'hémorrhagie méningée intra-arachnoïdienne à forme convulsive,* par M. Binet.

( *Société médicale d'observation*, p. 137. )

Ce mémoire a été fait à propos d'une observation d'abcès du lobe antérieur du cerveau ( voir page 77 de l'*Annuaire* ). M. Binet rapporte trois autres observations. La conclusion générale de ce mémoire est que, le plus souvent, les convulsions épileptiformes sont le symptôme culminant de l'hémorrhagie arachnoïdienne, et que la paralysie n'est pas un phénomène habituel dans cette maladie.

*Méningite aiguë suivie d'épanchement. — Guérison,* par M. Hiard.

( *Gazette des hôpitaux*, p. 580. )

### Des émissions sanguines dans l'hémorrhagie cérébrale , par M. Ardouin.

( *Gazette des hôpitaux*, p. 370. )

Quatre observations avec ces conclusions : — 1° La saignée est funeste dans certains cas d'hémorrhagie cérébrale, et hâte la mort des malades ; — 2° dans d'autres cas, il serait irrationnel de méconnaitre son action bienfaisante et la large part qui lui revient dans la guérison obtenue ; — 3° quelquefois, au contraire, on doit fonder ses meilleures chances de succès sur l'exclusion des émissions sanguines. De ces conclusions partielles se dégage cette autre conclusion générale : que la saignée dans les hémorrhagies cérébrales ne doit être ni toujours pratiquée, ni systématiquement proscrite , ce qui nous conduit à une question d'opportunité.

### De l'action *thérapeutique des bains d'eau*, par **M. Duriau.**

( *Gazette des hôpitaux*, p. 78. )

M. Duriau s'est proposé, en expérimentant d'après les données de la physiologie, de tirer de l'oubli certaines pratiques à peu près tombées en désuétude.

### *Hypertrophie ganglionnaire générale; fistules lympathiques; cachexie , sans leucémie*, par **M. Bonfils.**

( *Société médicale d'observation*, p. 157. )

M. Bonfils, dans les judicieuses réflexions qui suivent sa longue observation , insiste surtout sur l'hypertrophie ganglionnaire générale *simple*. Il montre combien cette affection est rare, et, étudiant ensuite la marche de la maladie, il conclut que l'on trouve ailleurs que dans les tumeurs cancéreuses du suc et une période de ramollissement, qui ont été et sont encore considérés comme des signes anatomiques pathognomoniques du cancer.

---

## CHIRURGIE.

---

### *Mémoire sur la guérison par absorption des abcès symptomatiques du mal vertébral,* par **M. Bouvier.**

( *Archives générales de médecine*, p. 1. )

Conclusions de ce mémoire : — 1° La disparition des abcès symptomatiques du mal vertébral par l'absorption du pus est un mode de guérison préférable à tout autre. —2° Ce mode de guérison est beaucoup plus fréquent qu'on ne le croit communément. — 3° En général, l'art ne doit rien négliger pour obtenir cette résorption, avant d'en venir à l'évacuation du pus. — 4° La méthode curative par absorption, trop négligée jusqu'ici, doit donc figurer au premier rang dans le traitement de cette affection. —5° L'étude des conditions qui favorisent cette résorption spontanée conduit à des médications souvent assez efficaces pour opérer le même résultat par l'intervention de l'art. — 6° Il est des circonstances qui contre-indiquent l'emploi exclusif de cette méthode, et qui commandent l'évacuation immédiate du pus. — 7° Même dans ce cas, le traitement par absorption est souvent utile, combiné avec l'évacuation d'une partie du pus produit, suivant une pratique déjà conseillée par Abernethy.

*Études pratiques sur le traitement des abcès par congestion,*
par M. Am. Pain.

( *Bulletin de Thérapeutique,* p. 197. )

1° Il n'y a plus lieu de prononcer contre les abcès par congestion ces sentences décourageantes pour le médecin, qui faisaient de la guérison un but impossible à atteindre. — 2° Comme l'a établi, par tant de faits, M. Bouvier, la guérison par absorption est bien plus fréquente qu'on ne le croit généralement ; cette guérison est préférable à toute autre, et, avant de songer à l'évacuation du pus, le médecin doit la rechercher par tous les moyens possibles. — 3° Quand le mal arrive à une période assez avancée pour qu'il soit nécessaire d'intervenir chirurgicalement, on aura recours de préférence aux ponctions successives, pratiquées d'après le procédé de M. Guérin, et, tandis qu'on pratiquera l'évacuation du pus, la méthode par absorption sera continuée avec non moins d'activité qu'auparavant. — 4° Si l'on s'efforce de remettre les choses en leur véritable état, de rechercher d'une manière précise les limites de l'efficacité des injections iodées dans les abcès par congestion, on trouve que la guérison radicale par l'iode, en tant que topique, n'est qu'une usurpation faite en son nom, et qu'il convient de ne lui conserver que son application comme antiputride, après la formation d'une fistule.

*Sur la suture entrecoupée, substituée à la suture entortillée, pour la réunion des bords du bec-de-lièvre unilatéral simple, et de celui qui est compliqué de bifidité des os maxillaires,* par M. G. Mirault.

( Société de chirurgie. — *Bulletin de Thérapeutique,* LII, p. 353. )

Dans la première partie de son mémoire, M. Mirault rapporte

six observations qui montrent l'efficacité de la suture entrecoupée. — Il reproche à la suture entortillée la présence des
épingles et l'étranglement des tissus engorgés, et il donne la
préférence à la suture entrecoupée.

*De la méthode opératoire exploratrice,* par M. Alquié.

( *Bulletin de Thérapeutique,* LIII, p. 102. )

Dans cet article, M. Alquié cite de nombreux exemples d'erreurs chirurgicales ; pour en diminuer le nombre, l'auteur veut
qu'au lieu d'avoir recours de prime abord à une opération extrême, le chirurgien se livre à des recherches nécessaires et
préalables sur les parties altérées.

*Difficulté du diagnostic des corps étrangers dans les tissus,*
par M. Marchant.

( *Union médicale de la Gironde.* )

Plusieurs observations dans lesquelles on voit des douleurs
très-vives, ayant résisté à tous les traitements, cesser brusquement après l'extirpation de corps étrangers dont les malades
n'avaient nullement conscience.

*Traitement des fractures de la région dorso-lombaire de la colonne
vertébrale,* extrait des leçons de M. Bonnet, de Lyon, rédigées par
M. Delore.

( *Bulletin de Thérapeutique,* p. 391. )

Quelques réflexions sur l'étiologie des fractures de la colonne
vertébrale, qui ont lieu le plus souvent par la flexion en avant ou
en arrière. — Précautions pour le diagnostic. — Traitement par
les appareils de M. Bonnet ; bons effets qu'en ont retirés plusieurs
malades, dont les observations sont rapportées.

*Observation de fracture de l'olécrane,* par M. Saucerotte.

( *Union médicale,* p. 26. )

Fracture transversale de l'olécrane, traitée sans appareil ; cal
ligamenteux très-long ; pas de gêne dans les mouvement de flexion
et d'extension.

*Études sur le déplacement des fragments dans les fractures
de la clavicule,* par M. Fano.

( *Union médicale,* p. 101. )

Après un court historique, M. Fano cite cinq observations, dont
il tire les conclusions suivantes : — 1° Que, dans les fractures de

la partie moyenne et du tiers externe de la clavicule, le déplacement que subissent les fragments ne saurait être soumis à des lois régulières et absolues. — 2° Que l'existence d'une fracture de la clavicule ne comporte pas nécessairement l'abolition des mouvements d'élévation du membre correspondant. — Et, comme corollaire de la première proposition, il nous semble tout à fait déraisonnable de vouloir appliquer un seul genre d'appareil pour toutes les fractures de la clavicule indistinctement.

*Considérations sur l'influence qu'a exercée l'humidité à l'Hôtel-Dieu de Clermont pendant les mois d'avril et mai*, par le docteur Fleury.

( *Gazette médicale.* — Paris, n° 12. )

Dans un hôpital bien exposé, bien aéré, M. Fleury a vu, à la suite de pluies considérables, survenir un grand nombre de complications à caractère adynamique. L'auteur rapporte onze observations, et regarde l'humidité comme la cause de l'espèce d'épidémie dont il a été témoin.

*Nouveaux moyens de contribuer au succès de la réunion immédiate ( issue directe des fils à ligature à travers la peau; suture à plans superposés)*, par le professeur Bouisson ( de Montpellier ).

( *Bulletin de Thérapeutique*, p. 257. )

Après avoir passé en revue les différents modes de traitement des plaies, l'auteur donne la préférence à la *réunion immédiate*, qui permet d'assimiler autant que possible une plaie ordinaire à une plaie sous-cutanée simple. — Pour diminuer les inconvénients dus à la présence des ligatures qui parcourent un long trajet à travers les plaies d'amputation, M. Bouisson propose de diriger les fils par le chemin le plus court vers l'extérieur, à travers l'épaisseur même de la peau, au moyen d'une aiguille droite; de telle sorte qu'aucun fil ne vient correspondre aux lèvres de la plaie. Ce procédé a toujours donné de bons résultats dans la pratique.

*Résection de la tête et du col du fémur; désarticulation de la cuisse d'avec le bassin par une seule incision. — Nouvelle méthode*, par B. Larghi.

( *Gazette médicale*, p. 8. )

Comparaison du fémur à l'humérus. — Les procédés de résection et de désarticulation pour les bras et la cuisse doivent être basés sur le même principe. Description d'un nouveau procédé.

*Considérations sur le traitement des blessures à l'armée de Crimée,*
par M. Baudens.

(Acad. des sciences. — 6 avril.)

Considérations sur les balles coniques : elles entrent en droite
ligne et produisent des éclats d'os plus nombreux et plus éten-
dus ; la résistance les déforme, sans presque les faire dévier.
M. Baudens condamne la pratique du débridement pour les plaies
d'armes à feu ; il préconise l'emploi de ses appareils pour les
fractures du fémur, déterminées par des projectiles.

*Observation d'amputation scapulo-humérale avec résection partielle de
la clavicule et de l'apophyse coracoïde pour une mutilation compliquée de l'épaule,* par le docteur Michalski. — Rapport de M. le docteur Larrey.

(Acad. de médecine. — 14 avril.)

Cette observation laisse beaucoup à désirer pour les détails ;
elle ne peut être considérée que comme un cas rare de guérison,
à la suite d'une grande mutilation.

*Des tumeurs myéloïdes et myélokystiques du tissu osseux,* par le docteur
Henri Gray, traduit par M. Peter.

(*Archives générales de médecine,* p. 135.)

D'après l'auteur, il existe une classe de tumeurs se développant
à la surface ou dans l'intérieur des os, et qui ressemblent tellement à une affection cancéreuse, que l'œil nu est impuissant à
en découvrir la véritable nature ; tandis que l'examen microscopique prouve qu'elles sont en partie constituées par des éléments
identiques de tout point avec quelques-uns de ceux de la moelle,
et en partie par un élément fibreux entremêlé de kystes ou de
quelques-uns des éléments primordiaux des os. L'auteur établit
ensuite la bénignité de ces tumeurs, sur leur marche lente et
l'absence de récidive après l'ablation.

*Modifications des cartilages dans les inflammations des articulations,*
par O. Weber.

(Congrès de Bonn. — *Gazette hebdomadaire,* p. 810.)

Dans l'inflammation suppurative aiguë, le cartilage perd son
poli et se recouvre d'un cercle de vaisseaux de nouvelle formation. Ce réseau, qui, dans le principe, recouvre seulement le cartilage, finit par pénétrer dans son épaisseur ; il communique alors
avec les vaisseaux provenant des canalicules médullaires de l'os.
Le cartilage est ramolli, vasculaire et comme graisseux. Ces vaisseaux de nouvelle formation finissent par faire adhérer deux surfaces articulaires ; ils se réunissent comme les villosités du chorion.

— L'examen microscopique fait voir une énorme augmentation et une grande prolifération (multiplication endogène) des cellules des cartilages. Ce sont de véritables cavités, remplies de jeunes cellules identiques à des corpuscules de pus, qu'elles contribuent probablement à former. Ceci est d'accord avec les observations de His sur l'inflammation de la cornée. Là aussi, les corpuscules spéciaux de cette membrane augmentent de volume, et, par suite de la division des cellules nouvelles, se produisent les corpuscules de pus. De même la production de capillaires nouveaux dans les cartilages enflammés ressemble à ce qui se passe dans la kératite; ce ne sont plus des vaisseaux séreux qui se dilatent, mais bien de nouveaux capillaires qui se forment. On en observe deux formes bien distinctes : tantôt des trabécules ou des bourgeons pleins naissent de cellules en fuseau ; ils se creusent d'une cavité, et ne sont perméables au sang que beaucoup plus tard (ce mode s'observe aussi dans les granulations); tantôt un système de cellules conjonctives ramifiées se canalise. Les cellules rayonnées et anastomosées par leurs prolongements croissent dans les vides du cartilage, qui lui-même se décompose par la dégénérescence graisseuse et granuleuse de la substance fondamentale. — Les choses ne se passent pas de même dans les arthrites chroniques, parmi lesquelles nous rangerons aussi le *malum senile*. Autour de l'extrémité osseuse se forme une couche qui s'ossifie et sépare alors l'os du cartilage. Ce dernier se divise et se décompose; il perd son poli, et prend un aspect inégal et rugueux. Quand la division atteint la couche osseuse, on voit des morceaux entiers de cartilage se détacher; le cartilage a l'air rongé. Cette destruction atteint d'abord la couche de nouvelle formation, et l'usure de cette dernière est surtout sensible sur les points où le frottement se répète le plus souvent, c'est-à-dire vers le milieu du cartilage. Les bords de celui-ci subissent une prolifération considérable et forment un repli sur les côtés de l'os. Ce repli se sclérose promptement, et cela avant que l'usure du milieu de l'articulation soit complète : c'est ce qui donne à l'os cette forme de champignon si marquée dans le *malum senile;* car, tandis que le milieu se ramollit, se décompose et se détruit, on voit sur les bords prolifération, hypertrophie et nouvelle formation de l'os; les villosités de la synoviale subissent une hypertrophie semblable; elles s'allongent en franges longues et en forme de massue, contiennent de véritables cellules de cartilages, et peuvent, de même que les cellules de cartilage détaché, dont les cellules se multiplient, devenir le noyau de corps étrangers.

*Serre-nœud,* par M. Maisonneuve.

(Acad. de médecine. — 20 janvier. )

Ce serre-nœud est destiné à pratiquer la ligature par écrasement ou écrasement linéaire. Cet instrument est construit sur le principe du serre-nœud de Graeff, dont il ne diffère que par un volume plus considérable, et surtout une disposition particulière de l'anneau terminal.

*Observation de névralgie faciale traitée avec succès par la résection du nerf sous-orbitaire et la cautérisation du nerf dans le canal osseux. — Nouveau procédé pour pratiquer cette opération, par Hergott ( de Strasbourg ).*

( Bulletin de Thérapeutique, p. 202. )

Historique. — La résection ne donne de bons résultats que lorsqu'elle est suivie de la cautérisation du nerf. — Considérations anatomiques sur le trou et le nerf sous-orbitaire. Incision de trois centimètres dans une direction intermédiaires aux sillons génio-palpébral et génio-labial ; dissection lente jusqu'au nerf.

*Section des nerfs buccal et lingual dans la névralgie trifaciale. — Opérations nouvelles, par M. Michel.*

( Gazette médicale de Strasbourg. — 25 décembre. )

M. Michel établit que l'on n'a pas assez tenu compte, dans la récidive des névralgies, à la suite des sections nerveuses, des sensations associées, provoquées par de nouveaux points de départ de la douleur ; — qu'il est possible de couper et exciser les branches buccale et linguale du trijumeau, la première, par une incision à la peau de la joue, la seconde, par une incision à la muqueuse buccale.

*De la carie des dents*, par M. Oudet.

( Union médicale, p. 416. )

Nous ne pouvons que donner le sommaire de ce travail ; caractères des altérations des dents. — Leurs analogies avec les altérations des autres productions du système tégumentaire. — Fractures des dents. — Du tissu cortical. — Hypertrophie de la substance corticale. — Atrophie de l'émail. — Réflexions sur l'induction, l'observation et la valeur des faits.

*Ablation du corps de l'os maxillaire inférieur par un boulet de canon. — Réparation des parties molles. — Résultats consécutifs observés quarante-huit ans après la mutilation, par P. Hutin.*

( Acad. de médecine. — 21 avril. )

Il s'agit d'un militaire, J.-B. Retrouvé, atteint, à la bataille de Wagram en 1809, par un boulet de petit calibre, qui lui enleva le corps de la mâchoire et le plancher de la bouche. La langue était pendante au devant du cou. Un lambeau qui restait pendant fut réappliqué et maintenu par des points de suture. On put faire prendre des boissons sans sonde, ni biberon. La déglutition, quoique entravée, se faisait relativement assez bien. — Quatre mois après, on put appliquer à cet invalide un menton d'argent qu'il conserva depuis. — M. Hutin a revu ce blessé en 1850. Il a 'trouvé la lèvre inférieure inclinée en avant et le plancher de la bouche percé d'une ouverture de 6 centimètres et demi transversalement et sur 2 et demi d'avant en arrière. La langue avait conservé des adhérences avec le bord de l'ouverture sous-mentale ; les mouvements étaient bornés ; cependant, le blessé pouvait, en ramenant la pointe en. arrière, l'appliquer sur l'ouverture et fermer celle-ci. Il ne restait plus de trace des glandes sub-linguales et de la sous-maxillaire droite, ni de leur conduit excréteur. Les nerfs maxillaires inférieurs déchirés ne se décelaient par aucun renflement terminal sensible. — Les joues étaient et sont encore altérées vers la ligne médiane par leur propre poids et par l'action rétractile du tissu cicatriciel. Leur pression continue sur les dents et sur les parois alvéolaires a vaincu la résistance des lames palato-maxillaires, qui sont rétrécies et déformées par suite d'atrophie. Si encore la langue était restée dans la bouche, sa présence aurait pu combattre peut-être cette tendance au rapprochement des arcades dentaires. — Que reste-t-il à faire à Retrouvé ? M. Hutin croit que l'état des parties mutilées ne permet pas d'en tenter la restauration. — Il pense, avec M. Larrey, qu'il faut, à tous égards, respecter l'état présent de l'invalide pour ne pas obtenir pis en cherchant mieux.

*Nouveau cas d'ablation totale de la mâchoire inférieure, exécutée avec succès*, par M. Maisonneuve.

( Acad. des sciences. — 10 août. )

C'est le troisième cas d'ablation totale de la mâchoire inférieure ; tous les trois ont été suivis de succès et exempts dans leur exécution, dans leurs suites et dans leurs résultats, des difficultés et des inconvénients dont on s'était effrayé jusqu'alors. Il est à remarquer que, dans ces trois opérations, M. Maisonneuve a conservé le périoste intact, selon la maxime établie par M. Flourens, et c'est à cette circonstance capitale qu'il attribue la plus grande part du succès. M. Maisonneuve donne les conclusions suivantes : — 1° L'ablation totale de la mâchoire inférieure peut être soumise à des règles précises ; — 2° elle n'est ni plus difficile, ni plus dangereuse qu'un grand nombre d'opérations usuelles ; — 3° elle n'entraîne aucune difformité grave ; — 4° elle ne compromet aucune fonction importante ; — 5° elle se prête parfaitement à l'application d'un dentier artificiel ; — 6° elle mérite, à tous égards, de prendre rang dans la science à titre d'opération régulière.

*Corps étranger (pièce de monnaie de cuivre) arrêté profondément dans l'œsophage ; extraction à l'aide du crochet à bascule de Graeff.*

( *Bulletin de Thérapeutique*, LII, p. 135. )

*Corps étranger. — Extraction, à l'aide d'un nouvel instrument, d'une pièce de cinq francs engagée depuis trois jours dans l'œsophage,* par M. Kuhn.

( *Gazette médicale. — Bulletin de Thérapeutique*, LII, p. 232. )

Cet instrument n'est autre chose qu'un fil de fer recourbé en forme de crochet.

*Obstruction intestinale. — Entérotomie*, par M. Briquet.

( Société de médecine du département de la Seine. — *Gazette hebdomadaire*, p. 82. )

Une femme, ayant une obstruction intestinale, depuis vingt jours, a été opérée par M. Velpeau, qui a ouvert le cœcum. Une énorme évacuation a eu lieu ; il y a huit jours que l'opération a été pratiquée et tout va bien, quoique la malade s'affaiblisse. — M. A. Richard rappelle le procédé et les succès de M. Nélaton. Différentes observations sont citées.

*Plaie abdominale donnant issue à une portion de l'épiploon. — Guérison par tamponnement épiploïque. —* Pratique de M. Jobert de Lamballe.

( *Bulletin de Thérapeutique*, LIII, p. 85. )

*Nouveaux faits de hernies étranglées réduites sous l'influence de l'action du café,* par M. I. Carrère.

( *Bulletin de Thérapeutique*, LIII, p. 34. )

Quelques tasses d'infusion de café ont suffi pour amener, dans deux cas, la réduction des hernies étranglées.

*Moyen de détruire les effets de l'action musculaire pendant la réduction des hernies étranglées.*

( *British. med. Journ. —* Janvier. )

Ce moyen, employé par M. Buchanan, consiste à faire faire au malade de fortes expirations, accompagnées d'inspirations lentes et peu abondantes.

*Emploi de la belladone dans le traitement des hernies étranglées,* par M. de Larue.

( *Revue thérapeutique du Midi. —* Janvier. )

C'est une nouvelle observation de guérison obtenue par M. de

Larue. Ce praticien emploie la potion suivante : — Eau distillée, 60 grammes ; — Extrait aqueux de belladone, 20 centigrammes ; — Sirop de fleurs d'oranger, 30 grammes. — A prendre par cuillerée à café, de quart d'heure en quart d'heure.

*Note sur l'atrésie de l'anus. — Lettre adressée à la Société de chirurgie au sujet d'une discussion récente sur ce vice de conformation, par M. Goyrand ( d'Aix ).*

( *Bulletin de Thérapeutique*, LII, 248. )

Dans cette lettre, l'auteur rapporte deux nouveaux faits ; il rejette les procédés par ponction, et recommande les grandes incisions sur la ligne médiane.

*De la déformation de l'épaule consécutive à la contracture du rhomboïde et de l'angulaire, et de son traitement par l'électrisation localisée, par M. R. Philippeaux.*

( *Bulletin de Thérapeutique*, LII, p. 297. )

1° Déformation de l'épaule consécutive à la contracture du rhomboïde. — Guérison par l'excitation électrique, localisée dans le muscle antagoniste, le grand dentelé ; — 2° Déformation de l'épaule consécutive à la contracture de l'angulaire et du rhomboïde. — Guérison par l'excitation électrique, localisée dans leur musle antagoniste, le grand dentelé. — Tel est le résumé des deux observations publiées par l'auteur, qui recommande d'employer l'électricité avec des intermittences très-rapides.

*Nécessité de l'emploi du cautère actuel dans le traitement de la pourriture d'hôpital ; bons effets des applications locales d'éther sulfurique après la cautérisation.*

( *Bulletin de Thérapeutique*, LII, p. 556. )

Deux observations recueillies à Montpellier.

*Ingestion volontaire de 30 grammes d'ammoniaque caustique. — Sialorrhée excessivement abondante. — Emploi avantageux du chlorate de potasse, par M. Fonssagrives.*

( *Union médicale*, p. 49. )

Dans cette observation, on a noté, entre autres symptômes, une hypersécrétion très-abondante des glandules salivaires et des follicules mucipares du pharynx. Le chlorate de potasse a donné de bons résultats, et l'auteur se demande si le chlorate de potasse exerce sur les glandes mucipares du pharynx et de l'œsophage une action assez analogue à celle qu'on lui attribue sur les glandes salivaires, et si bientôt on ne constatera pas que les cryptes de la muqueuse des bronches sont également justiciables de son action, et si ce beau médicament ne sera pas employé avec succès contre certains catarrhes phlegmorrhagiques.

*Observation d'opération de trachéotomie faite dans des circonstances tout exceptionnelles et pratiquée pour combattre une asphyxie déterminée par la compression sur la trachée du corps thyroïde hypertrophié, par* M. A. François.

( Acad. de médecine. — 16 juin. )

Propositions émises par l'auteur : Dans un goître parenchymateux, lorsque la toux est rauque, quoique la parole soit libre, il faut redouter l'asphyxie. — Le son de voix normale avec une respiration sifflante indique une compression à la partie inférieure de la trachée, sans affection du larynx. — Le volume extérieur de la tumeur n'est pas toujours en raison directe des accidents qu'elle peut déterminer; il faut prendre garde de s'en laisser imposer par ce signe, et redouter un développement profond. — Quand le corps thyroïde hypertrophié comprime la trachée-artère, et détermine une asphyxie promptement mortelle, tenter la trachéotomie à travers la tumeur, c'est à peu près tenter l'impossible. — La laryngotomie, dans ce cas, est une mauvaise opération, qui ne doit pas avoir de succès. — Chercher la trachée-artère, en renversant de haut en bas le corps thyroïde, c'est s'exposer à une hémorrhagie foudroyante par la difficulté des ligatures et la dilatation énorme des vaisseaux. — L'opération la plus rationnelle consiste à chercher la trachée derrière le sternum, à en suivre la direction avec le doigt, à isoler les deux lobes, et, en admettant que ces deux lobes soient unis par un pont (ce qui n'est pas constant), la division de ce pont sera toujours plus facile et plus sûre que n'importe quelle opération. — La canule ne doit être ni trop longue ni trop courte. Trop courte, elle n'arrive pas jusqu'à l'obstacle ; trop longue, elle comprime la trachée par son extrémité inférieure, cause de la douleur, et rend, par un défaut de parallélisme, le passage de l'air difficile. — Le collodion est le meilleur moyen pour maintenir la canule en place.

*De la thyroïdite ( goître aigu) et du goître enflammé (goître chronique enflammé ),* par L.-J. Bauchet.

( *Gazette hebdomadaire,* p. 19. )

Ce travail contient sept observations originales ; c'est la première publication importante sur ce sujet. De sages préceptes pour le traitement sont tirés de l'étude consciencieuse des symptômes et de la marche de la maladie.

*De l'emploi des fumigations intra-pleurales consécutives à l'opération
de la thoracentèse, par M. Ancelet.*

( Acad. des sciences. — 26 janvier. )

L'auteur n'a pas mis en pratique cette méthode sur des malades.

*Nouvelle observation de rhinoplastie par le procédé à double lambeau
de la cloison sous-nasale, par M. C. Sédillot.*

( Acad. des sciences. — 5 octobre. )

Le but de l'opérateur est de montrer les avantages du double
lambeau de la cloison sous-nasale.

*Nouveau procédé de rhinoplastie latérale ayant pour but de conserver
la régularité du contour des narines, par M. Bouisson.*

( Bulletin de Thérapeutique, p. 62. )

De plusieurs faits qu'il rapporte avec détail et des considérations qui les suivent, M. Bouisson conclut : que la rhinoplastie,
et spécialement la restauration partielle de l'aile du nez, est susceptible, dans beaucoup de cas, d'un perfectionnement qui écarte
toute difformité, et qui maintient les mouvements de l'aile du
nez ; — que ce résultat s'obtient en appliquant la méthode française par un procédé ayant pour but de soutenir le lambeau réparateur de l'aile du nez et de conserver à la narine son contour
naturel ; — que ce procédé consiste à ménager les portions saines
de la cloison et du cartilage latéral du nez, et à découper en
lanière le contour naturel de la narine, pour en faire la bordure
du rebord inférieur du lambeau qui doit s'encadrer dans la perte
de substance.

*Moyen de prévenir la récidive du cancer du sein après son extirpation,
par M. Bonnet.*

( Gazette médicale de Lyon, n° 1. )

M. Bonnet commence par un traitement général capable de
détruire toute disposition intérieure. L'opération est ensuite pratiquée ; puis le traitement général est repris.— L'auteur passe en
revue l'influence que peuvent exercer l'hydrothérapie, l'hygiène
et quelques substances de la matière médicale.

*De l'influence de l'opération sur la durée de la vie des femmes
dans le cas de cancer du sein, par M. Paget.*

( The Lancet. — Janvier. )

L'auteur a rassemblé un très-grand nombre de cas, qu'il a

groupés, et dont voici la conclusion : sur soixante-quinze femmes non soumises à l'opération, la durée moyenne de la vie, à partir de la première observation de la maladie, a été de quarante-huit mois, tandis que, sur soixante-quatre femmes qui ont été opérées et qui ont survécu aux suites immédiates de l'opération, la durée moyenne de la vie a été de plus de cinquante-deux mois.

*Trois observations d'hydarthroses du genou traitées par la ponction et les injections iodées. — Hydarthrose aiguë; hydrarthrose chronique; hydarthrose intermittente. — Guérison,* par M. Veillard.

( Union médicale, p. 189. )

L'auteur rapporte trois observations recueillies dans le service de M. Robert, il rappelle les travaux faits sur ce sujet et termine ainsi : « Comparativement aux autres traitements, les injections iodées ont produit merveille; elles ont guéri des hydarthroses plus ou moins invétérées, ayant résisté à une foule de traitements. Les hommes de l'art devraient s'estimer bien heureux s'ils possédaient beaucoup de moyens thérapeutiques aussi peu dangereux et aussi énergiques. »

*Deux observations d'anthrax traités par les grandes incisions.*

( Bulletin de Thérapeutique, LII, p. 180. )

Extrait d'une leçon de M. Nélaton, par M. Rouyer : « Quand les incisions pourront être faites à une époque assez rapprochée du début de l'affection, elles pourront prévenir la gangrène du tissu cellulaire sous-cutané. »

*Rétention d'urine provoquée par de hautes doses de sulfate de quinine,* par M. Brun.

( Bulletin de Thérapeutique, p. 272. )

C'est une simple observation tendant à prouver que le sulfate de quinine peut produire des accidents du côté des voies urinaires. M. Ségalas avait appelé l'attention sur ce point dans le *Bulletin de Thérapeutique*, t. LI, p. 325.

*Amputation de la verge.* — Nouveau procédé, par le docteur Roux ( de Toulon ).

( Gazette hebdomadaire, p. 113. )

Il s'agit de l'amputation de la verge dans sa *partie adhérente.* — On fait relever les bourses; puis on pratique, en dehors du raphé périnéal et de la cloison du dartos, une incision qui, commençant immédiatement au-dessous des bourses, divise celles-ci, contourne ensuite la verge en décrivant, sur les deux côtés de la peau qui la recouvre, une courbe à convexité regardant le gland, et se termine au pubis, sur la ligne médiane. — Dissection et écartement des bourses comme un livre que l'on ouvre : on a alors sous les yeux le vrai théâtre de l'opération. — Après la guérison, les deux testicules restent entièrement séparés par une fente profonde médiane, au fond de laquelle est l'ouverture du canal de l'urètre. — Une observation.

*Observation de fongus bénin du testicule consécutif à une orchite aiguë.*

( *Revue thérapeutique du Midi.* — Mars. )

*Recherches prouvant que diverses tumeurs, dites sarcocèles du testicule, siégent dans l'épididyme,* par M. Ch. Robin.

( *Gazette médicale*, p. 138. )

Les faits que l'auteur décrit démontrent pour l'épididyme, comme ceux qu'il a signalés ailleurs le prouvent pour la mamelle, que les tumeurs de cet organe ne sont pas de simples accumulations d'éléments anatomiques sans ordre ni règle; que ces tumeurs sont composées d'éléments qui, sans être identiques à ceux de l'épididyme normal, leur sont pourtant assez analogues pour faire reconnaître par eux-mêmes l'origine du produit; que d'autre part, ces éléments offrent une texture en forme de tubes analogues à ceux de l'épididyme, tant dans la tumeur primitive que dans celles qui apparaissent consécutivement dans les ganglions lymphatiques, etc., de telle sorte que, lorsqu'on les trouve dans les ganglions lymphatiques, on doit les regarder en quelque sorte comme des organes accidentels particuliers, nés d'une manière anormale chez l'adulte; la cause, chez l'adulte, est la même que celle qui a, chez l'embryon, amené la naissance des organes normaux, mais seulement elle est ici troublée par des conditions individuelles générales qui ne sont pas encore déterminées.

*Traitement palliatif des fistules vésico-vaginales,* par M. Reybard.

( *Gazette médicale de Lyon.* — Mars. )

M. Reybard propose deux moyens : 1° l'urine, en arrivant dans le vagin, est reçue par une éponge qui la conduit dans un urinal ; — 2° l'ouverture est oblitérée par deux plaques, l'une vésicale, l'autre vaginale, réunies par des fils cirés. — *Remarque.* Qu'il nous soit permis à ce sujet de rappeler que nous avons proposé une *sonde obturatrice* pour l'incontinence d'urine chez la femme, et que cette sonde nous paraît plus apte que les moyens de M. Reybard à remédier à la perte des urines. On trouvera la description de notre instrument dans la *France médicale*, novembre 1856. A. C.

*Des fistules urétéro-vaginales*, par M. Alquié.

( *Annales cliniques de Montpellier.* — *Moniteur des hôpitaux*, p. 581. )

La fistule fait communiquer l'uretère du côté gauche, au moment où il traverse les parois de la vessie, avec la cavité du vagin. Elle reconnaît pour cause un accouchement laborieux. — Moyens employés par M. Alquié pour poser le diagnostic. Cautérisations avec le nitrate d'argent, sans résultat durable. La malade est sortie dans le même état, après cinq cautérisations.

Un cas semblable existe en ce moment dans les salles de M. Laugier, à l'Hôtel-Dieu. A. C.

*Nouveau traitement des tumeurs érectiles cutanées par l'emploi topique du nitrate de potasse*, par M. Mongenot.

( *Bulletin de Thérapeutique*, LII, p. 37. )

Légères frictions avec le doigt humecté et chargé de nitrate de potasse. Guérison rapide de plusieurs enfants. Il faut que la lésion soit limitée à la peau.

*Exemples des bons effets de l'emploi topique de la teinture d'iode dans les cas d'épanchements séreux*, par M. Vaulpré.

( *Bulletin de Thérapeutique*, LII, p. 80. )

L'auteur emploie la teinture d'iode en badigeonnage sur la peau, au niveau des épanchements. Plusieurs cas de guérison.

*De la compression manuelle dans les anévrismes*, par le professeur Vanzetti.

( *Congrès de Bonn.* — *Gazette hebdomadaire*, p. 810. )

L'orateur recommande ce procédé dans tous les cas où son application sera possible. Dans un cas, il fit faire la compression, pendant douze heures, et les pulsations disparurent dans la tumeur. Au bout de quelque temps de traitement, cet anévrisme, qui avait le volume d'un citron, avait été réduit aux dimensions d'une noisette. C'était un anévrisme poplité. — L'orateur cite un second succès d'un anévrisme poplité, qui céda entièrement et promptement à la compression manuelle directe de l'artère fémorale.

*De la galvanocaustique,* par M. A. Martin.

( Société allemande de Paris. — 5 février. — *Gazette hebdomadaire,* p. 377.)

M. Middeldorpf écrit que sa méthode a tenu toutes ses promesses, et qu'il l'a employée avec succés pour de nouvelles cautérisations, pour des amputations et l'excision de polypes, etc.

*Mémoire sur la cautérisation circulaire,* par M. A. Legrand.

( Acad. des sciences. — 29 juin. )

Cette méthode consiste à serrer dans un lien (non dans un fil simple, mais dans un lien de chanvre, de lin ou de coton), imprégné d'une solution caustique, la base des *tumeurs pédiculées.* — L'auteur n'a jamais eu d'accidents par ce procédé.

*Tétanos traumatique guéri par la belladone à l'intérieur,* par M. Gros.

( Société de médecine. — *Gazette hebdomadaire,* 238 et 245. )

La teinture de belladone a été donnée à la dose de dix gouttes par jour. — L'efficacité de la médication peut être contestée.

*Plaie pénétrante du cœur produite par un éclat de pierre,*
par le docteur Hernoux.

( *Gazette hebdomadaire,* p. 40. )

Plaie de la poitrine de quelques millimètres de longueur par un fragment de silex ; gêne de la respiration. — Le lendemain, paralysie du côté droit ; mort. Autopsie : épanchement dans le ventricule gauche du cerveau. Le péricarde est plein de sang ; l'oreillette gauche présente une petite plaie pénétrante.

*Pustule maligne du dos de la main ; cautérisation tardive ; hémorrhagie par l'escarre ; mort le cinquième jour. — Taches gangréneuses de la surface interne de l'estomac, annoncées pendant la vie par des douleurs abdominales très-vives,* par M. Verneuil. — *Réflexions sur les pustules malignes des muqueuses,* par M. Houel.

(*Gazette hebdomadaire,* p. 127.)

Cette observation, recueillie avec beaucoup de soin, est remarquable surtout par les lésions que l'on a trouvées sur la face interne de l'estomac, dont la partie antérieure offre, dans l'étendue de la paume de la main, une coloration noire, sans tuméfaction, sans saillie, résistant au lavage, à l'action de gratter, et qui occupe toute l'épaisseur de la muqueuse. — M. Houel conclut de ce fait, d'un autre qui lui est propre, et de deux observations rapportées par M. Rayer, non-seulement à la possibilité, mais à l'existence réelle de pustules malignes multiples, développées secondairement à la surface de la muqueuse digestive.

*Du traitement des kystes de l'ovaire, et en particulier de leur traitement par la ponction abdominale et les injections iodées,* par M. Debout.

( *Bulletin de Thérapeutique*, LII, p. 22. )

C'est un résumé et une appréciation de la discussion qui a eu lieu à l'Académie sur ce sujet.

*Coup d'œil sur l'emploi de la compression par les appareils élastiques dans le traitement des kystes de l'ovaire, des hernies, des varices, etc.,* par M. Ph. Bourjeaurd.

( *Bulletin de Thérapeutique*, LII, p. 489. )

Il s'agit d'appareils confectionnés avec un tissu élastique, et ayant pour effet d'exercer une compression égale ; on doit leur donner la préférence sur le bandage de corps après la ponction des hydropisies, des kystes de l'ovaire, etc.

*Kyste uniloculaire de l'ovaire. — Guérison radicale par une seule injection iodée,* par M. Pignant.

( *Moniteur des hôpitaux*, p. 51. )

Ce kyste, quoique peu volumineux, donnait lieu à de violentes douleurs. L'injection a été faite avec des quantités égales de teinture d'iode et d'eau. La guérison date de trois ans.

*Note sur les kystes tubo-ovariens,* par le docteur Ad. Richard.

( Acad. de médecine. — 10 février. )

Une vésicule de Graaf s'ouvre pour laisser sortir l'ovule arrivé à maturité, pendant que le pavillon de la trompe est appliqué sur l'ovaire. Assaillie en ce moment par l'effort morbide qui la transformerait en kyste ovarien, la vésicule malade ne se referme pas et continue à verser dans la trompe le liquide morbide qui la distend. Tel est le mode de formation des kystes tubo-ovariens. — Observations de kystes tubo-ovariens, dont le liquide s'est écoulé par les voies génitales.

*Nouvelles remarques sur le traitement des kystes de l'ovaire par les injections iodées,* par Abeille.

( *Gazette médicale*, p. 5. )

Examen rapide de quelques points relatifs au traitement des

kystes de l'ovaire. — Les statistiques en faveur des injections iodées ne sont pas à l'abri de tout reproche; mais elles prouvent que ces injections peuvent donner une guérison complète, qui arrive le plus souvent par modification des surfaces sécrétantes, sans inflammation adhésive. — Le point fondamental pour les chances de réussite, c'est le mode d'insertion et de développement du kyste. Les kystes dont les parois reçoivent beaucoup de vaisseaux guérissent plus difficilement. •

*Observation de blennorrhagie du nez*, par M. Edwards.

( *The Lancet.* — Avril. )

*Blennorrhée chronique. — Injections concentrées de perchlorure de fer ; cysto-péritonite suraiguë. — Mort*, par M. Venot.

( *Union médicale*, p. 3. )

On ne sait pas quelle a été la dose du perchlorure injecté ; on n'a pas pu constater les lésions anatomo-pathologiques ; mais on ne peut avoir aucun doute sur la cause et le diagnostic de l'affection.

*Deux cas d'urétrorrhagie, déterminée par l'injection d'une solution mitigée de perchlorure de fer*, par M. Venot.

( *Journal de médecine de Bordeaux.* — Janvier. )

Dans la première observation, l'hémorrhagie est survenue après deux injections, dans les vingt-quatre heures, d'une solution de 6 gouttes de perchlorure de fer pour 200 grammes d'eau, administrées pour une blennorrhagie aiguë. — Dans la deuxième observation, chaude-pisse de deux mois : — quatre injections avec 50 centigrammes de perchlorure pour 300 grammes d'eau ; hémorrhagie abondante.

*De la guérison de la blennorrhagie chez l'homme en deux jours,*
par M. Paris.

( *Bulletin de Thérapeutique*, p. 365. )

C'est un traitement abortif qui consiste à donner dès le premier jour de 20 à 25 grammes de baume de copahu et à faire des injections avec l'acétate de plomb ou le tannin.

*Observation de spina-bifida traité avec succès par la suture enchevillée,*
par M. Casati.

( *Racoglit. med. di Fano.* — Mai. )

*Note sur le traitement des engorgements du col de l'utérus par l'emploi de la pommade à l'iodure de chlorure mercureux,* par M. Charles Bernard.

( Moniteur des hôpitaux, p. 2013. )

M. Bernard rapporte trois observations et fait les réflexions suivantes : « La pommade à l'iodure de chlorure mercureux est un excitant qui agit plus énergiquement et plus profondément que la plupart des caustiques solides ou liquides employés, tels que nitrate d'argent et nitrate de mercure ; elle a presque autant d'action que le feu, et elle offre l'avantage d'être plus facile à manier et de ne pas effrayer les malades. Après chaque poussée produite par l'application de cette pommade, on constate la diminution du volume du col de l'utérus engorgé, un soulagement dans les douleurs éprouvées par les malades, ainsi qu'une amélioration dans la marche, qui était auparavant très-pénible. Son emploi nous parait indiqué et efficace dans les engorgements simples du col de l'utérus, récents ou anciens. »

*De l'emploi du nitrate d'argent dans quelques affections dans lesquelles son application est encore peu répandue, en particulier dans quelques phlegmasies des muqueuses et certaines névroses,* par M. Léon Gros.

( Union médicale, p. 337. )

M. Gros termine son travail par les conclusions suivantes : « I. Le nitrate d'argent est un des plus puissants modificateurs que l'art puisse opposer aux inflammations des membranes muqueuses. Employé avec discernement et mesure, il est inoffensif, même dans la période d'acuité de ces affections. Appliqué au début de ces phlegmasies, il agit souvent comme abortif. Le nom de *caustique antiphlogistique* que lui a donné M. Ricord est donc justifié par les faits. — II. La dose du médicament, son mode d'emploi, les intervalles entre les applications successives du remède doivent être en rapport avec l'intensité, la gravité et l'ancienneté de l'affection que l'on a à combattre. — III. A côté de son action antiphlogistique, le nitrate d'argent possède une action sédative manifeste qui le rend utile dans différentes névroses, en particulier dans le faux croup et dans certaines névroses de l'estomac. »

*Emploi de l'acide chromique en solution, comme caustique, dans le traitement des verrues et autres excroissances des organes génitaux,* par M. Marshall.

( Bulletin de Thérapeutique, LII, p. 423. )

M. Marshall se sert d'une solution de 5 grammes d'acide chronique cristallisé pour 30 grammes d'eau distillée. Il emploie ce

topique au moyen d'une baguette de verre et imbibe seulement
l'excroissance. Pansement à la charpie séche. Une seule application ; guérison en quatre ou huit jours.

*Nouvelle pâte caustique au chlorure de zinc et au gluten,*
par M. Sommé.

( *Bulletin de Thérapeutique*, LII, p. 465. )

Cette pâte est très-plastique et peut rester très-longtemps à
l'air sans se liquéfier ; on peut lui donner la forme qu'exige l'u-
sage auquel elle est destinée.

*Caustique nouveau. — Son emploi dans le cas de tumeurs épithéliales,*
par M. Simpson.

( *The Lancet*. — Février. )

Ce caustique consiste en un mélange de 30 grammes de sulfate
de zinc anhydre avec 4 grammes de glycérine.

*Mémoire sur l'action comparative du perchlorure et du persulfate de
fer considérés comme coagulants,* par MM. Jeannel et L. Monsel.

( Acad. de médecine. — 4 août. )

Voici les conclusions de ce mémoire : — « 1° La solution de
gomme à 15/100es est un réactif nouveau qui permet de reconnaître la neutralité ou l'acidité du persulfate et du perchlorure
de fer. Le persulfate neutre donne avec la gomme un coagulum
brun clair *opaque;* le persulfate acide et tous les échantillons de
perchlorure obtenus par nous, un coagulum rouge brun *transparent. — 2°* Les solutions de persulfate, qui donnent avec la
gomme des coagulums transparents, devront être rejetées de l'u-
sage médical, car elles sont acides et dissolvent aisément les
coagulums qu'elles ont formés dans les liquides albumineux ou
gommeux. — 3° Des expériences précises démontrent que le
persulfate de fer coagule le sang, l'albumine ou la gomme, beaucoup plus énergiquement que le perchlorure; et si l'on faisait de
nouvelles tentatives d'injections hémoplastiques, ce serait le
persulfate de fer, préparé selon la formule indiquée par M. Monsel, qui devrait être préféré. — 4° Il n'est pas exact d'affirmer
que le perchlorure de fer est parfaitement inoffensif et qu'il est
le meilleur des hémostatiques connus. »

*Occlusion complète du vagin chez une jeune fille de dix-neuf ans;
accidents produits par la rétention du sang menstruel,* par M. le
docteur Roziès.
( *Union médicale,* p. 30. )

La rétention du sang menstruel a amené d'abord les douleurs

de l'aménorrhée, de temps en temps, puis des douleurs expulsives comme dans l'accouchement. Les douleurs ont cessé après l'ouverture de la membrane obturatrice.

*De la méthode lacrymale ou lacrymation*, par M. Brachet.

( *Gazette médicale de Lyon.* — Janvier. )

L'auteur regarde la sécrétion des larmes comme une voie médicatrice, par laquelle la thérapeutique peut éliminer un principe morbifique, soit en révulsant sur la glande la direction fluxionnaire qui se faisait sur la partie malade, soit enfin en fournissant un liquide émollient qui sert à tempérer et à calmer l'irritation inflammatoire.

*Lunettes panoptiques*, par M. Serres ( d'Alais ).

( Acad. de médecine. — 2 juin. )

Ce sont des lunettes dans lesquelles les verres sont remplacés par deux lames de cuivre percées à leur centre d'un très-petit trou. Au moyen d'une coulisse et d'un petit diaphragme mobile, les deux trous peuvent toujours être ramenés vis-à-vis les axes des yeux de la personne qui se sert de cet instrument, quel que soit l'écartement de ses yeux. — Avec cette lunette, les myopes voient à des distances infinies et les presbytes voient parfaitement de très-près. C'est, dit M. Serres, un instrument d'élimination; en ne laissant passer que des rayons centraux et en éliminant les rayons latéraux, il supplée à la faculté d'accommodation perdue.

*La lunette panfocale employée comme ophthalmoscope,*
par M. J. Porro.

( Acad. des sciences. — 20 juillet. )

Avec une lunette panfocale, placée à quelques centimètres de l'œil, l'opérateur peut, par le mouvement du pignon régulateur, pénétrer du regard dans l'intérieur de l'œil dans toutes les profondeurs jusqu'à la rétine ; une échelle gravée au dehors sur l'instrument peut indiquer la profondeur du point qui se trouve au foyer, à un instant donné.

*Nouvelle méthode pour pratiquer l'opération de la pupille artificielle,*
par M. Tavignot.

( Acad. des sciences. — 5 octobre. )

Une incision de forme spéciale est pratiquée à la partie externe de la cornée avec notre kératotome à trois lames. — La canule protectrice est introduite dans la chambre antérieure de l'œil, et son extrémité libre dirigée en regard de la portion d'iris qu'il s'agit de détruire sur place. — Une tige métallique, chauffée à blanc, est engagée dans la canule ; son action sur l'iris est rapide, instantanée et décisive ; elle est la même sur les fausses membranes qui obstruent le champ pupillaire. — Le cautère actuel, retiré presque aussitôt qu'introduit, laisse la canule libre ; on s'en sert pour pratiquer dans la pupille que l'on vient de créer une injection d'eau froide. — On retire la canule, et l'on provoque l'occlusion des paupières. — Des compresses imbibées d'eau froide, et souvent renouvelées, sont ensuite appliquées sur l'œil opéré dans le but de modérer la réaction. — « Depuis que j'ai adressé cette note, dit l'auteur dans la lettre par laquelle il en demande la publication, j'ai mis en usage cette méthode nouvelle, qui substitue la cautérisation à l'excision de l'iris ; j'ai pratiqué d'ailleurs cette cautérisation, non avec un cautère rougi à blanc, mais avec une tige métallique chauffée au moyen de la pile voltaïque. »

*Considérations sur l'hypéresthésie oculaire, et sur l'ophthalmie scrofuleuse*, par le docteur Henley Thorp.

( *Arch. gén. de médecine*, p. 563. )

Conclusions : Dans tous les cas d'ophthalmie scrofuleuse ou phlycténoïde, il y a nécessairement une lésion spéciale de l'appareil nerveux de l'œil. — Cette lésion est la cause de la photophobie et des autres symptômes pathognomoniques de cette maladie. — Elle précède le plus souvent le développement des phénomènes inflammatoires, qui sont influencés directement par l'état général. — Cette lésion est un état d'hypéresthésie ou de sensibilité exagérée de certains nerfs, le nerf optique et la rétine, et les rameaux ciliaires et conjonctivaux de la branche ophthalmique de la cinquième paire. — Les phénomènes liés à la photophobie, contraction pupillaire, spasme de l'orbiculaire, éternument et larmoiement, sont le résultat de l'action réflexe. — En tant que l'impression de la lumière sur la rétine est suffisante pour exciter l'occlusion des paupières et de la pupille (ainsi que le prouvent les expériences de Magendie), l'hypéresthésie optique peut être considérée comme une entité pathologique, capable de produire à elle seule la photophobie. — Les symptômes de l'hypéresthésie oculaire varient d'intensité et de caractère, suivant que les nerfs qui peuvent la produire sont affectés isolément ou conjointement : les expériences physiologiques et l'observation clinique prouvent que cette lésion peut se présenter sous trois formes. — La première forme, hypéresthésie optique, est caractérisée par ceci : que l'impression de la lumière produit dans l'œil un vif éclat lumineux et une sensation désagréable,

mais non une violente douleur. Ces symptômes, sujets à l'intermittence, précèdent généralement de plusieurs jours l'apparition
des phénomènes inflammatoires. — La seconde forme, hypéresthésie compliquée, existe rarement pendant un certain temps à
l'état de simple affection nerveuse, et se complique rapidement
de tous les symptômes objectifs de l'ophthalmie scrofuleuse. —
La troisième forme, hyperesthésie ciliaire, se distingue facilement des deux autres formes par le caractère névralgique de la
douleur ; elle succède à l'inflammation oculaire plutôt qu'elle ne
la précède. — Il faut bien distinguer les cas de rechute de
l'ophthalmie scrofuleuse de ceux plus rares où les symptômes
ont une marche plus certaine et plus rapide, l'indication thérapeutique étant différente dans les deux cas. — Dans les cas
d'ophthalmie phlycténoïde, où un examen attentif de l'état du
globe est souvent nécessaire, mais rendu impossible par le spasme
musculaire que détermine la photophobie invétérée, l'influence
anésthésique du chloroforme est suivie des meilleurs effets. —
Quand l'ophthalmie scrofuleuse se présente liée à une maladie
articulaire chronique ou à tout autre état pathologique dépendant
du vice scrofuleux, et que la suppuration se tarit ou a cessé en
ces points, on se trouvera bien de l'usage des sétons et des autres
exutoires comme prophylactiques de l'ophthalmie. — Enfin, l'arsenic est un excellent médicament dans le cas d'ophthalmie invétérée, et surtout quand l'inflammation oculaire est liée à une
maladie chronique de la peau ou du cuir chevelu.

*Maladies syphilitiques consécutives des voies lacrymales,*
par le docteur Lagneau fils.

( *Archives générales de médecine*, p. 537. )

Ce mémoire a surtout pour objet d'établir le diagnostic de ces
affections ; on y trouve aussi des considérations importantes sur
le pronostic et le traitement. M. Lagneau donne les conclusions
suivantes : la nature syphilitique de certaines affections des
voies lacrymales paraît démontrée. Ces affections résultent de la
plus ou moins complète oblitération d'un des points des voies
lacrymales. Cette oblitération est déterminée le plus souvent par
une lésion osseuse (périostose, exostose, carie, nécrose) siégeant
sur l'unguis et l'apophyse montante du maxillaire supérieur,
quelquefois sur l'apophyse angulaire du coronal. Parfois, elle
paraît tenir au gonflement de la muqueuse enflammée à la suite
d'une blépharite chronique ; d'autres fois encore, à une lésion
analogue, ulcérative ou autre, accompagnant des accidents syphilitiques naso-palatins. Cette oblitération, suivant qu'elle siége
au-dessous ou au-dessus du sac, peut déterminer, dans le premier cas, la tumeur et par suite la fistule lacrymale ; dans le

second, simplement l'épiphora, les points lacrymaux n'étant plus perméables. Les symptômes permettant de diagnostiquer la nature syphilitique d'une affection des voies lacrymales sont : la présence d'un gonflement dur, résistant, enfin osseux, constaté, soit par le doigt à la partie interne ou inférieure du bord de l'orbite, soit au moyen du cathétérisme, dans l'intérieur du canal nasal ; l'aspect syphilitique ou chancreux de l'orifice cutané de la fistule du sac lacrymal ; la coexistence d'accidents syphilitiques de la muqueuse et des os de la voûte palatine et des fosses nasales ; la présence de syphilides sur la peau du visage ; la céphalée et les exostoses susorbitaires du coronal ; enfin, l'existence antérieure ou simultanée, sur les diverses parties du corps, de tous autres accidents syphilitiques révélés à l'observateur, soit par les commémoratifs fournis par le malade, soit par la simple inspection directe. La marche de ces affections est ordinairement lente, chronique et indolente, quoique parfois avec une certaine apparence inflammatoire, érysipélateuse. Les maladies syphilitiques, voies lacrymales et parties voisines (anchilops, ægilops) présentent un pronostic moins grave que celles analogues, n'étant pas déterminées par cette cause spécifique, car elles sont ordinairement curables par un traitement antisyphilitique convenable, quand toutefois il est employé à temps. Lorsque l'oblitération des voies lacrymales tient, non pas à une affection osseuse, mais à une lésion des parties molles (inflammation de la muqueuse, bride cicatricielle), comme traitement palliatif, il est possible parfois de rétablir le cours des larmes, soit par le cathétérisme, soit par l'introduction d'un fil, d'une canule, etc., dans le canal nasal. Quant au traitement curatif, nous avons vu que la plupart des cas rapportés ont été heureusement traités par les préparations mercurielles ; cependant, avec M. Tavignot, je pense que l'iodure de potassium peut aussi être avantageusement employé contre les lésions purement osseuses, réservant surtout les mercuriaux, et principalement le sublimé, pour celles portant sur les parties molles.

*Mémoire sur les causes de la cataracte lenticulaire*, par le docteur Castorani.

( Acad. des sciences. — 19 juin. )

1° La cause de la cataracte est l'imbibition du cristallin par l'humeur aqueuse, dont le courant est ralenti. — 2° L'humeur vitrée ramollie, et des sécrétions anormales qui peuvent se développer dans la cavité oculaire, peuvent aussi produire la cataracte. — 3° L'humeur aqueuse sans cesse renouvelée forme un courant continu, et elle est secrétée sous l'influence des nerfs ciliaires. — 4° L'humeur vitrée ne se renouvelle pas, et, si elle est évacuée, elle est remplacée par l'humeur aqueuse. — 5° L'humeur de Morgani n'existe pas. — 6° L'opacité et la couleur blanche de la cataracte doivent être attribuées à un dérangement moléculaire. — 7° La cataracte est une maladie de la vieillesse, surtout lorsque celle-ci est unie à la pauvreté. — 8° La cataracte chez les enfants et les jeunes gens existe, mais elle est toujours congénitale. — 9° Les cataractes dure, purulente, noire, osseuse et liquide sont aussi l'effet d'un travail d'imbibition. — 10° L'opération est le seul et véritable traitement de la cataracte.

*Influence des maladies du cœur sur la production de la cataracte,*
par M. F. Jordan.

( *Union médicale*, p. 456. )

L'auteur a voulu établir, par un grand nombre d'observations, que la cataracte non traumatique est souvent associée à des lésions du cœur, et peut même, dans certains cas, en être regardée comme le résultat.

*Guérison du trichiasis par la cicatrisation sous-cutanée,*
par M. Schauenburg.

( *Annales d'oculistique.* )

Ce procédé consiste à faire à la base des cils des ponctions d'une ligne environ de profondeur avec une grosse aiguille, et cela dans un sens opposé à leur direction vicieuse. Plusieurs cas de guérison.

*Amaurose congestive guérie à deux reprises différentes par le séton à la nuque.* — Service de M. Hillairet.

( *Bulletin de Thérapeutique*, LII , p. 509. )

*Absorption par les cornées ; applications à la thérapeutique oculaire,*
par M. Lépine.

( *Revue médicale.* — Mars. )

M. Lépine fait choix de substances actives et capables d'agir *loco dolenti*, sans altérer les milieux de l'œil. Il les fait absorber par la cornée, et peut ainsi les mettre en contact avec les parties profondes de l'œil.

*Nouvelles observations relatives à l'histoire de l'ictère syphilitique,*
par M. Luton.

( *Moniteur des hôpitaux*, p. 521. )

M. Luton, dans cet article, analyse le mémoire de M. Gubler

13.

sur le même sujet, et rapporte ensuite cinq observations qui confirment les opinions de M. Gubler.

*Traitement de la syphilis par les eaux minérales*, par M. Lambron.

( Société d'hydrologie. — *Union médicale*, p. 48. )

L'auteur déclare, au début, que les eaux thermales sulfureuses n'ont rien de spécifique ; elles ne sont pas antisyphilitiques dans la rigoureuse acception de ce mot ; mais elles ont une action très-réelle et très-importante pour aider la cure des maladies vénériennes.— M. Lambron passe ensuite en revue les diverses conditions dans lesquelles elles peuvent agir. Il est à noter que l'auteur base l'action des eaux minérales sur des considérations sur la diathèse et le virus dans la syphilis. M. Ricord n'admet pas ces théories ; il voit dans les eaux, soit sulfureuses, soit bromurées, soit iodurées, un adjuvant, un correctif, un reconstituant, mais pas autrement un antisyphilitique.

*De la membrane muqueuse de l'utérus , au point de vue anatomique et physiologique, chez la femme et chez les animaux domestiques* , par M. Raciborski.

( *Moniteur des hôpitaux*, p. 545. )

M. Raciborski développe avec beaucoup de talent toutes les découvertes qui ont été faites dans ces dernières années sur ce sujet. C'est une introduction au travail suivant, dans lequel l'auteur a émis des idées nouvelles sur la pathologie de la muqueuse utérine.

*De l'exfoliation pathologique de la membrane muqueuse de la cavité utérine*, par M. Raciborski.

( *Moniteur des hôpitaux*, p. 712. )

L'auteur, dans ce mémoire, décrit une série de symptômes pathologiques qui auraient pour point de départ l'exfoliation physiologique de la muqueuse utérine, destinée à transformer cette membrane en caduque. Il étudie cet état pathologique depuis les formes les plus simples, qui avaient été considérées longtemps comme des concrétions sanguines, jusqu'aux degrés les plus compliqués où il y a eu une certaine ressemblance avec les polypes. Il émet cette opinion que les produits anatomiques considérés généralement, depuis les travaux de Simpson, comme le résultat d'une exfoliation pathologique de la muqueuse utérine consécutive à quelque affection de l'utérus, pourraient n'être autre chose que des caractères anatomiques d'un avortement après quelques jours de conception. —Comme moyen de traitement,

M. Raciborski, après avoir mentionné la curette, insiste surtout sur les douches utérines.

*Des déviations de l'utérus*, par M. Becquerel.

(*Gazette des hôpitaux*, p. 89. )

Ce sont des leçons cliniques, où les différentes opinions émises sur les déviations et différentes maladies de l'utérus sont énoncées avec une grande clarté. Nous ne pouvons les analyser, car ce serait faire un résumé des affections de l'utérus.

*Hématocèle rétro-utérine. — Incision des parois du foyer sanguin. — Guérison,* par M. Nonat.

(*Gazette des hôpitaux*, p. 289. )

*Antéversion du corps de l'utérus. — Métrite interne. — Engorgement du col et du corps de l'utérus. — Engorgement péri-utérin à droite et à gauche. — Paralysie symptomatique,* par M. Nonat.

(*Gazette des hôpitaux*, p. 467. )

*Antéversion de l'utérus. — Métrite interne. — Douleur lombo-ovarique gauche. — Douleurs névralgiques symptomatiques. — Accidents nerveux hystériformes,* par M. Nonat.

(*Gazette des hôpitaux*, p. 517. )

*Hémorrhagie utérine, son traitement par les injections iodées dans la cavité utérine,* par M. Dupierris.

(*North American med. chir. Review. —* Janvier. )

L'auteur emploie ce traitement pour toutes les espèces de métrorrhagies ; sur plus de cent cas, il n'a vu qu'une seule fois l'hémorrhagie résister à l'injection de teinture d'iode. Il recommande surtout ce procédé aux accoucheurs.

*Prescription contre l'écoulement leucorrhéique simple non symptomatique,* par M. Nélaton.

(*Journal de médecine et chirurgie pratique. —* Janvier.)

1º Injection vaginale matin et soir avec 500 grammes d'eau, contenant en dissolution 2 grammes de sulfate de cuivre. — 2º Vin de quinquina, 150 grammes. — 3º Sirop d'iodure de fer, de 30 à 60 grammes, à prendre en deux fois chaque jour. — 4º Régime tonique. — 5º Le soir une pilule d'extrait alcoolique de belladone de 25 milligrammes, pour prévenir la constipation.

*Sur un cas d'ovarite aiguë et d'un diagnostic difficile, terminé par la guérison,* par M. Leménan des Chenais.

( *Moniteur des hôpitaux,* p. 2095. )

*Sur une tumeur considérable composée de dix poches embryonnaires contenues dans les ovaires d'une femme adulte ,* par M. Alquié.

( Acad. des sciences. — 4 mai. )

L'auteur, en terminant ce mémoire , en présente les conclusions dans les termes suivants : « 1º La fécondation dans les vésicules de l'ovaire non rompues est possible même à travers les quatre membranes qui recouvrent le germe. — 2º La grossesse intra-ovarique peut donc se produire. — 3º Cette fécondation peut s'effectuer chez la même femme plusieurs fois et même dix fois, à des époques différentes. La superfétation de cette espèce, même multiple, est donc possible. — 4º L'éclosion de l'ovule ou la ponte n'est pas nécessairement liée à la menstruation. — 5º Les kystes développés dans l'ovaire, dans les environs ou dans les organes éloignés du bassin, et qui renferment des cheveux ou des dents, sont des produits de conception. »

*De la fièvre intermittente urétrale, et du siége précis de sa localisation,* par M. Chassaignac.

( *Union médicale de la Gironde.* )

Nous appelons *fièvre intermittente urétrale* celle que tous les chirurgiens ont observée comme conséquence du cathétérisme. —On n'a pas observé la fièvre urétrale chez la femme , il faut donc la localiser dans une portion de l'urètre qui soit propre à l'homme. — Observation de cathétérisme jusqu'à la portion bulbeuse ; accès de fièvre urétrale de grande intensité. — M. Chassaignac croit pouvoir localiser dans la portion bulbeuse ou pénienne de l'urètre, non pas la fièvre intermittente urétrale, mais l'acte physiologico-pathologique à l'occasion duquel cette fièvre se produit.

*De l'urétrotomie interne ou section intra-urétrale,* par M. Civiale.

( *Moniteur des hôpitaux,* p. 1099. )

La publication de ce mémoire n'est pas encore terminée.

*Mémoire pour servir d'introduction aux principes de l'art de broyer les pierres dans la vessie humaine , et démontrant le danger d'employer, pour pratiquer la lithotripsie , les instruments de pacotille du commerce, et la nécessité de poser les règles relatives à cette opération,* par le baron Heurteloup.

( Acad. de médecine. )

La première partie de ce mémoire a été lue à l'Académie de médecine. La deuxième partie n'a été ni lue ni publiée.

*Sur l'hydrocèle spermatique,* par M. Sédillot.

( Mémoires de la Société de médecine de Strasbourg. )

Conclusions de ce travail : — 1° L'existence de l'hydrocèle spermatique ne saurait être mise en doute, et cette variété nouvelle doit prendre rang dans l'histoire pathologique des tumeurs des bourses. — 2° La dénomination d'*hydrocèle spermatique* est celle qui convient le mieux en raison de la nature de l'affection (tumeur liquide des bourses), et de l'impossibilité, dans le plus grand nombre des cas, de la distinguer nettement des hydrocèles ordinaires. — 3° La cause de ces hydrocèles paraît devoir être attribuée à l'oblitération d'un ou de plusieurs canaux efférents du testicule. — 4° La présence d'un kyste primitivement développé autour du produit épanché explique la difficulté du traitement. — 5° Toutes les fois que le liquide des hydrocèles sera lactescent, il faudra l'examiner au microscope et noter avec le plus grand soin tous les caractères particuliers, pour arriver à quelques symptômes nouveaux et pathognomoniques de cette espèce d'hydrocèle, qu'une ponction exploratrice peut seule faire aujourd'hui reconnaître. — 6° Le pronostic sera très-réservé dans tous les cas d'hydrocèles spermatiques, en raison de la fréquence des récidives et de la persistance d'une partie de la tumeur. — 7° Le traitement aura pour principale indication de provoquer une inflammation énergique et même un commencement de suppuration dans l'intérieur du kyste spermatique pour en déterminer l'oblitération.

*Polypes villeux de la vessie.*

( *Medical Times and Gazette.* — 2 mai. — *Union médicale,* p. 601. )

Quatre observations de cette maladie peu commune.

*Nouveau bandage herniaire,* par M. Dupré.

( Acad. de médecine. — 8 décembre. )

Un tige transversale ressemblant à peu près à l'M majuscule, conformée sur la disposition de l'échancrure pelvienne, presse sur une ou deux pelotes ajustées sur elle au moyen d'une barre fenêtrée. Ces pelotes sont assujetties à la barre fenêtrée à l'aide de vis, ce qui permet de les rapprocher, écarter, incliner, remplacer à volonté. — Une demi-ceinture postérieure unie aux branches verticales de l'M, et se bouclant à la façon d'une patte de pantalon, assujettit le bandage dans la région lombaire.

*Hernie crurale. — Étranglement par l'anneau crural. — Gangrène de l'intestin. — Opération. — Persistance des symptômes d'étranglement. — Mort. — Autopsie.* — Observation prise dans le service de M. Velpeau.

( *Moniteur des hôpitaux,* p. 3029. )

*Luxation et fracture partielle de la quatrième vertèbre cervicale. —
Mort*, par M. Lloyd.

( *The Lancet.* — Juin. — *Union médicale*, p. 582. )

*Abcès phlegmoneux du bassin consécutifs à des fractures de la colonne
lombaire ou du col du fémur*, par M. Després.

( *Gazette des hôpitaux*, p. 21. )

Quatre observations, pleines d'intérêt, qui prouvent qu'à la suite
des fractures de la colonne lombaire et de la hanche, on devra
craindre la formation d'un abcès du bassin, au-dessous du bas-
fond de la vessie, au devant du rectum, au-dessus de la prostate,
au niveau des vésicules séminales. — La cause de ces abcès semble être l'inflammation produite par les liquides épanchés dans
cette région par suite de la fracture. — Le traitement le plus rationnel consiste à ponctionner la tumeur par le rectum, avec un
trocart à hydrocèle.

*Plaie pénétrante de la colonne vertébrale, avec lésion de la moelle
et écoulement de liquide céphalo-rachidien*, par M. Lachaux.

( *Gazette des hôpitaux*, p. 4. )

*Du massage dans le traitement des entorses de l'homme*,
par M. Girard.

( Acad. des sciences. — 16 novembre. )

Plusieurs observations tendant à prouver les bons effets du massage méthodiquement pratiqué.

*Recherches expérimentales sur les causes des contusions produites
par le vent du boulet*, par M. Pélikan.

( Acad. des sciences. — 16 novembre. )

Expériences avec ces conclusions : — 1° Un projectile passant
très-près de quelque objet exerce sur celui-ci une influence insignifiante due au courant de l'air ambiant au moment du passage
du projectile. — 2° Ayant établi que la force équivalant à une livre
et demie pouvait faire reculer le piston d'un pouce environ, il est
évident que ce que l'on appelle le vent du boulet, même avec la
pleine charge de poudre, possède une force beaucoup moins
grande, de sorte qu'il nous paraît certain que l'existence des lésions produites par ce qu'on appelle le vent du boulet est inad-
missible dans l'état actuel de la science. Et, par conséquent, —
3° quand un projectile atteint bien le but, sans ricocher ni
enlever quelques objets sur son trajet, les hommes qui sont pla-

cés à une certaine distance de son passage ne peuvent pas recevoir une contusion, quelle que soit d'ailleurs l'opinion de quelques médecins qui assurent avoir observé eux-mêmes ces sortes de lésions.

*Du panaris et du phlegmon de la main*, par M. Bauchet.

( *Moniteur des hôpitaux*, p. 3044. )

Ce mémoire est fait d'après les idées émises par M. Richet dans son *Anatomie chirurgicale*. Nous en renvoyons l'analyse, parce qu'il n'a pas été publié en entier.

*Ligature d'artères dans l'intérieur des plaies suppurantes. — Anévrisme faux consécutif du pli du bras, traité par la méthode ancienne.* — Clinique de M. Nélaton.

( *Gazette des hôpitaux*, p. 1. )

M. Nélaton montre que la ligature des artères dans les plaies suppurantes est très-efficace, et qu'elle a, dans certains cas, d'incontestables avantages sur la ligature à distance. M. Nélaton n'a pas observé d'hémorraghie consécutive dans les cas nombreux où il a pratiqué la ligature dans les plaies ; c'est là le point essentiel. Exemple de guérison d'un anévrisme qui avait été ouvert par un médecin, par la ligature de l'artère dans la plaie.

*Observation d'ablation du calcanéum*, par M. Carnochan.

( *Moniteur des hôpitaux*, p. 1069. )

L'opération a été faite pour une carie de cet os. — Le malade gagna bientôt de la vigueur et de la santé, et, maintenant, avec un talon ouaté, fixé à sa chaussure, il n'a que très-peu de difficulté pendant la marche, qui s'opère sans le moindre inconvénient provenant de la cicatrice.

*Sur une modification de l'appareil galvanocaustique*, par M. Broca.

( Acad. de médecine. — 10 novembre. )

M. Broca, dans cette note, prend date et dit quelques mots de la pile de M. Grenet, qui a trouvé le moyen de rendre constantes les piles à un seul liquide. Cette découverte est beaucoup trop importante pour qu'elle ne donne pas lieu à des publications que nous analyserons.

*Traitement de l'adénite cervicale par l'électricité localisée*,
par M. Boulu.

( *Moniteur des hôpitaux*, p. 2032. )

Trois nouvelles observations. «Il est permis de conclure aujourd'hui, dit M. Boulu, que non-seulement l'électricité est un moyen de plus à ajouter à ceux déjà connus pour combattre avec efficacité l'adénite cervicale, mais encore que le mode d'application du galvanisme que nous employons est bien préférable à celui qu'on avait mis en usage avant nous. »

*La paralysie du nerf facial produite à volonté dans un cas de l'oreille moyenne.* — Rapport de M. Roche.

( Acad. de médecine. — 29 décembre. )

(Voir le travail de M. Deleau, p. 131).—Conclusions du rapport : — 1° Le nerf facial, ou la portion dure de la septième paire, étant un nerf du mouvement, ne peut jamais être le siége des névralgies de la face. — 2° Ses lésions se traduisent exclusivement, d'une part par les tics non douloureux, les spasmes convulsifs des muscles de la joue auxquels il se distribue, et d'autre part par l'abolition passagère ou durable de la contractilité de ces mêmes muscles. — 3° Les névralgies de la face occupent toujours l'un ou plusieurs des trois faisceaux dont se compose le nerf trijumeau ou nerf de la cinquième paire, nerf du sentiment, dont elles dessinent les ramifications dans leurs douloureux élancements. — 4° Dans l'immense majorité des cas, la cause première des désordres fonctionnels, tics non douloureux, spasmes, convulsions et paralysies, localisés dans une joue, doit être cherchée dans l'otite aiguë ou chronique, dont la souffrance s'est communiquée au nerf facial qui, seul, peut être l'agent de ces troubles.

Plusieurs membres s'élèvent contre cette opinion.

*Observation d'un calcul trouvé dans le canal de Warthon (côté droit),* par M. Démorey.

( *Gazette des hôpitaux*, p. 11. )

*Du cautère actuel dans l'angine couenneuse*, par M. Valentin.

( *Union médicale*, p. 606. )

M. Valentin donne deux observations de guérisons rapides obtenues au moyen du cautère actuel porté sur les amygdales et les parties voisines, dès le début de l'angine couenneuse.

*Nouvelle méthode de traitement des épanchements purulents intrathoraciques*, par M. Sédillot.

( Acad. des sciences. — 9 novembre. )

M. Sédillot établit comme règle la nécessité de ne jamais donner une issue trop complète aux liquides de l'épanchement. Au-

cune tendance au vide n'existant dans le sac pseudo-pleural (au
moment des inspirations), la membrane pyogénique n'est ni altérée ni détruite, l'air ne pénètre pas et n'amène pas la putridité
du pus. On obtient ces résultats par la perforation d'une côte,
dans laquelle on place une canule d'argent ou une sonde de
gomme élastique. Si, par accident, le pus s'écoulait en trop grande
quantité et qu'il y eût introduction d'air, on aurait recours à des
injections pour remplir de nouveau la poitrine et prévenir ou
combattre les complications. — Le but du chirurgien est de favoriser l'organisation du sac pseudo-pleural et d'en permettre la
rétractilité et l'adhérence lorsqu'il a acquis assez de solidité pour
supporter sans altération le contact de l'air, dont la présence
n'est plus nuisible, comme on le voit dans les abcès ordinaires.
Les injections restent indispensables pour déterger et modifier les
surfaces pyogéniques et en favoriser l'occlusion. — M. Boinet, à
propos de cette communication, a écrit à l'Académie une lettre
dans laquelle il expose sa pratique.

*Tumeur adénoïde du sein, datant de cinquante-trois ans ,*
par M. Birkett.

( *The Lancet.* — Juin. )

*Brûlure étendue de la jambe droite ; gangrène de la jambe gauche
survenue un mois après cet accident ; symptômes généraux graves ;
amputation de la jambe gauche ; guérison.* — Service de M. Sédillot.

( *Gazette des hôpitaux*, p. 5. )

*Extirpation d'un œil désorganisé, pour guérir une amaurose de l'autre
œil*, par M. J. Salomon. — Analyse de M. Doumic.

( *Union médicale*, p. 575. )

Certaines lésions de l'œil causent souvent des désordres sympathiques dans l'autre œil, et, lorsque les membranes internes de ce
dernier sont le siége d'un état congestionnel ou inflammatoire
chronique, le traitement médical est souvent sans effet. Il y a
donc des cas où il faut, dès le début de ces accidents sympathiques, pratiquer l'extirpation de l'œil primitivement malade. —
Quatre observations d'efficacité de ce traitement.

*Note sur un nouveau crayon caustique,* par M. Bonnafond.

( *Union médicale*, p. 580.)

Ce caustique consiste en un cylindre dont la combustion lente
laisse un charbon ardent qui agit à l'instar du fer rougi. — Il se
compose de : gomme adragante, 5 grammes ; — poudre de charbon végétal, 15 grammes ; — nitrate de potasse, 2 grammes.

*Recherches sur les animalcules de la gale de l'homme et des animaux,
et la transmission de la gale des animaux à l'homme,* par MM. Delafond et Bourguignon.

( Acad. de médecine. — 24 novembre. )

Dans ce travail, les auteurs se sont surtout proposé de résoudre la question si obscure et si controversée de la contagion de la
gale des animaux à l'homme et de l'homme aux animaux. Ils ont
procédé à une nouvelle étude des causes, des symptômes, des lésions, des complications, des moyens préservatifs et curatifs de
la gale de toutes les espèces d'animaux domestiques, et ont recherché ces caractères spéciaux afin de la distinguer des affections
cutanées avec lesquelles elle est souvent confondue. — Depuis
longtemps déjà on avait constaté qu'il existait des gales trans-
missibles des animaux à l'homme et d'autres qui ne l'étaient point.
— Mais ce fait très-important demandait à être démontré, et c'est
là un des principaux points élucidés dans ce travail. — Selon
MM. Delafond et Bourguignon, la famille des acares se divise en
deux genres : — 1° le genre *sarcopte,* qui creuse des sillons sur
la peau et est transmissible des animaux à l'homme ; — 2° le genre
*dermatodecte,* qui ne fait que ponctionner l'épiderme et n'est
point transmissible à l'homme.

*Des exanthèmes syphilitiques,* par **M. Pillon.**

( Thèse inaugurale. — Paris. )

M. Pillon a observé à Lourcine ; il compare ce qu'il a vu avec
ce qui a été écrit, et finit en disant : — 1° que des exanthèmes
syphilitiques de plusieurs sortes peuvent se montrer *à une époque tardive* de l'évolution syphilitique ; — 2° que l'exanthème
spécial au cou est le plus fréquent d'entre eux, au moins chez la
femme ; — 3° que les affections exanthémateuses de la gorge et
de l'intestin sont acceptables dans leur existence, et dans leur
nature spécifique, en certains cas ; — 4° que toutes les formes
exanthématiques du système cutané ou du système muqueux,
précoces, intermédiaires ou tardives, sont unies entre elles par
des liens de parenté irréfragables ; qu'une même cause préside à
leur développement, qu'une même nature domine leur existence,
que des mêmes considérations thérapeutiques doivent les régir à
toutes leurs périodes.

*Mémoire sur le traitement des tumeurs hémorrhoïdales par la méthode
de l'écrasement linéaire,* par M. Chassaignac.

(Société de chirurgie. — 21 janvier. — *Gazette des hôpitaux,* p. 55. )

Conclusions : — 1° Les malades qui vont être soumis à l'ablation de tumeurs hémorrhoïdales par la méthode de l'écrasement doivent toujours être amenés à l'état de tolérance anésthésique par l'emploi du chloroforme. — 2° On ne doit jamais appliquer l'écrasement linéaire aux tumeurs hémorrhoïdales, sans les avoir préalablement pédiculisées. — 3° On peut pédiculiser les tumeurs hémorrhoïdales latérales sans autre secours que l'extrémité des deux doigts indicateurs, dont l'un, courbé en manière de crochet, ramène la tumeur du dedans au dehors, tandis que l'autre fait contre-appui à la limite cutanée du bourrelet hémorrhoïdal. — 4° La ligature préalable pour la pédiculisation des tumeurs qui vont être soumises au broiement linéaire est non-seulement utile, mais indispensable. — 5° Chez tous les sujets qui doivent être soumis à l'ablation de tumeurs hémorrhoïdales, il importe de recourir à un cathétérisme urétral préalable, cela dans le double but d'une exploration, puis d'une préparation utile pour les cas où le cathéter deviendrait indispensable. — 6° L'ablation des bourrelets hémorrhoïdaux circulaires se fait d'une manière complète, en une seule fois, par le concours de l'érigne à branches multiples et de l'écraseur. — 7° Lorsque l'écrasement est conduit avec les précautions que nous avons indiquées, on peut obtenir la séparation des tumeurs hémorrhoïdales sans effusion de sang. — 8° L'absence d'hémorrhagie primitive à la suite de cette opération est un fait très-général, mais non absolu. — 9° L'absence d'hémorrhagie consécutive doit être considérée comme un fait absolu à la suite de l'écrasement linéaire, quand celui-ci est pratiqué avec les précautions dont nous avons parlé. — 10° La suppuration de la plaie qui succède à l'écrasement linéaire est presque nulle ; elle consiste dans le suintement très-faible d'une humidité muqueuse. — 11° La douleur qui succède à l'ablation des tumeurs hémorrhoïdales par l'écrasement linéaire est beaucoup plus courte que celle qu'on observe après les diverses méthodes de cautérisation. — 12° Vingt-quatre heures après l'opération, il est nécessaire de s'assurer de la perméabilité de l'intestin, soit en opérant le décollement avec le doigt, soit en introduisant une algalie. — 13° Dans la tuméfaction du ventre qui succède chez certains sujets à l'ablation d'un bourrelet hémorrhoïdal volumineux, il importe de distinguer ce qui peut dépendre de la rétention d'urine, à laquelle on remédie sur-le-champ par le cathétérisme, ce qui peut tenir à la distension par inertie intestinale, distension qu'on fait cesser par l'introduction d'une sonde élastique propre à favoriser l'issue des gaz. — 14° Les difficultés qui s'observent dans l'exercice de la défécation après l'amputation des bourrelets hémorrhoïdaux par l'écrasement ne sont ni sérieuses ni durables ; elles se dissipent par une simple dilatation. — 15° La très-grande majorité des malades opérés de tumeurs hémorrhoïdaires peut se dispenser de garder le lit au bout des quatre premiers jours après l'opération. Au huitième jour au plus tard, ils peuvent sortir.

La lecture de ce mémoire a été suivie d'une discussion sur l'écrasement linéaire. — M. Maisonneuve (*Gazette des hôpitaux*, p. 52) résume ainsi son opinion : — 1° La ligature par écrasement, ou l'écrasement linéaire, était depuis longtemps connue dans la science et décrite dans les livres classiques. — 2° Ses applications se sont étendues à mesure que les moyens de constriction se sont perfectionnés. — 3° Mayor (de Lausanne) est un de ceux qui ont fait le plus d'efforts pour généraliser cette méthode. — 4° M. Chassaignac lui a fait faire un nouveau progrès en donnant plus de volume et, partant, plus de force aux instruments constricteurs, quoique, sous le rapport de son mécanisme, l'instrument qu'il a adopté soit inférieur aux instruments déjà connus. — M. Chassaignac, pour réfuter les conclusions de M. Maisonneuve, cite divers passages des œuvres de Mayor. — La discussion continue sur les avantages et les inconvénients de l'écrasement linéaire.

*Cancer du rectum opéré par écrasement linéaire. — Guérison. —*
Service de M. Chassaignac.

( *Gazette des hôpitaux*, p. 30. )

*Corps étranger dans la cavité abdominale*, par J. Erichsen.

( *Quart. Journ. of practical medicine and surgery.* — Avril 1857. )

Il s'agit d'une femme qui s'était introduit un long crayon dans le vagin ; cet organe fut traversé à sa partie supérieure, et le crayon pénétra dans l'abdomen en traversant l'intestin grêle jusqu'à la peau, sous laquelle on pouvait le sentir. Pendant huit mois douleurs, accès de péritonite, opération, extraction du corps étranger, péritonite mortelle.

*Hydropisie enkystée de l'ovaire droit prise pour une ascite, et traitée par les injections iodées. — Sondes à demeure, amélioration considérable de l'état de la malade. — Mort à la suite d'un accident,* par M. Philippart.
( *Gazette des hôpitaux*, p. 34. )

*Kyste fœtal ovarique gauche simulant un abcès de la fosse iliaque,*
par M. Richet.

( *Gazette des hôpitaux*, p. 136. )

*Cancer du col de l'utérus enlevé à l'aide de l'écraseur linéaire,*
par M. Demarquay.

( *Gazette des hôpitaux*, p. 52. )

*Coalescence vaginale. — Rétention des menstrues.*

( *Schuh.* — Wien. Wohnbl. 31, 1857. )

Une jeune fille de vingt-deux ans présentait une coalescence solide du vagin située trois lignes au-dessus des caroncules myrtiformes : — Rétention des menstrues, douleurs, tumeur sensible par le rectum, une autre dans le bassin, plus petite. — Opération, écoulement de sang ; deux jours après, mort. — A l'autopsie, on trouve la trompe de Fallope gauche rompue au niveau d'un dépôt formé par le sang des règles arrêté.

*Kyste ovarique très-volumineux, récidivé après une ponction. — Résorption et guérison spontanée sous l'influence de préoccupations morales vives.*

( *Gazette des hôpitaux,* p. 80. )

*Phlegmon péri-utérin. — Ponction de l'abcès par le vagin. — Issue d'une quantité considérable de pus. — Guérison. — Emploi d'un nouvel instrument.* — Service de M. Demarquay.

( *Gazette des hôpitaux,* p. 66. )

*Deux cas de déchirure du périnée, avec perte de substance de la cloison recto-vaginale. — Périnéoplastie.* — Service de M. Jobert (de Lamballe).

( *Gazette des hôpitaux,* p. 93. )

Le procédé de *périnéoplastie* se compose de ces deux éléments principaux : — 1° un mode particulier de suture auquel M. Jobert a donné le nom de *suture serpentine*, et qui a pour but de comprendre la solution de continuité dans toute son épaisseur et dans toute sa profondeur ; — 2° de larges débridements pratiqués sur les côtés de la suture, dont l'objet est de faciliter l'affrontement exact et complet des surfaces saignantes mises en contact par la suture.

*Blessure des parois abdominales et du côlon transverse ; suture. — Guérison,* par le docteur Nathaniel.

( *Quart. Journ. of practical medicine and surgery.* — Avr. 1857. )

*Imperforation de l'anus ; absence du bout inférieur du rectum. — Opération,* par MM. Foucart et Maisonneuve.

( *France médicale.* — *Gazette des hôpitaux,* p. 140. )

Incision périnéale ; le rectum a été trouvé à quatre centimètres après l'incision de la peau. M. Maisonneuve a introduit un trocart très-petit en suivant la direction du sacrum, et il est arrivé dans le rectum ; un stylet a été placé dans la voie frayée par le trocart ; sur le stylet, une sonde cannelée, et enfin M. Maisonneuve s'est servi de cette dernière comme conducteur pour plonger dans l'intestin une lame mince de bistouri. Plusieurs jours après, l'enfant se portait bien.

*Des douleurs vésicales, ou cystalgie,* par M. Champouillon.

( *Gazette des hôpitaux,* p. 142. )

Une observation, qui semble indiquer que la cystalgie peut n'être pas sous la dépendance exclusive d'un calcul se développant dans l'appareil excréteur de l'urine.

*Encéphaloïde du testicule. — Ablation et guérison. — Phthisie pulmonaire ultérieure. — Mort,* par M. Hutin.

( *Gazette des hôpitaux,* p.  141. )

*Chute du rectum chez les enfants. — Cautérisation de la marge de l'anus. — Guérison.* — Service de M. Guersant.

( *Union médicale,* p. 556. )

M. Veillard, après avoir cité les conclusions de M. Guersant, qui préconise la cautérisation comme le meilleur mode de traitement, rapporte six observations toutes favorables à cette méthode. La guérison, toujours rapide, fut quelquefois obtenue par une seule application des pointes de cautère actuel.

*Nécrose des os du bassin; subluxation du fémur; formation d'un calcul autour d'un séquestre engagé dans la vessie; opération. — Guérison,* par le docteur Busch.

( *Gimsb. Zeitschr.* VII, p. 433 ; 1857. )

Le calcul phosphatique extrait de la vessie avait deux pouces de long sur un et demi de large ; la section fit trouver un séquestre long de quatre lignes sur deux d'épaisseur.

*Orchite chronique.* — Leçon de M. Nélaton.

( *Gazette des hôpitaux,* p. 54. )

Une observation : M. Nélaton discute le diagnostic, et, après avoir passé en revue l'hypertropie du testicule, les tubercules, la syphilis, l'encéphaloïde, il arrive à cette conclusion que le malade a une orchite chronique. Cette affection est rare : le testicule s'enflamme, il se fait un épanchement de lymphe plastique qui ne disparaît pas ; cet engorgement persiste dans la totalité du testicule, c'est là ce qui constitue l'orchite chronique.

*Sur un cas remarquable de tumeur encéphaloïde de l'épididyme
et du cordon,* par MM. Demarquay et Parmentier.

( *Moniteur des hôpitaux,* p. 909. )

L'observation est suivie de réflexions avec ces conclusions : —
1° Dans le sarcocèle, le testicule peut être sain, l'épididyme et le
cordon étant envahis par la maladie. — 2° Ce testicule sain conserve encore longtemps ses fonctions. — 3° Le chirurgien doit
encore intervenir quand le cordon est malade dans toute la longueur du canal inguinal, si l'on ne découvre dans l'abdomen
aucune tumeur, et si la constitution ne paraît pas affectée. —
4° Le meilleur moyen de s'opposer à une hémorrhagie consécutive, lorsque le cordon doit être coupé très-près de la (cavité
abdominale, est de passer au travers de lui plusieurs fils, et de
les lier séparément avant de terminer l'opération.

*Note sur un cas d'anorchidie congénitale double,* par M. Chassaignac.

( *Moniteur des hôpitaux,* p. 910. )

*Sur un cas de testicule tuberculeux ayant nécessité l'ablation
de cet organe,* par M. Delasiauve.

( *Gazette des hôpitaux,* p. 38. )

*Hydrocèle avec épaississement pseudo-membraneux, traitée sans succès
par l'injection iodée, et guérie par la décortication de la fausse membrane,* par M. Gosselin.

( *Gazette des hôpitaux,* p. 40. )

*Cryptorchidie compliquée d'hydrocèle de la tunique vaginale,*
par le docteur Gherini.

( *Ann. univ. Gennajo,* 1857. )

L'auteur rapporte deux faits : dans le premier, le sujet vigoureux présentait un cryptorchisme à droite, et de ce côté s'était
formée une hydrocèle. La cure radicale par incision fut tentée, et
réussit sans complications. Dans le second cas, le sujet, cryptor-
chide des deux côtés, présentait dans l'aine gauche une tumeur
élastique non transparente, qui fut opérée comme une hernie
étranglée. — Ecoulement d'une sérosité limpide, péritonite mortelle. — L'autopsie fit reconnaître la disposition des parties, et
précisa la nature du mal.

*Études sur le cathétérisme,* par M. Gély. — Rapport de M. Robert
à la Société de chirurgie.

( *Gazette des hôpitaux,* p. 106. )

M. Gély a constaté : — 1° Que la courbure sous-pubienne, au

lieu de commencer au-dessous de l'arcade du pubis, s'étend plus en avant jusqu'au ligament suspenseur;— 2° que cette courbure appartient à un cercle, dont le diamètre est de 12 centimètres. — S'appuyant sur ces données, M. Gély propose une sonde nouvelle, dont le caractère est d'offrir à son extrémité vésicale une courbure régulière de la longueur du tiers de la circonférence d'un cercle ayant 12 centimètres de diamètre. — M. Robert ne veut pas faire prévaloir ce procédé de cathétérisme, à l'exclusion de ceux que l'on emploie habituellement ; il dit seulement que, dans les cas difficiles, il peut offrir une ressource précieuse.

### Rétrécissement de l'urètre, par M. Verneuil.

( *Gazette des hôpitaux*, p. 40. )

Présentation d'une pièce, sur laquelle M. Alph. Guérin fait remarquer que la muqueuse n'est le siége d'aucune altération dans les points rétrécis, et que, comme il l'a démontré, les rétrécissements ont leur siége dans les tissus sous-jacents à la muqueuse.

### Rétrécissements de l'urètre, par M. Verneuil.

( *Gazette des hôpitaux*, p. 28. )

M. Verneuil a dépouillé les bulletins de la Société anatomique ; il a trouvé que le siége du rétrécissement était : divers points de la portion spongieuse, 15 fois ; —région du bulbe, 7 fois ; — union des portions bulbaire et membraneuse, 4 fois.

*Gangrène spontanée des deux pieds chez un enfant de neuf ans, de mauvaise santé ; élimination et cicatrisation rapides ; amélioration de l'état général. — Amputation des moignons. — Guérison*, par le docteur Daniel.

(*The Lancet.* — Avril, 1857.)

*Trois cas d'hydropneumothorax, traités par la paracentèse et les injections iodées*, par M. Trousseau.

( *Union médicale*, p. 532. )

Le premier cas fut suivi de mort; le second, d'une guérison aussi complète que possible et assez rapide (six semaines) ; enfin le troisième, suivi aussi de guérison, nécessita vingt-quatre injections.

*Kyste hydatique du foie, traité par l'injection iodée,* par M. Chassaignac.

( *Gazette des hôpitaux*, p. 147. )

A propos du succès obtenu par M. Chassaignac, il s'élève une discussion à la Société de chirurgie, sur la curabilité et le meilleur mode de traitement de ces kystes.

*Kyste séreux de l'aile du nez, traité par le séton-fil. — Guérison,*
par M. Huguier.

( *Gazette des hôpitaux*, p. 111. )

·*Nouvelles applications de la galvanocaustique.*

( *Gazette des hôpitaux*, p. 50. )

Extrait d'une lettre de M. Middeldorpf, qui a pour but de faire connaître les nouvelles applications que ce chirurgien a faites de la galvanocaustique depuis la publication de son livre.

*Considérations sur les anévrismes intracraniens, à propos d'une observation d'anévrisme de la carotide interne et de l'artère ophthalmique, par M. Giraudet.*

( *Gazette des hôpitaux*, p. 105. )

Une observation. — Historique des anévrismes intracraniens. — Il n'existe aucun symptôme qui, isolé ou réuni à d'autres, puisse être considéré comme un signe certain de ces lésions.

*Tumeur hypertrophique des glandes salivaires palatines,*
par M. Bourgeois.

( *Gazette des hôpitaux*, p. 97. )

*Traitement des anévrismes par les injections de perchlorure de fer,*
par le docteur J. Pravaz.

( Thèse inaugurale. )

L'auteur établit comme conditions indispensables au succès : — 1° Que la tumeur anévrismale doit être située dans une région où il soit possible d'établir une compression exacte au-dessus et au-dessous de la tumeur ; — 2° que la tumeur anévrismale doit être peu considérable ; — 3° que l'anévrisme doit dater déjà d'un certain temps.

*Mémoire sur une variété de tumeur sanguine, ou grenouillette sanguine,*
par M. Dolbeau.

( Brochure. )

Voici, d'après l'auteur, les caractères de ces tumeurs : — La grenouillette sanguine se présente sous forme d'une tumeur dont le volume varie depuis celui d'une noisette jusqu'à celui d'un gros œuf. Elle se continue quelquefois avec une tuméfaction de la région sous-maxillaire ; le plus souvent elle est limitée à la cavité buccale. Cette tumeur est globuleuse, située ordinairement du côté du frein, le plus souvent à gauche, quelquefois séparée par le frein en deux parties inégales ; la tumeur est recouverte de la muqueuse, qui a ses caractères normaux, mais qui présente, soit au niveau de la tumeur, soit dans le voisinage, des veines variqueuses ou des points érectiles. La coloration de la tumeur est d'un bleu plus ou moins foncé, quelquefois violacé. Dans quelques cas, la masse paraît comme transparente. — La tumeur augmente par les cris, les mouvements de la langue, tous les efforts ; elle est molle à la manière des paquets variqueux, elle s'affaisse par la compression, quelquefois elle est presque réductible. La langue est ordinairement déviée du côté opposé. Le côté correspondant est quelquefois plus saillant, la tumeur occupant une partie de l'épaisseur de la langue. — Quant au traitement, ce sont des tumeurs contre lesquelles on ne doit rien tenter, tant qu'elles n'amènent pas une gêne trop grande.

*Observation d'atrésie et oblitération congénitales du conduit auditif externe*, par M. Marjolin.

( *Gazette des hôpitaux,* p. 40. )

*Glossite aiguë idiopathique, rapidement guérie par des incisions et par le tartre stibié.* — Service de M. Velpeau.

( *Gazette des hôpitaux,* p. 38. )

*Opération pour une pseudarthrose des deux os de l'avant-bras, par résection des extrémités osseuses,* par M. Verneuil.

( *Gazette des hôpitaux,* p. 135. )

A ce propos, M. Richard rappelle une opération qu'il a faite à l'Hôtel-Dieu en 1855, pour une pseudarthrose de l'humérus. Ce chirurgien, avant de faire la section des os, disséqua le périoste.

*Amputation tibio-tarsienne pratiquée pour une ancienne entorse des articulations des os du tarse. — Absence de guérison. — Amputation sus-malléolaire secondaire ; cicatrisation lente. — Guérison définitive,* par M. Richet.

( *Gazette des hôpitaux,* p. 154. )

*Fracture comminutive de la rotule par la seule action musculaire ; quatre fragments. — Consolidation régulière,* par le docteur Stanley.

( *British medical Journal.* — Mai 1857. )

*Fracture de la cuisse et de la jambe,* par M. Gosselin.

( *Gazette des hôpitaux,* p. 124. )

Observation d'un malade qui a été pris sous un éboulement de terre. La fracture du fémur, qui était sans plaie et simple, est remarquable par sa direction qui n'est ni oblique, ni transversale, mais présente une forme dentelée. — Fissures de l'os dans une étendue de 5 à 6 centimètres.

*Sur la luxation simultanée, non encore décrite, des trois os cunéiformes sur le scaphoïde,* par M. Bertherand. — Rapport de M. Désormeaux.

( *Gazette des hôpitaux,* p. 126. )

Une observation, avec quelques réflexions sur le mécanisme de cette luxation.

*Kyste multiloculaire de la mâchoire inférieure. — Goître développé aux dépens de la moitié droite de la glande thyroïde. — Ablation. — Guérison,* par M. Mayor fils. — Rapport de M. Forget.

( *Gazette des hôpitaux,* p. 115. )

*Gangrène sénile de la jambe; séparation spontanée du membre; cicatrisation avec une très-légère saillie du tibia,* par le docteur Pridham.

( *British medical Journal.* — Mai 1857. )

*Plaie du pied droit. — Pourriture d'hôpital. — Amputation tibio-tarsienne. — Guérison. — Déambulation facile,* par M. Piçhaud.

( *Gazette des hôpitaux,* p. 136. )

*Fracture du fémur trois fois reproduite dans le même point, chaque fois guérison complète,* par le docteur Stanley.

( *British medical Journal.* — Mai 1857. )

*Portion de cartilage articulaire du genou détaché, et formant un corps étranger dans l'articulation,* par le docteur Teatte.

( *Quart. Journ. of medicine and surgery.* — Avr. 1857. )

A la suite d'une blessure, séparation d'un fragment de cartilage de la face inférieure du condyle interne du fémur; — après quatorze mois de séjour, extraction par incision directe. — Mort.

*Fracture de l'occipital. — Contusion et commotion du cerveau. — Phlegmon consécutif du cuir chevelu. — Suppuration du cerveau. — Mort,* par M. Joly.

( *Gazette des hôpitaux,* p. 131. )

*Cas d'hydrocéphales congénitaux*, par M. Boinet.

( *Gazette des hôpitaux*, p. 146. )

L'auteur cite deux faits ; il en conclut que les injections iodées, faites avec les précautions nécessaires, sont non-seulement
innocentes, mais efficaces dans le traitement de certaines hydro-
céphalies, lorsqu'elles ne sont pas compliquées d'altération grave
de la substance encéphalique.

*Fracture d'une exostose du fémur*, par M. Gosselin.

( *Gazette des hôpitaux*, p. 160. )

Il s'agit d'une exostose du fémur gauche, qui a été fracturée,
avec plaie, sans que l'os lui-même ait éprouvé de solution de
continuité, et dont la suppuration a amené une infection purulente et la mort.

*Amputation sous-astragalienne pratiquée, en 1852, chez un jeune
homme scrofuleux. — Guérison pendant deux années. — Récidive
de l'affection organique dans l'articulation tibio-tarsienne. — Amputation de la jambe dans l'épaisseur du tissu spongieux des os de la
jambe, immédiatement au-dessus des malléoles. — Guérison presque
complète. — Mort par suite des progrès de l'affection générale en 1856.
— Autopsie du moignon. — Carie des extrémités osseuses*, par
M. Verneuil.

( *Gazette des hôpitaux*, p. 112. )

*Kyste volumineux de la partie inférieure de la cuisse droite simulant
une hydarthrose, et traité par la ponction et l'injection iodée. —
— Guérison. —* Service de M. Demarquay.

( *Gazette des hôpitaux*, p. 102. )

*Fracture du crâne ; ecchymose sous-conjonctivale sans fracture
de l'orbite*, par le docteur Cutler.

( *British medical Journal.* — Mai 1857. )

*Luxation en dehors du gros orteil gauche, avec plaie et issue de la tête
du premier métatarsien. — Résection de celle-ci. — Guérison*, par
M. Larrey.

( *Gazette des hôpitaux*, p. 99. )

*Fracture isolée et complète du maxillaire supérieur, sans complication
de plaie ni d'écrasement*, par M. Richet.

( *Gazette des hôpitaux*, p. 99. )

*Nouvel appareil de fracture*, par M. Gaillard.

( Acad. de médecine. — 15 septembre. )

Nouvel appareil de fracture de jambes qui satisfait à ces deux indications : de pouvoir être appliqué dans les plus pauvres chaumières, et de permettre de surveiller attentivement les fractures compliquées ou comminutives. — Il se compose : 1° d'une planchette percée de trous et sur laquelle repose la jambe ; — 2° de deux planchettes latérales, qui se fixent de champ sur la première au moyen de chevilles ; — 3° de coussins en balle d'avoine, destinés à isoler les membres des parois de cette espèce de gouttière. — Des cravates relient la jambe à cet appareil simple et si peu coûteux.

*Compte rendu du service de clinique chirurgicale de M. H. Larrey, professeur à l'Ecole de médecine militaire du Val-de-Grâce, pendant le semestre d'été 1856, par M. Gaujot.*

( *Moniteur des hôpitaux*, n°s 105, etc. )

Nous ne pouvons, à cause de la nature de cet ouvrage, analyser la clinique de M. Larrey ; on y trouve un grand nombre d'observations intéressantes, très-diverses par la nature et le siége des lésions.

*Consolidation régulière d'une fracture comminutive et compliquée du fémur à son tiers supérieur par un gros projectile de guerre, par M. Larrey.*

( Société de chirurgie. — 7 janvier. — *Gazette des hôpitaux*, p. 28. )

*Fracture traumatique de l'extrémité inférieure du fémur, observée chez un amputé de la jambe, par M. Marjolin.*

( *Gazette des hôpitaux*, p. 63. )

Cette observation est suivie d'une discussion, à la Société de chirurgie, sur les déplacements du fragment inférieur dans les fractures du fémur à l'extrémité inférieure.

*Anévrisme de l'artère brachiale, guéri par l'injection de perchlorure de fer, par M. Lagrange.*

( *Gazette médicale de Lyon.* )

*Double fracture en V du tibia droit, produite par une violence extérieure, par M. Demarquay.*

( *Gazette des hôpitaux*, p. 88. )

*Atrésie de l'anus. — Présentation d'une malade, par M. Boinet.*

( *Gazette des hôpitaux*, p. 87. )

Discussion, à la Société de chirurgie, sur l'atrésie de l'anus et l'opération qu'il convient de pratiquer.

14.

*De l'oblitération du sac lacrymal comme moyen de guérison de la fistule lacrymale,* par M. Stœber.

( *Mémoires de la Société de médecine de Strasbourg.* )

Les opérations qui créent une voie artificielle aux larmes ne réussissent pas, parce que l'inflammation du sac se communique à la conjonctive. De là, sécrétion exagérée de la glande lacrymale, épiphora. M. Stœber propose donc d'oblitérer le sac ; dans un cas où l'opération fut faite avec un crayon de potasse caustique , le succès fut complet.

*Nouveau mode de traitement de la pustule maligne par les feuilles. fraîches de noyer,* par M. Raphaël. — Communication de M. Nélaton.

( Acad. de médecine. — 29 septembre. )

M. Nélaton donne les résultats merveilleux obtenus par M. Raphaël. Ce praticien regarde les feuilles fraîches de noyer comme un spécifique de la pustule maligne. — Plusieurs observations.— A la suite de cette communication, il s'est élevé une courte discussion. M. Robert appelle l'attention sur l'absence des caractères spécifiques de la pustule maligne , et sur le nombre d'observations, qui est insuffisant pour conclure.

*De l'opération de la pupille artificielle pratiquée à l'aide de la cautérisation galvanique,* par M. Tavignot.

( *Moniteur des hôpitaux* , p. 949. )

Voici le manuel opératoire tel qu'il est décrit par l'auteur :
*Premier temps.* — Le sujet étant disposé comme il convient, l'opérateur pratique à la circonférence externe de la cornée une incision de huit à dix millimètres avec le kératotome à trois lames exécuté par M. Charrière.
*Deuxième temps.* — A travers cette ouverture comme étoilée, il engage l'anneau de platine de la tige galvanocaustique, et il le dirige rapidement vers le point de l'iris qui doit subir la perte de substance , en ayant soin de ramener en avant le manche de l'instrument.
*Troisième temps.* — Le courant établi , la cautérisation est instantanée, et il ne reste qu'à retirer de la chambre antérieure la tige métallique.

*Observation curieuse de réunion immédiate du poignet presque complètement enlevé par un coup de sabre,* par M. Gaillardot.

( *Union médicale,* p. 108. )

*Syndactylie congénitale*, par M. Deguise.

( *Gazette des hôpitaux*, p. 172 et 189. )

A propos d'une malade que présente M. Deguise , il s'établit, dans le sein de la Société de chirurgie, une discussion sur les meilleurs procédés opératoires qu'il convient d'opposer à cette difformité.

*Observations d'enchondromes*, par M. Voisin. —
( Service de M. Nélaton. )

( *Gazette des hôpitaux*, p. 153. )

Plusieurs observations dont voici les titres : — 1° Enchondrome de la parotide du côté droit. — Ablation. — Guérison. — 2° Enchondrome de la première phalange du doigt médius. — Opération.—Guérison.—3° Enchondrome du deuxième métacarpien. Opération.—Infection purulente.—Mort.—4° Enchondrome du deuxième métacarpien.—Opération.—Infection purulente. — Mort. — 5° Enchondrome de l'humérus gauche. — Résection de l'extrémité supérieure de l'os. — Guérison. — Dans les réflexions qui suivent , M. Voisin rapporte quelques-unes des idées de M. Nélaton sur l'enchondrome.

*Résection du cubitus*, par M. A. Guérin.

( *Gazette des hôpitaux*, p. 231. )

Nécrose du cubitus ; désarticulation du cubitus à sa partie inférieure, et ablation d'une grande portion de cet os.—Guérison. — Ankylose du poignet ; conservation de tous les mouvements qui dépendent des autres articulations, et même de la pronation et de la supination.

*Ablation totale de l'omoplate*, par M. Heyfelder.

( *Gazette des hôpitaux*, p. 231. )

L'opération a été pratiquée pour une carie : le malade est mort dix jours après.

*Enchondrome énorme. — Homme ballon*, par M. Dujardin.

(*Gazette des hôpitaux*, p. 235. )

*Exostoses épiphysaires nombreuses*, par M. Huguier.

( *Gazette des hôpitaux*, p. 196. )

*Fracture de l'humérus avec enfoncement par morsure de cheval ,*
par M. Huguier.

( *Gazette des hôpitaux,* p. 196. )

*Cas de fracture d'exostose ,* par M. Chassaignac.

( *Gazette des hôpitaux,* p. 171. )

*Luxation consécutive du tibia en dehors ,* par M. Huguier.

( *Gazette des hôpitaux,* p. 276. )

*Luxation traumatique des deux articulations coxo-fémorales. —*
*Réduction,* par M. Bourrienne fils.

( *Gazette des hôpitaux,* p. 259. )

*Observations de tumeurs diverses de la cuisse,* par M. Charnal.
(Service de M. Demarquay.)

( *Gazette des hôpitaux,* p. 302. )

Voici le titre des observations rapportées : 1° Tumeur fibro-
plastique de la cuisse. — Récidive. — Tentatives d'ablation. —
Amputation immédiate. — Mort. — 2° Tumeur de la cuisse formée par des hydatides. — 3° Kyste volumineux de la cuisse, à
paroi fort épaisse.

*Varicocèle,* par M. Foucart.

( *France médicale,* p. 74. )

Jeune homme de vingt ans ; hypocondrie, par suite de son
infirmité. — Description du procédé de Gagnebé, que M. Velpeau
emploie le plus ordinairement.

*Pseudarthrose de l'humérus. — Tentative de guérison par la résection*
*de l'extrémité de l'un des fragments. — Disposition particulière du*
*nerf radial, qui a contribué à rendre l'opération plus délicate et plus*
*difficile. —* Service de M. Nélaton.

( *Gazette des hôpitaux,* p. 195 et 214. )

*Tumeur blanche de l'articulation tibio-tarsienne. — Amputation de*
*jambe à la partie inférieure, au moyen des caustiques. — Guérison,*
par M. Chassaignac.

( *Gazette des hôpitaux,* p. 276. )

*Note sur un fœtus offrant des fractures congénitales multiples ,*
par M. Hirschfeld.

( *Gazette des hôpitaux,* p. 291. )

*Quelques considérations cliniques sur l'action du perchlorure de fer
à propos de quatre cas de tumeurs anévrismales,* par M. Soulé.

( *Gazette des hôpitaux,* p. 222. )

M. Soulé, après avoir démontré les avantages que le perchlorure de fer présente pour arrêter les hémorrhagies, dit que l'injection du perchlorure de fer peut encore être tentée dans le traitement de certains anévrismes.

*Anévrisme artérioso-veineux de la cuisse,* par M. Larrey.

( *Gazette des hôpitaux,* p. 263. )

Présentation, à la Société de chirurgie, d'un malade qui porte
un anévrisme artérioso-veineux. — M. Larrey demande l'avis de
ses collègues sur le traitement à employer dans ce cas spécial.
— Discussion.

*Corps étrangers dans les abcès de la marge de l'anus,*
par M. Demarquay.

( *Gazette des hôpitaux,* p. 184.)

*Tumeur hémorrhoïdale interne volumineuse, compliquée de chute
du rectum dépassant 7 centimètres, et d'hémorrhoïdes externes. —
Destruction complète des tumeurs hémorrhoïdales tant internes qu'externes, au moyen de l'écraseur linéaire du docteur Chassaignac. —
Guérison,* par M. A. Dusseris.

( *Gazette des hôpitaux,* p. 278. )

Ce fait, dit l'auteur, suffirait à lui seul pour établir la supé-
riorité de l'écrasement linéaire sur les autres méthodes employées
pour détruire les hémorrhoïdes.

*Note sur le traitement des rétrécissements de l'urètre, et en particulier
sur l'urétrotomie périnéale,* par M. Jules Rouyer.

( *Moniteur des hôpitaux,* p. 745. )

Ce mémoire renferme l'historique de l'urétrotomie périnéale,
et plusieurs observations prises dans le service de M. Nélaton.—
Considérations empruntées aux cliniques de ce chirurgien, sur
le traitement des rétrécissements en général.

*Observation d'orchite blennorrhagique ayant précédé de treize jours
l'écoulement urétral. — Guérison. — Atrophie du testicule,* par
M. Lisbonne.

( *Gazette médicale,* p. 44. )

*Panaris.* — *Extraction de deux phalanges.* — Pratique de M. Velpeau,
par M. Foucart.

( *France médicale*, p. 74. )

*Traitement de l'hydrocèle des enfants*, par M. A. Richard.

( *Gazette des hôpitaux*, p. 163. )

M. Richard a opéré douze enfants affectés d'hydrocèle ; il a
obtenu douze guérisons. — Ce résultat doit dissiper les craintes
qu'inspire la communication de la tunique vaginale avec le péritoine. Voici le mode opératoire suivi par M. Richard : — 1° évacuation du liquide jusqu'à la dernière goutte, à l'aide d'un trocart
explorateur court et d'un très-petit calibre ; — 2° compression
sur le bas du ventre et le trajet inguinal par la main d'un aide ;
— 3° injection de 6 à 7 grammes d'alcool pur à 40 degrés (aréo-
mètre Beaumé ) ; — 4° immédiatement après, retrait brusque de
la canule, qui laisse ainsi le liquide dans la poche ; — 5° la compression du trajet inguinal est continuée pendant une minute,
puis l'enfant est abandonné à lui-même.

*Affection des voies urinaires d'un diagnostic difficile.* — Service
de M. Nélaton.

( *Gazette des hôpitaux*, p. 397. )

Cancers et calculs existant chez le même individu.

*Végétations fongueuses et vasculaires de l'urètre de l'homme,*
par M. Demarquay.

( *Gazette des hôpitaux*, p. 232. )

*Urétroplastie pratiquée avec succès dans un cas de fistule pénienne,
accompagnée de circonstances insolites,* par M. Artaud. — Rapport
de M. Verneuil.

( *Gazette des hôpitaux*, p. 314. )

*Observation de sarcocèle dans l'anneau,* par M. Gensoul.

( *Moniteur des hôpitaux*, p. 779. )

*Ostéosarcome du bassin,* par M. Sisterch.

( *Gazette des hôpitaux*, p. 295. )

*Prolapsus du rectum et bourrelets hémorrhoïdaux chez une nourrice.*
— *Ecrasement linéaire.* — Service de M. Chassaignac.

( *France médicale*, p. 75. )

A propos de cette observation, il est dit que M. Chassaignac n'aime pas à opérer des nourrices, parce que les suites de l'opération peuvent troubler la sécrétion du lait, et parce que l'enfant peut se ressentir de l'influence du chloroforme sur la mère.

*De l'influence de l'électrisation sur la menstruation*, par M. Lecoq.

( *Gazette des hôpitaux*, p. 295. )

L'auteur croit que dans bien des cas de dysménorrhée ou d'aménorrhée, qui ne sont pas liés à une affection organique de l'utérus, ou à un état cachectique trop avancé, l'électrisation appliquée d'une manière convenable, même loin de l'utérus, et particulièrement autour du sein, peut rappeler les régles ou rendre leur écoulement plus facile.

*Déchirure complète du périnde.— Déchirure partielle de la cloison recto-vaginale.— Opération.—Suture serpentine.—Guérison.*—Service de M. Jobert ( de Lamballe ).

( *Gazette des hôpitaux*, p. 281. )

*Nouvelle observation de guérison de fistule vésico-vaginale par le pincement, avec écrasement de la muqueuse vaginale*, par M. Bertet.

( *Union médicale*, p. 71. )

*Nouvelle opération pour la fistule vésico-vaginale*, par M. Bart Minturn..

( *Union médicale*, p. 123. )

Ce procédé consiste à rapprocher les bords de la fistule, aprés avivement, au moyen d'épingles et de serres-fines particuliéres. L'épingle est munie de deux petits morceaux de liége qui s'interposent entre les tissus et les serres-fines, lorsque celles-ci sont en place.

*Fistule vésico-utéro-vaginale. — Opération autoplastique. — Guérison.* — Service de M. Jobert.

( *Gazette des hôpitaux*, p. 282. )

*Note sur une tumeur du vagin, constituée par une dilatation partielle de l'urètre*, par M. Foucher.

( *Moniteur des hôpitaux*, p. 728. )

« Cette observation offre, dit l'auteur, l'exemple d'une lésion tout à fait insolite, et dont le diagnostic exige un examen minutieux. Il y a lieu de se demander pourtant si elle n'a pas dû se rencontrer un certain nombre de fois et être confondue alors avec le cystocéle. Le diagnostic différentiel est basé sur les résultats fournis par le cathétérisme de l'urétre. Je ne suppose aucune cause qui puisse expliquer la production d'une pareille lésion. » — M. Foucher a fait avec le bistouri une incision qui n'a intéressé que les parois du vagin. Les bords ont été disséqués dans l'étendue de 1 centimètre, et la portion disséquée ayant été excisée avec des ciseaux, la réunion a été faite avec la suture entortillée. — L'opération a fourni un résultat encourageant, et serait indiquée dans des cas pareils, mais alors seulement qu'il existerait des accidents sérieux.

*Coloboma des deux yeux ; à droite, cataracte pierreuse ; à gauche, amaurose commençante, probablement traumatique.* — Clinique de M. Sichel.

( *France médicale,* p. 268. )

*Atrésie vulvaire congénitale,* par M. Konarzewski.

( *Gazette des hôpitaux,* p. 310. )

*Absence du vagin,* par M. Desormeaux.

( *Gazette des hôpitaux,* p. 171. )

Il s'agit d'une femme de trente-quatre ans, à laquelle A. Bérard avait autrefois pratiqué une opération qui consistait à creuser un canal depuis la vulve jusqu'à l'utérus, sauf une petite épaisseur de tissu qu'il comptait inciser plus tard. — Le canal a persisté ; il est tapissé par une membrane rosée. — La femme a eu des hématuries. Au moyen d'une sonde introduite dans la vessie, on peut constater qu'il y a un trou qui fait communiquer la cavité vésicale avec une autre cavité dans laquelle se trouve le col de l'utérus.

*Aperçu doctrinal sur la pathologie utérine en Angleterre.*

( *Archives générales de médecine,* p. 211. )

Dans cet article de critique, M. Follin passe en revue les travaux et les opinions de R. Lee, de H. Bennet, de West, de Tigler Smith et de J.-J. Simpson.

*Mémoire sur le diagnostic différentiel et sur le traitement des ulcérations du col de la matrice,* par M. Jules Macarel.

( *Gazette médicale,* p. 28. )

Ce mémoire, par son étendue, est un véritable traité *ex professo* des ulcérations de l'utérus. — On peut voir dans quel esprit a été fait ce travail, par les divisions établies par l'auteur : — 1° ulcération par corps étranger ; — 2° ulcération herpétique ;

— 3° ulcération scorbutique ; — 4° ulcération strumeuse ; — 5° ulcération syphilitique ; — 6° ulcération cancéreuse. — Plusieurs observations intéressantes.

*Rétroversion utérine à quatre mois et demi de la grossesse, à marche chronique ; tentatives infructueuses de réduction par l'ancienne méthode ; réduction facile par suite de la position imposée à la malade,* par M. Godefroy.

( *Gazette médicale,* p. 55. )

*Note sur un cas d'accidents consécutifs à des injections vaginales,* par M. Giraud-Teulon.

( *Gazette médicale,* p. 43. )

Les douleurs, simulant une métro-péritonite légère à son début, durèrent vingt-quatre heures chaque fois, diminuant progressivement et lentement.

*Cancer du sein, avec tendance à la généralisation de l'affection cancéreuse.* — Service de M. Nélaton.

( *Gazette des hôpitaux,* p. 195. )

*Observation d'un cas de polype fibro-cartilagineux de la voûte palatine,* par M. Élie Politis.

( *Gazette médicale,* p. 74. )

*Bec-de-lièvre compliqué, opéré quelques jours après la naissance. — Insuccès,* par M. Verneuil.

( *Gazette des hôpitaux,* p. 240. )

L'observation est suivie de réflexions très-judicieuses sur les causes d'insuccès, et de quelques moyens à employer pour les prévenir.

*Restauration de la sous-cloison et de la moitié inférieure du nez avec la portion moyenne de la lèvre inférieure,* par M. J. Rollet.

( *Gazette médicale de Lyon.* )

Une observation : le lambeau pris sur la lèvre inférieure est surtout utile dans les destructions de la moitié inférieure du nez.

*Loupes du cuir chevelu. — Leur traitement.* — Clinique de M. Jobert.

( *Gazette des hôpitaux,* p. 253. )

M. Jobert donne la préférence aux caustiques, lorsqu'il règne des épidémies d'érysipèles ; il pense que l'incision doit être ré-

15

servée pour les occasions où il n'existe aucune trace d'épidémie.
— Plusieurs observations.

*Tumeur fongueuse de la dure-mère ayant perforé le crâne et couvrant
toute la fosse temporale. — Ablation incomplète*, par **M. Parise.**

( *Gazette des hôpitaux*, p: 262. )

M. Parise propose le procédé suivant : — 1° Enlever tout autour de la perforation une zone osseuse de 1 à 2 centimètres , afin d'avoir à découvert une zone correspondante de la dure-mère saine. — 2° Appliquer sur la dure-mère, autour de la base de la tumeur, une pâte caustique coagulante ( la pâte de chlorure de zinc ), et l'y laisser assez de temps pour que la membrane fibreuse soit en partie seulement attaquée, revenir à une nouvelle application du caustique les jours suivants, si la première application n'a pas été suffisante. — 3° Lorsque l'on supposera que les adhérences sont établies, détacher la tumeur avec précaution.

*Imperforation du pharynx*, par **M. Ward.**

( *Gazette des hôpitaux*, p. 276. )

*Cas intéressant de blessure du cou*, par M. Sarrazin.

( *Gazette des hôpitaux*, p. 184. )

*Exostose du maxillaire supérieur droit*, par M. Chassaignac.

( *Gazette des hôpitaux*, p. 264. )

*Tumeur sanguine du sinus maxillaire*, par M. Fines.

( *Gazette des hôpitaux*, p. 270. )

*Observation d'une énorme tumeur de la région parotidienne et de la
partie latérale du cou. — Ablation de la tumeur. — Guérison*, par
M. Charnal. — Service de M. Demarquay.

( *Gazette des hôpitaux*, p. 312. )

*Plaie d'arme à feu de la région frontale. — Séjour d'une balle au milieu
du front pendant vingt-deux mois. — Extraction à l'aide du trépan
et du davier.* — Service de M. Jobert.

( *Gazette des hôpitaux*, p. 285. )

*De l'iode et de quelques-unes de ses meilleures préparations dans
les maladies chirurgicales.* — Clinique de M. Maisonneuve.

( *Moniteur des hôpitaux*, p. 707. )

M. Maisonneuve parle d'abord des injections de teinture d'iode ;

il fait remarquer que, grâce à cette médication, les amputations, pour des tumeurs blanches, sont devenues des opérations très-rares. — A l'intérieur, il préconise surtout le protoiodure de fer et le lait iodé.

*Balle enchatonnée dans la cavité thoracique, et ayant déterminé la formation d'un anévrisme de l'aorte*, par M. Huguier.

( *Gazette des hôpitaux*, p. 136. )

*Déchirure du poumon par écrasement. — Emphysème général. — Mort*, par M. Dalmenesche.

( *Gazette des hôpitaux*, p. 282. )

*Nouvel emploi du nitrate d'argent comme moyen abortif du panaris*, par M. H. Guinier.

( *Bulletin de Thérapeutique*, p. 314. )

*Procédé pour la cure radicale des hernies, employé par les Arabes de Syrie*, par M. Gaillardot.

( *Union médicale*, p. 108. )

Les Arabes font rougir une baguette de fusil et cautérisent assez profondément, en faisant plusieurs lignes assez rapprochées et parallèles au pli de l'aine.

*Examen de quelques particularités anatomiques qui peuvent compliquer l'opération du débridement dans les hernies inguinale et crurale. — De la conduite à tenir dans les cas d'épiplocèle irréductible*, par M. Arland. — Rapport de M. Verneuil.

( *Gazette des hôpitaux*, p. 287.)

Ce mémoire et ce rapport ont donné lieu, dans le sein de la Société de chirurgie, à une discussion intéressante.

*Hernie étranglée, réduite sous l'influence du café*, par M. Triger.

( *Abeille médicale.* )

*Observation de hernie inguinale droite entéro-épiploïque, irréductible, mortelle, à la suite de l'inflammation du sac, étendue au reste du péritoine*, par M. Duclos.

( *Bulletins de la Société médicale de Rouen.* — 1857. )

*Note sur la maladie hydatique du foie en Islande, et l'emploi de l'électro-puncture à la destruction des acéphalocystes*, par M. Guérault.

( *Gazette des hôpitaux*, p. 184. )

Les kystes hydatiques du foie sont très-fréquents en Islande.

— M. Thorarensen a eu l'idée de tuer les acéphalocystes dans le foie au moyen de décharges électriques, et à l'aide de longues et fines aiguilles d'acier. — Un essai, une guérison prompte.

### Cautère, par M. Mathieu.

( Acad. de médecine. — 11 août. )

M. Mathieu présente un nouveau cautère actuel ; il est fondé sur un procédé qui consiste à chauffer une partie métallique au moyen du gaz hydrogène et d'un courant d'air.

### Observations de plaies des doigts, pour servir à l'histoire de la greffe animale, par M. Bitot.

( Journal de médecine de Bordeaux. )

### D'une forme particulière de panaris, dite panaris gangréneux. — Service de M. Velpeau.

( Gazette des hôpitaux, p. 286. )

### Nouvelle opération destinée à guérir, d'une manière radicale, la tumeur et la fistule lacrymales, par M. Tavignot.

( Moniteur des hôpitaux, p. 715. )

L'auteur se propose d'obturer les conduits lacrymaux ; pour cela, il pratique l'excision de la partie antérieure de ces conduits.

### Sur un point peu remarqué de l'étiologie des tumeurs et fistules lacrymales, et sur le mode de traitement qui en découle, par M. Ancelet.

( Gazette des hôpitaux, p. 275. )

L'auteur pense que l'existence d'une blépharite, et par suite l'oblitération des points et conduits lacrymaux, précèdent souvent la tumeur et l'obstruction du canal nasal. Le traitement est basé sur cette idée.

### De l'ablation partielle du globe oculaire, par M. Guépin.

( Gazette des hôpitaux, p. 163.)

M. Guépin donne la préférence à l'ablation partielle, qu'il pratique de la manière suivante : armé d'un couteau à lame plate et mince, il entre dans l'œil par la partie externe de la sclérotique, et il pénètre à peu près perpendiculairement à l'axe. La sclérotomie terminée, il saisit le lambeau avec une pince-érigne, et il en termine la dissection avec les ciseaux.

*Des indications des divers procédés opératoires concernant l'ablation partielle du globe de l'œil*, par M. Guépin.

( *Gazette des hôpitaux*, p. 258. )

*Tumeur de la voûte du crâne*, par M. A. Guérin.

( *Gazette des hôpitaux*, p. 392. )

M. A. Guérin présente un malade qui porte une tumeur du volume du poing, située vers l'union des os pariétal, temporal et occipital. — Il est disposé à croire, d'après les signes, qu'il s'agit d'un enchondrome, ce qui serait un fait fort exceptionnel.

*Aiguilles et portion d'étui arrêtées dans l'arrière-bouche et la partie supérieure du pharynx d'un enfant de huit mois*, par M. Adam.

(*Gazette des hôpitaux*, p. 376. )

*Résection de l'os maxillaire supérieur*, par M. Leprestre.

( *Gazette des hôpitaux*, p. 333. )

*Cancroïde du nez. — Destruction par la cautérisation sèche,* par M. Chassaignac.

( *Moniteur des hôpitaux*, p. 50. )

Cautérisation avec la pâte de Vienne. — Pour obtenir la *cautérisation sèche*, on recouvre l'escarre d'une rondelle d'amadou qui a exactement la même étendue. La plaie que laisse l'escarre éliminée est sèche.

*Amputation partielle de la langue par la méthode de l'écrasement linéaire. — Amputation d'un sarcocèle volumineux par écrasement linéaire*, par M. Chassaignac.

( *Gazette des hôpitaux*, p. 366. )

*Polype fibreux du pharynx*, par M. Demarquay.

( *Gazette des hôpitaux*, p. 335. )

L'opération a consisté dans l'enlèvement de la paroi antérieure du sinus maxillaire, mais en conservant la voûte palatine. — Une discussion s'élève, à la Société de chirurgie, sur la nature de ces polypes, et les moyens par lesquels on peut en débarrasser les malades.

*Observation d'œsophagotomie et d'extraction d'un os volumineux arrêté dans l'œsophage*, par M. Flaubert.

( *Gazette des hôpitaux*, p. 350. )

*Luxation complète du maxillaire inférieur réduite au quatre vingt-septième jour, par l'application du procédé de M. Nélaton, par M. Charnal.* — Service de M. Demarquay.

( *Gazette des hôpitaux*, p. 390. )

*Extraction d'une pièce de cinq francs engagée depuis trois jours dans l'œsophage; description d'un nouvel instrument,* par M. Kuhn.

( *Gazette médicale*, p. 405. )

L'instrument dont il s'agit est un crochet de fil métallique.

*Mémoire sur les tumeurs de la région palatine constituées par l'hypertrophie des glandes salivaires,* par M. Jules Rouyer.

( *Moniteur des hôpitaux*, p. 5. )

M. Rouyer fait l'histoire de ces tumeurs d'après les cliniques de M. Nélaton; il rapporte ensuite cinq observations inédites, et rappelle sommairement les observations publiées jusqu'à ce jour. — M. Rouyer a heureusement mis à profit ces éléments d'une bonne monographie.

*Des tumeurs de la voûte palatine et du voile du palais,* par M. Fano.

( Thèse de concours pour l'agrégation. )

M. Fano considère comme *tumeur* toute saillie ou gonflement contre nature dans une partie quelconque du corps. Aussi, après des considérations anatomiques, il fait l'histoire des tumeurs inflammatoires, c'est-à-dire des différentes stomatites, angines et palatites; il étudie ensuite les abcès, les tumeurs fibreuses, syphilitiques, sanguines, etc. Quelques-unes de ces tumeurs, très-rares, ne sont connues que par quelques observations que M. Fano rapporte. — Une partie intéressante de ce travail est celle qui est consacrée aux tumeurs adénoïdes ou glandulaires. Il y a onze observations sur lesquelles M. Fano se base pour tracer les caractères, la structure et le traitement de ces tumeurs. La plupart de ces observations sont empruntées au mémoire de M. Rouyer sur le même sujet.

*Études cliniques sur l'emploi de l'électrisation localisée pour le diagnostic des surdités curables,* par M. R. Philipeaux.

( Bulletin de Thérapeutique, p. 456. )

*Du traitement de l'hypertrophie des amygdales par l'incision et la cautérisation combinées,* par M. Peraire.

( Gazette médicale, p. 125. )

L'auteur se sert d'un bistouri à dard, pour traverser l'amygdale d'avant en arrière. Le dard porte trois lames, qui s'enfoncent dans les tissus ; une fois l'incision faite, on cautérise avec le nitrate d'argent. Cette opération doit être répétée jusqu'à ce qu'on ait obtenu la guérison.

*Note sur un cas d'affection hydatique du foie, suivie d'un abcès ouvert dans le poumon*, par M. Bourgeois.

( *Gazette des hôpitaux*, p. 395. )

*Kyste hydatique du foie. — Cautérisation avec la pâte de Vienne ; ponction et injection iodée*, par M. Chassaignac.

( *Gazette des hôpitaux*, p. 366. )

*Extirpation d'un cancer du rectum par un nouveau procédé. — Guérison. — Comparaison de ce procédé avec celui de Lisfranc*, par M. Texier.

( *Moniteur des hôpitaux*, p. 17. )

Au lieu de détacher le sphincter, l'auteur pense qu'il serait plus avantageux de l'inciser seulement dans sa partie la plus déclive, de manière à avoir une dilatation plus facile, une commodité plus grande, pour aller attaquer le mal ; ce qui permettrait encore au pus de s'écouler librement après l'opération.

*Observation d'un cas d'imperforation de l'anus ; opération suivie de succès*, par M. Feuerly.

( *Gazette médicale d'Orient. — Gazette des hôpitaux*, p. 391. )

*Suite et fin de plusieurs observations de rétrécissements syphilitiques du rectum.*

( *Gazette des hôpitaux*, p. 390. )

M. Gosselin a eu dans ses salles deux malades qu'il avait traitées à l'hôpital de Lourcine, et dont les observations figuraient dans le mémoire que ce chirurgien a publié dans les *Archives* en 1854. Sur l'une et sur l'autre, M. Gosselin a constaté à l'autopsie : — 1° du côté de la poitrine, des cavernes et des tubercules à tous les degrés de développement dans les deux poumons ; — 2° du côté de l'intestin, les lésions décrites dans son travail au niveau de l'anus et de la portion sphinctérienne du rectum. — Ces deux faits prouvent que le rétrécissement syphilitique du rectum peut conduire à la phthisie pulmonaire. (V. l'*Ann.*, p. 71.)

*Luxation du pouce vers la face palmaire*, par M. Lorinser.

( *Wien. med. Wochenschr.*, n° 17.)

La réduction n'a pu être obtenue que par le déplacement latéral de la phalange.

*Enchondrome du doigt médius*, par M. Larrey.

( *Gazette des hôpitaux*, p. 383. )

*Observation de plaie contuse du crâne ; décollement de presque la moitié du cuir chevelu et d'une partie du péricrâne ; réunion ; guérison,* par M. Dunglas.

( *Gazette médicale,* p. 157. )

*Lipôme,* par M. Larrey.

( *Gazette des hôpitaux,* p. 360. )

Tumeur de l'épaule, du volume d'une tête de fœtus. — Enucléation facile et prompte. — Réunion immédiate; succès rapide.

*Gangrène spontanée du pied ; élimination spontanée; infection purulente ; guérison par l'aconit et le sulfate de quinine,* par M. E. Nélaton.

( *Gazette des hôpitaux,* p. 354. )

*Fracture et luxation des vertèbres cervicales, produites par cause légère. — Mort immédiate,* par M. Gascoyen.

( *Archives générales de médecine.* )

*De la valeur comparée des différentes méthodes de traitement des fractures,* par M. E. Legendre.

(Thèse de concours pour l'agrégation.)

M. Legendre, après avoir passé en revue les différentes méthodes, après avoir apprécié comment elles remplissent les principales indications dans le traitement des fractures, dit que le chirurgien doit surtout s'attacher à saisir les indications qui peuvent se présenter pendant toute la durée d'une fracture. On voit par là que M. Legendre n'accorde une préférence absolue à aucun des nombreux moyens qui existent dans la science.

*Tumeur antérieure du bras gauche,* par M. Verneuil.

( *Gazette des hôpitaux,* p. 347. )

Les renseignements font penser à M. Verneuil que la tumeur est formée par la longue portion du biceps, pelotonnée à la partie inférieure, par suite de la rupture de son tendon ou du relâchement de ce lien fibreux.

*Drainage d'un abcès énorme de la région trochantérienne. — Quelques mots sur les collections purulentes de cette région. — Traitement de deux abcès peu volumineux, par le drainage au fil de caoutchouc,* par M. Chassaignac.

( *Gazette des hôpitaux,* p. 329. )

*Cas d'hémorrhagie rebelle consécutivement à l'amputation du gros orteil, avec résection du premier métatarsien. — Répression de l'hémorrhagie par la ligature des artères tibiales antérieure et postérieure,* par M. Chassaignac.

( *Gazette des hôpitaux,* p. 329. )

*Amputation à la base des malléoles,* par M. A. Guérin.

( Gazette des hôpitaux, p. 384. )

M. A. Guérin montre un malade qui, amputé à la base des malléoles, porte un moignon recouvert par toute la peau du talon, et marche à l'aide d'une bottine extrêmement simple, sorte de pied d'éléphant. — Chez ce jeune homme, la continuation de l'affection diathésique a déterminé une ostéite suppurée très-étendue de la moitié supérieure du tibia, et, malgré cela, le moignon est resté parfaitement sain.

*Quelques considérations sur le traitement des hernies épiploïques et entéro-épiploïques. — Avantages de la résection de l'épiploon,* par M. Paupert.

( Bulletin de Thérapeutique, p. 502. )

*Hernie épiploïque traumatique. — Epiploon laissé à demeure dans la plaie. — Guérison par tamponnement épiploïque. —* Service de M. Jobert.

( Gazette des hôpitaux, p. 321. )

*Hernie ombilicale congénitale par éventration. — Guérison spontanée, malgré son grand volume* (gravures).

( Bulletin de Thérapeutique, p. 467. )

*Fistule vésico-vaginale opérée par le procédé de M. Jobert,*
par M. A. Da Costa.

( Moniteur des hôpitaux, p. 75. )

*Polype utérin. — Ablation de la tumeur. — Retour et aggravation d'accidents nerveux périodiques ayant précédé cette opération. — Terminaison funeste de la maladie,* par M. Liégey.

( Moniteur des hôpitaux, p. 93. )

*Polype volumineux intra-utérin. — Issue spontanée par le vagin. — Ligature partielle. — Chute totale,* par M. Ripoll.

( Moniteur des hôpitaux, p. 94. )

*Des ulcérations du col de l'utérus et de leur traitement,*
par M. Cramoisy.

( Gazette des hôpitaux, p. 350. )

Dans ce traitement, il faut porter sur le col de l'utérus de la charpie ou du coton saupoudré d'une poudre contenant une partie d'acide arsénieux, pour mille parties de poudre d'amidon. — Bons résultats dans les ulcérations simples.

15.

*Éléphantiasis du scrotum. — Extirpation. — Guérison ,*
par M. Da Costa.

( *Moniteur des hôpitaux,* p. 113. )

*Hypertrophie éléphantiasique des mamelles,* par M. Rousseau.

( *Revue de Thérapeutique médico-chirurgicale.* )

*Des rétrécissements multiples de l'urètre,* par M. Civiale.

( *Moniteur des hôpitaux,* p. 36. )

*Observation d'un corps étranger introduit dans l'urètre, et extrait
avec succès, après un séjour d'un mois dans ce canal,* par M. Co-
mandré.

( *Bulletin de Thérapeutique,* p. 368. )

*Hypertrophie fibreuse de la prostate ; tumeurs pédiculées entourant le
col de la vessie, et développées en avant et en arrière ; abcès urineux
remontant jusque dans le thorax,* par M. Leroy d'Etiolles.

( *Gazette hebdomadaire,* p. 127. )

*Fistule entéro-vésicale,* par MM. Piorry et Naudot.

( *Gazette des hôpitaux,* p. 334. )

Symptômes d'étranglement d'une hernie ombilicale ; à la suite,
signes d'une péritonite locale. — Peu après, la malade remarqua
que son urine, constamment bourbeuse, déposait uue matière
brune exhalant l'odeur stercorale. Pendant une constipation opiniâtre qui intervint, des matières moulées en cylindres, du diamètre d'une plume à écrire, furent rendues péniblement avec les
urines.

*Rétrécissements de l'urètre dits infranchissables.*

( *Gazette des hôpitaux,* p. 325. )

Une observation prise dans le service de M. Nélaton. — Urétrotomie.

*Nouveaux documents sur la pénétration de l'air dans la cavité du
péritoine , à travers la matrice et les trompes,* par M. de Mar-
tiartu.

( *Gazette médicale,* p. 172.)

*Note sur un cas de pénétration de l'air dans le péritoine, par la matrice
et les trompes ,* par M. Guillier.

( *Gazette médicale,* p. 207. )

*Observations de dysurie et de rétention d'urine, guéries par l'emploi du sulfate de quinine à haute dose, par M. Serres.*

( *Bulletin de Thérapeutique*, p. 418. )

*Hydro-péritonie déterminée par la présence dans l'abdomen de tumeurs fibreuses de l'utérus*, par M. Trousseau.

( *Gazette des hôpitaux*, p. 353. )

*Réparation de la paupière inférieure*, par M. Marchand.

( *Moniteur des hôpitaux*, p. 52. )

*Hernie de l'iris consécutive à l'opération de la cataracte par extraction. — Guérison spontanée*, par M. de La Mardière.

( *Moniteur des hôpitaux*, p. 76. )

*Ophthalmie due à l'obstruction des conduits auditifs externes*, par M. Busschaert.

( *Gazette médicale de l'Algérie*, n° 5. )

*Il faut, dans l'amaurose, faire une distinction entre les symptômes physiques et les symptômes physiologiques*, par M. Tavignot.

( *Gazette des hôpitaux*, p. 346. )

*Remarques pratiques sur les différentes espèces de hernies de l'iris*, par M. Tavignot.

( *Gazette des hôpitaux*, p. 347. )

*Pourquoi les myopes ont-ils la pupille dilatée, tandis que les presbytes l'ont plus ou moins contractée*, par M. Tavignot.

( *Gazette des hôpitaux*, p. 359. )

*Fragment d'acier logé dans l'iris ; son extraction par une incision périphérique de la cornée, faite au moyen de mon kératatome à trois branches*, par M. Tavignot.

( *Gazette des hôpitaux*, p. 359. )

*Observation d'un corps étranger de la conjonctive extrait après six mois*, par M. Ancelon.

( *Gazette des hôpitaux*, p. 335. )

*Des tubercules au point de vue chirurgical*, par M. Bauchet.

( Thèse de concours pour l'agrégation. )

Ce travail contient quelques considérations sur les tubercules, au point de vue général. M. Bauchet, dans la deuxième partie, étudie les tubercules dans les divers organes accessibles à la main du chirurgien : dans les os, dans le testicule, dans les ganglions, etc. La troisième partie est la plus importante au point de vue de la pratique ; elle est consacrée à l'étude de l'influence des affections chirurgicales sur le développement et la marche de la tuberculisation pulmonaire ; de l'influence des tubercules pulmonaires sur la marche des affections chirurgicales ; et enfin, des indications et contre-indications des opérations chez les sujets atteints de tubercules pulmonaires.

*Compte rendu des travaux de la Société de chirurgie pendant l'année 1856 à 1857, par M. Marjolin.*

( *Gazette des hôpitaux,* p. 323.)

*Cyanose congénitale chez un enfant de huit ans,* par M. Dupan.

( *Gazette hebdomadaire,* p. 40.)

L'auteur pense, d'après les signes observés, qu'il existe une communication anormale et congénitale entre les oreillettes.

*Explosion des appareils à eau de Seltz,* par M. Morel-Lavallée.

( *Gazette des hôpitaux,* p. 372.)

M. Morel-Lavallée rappelle un fait récent qui s'est passé à Lourcine. — Récit, par plusieurs membres de la Société de chirurgie, de faits semblables.

*Trachéotomie nécessitée par la présence d'un haricot dans les voies respiratoires,* par M. Aubry.

( *Gazette des hôpitaux,* p. 371.)

*Du trois-quarts pneumatique dans la thoracentèse,* par M. Péraire.

( *Gazette médicale,* p. 412. )

Description d'un instrument particulier, qui peut être considéré comme un trocart muni d'un corps de pompe.

*Obturation métastatique des artères pulmonaires,* par M. Fritz.

( *Union médicale,* p. 222.)

Relation d'un fait intéressant qui, suivant l'auteur, démontre anatomiquement l'oblitération des branches de l'artère pulmonaire par des caillots formés dans les veines et charriés par le sang. — Indication, par le rédacteur de l'*Union médicale,* de quatre faits semblables.

*Anévrisme de l'artère carotide interne gauche dans le crâne, diagnostiqué durant la vie et guéri par la ligature de l'artère carotide commune gauche,* par M. Coe.

( Presse médicale belge. )

*Anévrisme de l'artère sous-clavière traité par le déplacement d'une portion de son contenu,* par M. Robert Little. — Traduit par M. Chairou.

( Medical Times and Gazette. — Moniteur des hôpitaux, p. 551. )

Le chirurgien exerça une pression modérée, mais continue, alternativement avec les deux pouces ; il parvint à déplacer quelque quantité du coagulum, et à le diriger du côté du canal artériel. — Amélioration qui s'est maintenue pendant plusieurs mois.

Anévrisme poplité guéri par la compression, par le docteur<br>Scavranzio.

( Moniteur des hôpitaux, p. 422. )

*Dissection d'un anévrisme artérioso-veineux du pli du bras, traité deux ans auparavant par la compression*, par M. Gosselin.

( Gazette des hôpitaux, p. 425. )

Ce malade avait été traité par la compression digitale, qui avait été suivie de succès. L'observation a été publiée dans la *Gazette des hôpitaux* du 25 avril 1855.—Le malade a succombé à un érysipèle, et M. Gosselin a pu faire la dissection de la région du pli du bras. Cette autopsie, faite avec soin par un aussi habile anatomiste, a une grande valeur ; elle a révélé : —1° que le malade a été complétement guéri par la compression ; — 2° que cette guérison s'est faite sans oblitération de l'artère humérale ; — 3° que, d'après ce qui en reste, la tumeur paraît avoir été formée exclusivement par la veine actuellement oblitérée ; — 4° qu'enfin on a là un nouvel exemple d'anévrisme artérioso-veineux, qui a été dû à la communication de l'artère brachiale avec une veine profonde.

Anévrismes traités par la compression, par M. Michaux.

( Gazette des hôpitaux, p. 512. )

Deux observations : — 1° Anévrisme spontané de l'artère poplitée droite ; compression indirecte partielle et totale ; double alternative sans succès ; ligature de l'artère crurale ; gangrène non limitée du pied et de la jambe ; amputation de la cuisse ; guérison. — 2° Dans la deuxième observation, il s'agit d'un anévrisme spontané au tiers supérieur de l'artère crurale gauche ;

la compression indirecte partielle intermittente ayant été employée, la peau se gangrena au point comprimé. La compression digitale fut alors substituée pendant quarante-huit heures, et la guérison fut obtenue.— Ces observations ont été lues à la Société de chirurgie. — A ce propos, M. Verneuil fait une communication sur l'action de la compression dans les anévrismes ; il résume son opinion dans les propositions suivantes : — 1° La compression digitale indirecte, continue et même intermittente, exécutée par les mains habiles des aides ou par les malades, a pu à elle seule, et sans le concours antérieur ou ultérieur d'aucun autre moyen, guérir des anévrismes. — 2° Associée avec le tourniquet et alternant avec lui, elle a produit également des cures rapides et d'une grande simplicité. En général, le succès ne se fait pas attendre quand il doit couronner la tentative. — 3° A elle seule, elle a guéri des anévrismes alors que la compression mécanique était impraticable ou avait dû être abandonnée ; bien mieux supportée, en effet, que cette dernière, la compression digitale peut être appliquée sur des points où la peau est déjà enflammée. — 4° « Cette compression est la plus efficace et la moins douloureuse de toutes ; elle permet de n'agir que sur l'artère, en respectant les nerfs et les veines voisines, et en ménageant la peau. » ( Broca , p. 807.)—5° La compression digitale peut échouer ; mais, dans ce cas, elle modifie le plus souvent avec avantage l'état de l'anévrisme. — 6° Il est permis de croire que, seule, elle aurait réussi plus souvent si elle avait été pratiquée avec plus de persévérance et de régularité que cela n'a eu lieu dans les cas précités. — 7° Jamais, jusqu'à ce jour, un accident quelconque n'a pu être imputé à ce procédé. — 8° Appliquée pour la première fois avec succès par Saviard, à la suite d'une opération d'anévrisme par la méthode ancienne, la compression digitale indirecte est donc essentiellement d'origine française ; on ne lui a pas, jusqu'à ce jour, donné toute l'extension et toute la généralisation dont, à notre avis, elle est susceptible.

*Tumeur érectile de l'oreille traitée par la ponction avec broiement,*
par M. Martin.

( *Gazette des hôpitaux*, p. 407. )

*Du traitement des tumeurs érectiles par la vaccination. — Clinique*
*de M. Nélaton*, par M. Chairou.

( *Union médicale*, p. 258.)

M. Nélaton dit que, si on vaccine avec la pointe d'une lancette, à peine l'instrument a-t-il pénétré sous l'épiderme qu'il se fait un écoulement sanguin considérable à la surface du tissu érectile. Le vaccin est entraîné presque en totalité, et l'opération reste imparfaite. Voici le manuel opératoire qu'il recommande : on prend des aiguilles à insectes, les plus fines que l'on puisse trouver ; on charge la pointe de l'aiguille de vaccin frais, pris à l'instant sur le bras d'un enfant, puis on enfonce chaque aiguille, qu'on laisse à demeure, et qui, faisant bouchon, s'oppose à la sortie du sang et par conséquent du virus. On en implante de distance en distance, séparées entre elles par un intervalle d'un ou de deux centimètres. Au bout de quelques instants, lorsque l'on pense que les tissus auront été assez fortement imprégnés de virus, on retire les épingles. — M. Nélaton a employé un autre procédé de vaccination ; il fait pénétrer du vaccin dans des trajets fistuleux établis à la base de la tumeur. Pour cela, il établit des sétons qu'il laisse en place pendant huit jours ; dans ces trajets fistuleux, il fait passer des fils chargés de vaccin, en garantissant les ouvertures cutanées au moyen de petites canules. — La peau s'affaisse peu à peu, et il ne reste pas de cicatrices.

*Du traitement des tumeurs érectiles*, par M. Cooper Forster.
— Traduit et analysé par M. Chairou.

( *Medical Times and Gazette.* — *Moniteur des hôpitaux*, p. 653. )

Le chirurgien anglais, d'habitude, enfonçait, suivant les deux diamètres de la masse, deux épingles courbées à angle droit, puis il saisissait le pédicule ainsi constitué dans un fil fortement serré. Au bout de quatre à cinq jours, la tumeur se détachait en laissant une plaie chargée de granulations, qui finissait par former une cicatrice généralement difforme. — Dans ces temps derniers, il venait de traiter par ce procédé un petit *nœvus*, quand par hasard le lien constricteur se détacha quatre heures après son application. Malgré ce contre-temps, la tumeur se rida, et il se fit au-dessous un travail de guérison sans suppuration ; et quand la masse tomba vers le douzième jour, à peine y avait-il une cicatrice visible. — Le même procédé a été employé depuis volontairement avec succès.

*Tumeur érectile de l'orbite traitée sans succès par la ligature de la carotide, et guérie par l'injection d'une solution de lactate de fer et la ponction avec des aiguilles rougies au feu*, par M. Brainard.

( *Moniteur des hôpitaux*, p. 435. )

*Tumeur sanguine de la face*, par M. Marjolin.

( *Gazette des hôpitaux*, p. 488. )

La tumeur avait été prise pour un lipôme ou un kyste. — Discussion à la Société de chirurgie sur l'emploi du perchlorure de fer et de la ligature des artères, dans les cas de kystes sanguins.

—Cette discussion a commencé sur la présentation du malade de M. Marjolin ; elle a continué à propos du fait suivant :

*Anévrisme cirsoïde du pavillon de l'oreille*, par M. Robert.

*Des varices artérielles ( anévrismes cirsoïdes ), considérées au point de vue de leurs indications et de leur traitement*, par M. Decès.

( Thèse inaugurale. — Paris. )

M. Decès résume sa thèse dans les conclusions suivantes : — 1° La tumeur érectile artérielle n'est qu'un premier degré de la varice artérielle, premier degré qui peut persister pendant toute la vie du malade, et qui a fait regarder à tort ces deux affections comme différentes. — 2° La varice artérielle (anévrisme cirsoïde) est une affection essentiellement locale, constituée par une tumeur plus ou moins étendue, mais qu'il est toujours possible de limiter nettement, et à laquelle aboutissent les artères dilatées et flexueuses. — 3° Sa nature envahissante, considérée au point de vue des indications qu'elle présente, la rapproche singulièrement des autres tumeurs qui offrent ce caractère particulier. — 4° Son assimilation aux anévrismes est inexacte et erronée. — 5° Les vaisseaux afférents ou émergents, dilatés et flexueux, ne constituent nullement la maladie, et reprennent leur état normal aussitôt que la tumeur est enlevée. — 6° Enfin, puisque la maladie ne siége pas dans les vaisseaux afférents ou émergents, mais bien dans la tumeur, la méthode de traitement la plus rationnelle, celle que justifient tous succès sans aucun revers, consiste dans l'ablation de la tumeur.

*Note sur une tumeur sanguine d'une espèce particulière,*
par M. Jules Rouyer.

( *Moniteur des hôpitaux*, p. 795. )

Observation de tumeur hématique de l'avant-bras. — Ponction suivie d'injection iodée. —Compression.—Guérison.—Réflexions de M. Nélaton. —Ce fait peut se résumer de la manière suivante : tumeur datant de sept années, développée spontanément, dans les muscles, et contenant du sang pur, non altéré.

*Mémoire sur l'action thérapeutique et physiologique du perchlorure de fer,* par M. L. Pize.

( *Moniteur des hôpitaux*, p. 141. )

1° Le perchlorure de fer est le plus précieux des hémostatiques. — 2° Il doit ses propriétés hémostatiques à son pouvoir de coaguler et la fibrine et l'albumine du sang. — 3° Il coagule le

sérum en solidifiant l'albumine contenue par celui-ci. — 4° Cette
propriété de coaguler le sérum peut le rendre utile dans certaines maladies où ce liquide s'échappe du système circulatoire. —
5° Le perchlorure de fer a une action sédative sur la circulation.
— 6°·Le perchlorure est un médicament qui ne doit être employé qu'avec prudence.

*Hygroma hématique du volume d'une grosse orange ; ablation ,*
par M. Huguier.

( *Gazette des hôpitaux*, p. 524. )

*Bosse sanguine ,* par M. Marjolin.

( *Gazette des hôpitaux*, p. 524. )

M. Marjolin présente un enfant de quatorze mois chez lequel ,
à la suite d'une chute d'un lieu élevé, faite il y a quelques jours,
il est survenu au niveau de la région pariétale gauche une tumeur volumineuse , molle , fluctuante , et présentant des battements isochrones aux pulsations du pouls. Cette tumeur serait
formée par un épanchement sanguin , très-probablement compliqué de fracture des os du crâne. — Discussion entre plusieurs
membres de la Société de chirurgie.

*Bosse sanguine chez un enfant ,* par M. Guersant.

( *Gazette des hôpitaux*, p. 572. )

Cet épanchement de sang s'est produit à la suite d'une chute.
M. Guersant pense que le crâne est fracturé.

*Passage d'une voiture de cinq mille pesant sur le corps de son*
*conducteur. — Guérison,* par M. Demarquelte.

( *Moniteur des hôpitaux*, p. 810. )

*Amputation de la jambe par diaclasie ,* par M. Maisonneuve.

( *Gazette des hôpitaux* , p. 450.)

La *diaclasie* est une nouvelle méthode d'amputation, que
M. Maisonneuve met en pratique depuis quelque temps. — Une
observation dans laquelle on voit que l'opération a été exécutée
rapidement , sans effusion de sang, et que le péroné et le tibia
étaient brisés en rave.

*Coup de feu à la joue. — Fracture comminutive de la branche droite*
*du maxillaire inférieur. — Extraction de la balle six mois après*
*dans la région sus-claviculaire gauche,* par M. Lhonneur. — (Service de M. Larrey. )

( *Gazette des hôpitaux*, p. 606. )

*Fracture de la base du crâne,* par M. Richet.

( *Gazette des hôpitaux,* p. 488. )

La fracture est guérie ; il est resté au malade, outre une surdité très-prononcée, une titubation particulière des membres inférieurs, surtout marquée le soir.

*Chute sur les pieds. — Accidents de commotion cérébrale. — Hémorrhagie par un des conduits auditifs externes. — Polyurie. — Guérison,* par M. Martin.

( *Moniteur des hôpitaux,* p. 292. )

*Observation remarquable d'une fracture de la mâchoire inférieure, occasionnée par l'application de la clef de Garengeot dans un cas d'extraction dentaire,* par M. Désirabode.

( *Revue de Thérapeutique.* )

*Fracture en coin de l'extrémité inférieure des deux os de la jambe droite ; affusions froides ; guérison,* par M. Doumic.

( *Union médicale,* p. 417. )

*Note sur deux désarticulations de l'épaule et une de la hanche. — Deux guérisons,* par M. Coste.

( *Gazette des hôpitaux,* p. 611. )

M. Coste résume ainsi ses préceptes sur les désarticulations : — 1° Dans toute désarticulation, quand la lésion laisse au chirurgien le choix de la méthode, tailler deux lambeaux plutôt qu'un seul, dussent-ils offrir des dimensions différentes. — 2° Les tailler de dehors en dedans, pour les avoir suffisants et bien réguliers.

*Amputation des deux jambes au lieu d'élection,* par M. Larrey.

( *Gazette des hôpitaux,* p.564. )

*Fracture de la cuisse gauche par un éboulement de gravier. — Sphacèle du pied et de la jambe par suite de la compression des vaisseaux cruraux par un fragment,* par M. Soulé.

( *Union médicale de la Gironde.* )

*Luxation traumatique de la cuisse, datant de trois mois, réduite au moyen de l'extension continue,* par M. Laforgue.

( *Journal de médecine de Toulouse.* )

*Cicatrice ancienne, suite de brûlure*, par M. Verneuil.

( *Gazette des hôpitaux*, p. 594. )

Cette cicatrice occupe une grande étendue de la paroi latérale du thorax et du bras correspondant. — Autoplastie par la méthode indienne; insuccès. — Nouvelles opérations par les coupes angulaires superposées ( procédé de Wharton Jones ) ; amélioration très-notable.

*Large brûlure, kéloïde*, par M. Huguier.

( *Gazette des hôpitaux*, p. 596. )

*Amputation de Chopart, pratiquée par Blandin en 1844. — Résultat très-satisfaisant. — Légère élévation du calcanéum*, par M. Verneuil.

( *Gazette des hôpitaux*, p. 440. )

*Note sur la récidive des difformités après la ténotomie, par rétraction de la substance intermédiaire*, par M. A. Verneuil.

( *Moniteur des hôpitaux*, p. 378. )

« En résumé, dit l'auteur, j'ai écrit cette note dans le seul but de démontrer que la substance intermédiaire qui réunit les bouts des tendons divisés, quoique prenant naissance sous la peau, sans suppuration et sans inflammation vive, n'en est pas moins quelquefois douée de la propriété fondamentale du tissu cicatriciel qui prend naissance après la suppuration, c'est-à-dire que, comme ce dernier, il peut posséder la rétractilité. »

*Luxation du poignet en arrière*, par M. Piachaud.

( *Gazette des hôpitaux*, p. 531. )

*Rupture du tendon rotulien au niveau de son insertion tibiale. — Guérison sans claudication*, par M. Piachaud.

(*Gazette des hôpitaux*, p. 519. )

*De la suture des tendons extenseurs des doigts*, par M. Mourgue.

( *Revue thérapeutique du Midi.* )

*Luxation incomplète de l'avant-bras en dedans*, par M. Morel-Lavallée.

( *Gazette des hopitaux*, p. 403. )

Enfant de onze ans et demi. Exemple-type de la luxation incomplète de l'avant-bras en dedans.

*Courbure à angle droit de l'humérus droit sur un enfant de trente-deux mois*, par M. Guersant.

( *Gazette des hôpitaux*, p. 463. )

*Leçons cliniques sur les maladies chroniques de l'appareil locomoteur*, par M. Bouvier. — Publiées par M. Moilin.

( *Gazette des hôpitaux*, p. 417 et suiv. )

M. Bouvier, cette année, s'est occupé des courbures pathologiques du rachis, qu'il divise en courbures par *flexion*, et courbures par *déformation*.

*Remarquable vice de nutrition du membre supérieur gauche. — Hypertrophie des téguments et du tissu cellulaire. — Bruit vasculaire passager. — Traitement par la position élevée et la compression méthodique; amélioration* ( service de M. Manec ), par M. Devalz.

( *Moniteur des hôpitaux*, p. 1005. )

*Hypertrophie éléphantiasique de l'auriculaire et de l'annulaire de la main droite*, par M. Guersant.

( *Gazette des hôpitaux*, p. 463. )

*Tumeur fibro-plastique du bras*, par M. Gosselin.

( *Gazette des hopitaux*, p. 420. )

Il s'agit d'une production fibro-plastique bornée à un seul membre, mais qui a déjà envahi plusieurs points de ce membre.

*Tumeur fibro-plastique du genou*, par M. Larrey.

( *Gazette des hopitaux*, p. 410. )

*Lipomes d'un diagnostic difficile*, par M. Morel-Lavallée.

( *Gazette des hôpitaux*, p. 439. )

Malade qui offre deux tumeurs symétriques, occupant la même situation dans le creux poplité de chaque côté. On aurait pu prendre ces tumeurs pour des kystes ou des hernies musculaires.

*Tumeur fibro-plastique de la région externe du genou droit, datant de seize ans, et développée dans l'épaisseur de la bandelette fibreuse du fascia lata. — Remarques sur les maladies du tissu fibreux et sur les tumeurs périphériques du genou*, par M. Verneuil.

( *Moniteur des hôpitaux*, p. 240. )

*Tumeur de la partie supérieure du bras*, par M. Marjolin.

( *Gazette des hopitaux*, p. 564. )

*Lipome en nappe*, par M. Huguier.

( *Gazette des hôpitaux*, p. 548. )

*Emphysème général du tissu cellulaire sous-cutané, chez un vieillard de soixante-dix-huit ans. — Guérison. — Réflexions*, par M. H. Texier.

( *Moniteur des hopitaux*, p. 177.)

*Dilatateur du rectum*, par M. Beylard. — Présenté par M. Charrière.

( Acad. de médecine. — 10 mars. )

Cet instrument se compose d'une tige creuse de la grosseur d'une sonde, à l'extrémité de laquelle se trouvent six branches articulées libres, et maintenues seulement à l'aide d'une rondelle en caoutchouc. Ces branches réunies ont la forme d'une olive, au centre de laquelle se trouve une boule fixée au bout d'une tige droite munie d'un pas de vis, laquelle monte et descend dans le tube à volonté, au moyen de l'écrou de rappel.

*De l'anus contre nature*, par M. Foucher.

( Thèse pour l'agrégation. )

M. Foucher ne s'occupe que de l'anus contre nature *accidentel*, laissant de côté l'anus *artificiel*, celui qui est créé par le chirurgien dans un but quelconque. La question ainsi circonscrite est traitée d'une manière très-complète. L'auteur a exposé avec clarté les différents phénomènes pathologiques qui constituent l'histoire de l'anus contre nature. On trouvera, dans ce travail, de très-judicieuses réflexions sur le traitement de cette affection, et plusieurs observations inédites qui sont d'un grand intérêt.

*Études sur Fabrice de Hilden*, par M. Perret.

( *Moniteur des hopitaux*, p. 278.)

*De l'alcoolature d'aconit et de la solution de sulfate de quinine dans l'infection purulente*, par M. Turchetti.

( *Gazetta di stati sardi. — Gazette des hopitaux*, p. 471. )

*Névralgie sus-orbitaire guérie par la section du nerf à l'intérieur de l'orbite*, par M. Schuck.

( *Moniteur des hopitaux*, p. 288.)

*Tétanos traumatique guéri par le chloroforme*, par M. Bourguignon.

( *Moniteur des hopitaux*, p. 531. )

Le chloroforme a été administré en potion en même temps que le laudanum et d'autres médications, bain, saignée, etc.

*Application de la gutta-percha à la préparation des caustiques à base de potasse et de chlorure de zinc*, par M. Maunoury. — Rapport de M. Boudet.

(Acad. de médecine. — 10 mars.)

La Commission, sans adopter toutes les idées du docteur Maunoury sur la valeur des caustiques à la gutta-percha, est d'avis que l'application de la gutta-percha, soit comme excipient, soit comme enveloppe à la préparation des caustiques de potasse et de chlorure de zinc, constitue un perfectionnement réel de ces agents, et permet de faire, dans certaines circonstances, un emploi nouveau et utile.

*Considérations physiologiques sur les hernies diaphragmatiques*, par M. Fleury.

(*Moniteur des hopitaux*, p. 269.)

Observation d'un homme affecté de hernie diaphragmatique congéniale ; il est arrivé à l'âge de cinquante-neuf ans sans aucun trouble des fonctions digestives et respiratoires. — Mort de variole. — M. Fleury rappelle plusieurs observations, et pense que ces hernies ne présentent pas la même innocuité, lorsqu'elles ne sont pas congéniales.

*Hernie péri-ombilicale à deux anses étranglée et partiellement gangrénée*, par M. Gosselin.

(*Gazette des hopitaux*, p. 440.)

*Tumeur contenue dans le canal inguinal et ayant donné lieu à des phénomènes d'étranglement.* — Service de M. Demarquay.

(*Gazette des hopitaux*, p. 437.)

*Observation de hernie dans le scrotum, ayant donné lieu à un anus contre nature, guéri par l'emploi des injections iodées*, par M. Funel.

(*Union médicale*, p. 218.)

*Hernie crurale. — Symptômes très-peu marqués d'étranglement. — Opération simple. — Rupture de l'intestin pendant le pansement. — Péritonite suraiguë. — Mort rapide. — Autopsie : étranglement par le collet du sac; gangrène demi-circulaire de l'intestin du côté du bout supérieur*, par M. A. Verneuil.

(*Moniteur des hopitaux*, p. 161.)

Le titre résume assez bien cette observation, que M. Verneuil fait suivre des considérations suivantes : — 1° L'opération aurait dû être faite plus tôt. — 2° L'intestin aurait dû être attiré au dehors, et l'anus contre nature établi sur-le-champ. — 3° Il n'y avait point d'anneau fibreux formé par le fascia cribriformis ; ce fascia n'était plus reconnaissable. — 4° L'obstacle à la réduction résidait probablement dans le collet du sac. Une incision très-petite, faite directement en haut et n'intéressant que le péritoine, a suffi pour permettre là rentrée de l'intestin. — 5° Cette incision n'a atteint aucune partie aponévrotique ; elle a pourtant été accompagnée du cri particulier à la section des tissus fibreux. — 6° L'étranglement annulaire n'était pas évident ; la section de l'intestin a peut-être été occasionnée seulement par une pression linéaire opérée par le bord tranchant de l'arcade crurale, pression qui a ménagé les parties fibreuses résistantes interposées entre cette arcade et l'intestin, et qui a porté sur celui-ci de préférence, à cause de sa mollesse et de sa vascularité plus grande. — L'intestin hernié ne formait point une anse complète, le bord mésentérique était en dehors du sillon imprimé sur le viscère par la pression.

*Étranglement herniaire*, par M. Gély.

( *Moniteur des hopitaux*, p. 507. )

M. Gély veut prouver qu'il vaut mieux pratiquer la suture de l'intestin qu'établir un anus contre nature, suivant le précepte de M. Verneuil ; il rapporte une observation qui a pour titre : Hernie inguinale congéniale. — Etranglement. — Perforation intestinale. — Suture en piqué. — Guérison.

*Observations de hernies étranglées réduites par l'usage de la belladone,*
*par M. David.*

( *Gazette des hopitaux*, p. 479. )

*Kyste hydatique au-devant de la colonne cervicale. — Incision. — Mort,*
*par M. Alquié.*

( *Annales cliniques de Montpellier.* )

*Du traitement des kystes séreux du cou*, par M. Dupuy.

( *Moniteur des hopitaux*, p. 524. — *Union médicale de la Gironde.* )

Injections iodées ; trois opérations, trois succès. — 1° Kyste séreux du cou. — Injection iodée. — Guérison. — 2° Kyste séreux du cou. — Injection iodée. — Guérison. — 3° Kyste séreux du cou. — Inflammation et suppuration du kyste. — Ouverture et contre-ouverture. — Guérison.

*Polype muqueux des fosses nasales très-volumineux, datant de qua-*
*rante-quatre ans. — Déformation considérable du nez. — Extirpa-*
*tion par arrachement. — Service de M. Velpeau.*

( *Moniteur des hopitaux*, p. 395. )

*Traitement des fissures de la voûte palatine*, par Field.

( *Medical Times.* — *Moniteur des hopitaux*, p. 155. )

*Excision de l'os maxillaire supérieur*, par M. François.

( Acad. de médecine. — 1er décembre. )

Observation d'excision de l'os maxillaire supérieur, pour atteindre un polype volumineux inséré à la base du crâne.

*Suture sèche*, par M. François.

( Acad. de médecine: — 1er décembre.)

Dans sa communication à l'Académie de médecine, M. François a dit qu'il s'est servi de la *suture sèche*, qu'a inventée M. Vésignié. Voici comment il la décrit : l'appareil se compose de bandelettes, de fils, d'épingles ordinaires, de fils cirés et de collodion. La plaie est parfaitement nettoyée et rasée. L'opérateur prend un nombre de bandelettes double de celui qu'il croit devoir placer dans une direction verticale à la solution de continuité. Chaque bandelette est armée d'une épingle qui part d'un de ses bords et perpendiculairement à sa longueur, pour sortir du côté opposé. Cela fait, le chirurgien applique à 1 centimètre de la plaie, à l'aide du collodion, chaque bandelette, qui sera plus ou moins longue, suivant la région et la profondeur de la lésion, perpendiculairement à la solution de continuité, de manière que l'épingle lui soit parallèle.

*Autoplastie*, par M. Denonvilliers.

( Acad. de médecine. — 18 août. )

M. Denonvilliers présente deux malades sur la face desquels il a pratiqué des autoplasties.

*Rhinoplastie*, par M. Hamilton.

( *Dublin anat. Journ.* — *Gazette des hôpitaux*, p. 451. )

Une observation d'opération suivie de succès.

*Rhinoplastie.* — *Division du pédicelle*, par M. Ballu.

( *Gazette des hopitaux*, p. 491. )

*Opération de rhino-blépharoplastie*, par M. Bonnafont.

( *Union médicale*, p. 311. )

*Polype du sinus maxillaire prolongé dans la fosse nasale gauche et dans le pharynx. — Remarques sur le diagnostic. — Opération. — Guérison*, par M. Dieulafoy.

( *Journal de médecine de Toulouse.* )

*Ablation totale du maxillaire inférieur.* — Rapport de **M.** **Huguier**, sur un mémoire de **M. Heyfelder.**

( Acad. de médecine. — 1er septembre.)

La conclusion de M. Heyfelder, c'est que cette opération est d'une exécution facile, dépourvue de dangers sérieux, et qu'elle ne laisse à sa suite qu'une mutilation peu apparente.

*Cancer de la langue*, par **M. Huguier.**

( *Gazette des hôpitaux*, p. 572. )

Présentation d'un malade à la Société de chirurgie. — Discussion sur les récidives des cancers et les indications de l'opération.

*Deux cas de tumeurs de la région spinale*, analysé par M. Chairou.

( *Medicinal Times and Gazette* et *Moniteur des hôpitaux.* )

Il s'agit de deux tumeurs situées sur la partie inférieure de la colonne vertébrale, au lieu d'élection des *spina-bifida.* — L'une se trouvait chez un très-jeune enfant. La position de la tumeur, ses rapports et l'âge du sujet, concouraient à faire porter un diagnostic d'*hydrorachis.* Mais un examen plus attentif permit de constater la nature bénigne de la maladie, et les suites de l'opération vinrent confirmer le pronostic qui avait été porté : c'était une tumeur graisseuse. —L'autre, au contraire, présentant tous les caractères du *spina-bifida*, se trouva chez un homme de trente-deux ans. De plus, cette tumeur n'aurait apparu que vers l'âge de treize ans ; et, malgré l'âge du malade, malgré l'époque à laquelle il s'aperçut de son affection, on n'hésita pas à porter un diagnostic de *spina-bifida*, et par suite à décliner tout traitement chirurgical.

*Tumeur fongueuse considérable des os du crâne. — Diagnostic différentiel de cette tumeur d'avec les fongus de la dure-mère. — Y a-t-il indication d'opérer ?* par M. Chassaignac.

. ( *Gazette des hôpitaux*, p. 482.)

*De la pratique de la syphilisation en Norwège.* — Extrait de la thèse de **M. Guérault.**

( *Gazette des hôpitaux*, p. 449. )

Faits qui tendent à démontrer l'exactitude de la curabilité des accidents syphilitiques par la syphilisation.

*De la transmission du virus syphilitique de la nourrice à l'enfant, et de l'enfant à la nourrice.* — Clinique de M. Trousseau.

( *Gazette des hopitaux*, p. 506. )

M. Trousseau cite des faits qui lui font croire à la possibilité et à l'existence de cette transmission.

*Nécrose syphilitique du tibia* ( leçon de M. Nélaton ), par M. Chairou.

( *Moniteur des hopitaux*, p. 623. )

*Cas rare de guérison spontanée de chancre phagédénique,* par M. Noquette.

( *Union médicale*, p. 290. )

*Syphilis galopante.* — *Chancre induré suivi rapidement de l'apparition simultanée d'accidents secondaires et tertiaires.* — Service de M. Demarquay.

( *Gazette des hôpitaux*, p. 511. )

*Tumeur gommeuse du front.* — *Traitement antisyphilitique.* — *Guérison rapide* ( service de M. Nélaton ), par M. Jules Rouyer.

( *Moniteur des hopitaux*, p. 630. )

*Extraction d'une épingle introduite dans l'œsophage, dans des conditions qui rendaient cette opération extrêmement difficile,* par M. Delfrayssé.

( *Gazette des hopitaux*, p. 580. )

Cette observation offre une particularité qui doit la rendre intéressante : c'est l'implantation de l'épingle dans les chairs du gosier, avec la tête en bas et la pointe en haut. Aussi, pour la retirer, il a fallu, après avoir saisi la tête de l'épingle avec une pince, la pousser en bas au lieu de la retirer en haut.

*Kyste hydatique du muscle fléchisseur sublime de l'avant-bras.* — *Kystes de même nature dans d'autres muscles du même sujet.* — *Présence d'un échinocoque dans l'hydatide,* par M. Béraud.

( *Gazette des hopitaux*, p. 475. )

*Observation de kyste du foie.* — Service de M. Demarquay.

( *Gazette des hopitaux*, p. 470. )

*Plaies pénétrantes du crâne et de l'abdomen.* — Clinique de M. Jobert de Lamballe.

( *Union médicale*, p. 298. )

Leçon sur les deux observations suivantes : — 1° Plaie d'arme

à feu. — Balle au milieu du front. — Séjour de vingt-deux mois.
— Extraction. — Trépan. — 2° Plaie pénétrante de l'abdomen.
— Hernie de l'épiploon laissé à demeure dans la plaie. — Gué-
rison par tamponnement épiploïque.

*Observation d'un fragment d'os avalé et extrait cinq jours après de
l'extrémité inférieure de l'œsophage, et peut-être de l'estomac, à
l'aide de l'instrument de Graeff, par M. Pillore.*

( *Gazette des hopitaux*, p. 423. )

*Etudes sur les tumeurs adénoïdes du sein*, par M. Goyrand.

( *Gazette des hopitaux*, p. 583. )

Une observation : tumeur adénoïde du volume de-la tête d'un
adulte, sécrétant du lait; extirpation de l'adénoïde ; conservation
de la glande mammaire. M. Goyrand regarde les tumeurs adénoïdes comme de simples hypertrophies. J'ai constaté, dit-il, la
sécrétion du lait par une tumeur adénoïde; or, je ne sache pas
que jamais l'analogie de structure entre un parenchyme et le tissu
de nouvelle formation qui se développe dans ses interstices ait
pu aller jusqu'à cette identité de fonction.

*Tumeur adénoïde du sein*, par M. Lenoir.

( *Gazette des hopitaux*, p. 596.)

M. Lenoir cite cette observation, à propos de celle de M. Goyrand, avec laquelle elle a la plus grande analogie; il pense, contrairement à M. Goyrand, que le mariage, la grossesse et la lactation ont fait disparaître un certain nombre de ces tumeurs, et
que très-souvent ces sortes de tumeurs restent stationnaires pendant la grossesse et après, et sont portées par les femmes pendant
de longues années sans accidents aucuns.

*Kyste du sein ; opération ; récidive. — Deuxième opération ; guérison.
— Service de M. Manec.*

( *Moniteur des hopitaux*, p. 806. )

*Observation de pustule maligne*, par M. Pichot.

( *Gazette des hopitaux*, p. 487. )

*Œdème malin des paupières*, par M. Joulin.

( *Moniteur des hopitaux*, p. 953. )

M. Joulin rapporte un fait et préconise une médication qui
consiste à gorger le malade de limonade purgative ou d'eau de
Sedlitz, de manière à provoquer de vingt à trente garde-robes

dans les vingt-quatre heures, pendant deux, trois ou quatre jours de suite.

*Traitement de la pustule maligne par l'application topique des feuilles fraîches de noyer.*

( *Gazette des hopitaux*, p. 403. )

M. Froc, qui exerce dans la Beauce, pense que M. Raphaël n'a pas eu affaire à une pustule maligne. (Voir l'*Annuaire*, p. 246.) — M. Bourgeois écrit qu'il s'agissait d'une belle et bonne pustule maligne. Mais ce fait n'est autre chose, à ses yeux, qu'une guérison spontanée de cette maladie. — Réflexions sur la pustule maligne, qui ne présente réellement que deux périodes, une période locale et une période générale.

*Traitement des plaies anatomiques par des lotions d'eau chlorée, par M. Nonat.*

( *Gazette des hopitaux*, p. 386. )

M. Nonat recommande l'emploi des lotions d'eau chlorée contre les plaies anatomiques. Que la plaie soit grande ou petite, que la surface en soit unie ou anfractueuse, la solution de chlore pénètre partout pour aller chercher et détruire les matières putrides qui remplissent l'office de virus, et qui, absorbées, exercent une influence si fâcheuse sur l'économie. De plus, cet agent peut être absorbé, pénétrer dans le sang, et, arrivé là, prévenir le développement des accidents, ou arrêter la marche de ceux qui se seraient déjà produits.

*Syndactylie complète des mains et des pieds, par M. Guersant.*

( *Gazette des hopitaux*, p. 488. )

*Paralysie de l'avant-bras et de la main résultant d'une fausse position. — Intégrité de la contractilité musculaire. — Guérison par la faradisation localisée, par M. Lecoq.*

( *Gazette des hopitaux*, p. 499. )

*Observation d'un calcul volumineux extrait de la vessie d'une femme, par M. Dunglas.*

( *Union médicale,* p. 323. )

*Extraction de calcul urétral, par M. Ancelet.*

( *Gazette des hopitaux*, p. 491. )

*Calculs dans la portion membraneuse de l'urètre. — Extraction par la boutonnière. — Guérison, par M. Jules Vignal.*

( *Revue thérapeutique du Midi.* )

*Calcul vésical chez un enfant. — Difficulté du diagnostic. —
Lithotritie. — Guérison. — Service de M. Guersant.*

*Hypospadias accidentel et oblitération de l'urètre,* par M. Demarquay.

( *Gazette des hopitaux*, p. 404. )

Blennorrhagies répétées ; rétrécissement et rétention d'urine ,
qui nécessitent l'opération de la boutonnière. — Oblitération de
la partie antérieure de l'urètre. — L'ouverture de la boutonnière
s'est rétrécie ; ce n'est plus qu'un petit pertuis. — Discussion à
la Société de chirurgie.

*Torsion congéniale du pénis avec hypospadias,* par M. Verneuil.

( *Gazette des hopitaux*, p. 415. )

*Déchirure complète de l'urètre avec écartement des deux bouts. —
Infiltration d'urine. — Opération pour retrouver le bout profond.
— Guérison ,* par M. Demarquay.

( *Gazette des hopitaux*, p. 427. )

Longue discussion , à la Société de chirurgie, sur cette observation.

*Chute sur le périnée. — Rupture du canal de l'urètre. — Ponction de
la vessie. — Urétrotomie et rétablissement du canal de l'urètre ,* par
M. Voillemier.

( *Gazette des hopitaux*, p. 451. )

*De la section sous-cutanée d'une partie de l'enveloppe fibreuse et de la
cloison des corps caverneux, pour remédier à un vice de conformation de la verge,* par M. Bouisson.

( *Gazette médicale. — Moniteur des hopitaux*, p. 1023. )

Une observation qui peut être ainsi résumée : hypospadias ;
bride sous-pénienne superficielle et profonde ; incurvation permanente de la verge ; incision multiple de la bride ; section sous-
cutanée de l'enveloppe fibreuse et de la cloison des corps caverneux ; rétablissement de la forme et des dimensions de l'organe.

*De l'urétrotomie,* par M. Reybard.

( *Moniteur des hopitaux*, p. 625. )

C'est une réponse à une lettre de M. Syme, dans laquelle ce
chirurgien compare l'urétrotomie externe avec l'urétrotomie interne.

16.

*Rétrécissement de l'urètre ; rupture spontanée de ce canal ; épanchement urinaire dans les bourses. — Urétrotomie*, par le procédé de M. Maisonneuve.

( *Gazette des hopitaux*, p. 450. )

*Rétrécissements multiples de l'urètre. — Emploi des bougies en baleine. — Guérison* (service de M. Nélaton), par M. Chairou.

( *Gazette des hopitaux*, p. 571. )

*Rétention d'urine datant de neuf années. — Guérison par l'excision d'une saillie prostatique.—Suites d'une castration et d'une opération de fistule à l'anus*, par M. Auguste Mercier.

( *Moniteur des hopitaux*, p. 1012. )

*Siége des rétrécissements de l'urètre. —* Clinique de M. Civiale.

( *Moniteur des hopitaux*, p. 163. )

Le siége principal des coarctations urétrales est à l'orifice extérieur du canal, aux deux extrémités de la fosse naviculaire, à la portion spongieuse ou pénienne, et le plus souvent sous l'arcade pubienne, à la réunion des parties bulbeuses et membraneuses.

*Du traitement] des complications des rétrécissements de l'urètre par les injections caustiques*, par M. Debeney.

( *Gazette des hopitaux*, p. 438. )

*Rétrécissement infranchissable de l'urètre. — Fistules urinaires. — Urétrotomie périnéale. — Succès de l'opération et réapparition des mêmes désordres*, par M. Lesueur.

( *Moniteur des hopitaux*, p. 816. )

*Traitement de la blennorrhagie*, par M. J. Champouillon.

( *Gazette des hopitaux*, p. 406. )

Ce praticien veut que l'on incise les brides fibreuses qui se forment dans l'urètre, pour guérir les blennorrhées. — Huit observations.

*De la guérison prompte et radicale des diverses espèces d'hydrocèles de la tunique vaginale par la filiation lente*, par M. Caron du Villards.

( *Moniteur des hopitaux*, p. 1020. )

On fait avec précaution une ponction avec une lancette, et une contre-ponction avec un trocart. La canule est remplacée par un fil d'argent que l'on laisse à demeure. — Bons résultats obtenus par l'auteur,

*Deux hydrocèles en état de récidive après l'injection iodée. — Emploi du drainage*, par M. Chassaignac.

( *Gazette des hopitaux*, p. 483. )

*De la manière de constater la transparence dans l'hydrocèle, et de la valeur du poids spécifique comme élément de diagnostic des tumeurs du testicule*. — Clinique de M. Nélaton.

( *Gazette des hopitaux*, p. 495. )

Pour constater la transparence d'une hydrocèle, il faut d'abord choisir une localité convenable, isoler autant que possible la tumeur, etc. Quant aux signes tirés du poids spécifique des tumeurs du testicule, M. Nélaton ne lui accorde aucune confiance.

*Des épanchements dans la tunique vaginale, métastatiques des inflammations de l'arrière-bouche*, par M. Aristide Verneuil.

( *Archives générales de médecine. — Moniteur des hopitaux*, p. 998.)

Comme on désigne généralement sous le nom d'*orchites métastatiques* les affections aiguës de la glande séminale et de ses annexes qui accompagnent certains gonflements de la glande parotide, j'accepte le même langage, mais uniquement pour exprimer un fait, et non pour appuyer une doctrine étiologique douteuse. — Mon seul but en ce moment est d'appeler l'attention sur un fait nouveau et intéressant, qui n'a pas encore trouvé place dans la nosologie.—Je suis porté à croireque les épanchements séreux de la tunique vaginale, à la suite d'angine, ne sont pas extrémement rares, puisque je les ai observés deux fois pour ma part. — Deux observations; l'une a pour titre : Amygdalite aiguë, épanchement considérable dans la tunique vaginale; guérison spontanée et rapide; arrêt dans le développement consécutif du testicule.

*Du cautère actuel dans le traitement des affections chroniques de l'utérus. — Substitution de la galvano-caustique au fer rougi au feu*, (service de M. Becquerel), par M. Chalvet.

( *Gazette des hopitaux*, p. 453. )

Historique et avantages de ces cautérisations. — La galvanocaustique doit être préférée au fer rouge.

*Cancer épithélial des parties génitales chez une jeune femme*, par M. Lloyd. — Traduction de M. Chairou.

( *Moniteur des hopitaux*, p. 555.)

*Hématocèle rétro-utérine. — Ouverture de la tumeur dans le rectum. — Mort. — Autopsie*, par M. Engelhard.

( *Moniteur des hopitaux*, p. 588.)

M. Engelhard a présenté une thèse sur l'*hématocèle rétro-uté-rine*, à la Faculté de Strasbourg. — L'observation est extraite de cette thèse.

*Hématocèle utérine. — Diagnostic difficile*, par M. Gosselin.

(*Gazette des hopitaux*, p. 464. )

Cette hématocèle avait des parois épaisses et résistantes, de telle sorte qu'il avait été impossible de sentir la fluctuation.

*Corps fibreux de l'utérus*, par M. Chairou. — Leçon de M. Nélaton.

( *Moniteur des hopitaux*, p. 497.)

*Tumeur fibreuse de l'utérus suppurée, fluctuante dans toute son éten-due. — Ouverture spontanée dans la cavité péritonéale. — Péritonite consécutive. — Mort*, par M. Huguier.

( *Gazette des hopitaux*, p. 442. )

*Polype volumineux de l'utérus détruit par la gangrène. — Accidents de résorption putride, pendant lesquels l'haleine est aigrelette seulement le soir. — Expulsion d'une portion de la tumeur provoquée par l'em-ploi du seigle ergoté ; puis traitement par un régime analeptique. — Guérison*, par M. Duclos.

( *Moniteur des hopitaux*, p. 489.)

*Hémorrhagie de l'utérus. — Transfusion du sang*, par MM. Lever et Bryant. — Traduit par M. Chairou.

( *Medical Times and Gazette. — Moniteur des hopitaux*, p. 653. )

*Kyste séreux du vagin* ( service de M. Nélaton ), par M. Pana.

( *Moniteur des hopitaux*, p. 594. )

La malade dont M. Pana rapporte l'observation a été opérée par *excision*. — Guérison. — M. Pana rappelle ensuite plusieurs exemples de kystes séreux du vagin, et fait quelques réflexions qui se rapportent à la malade qu'il a observée.

*Vaginite. — Nouveau mode de cautérisation*, par M. Nonat.

( *Gazette des hopitaux*, p. 437. )

M. Nonat cautérise avec un pinceau imbibé d'une solution à parties égales de nitrate d'argent ; mais il a soin de toucher tout autour du museau de tanche jusqu'au fond du vagin, de telle sorte que la face opposée du vagin vient se mettre en contact avec le col de l'utérus, et par le fait se trouve cautérisée. M. Nonat attribue la plus grande influence à ce mode de cautérisation, qui lui a donné de bons résultats.

*Végétations anales volumineuses pendant la grossesse. — Ablation par la méthode de l'écrasement linéaire*, par M. Chassaignac.

( *Gazette des hopitaux*, p. 482. )

*Observations de fistules urinaires chez la femme*, par M. G. Simon.

( *Union médicale*, p. 191. )

L'auteur préconise, pour la guérison des fistules vésico-vaginales, une double suture; une rangée de points de suture, traversant toute la paroi vésico-vaginale, est appliquée à une grande distance des bords de la fistule; ils sont destinés à rapprocher les parties, à diminuer la tension. D'autres points de suture sont passés en dedans des premiers à la distance ordinaire, et réunissent exactement les bords avivés.—Plusieurs observations intéressantes :— 1° Deux fistules; une vésico-vaginale, l'autre urétro-vaginale (voir l'*Annuaire*, p. 215) du côté droit, avec oblitération de l'embouchure de l'uretère dans la vessie. Guérison de la première fistule par la double suture; essais infructueux de rétablissement de la communication de l'uretère avec la vessie, et de guérison de la seconde fistule. — 2° Une fistule vésico-utérine, guérie par l'oblitération du col utérin. — 3° Fistule vésico-vaginale énorme. — 4° Fistule vésico-vaginale énorme. Oblitération du vagin. Guérison presque complète. — 5° Fistule vésico-vaginale; deux opérations infructueuses. Oblitération du vagin. Guérison presque complète.

*Exophthalmie de l'œil droit*, par M. Deguise.

( *Gazette des hopitaux*, p. 464. )

*Conjonctivite catarrhale diphthéritique*, par M. A. Richard.

( *Gazette des hopitaux*, p. 523. )

*Observation d'absence congénitale de l'iris*, par M. Kanka

( *Annales d'oculistique*. )

*Nouveaux procédés pour l'amputation des staphylômes de la cornée et pour l'extirpation du ptérigium*, par M. Carron du Villards.

( *Moniteur des hopitaux*, p. 969. )

Question de priorité. — Description du procédé, ainsi qu'il suit : — « 1° J'écarte les paupières avec le dilatateur de Kelley-

Snowden. — 2º Je traverse le staphylôme de part en part, aussi prés que possible de sa base, pour qu'il n'y ait pas déraillement, avec un ténaculum dont la pointe est armée d'une petite lance. — 3º Je tire légèrement sur le ténaculum, et présente à la base du staphylôme le tranchant du bistouri courbe, boutonné (herniotome de Pott), et en deux ou trois mouvements de scie imprimés au tranchant, j'enlève le staphylôme nettement, sans franges ni bavures, sans avoir jamais besoin de recourir aux ciseaux et aux pinces. »—Trois observations.

*Éclat de pierre logé dans l'œil pendant quinze ans*, par M. Rennes.

( *Gazette des hopitaux*, p. 407. )

*Abcès dans l'iris, hypopion. — Paracentèse de la chambre antérieure; atrophie du glôbe*, par M. Courserant.

( *Gazette des hopitaux*, p. 442. )

*Perforation de la cornée à la suite de phlegmasie. — Bourgeons charnus faisant saillie à travers cette perforation et simulant un cancer; diognostic. — Excision. — Guérison* ( service de M. Nélaton ), par M. Jules Rouyer;

( *Moniteur des hopitaux*, p. 794. )

*Des tubercules de la choroïde*, par M. Ed. Jæger.

( *Annales d'oculistique.* )

*Opérations des cataractes capsulo-lenticulaires adhérentes*, par M. Desmarres.

( *Gazette des hopitaux*, p. 422.)

Après quelques considérations sur les cataractes adhérentes, M. Desmarres décrit le procédé qu'il convient de pratiquer dans ces cas; c'est une opération simultanée de la pupille artificielle et de l'extraction de la cataracte.

*Des corps étrangers enkystés dans l'humeur vitrée de l'homme*, par M. E. Jæger fils.

( *Moniteur des hopitaux*, p. 189. )

**Deux observations.**

*Cancer de l'œil*, par M. Huguier.

( *Gazette des hopitaux*, p. 584.)

*Cataracte double; trémulus du cristallin droit; synchysis étincelant* ( clinique de M. Nélaton ) , par M. Chairou.

( *Union médicale*, p. 319. )

*Différentes maladies des yeux*, par M. Tavignot.

( *Moniteur des hopitaux*, p. 168. )

Plusieurs observations :
Kératite plastique aiguë.—Ponction de la cornée. — Guérison rapide.

Diplopie produite par l'usage de lunettes mal appropriées. — Guérison.

Tumeur lacrymale traitée sans succés par la méthode de Nannoni. — Excision des conduits. — Guérison.

Tumeur lacrymale ( deuxième espèce ), c'est-à-dire reflux seulement par les points lacrymaux. — Excision des conduits. — Guérison.

Trichiasis ayant déterminé une kératite ulcéreuse. — Cautérisation. — Guérison.

*Leçons sur le chancre*, professées par M. Ricord, rédigées et publiées par M. Alfred Fournier.

( *Union médicale*. — et 1 vol. in-8°. )

Il est bien peu de médecins qui ne soient au courant des idées de M. Ricord sur le chancre ; nous devons savoir gré cependant à M. Fournier d'avoir publié les leçons de son maître ; l'auteur a donné sur différentes questions des développements précieux. On lira avec le plus grand intérêt les chapitres de l'*Etat du sang chez les syphilitiques*, de la *Contagion médiate*, de l'*Action thérapeutique du chlorate de potasse*, de la *Qualité des virus chancreux*, etc. Quelques-unes de ces questions sont résumées ci-dessous.

*Recherches sur la contagion du chancre*, par M. Alfred Fournier.

( Brochure. )

Ce petit volume fait suite aux *Leçons sur le chancre*. L'auteur rapporte cent quatre faits d'inoculation artificielle et de contagion, et il pose quelques propositions qu'il résume de la manière suivante : — 1° Le chancre simple des sujets vierges se transmet toujours dans sa forme, c'est-à-dire en tant que chancre simple. — 2° Le chancre infectant se transmet également dans son espèce sur les sujets vierges, c'est-à-dire comme chancre infectant. — 3° Le chancre induré se transmet aux sujets préalablement syphilitiques sous forme d'un chancre à base molle, analogue d'aspect au chancre simple.—4° Le chancre à base molle des sujets syphilitiques se transmet soit comme chancre simple, soit comme chancre induré. — Il semble probable, de plus, que la forme sous laquelle il se transmet *dépend de la nature même de son origine*, c'est-à-dire du chancre qui lui sert d'ascendant. Issu d'une source molle, il ne transmet qu'un chancre simple, non infectant ; émané d'un chancre induré, il en conserve le caractère infectieux et reproduit sur un terrain vierge un chancre induré, suivi des accidents constitutionnels. — Dans tous les cas, et contrairement à la doctrine de M. Clerc, il est certain qu'un sujet préalablement vérolé, contractant un nouveau chancre, peut encore transmettre la vérole.—5° Le chancre phadégénique peut naître d'un chancre complétement dépourvu du génie phagédénique. — Le phagédénisme ne constitue pas une variété du chancre ; c'en est un accident, une complication, et rien de plus. A ce titre, la déviation que subit un chancre qui prend le caractère phagédénique dépend moins de l'espèce et de la forme du chancre qui lui sert d'ascendant que de la nature du sol où il est appelé à se développer, c'est-à-dire des conditions particulières au sujet qui subit la contagion.

*De l'unicité de la syphilis*, par M. Rodet.

( *Gazette médicale de Lyon.* )

M. Rodet admet l'unicité de la syphilis ; il pense que : 1° en général, les individus qui ont été atteints une première fois de syphilis constitutionnelle ne sont pas susceptibles d'en contracter une deuxième, et que les chancres qui leur surviennent dans ces conditions ne présentent pas les caractères des chancres infectants ; — 2° que cette immunité n'est pas une loi absolue, mais seulement une règle générale et sujette, par conséquent, à quelques exceptions. — Pour arriver à ces conclusions, M. Rodet cite et discute un grand nombre de faits ; il en tire quelques conséquences, et termine en disant : — « Il n'est pas nécessaire, pour expliquer l'immunité de ceux qui ont été atteints de syphilis constitutionnelle, d'admettre chez eux la persistance de la diathèse syphilitique. Mais alors à quoi tient cette immunité ? On l'ignore complétement et on l'ignorera probablement toujours. Elle dépend peut-être d'une modification vitale du système nerveux, c'est-à-dire d'un de ces phénomènes qui, touchant de près aux sources de la vie, sont mystérieux comme elle et dont Dieu seul a le secret. »

*De la syphilis congénitale.* — Clinique de M. Trousseau.

( *Union médicale*, p. 208. )

*Recherches sur les accidents vénériens primitifs qui se développent
sur le col utérin*, par M. Bernutz. — Rapport de M. Legendre.

( *Union médicale*, p. 226.)

*Trois cas de fracture de la colonne vertébrale* , par M. Devouges.

( *Bulletin de la Société anatomique*, p. 71. )

Voici le résumé de ces trois observations : 1º. Fracture par
écrasement du corps de la troisième vertèbre dorsale, suite de
flexion forcée de la colonne vertébrale. — 2º Rupture et écrasement du disque intervertébral interposé à la sixième et à la septième vertèbre cervicale, dans une extension forcée de la colonne
vertébrale. — 3º Fracture par écrasement du corps de la douzième
vertèbre dorsale. — Fracture directe des apophyses épineuses de
toutes les vertèbres, les trois premières cervicales et les deux dernières lombaires exceptées.

*Fracture intra-capsulaire du col du fémur produite par cause directe,*
par M. Guyon.

( *Bulletin de la Société anatomique*, p. 31. )

*Fracture avec déplacement considérable de la onzième vertèbre dorsal* ;
*écrasement de la moelle épinière ; péritonite*, par M. Blachez.

( *Bulletin de la Société anatomique*, p. 19. )

*Enchondrome de la tête de l'humérus* , par M. Rouyer.

( *Bulletin de la Société anatomique*, p. 50. )

M. Nélaton a pratiqué la résection de la tête de l'humérus,
pour un enchondrome du volume d'un œuf de dinde. Guérison.
— Examen de la tumeur enlevée.

*Du débridement à l'anneau interne dans les hernies inguinales ,*
par M. Laforgue.

( *Union médicale*, p. 246. )

Une observation, suivie de réflexions et de ces conclusions : —
1º Le débridement à l'anneau interne, dans les hernies inguinales,
présente de sérieuses difficultés, à cause du voisinage de l'artère
épigastrique, dont les rapports sont variables et sujets à des anomalies. Ces difficultés seraient moindres, s'il était possible de limiter avec précision la profondeur de l'incision faite par le bistouri herniaire sur le pourtour de l'anneau. — 2º Les anciens
instruments et les bistouris à ressort et à bascule, destinés à remplir cette indication, sont trop compliqués pour être manœuvrés

avec sûreté dans une région aussi profonde et au milieu de viscéres si importants. — 3º Pour ne pas dépasser, dans le débridement, la limite de rigueur, il suffit d'adapter sur le dos des bistouris herniaires ordinaires, et seulement sur le point opposé à la partie tranchante de la lame, une plaque en forme d'arête mousse, qui limitera la profondeur de l'incision. — 4º Le débridement multiple est celui qui offre le plus de sûreté ; il devra être pratiqué sur le bord supérieur de l'anneau interne et sur les points les plus rapprochés de la partie moyenne qui est le lieu d'élection.

*Hypertrophie du corps thyroïde ; ponction ; incision ; mort,*
par M. Binet.

( *Bulletin de la Société anatomique,* p. 145. )

*Division complète du rein droit à la suite de la pression exercée par une roue de voiture. — Fracture de la dixième côte droite. — Anomalie de l'artère rénale droite,* par M. Doyen.

( *Bulletin de la Société anatomique,* p. 155. )

*Lipôme volumineux de la région cervicale postérieure ,* par M. Piogey.

( *Bulletin de la Société anatomique,* p. 163. )

*Obstruction traumatique du canal de l'urètre par une sorte d'invagination de la muqueuse,* par M. Bercioux.

( *Bulletin de la Société anatomique,* p. 181. )

*Hématocèle périutérine. — Observations et considérations ,*
par M. Gallard.

( *Bulletin de la Société anatomique,* p. 174. )

*Kyste uniloculaire de la surface convexe du foie. — Traitement par les injections de bile ,* par M. Voisin.

( *Bulletin de la Société anatomique ,* p. 131.)

La malade, qui fait le sujet de cette observation, a succombé à une pneumonie, pendant le traitement. M. Voisin émet les conclusions suivantes sur le traitement par les injections de bile. — 1º Pendant toute la durée du traitement par les injections de bile, nous n'avons pas observé un seul moment le moindre symptôme d'infection putride. — 2º Le liquide ne provoque aucune douleur. — 3º L'autopsie a prouvé que le kyste était en grande partie revenu sur lui-même, puisque, après avoir fourni deux litres de sérosité, il n'a plus été capable de contenir plus de trois quarts de litre d'eau. — 4º La surface interne du kyste était, à l'autopsie, lisse et de très-bon aspect. — M. Dolbeau fait, sur ce cas, quelques réflexions dans le même sens.

*Relation médico-chirurgicale de la la campagne d'Orient,*
par M. Scrive.

( Un volume in-8°. )

M. Scrive, médecin en chef de l'armée d'Orient, donne dans ce
volume les différents actes officiels de sa campagne, depuis le
31 mars jusqu'au 6 juillet. Il fait ensuite un résumé d'ensemble
des faits médicaux qu'il a observés. C'est là surtout la partie intéressante de cet ouvrage, au point de vue de la pathologie ; on
y trouvera des documents utiles sur le typhus. les plaies par armes de guerre, l'emploi du chloroforme, etc., et enfin sur l'organisation des secours.

*Kyste hydatique du foie ayant présenté pendant la vie
tous les symptômes de coliques hépatiques,* par M. Lejuge.

( *Bulletin de la Société anatomique,* p. 122. )

*Considérations et observations sur la résection partielle du maxillaire
supérieur,* par M. Demarquay.

( *Gazette médicale,* p. 670. )

Plusieurs observations avec l'indication des manœuvres opératoires exécutées par M. Demarquay dans ces cas particuliers.

*Végétations considérables des organes génitaux; guérison par l'emploi
de l'acide chromique en solution,* par M. Caussade.

( *Journal de médecine de Bordeaux.* )

*Note sur l'extinction de la diathèse syphilitique par les inoculations
répétées du virus chancreux,* par M. Sperino.

( Acad. des sciences. — 7 septembre. )

Conclusion : — La guérison de la syphilis constitutionnelle
par l'inoculation du virus chancreux, répétée jusqu'à l'immunité
chez les adultes, chez les enfants, la nourrice et le nourrisson ;
—la guérison de la syphilis héréditaire, récidivée après l'usage du
mercure ; — la naissance d'un enfant à terme, bien portant, non
syphilitique, par une femme guérie deux ans auparavant de la syphilis constitutionnelle par la syphilisation ; — et l'état floris-
sant de la santé que l'on observe généralement chez les syphilisés,
même quelques années après leur guérison, — sont des faits qui,
s'ils ne sont pas suffisants pour prouver que la diathèse syphilitique est complétement éteinte par la syphilisation, mettent au
moins en pleine évidence que l'application des inoculations répétées du virus chancreux au traitement de la syphilis constitu-

tionnelle·est incontestablement utile, et qu'elle est digne d'être sérieusement étudiée par les syphiliographes.

*Hémorrhagie s'opérant par la membrane muqueuse du vagin, terminaison par la mort*, par M. Obré.

( *British medical Journal. — Gazette hebdomadaire*, p. 470.)

*Des corps fibreux de l'utérus ; anatomie pathologique, symptômes et traitement*, par M. F. Berneaudeau.

( Thèse inaugurale. )

On trouve dans cette thèse le résultat des travaux les plus récents sur l'anatomie pathologique et des considérations sur les procédés opératoires à employer suivant le siége et le volume des tumeurs.

*Deux cas de fistule urétrale guéris par les injections iodées*, par M. Tanturri.

( *Il Morgagni. — Gazette hebdomadaire*, p. 669.)

*Sur le dépôt par épanchement d'urine, ou collection d'urine enkystée dans l'aponévrose périnéale inférieure à la suite d'une solution de continuité du canal de l'urètre chez l'homme*, par M. Devers.

( Thèse inaugurale. )

Etude consciencieuse d'un point de pathologie jusqu'ici presque négligé. L'auteur apporte des observations qui lui sont propres, et qui sont d'autant plus précieuses que la science en offrait très-peu jusqu'à présent.

*Trépanation du crâne pour une blessure par arme à feu, avec accidents épileptiformes et perte de la parole ; enlèvement d'une esquille ; guérison*, par M. Lalluyeaux.

( *Gazette médicale*, p. 567. )

*Gangrène de l'index de la main droite à la suite de la morsure d'un chat ; érysipèle phlegmoneux de tout le bras ; trismus ; mort*, par M. Chippendale.

(*Gazette hebdomadaire*, p. 854.)

*Des plaies et des ruptures de la vessie*, par M. Ch. Houel.

( Thèse de concours pour l'agrégation. )

M. Houel commence par l'étude des plaies de la vessie, et offre des observations recueillies surtout dans la chirurgie militaire ; la·fréquence de ces accidents est expliquée par la distension énorme quelquefois que subit la vessie chez les soldats, et qui expose cet organe à être fréquemment intéressé dans les plaies de l'abdomen. La gravité extrême de ces plaies fait que leur traitement se borne, selon les indications, à une position convenable ou à des incisions faites pour faciliter l'issue de l'urine au dehors. — Les cas de rupture spontanée ou par violence extérieure sont rares et surtout peu étudiés jusqu'ici. Leur terminaison est mortelle presque toujours, par suite de péritonite suraiguë, à moins que la rupture fort étroite et située assez bas ne donne lieu à des trajets fistuleux fort longs quelquefois.

*Sur quelques points de l'histoire des fistules gastro-coliques ,*
par M. Murchison.

( *Gazette hebdomadaire,* p. 852. )

*Observation de fissure anale ,* par M. Pénard.

( *Gazette médicale,* p. 477. )

M. Pénard recommande l'emploi du spéculum pour dilater l'anus ; il le regarde comme plus avantageux que l'emploi des doigts.

*Rétrécissement de l'intestin dans la hernie étranglée, et manière de le dilater par invagination,* par M. Palasciano.

( Congrès de Bonn. — *Gazette hebdomadaire,* p. 810. )

*Des maladies de la prostate ,* par M. B.-J. Béraud.

( Thèse de concours. )

La grande étendue du sujet a forcé M. Béraud à se borner à un court aperçu sur les nombreuses affections de la prostate ; il partage cette étude en douze groupes de maladies pour lesquelles il indique les différents travaux faits sur la matière ; on trouve dans cette thèse de nombreux renseignements bibliographiques.

*Considérations sur les appareils électro-faradiques,* par M. Knapp.

( *Gazette hebdomadaire,* p. 492. )

*Des applications de l'électricité à la médecine,* par M. A. Masson.

( *Gazette hebdomadaire,* p. 638. )

Dans cet article, M. Masson étudie différents appareils et leurs applications à l'art de guérir.

*De l'ophthalmoscope et de son usage ,* par M. Richard Liebreich.

( *Gazette hebdomadaire,* p. 457. )

Cet article est uniquement relatif à la partie instrumentale de la question. L'auteur expose d'abord l'invention de l'ophthalmoscope par M. Helmholz, dont il décrit l'instrument; il passe ensuite en revue divers ophthalmoscopes, ceux de Jœger, de Liebreich, de M. Coccius, de M. Ulrich, etc. — Choix d'un ophthalmoscope et manière de s'en servir. — Description de l'ophthalmoscope de M. Desmarres.

*Applications physiologiques et pathologiques de l'ophthalmoscope,*
par M. de La Calle.

( *Gazette hebdomadaire*, p. 199. )

C'est un extrait de la thèse inaugurale de M. de La Calle; on y trouve indiquées les principales lésions que l'ophthalmoscope a permis de constater.

*Du traitement de la syphilis congénitale,* par M. Ch. Ravin.

( Thèse inaugurale. )

L'auteur rapporte des observations prises dans le service de M. Cullerier principalement, et desquelles il résulte que le traitement par les bains de sublimé est d'une grande efficacité, même employé sans adjuvants.

*Mémoire sur l'inoculation de la pustule maligne comme moyen nécessaire de diagnostic de la véritable pustule charbonneuse, à propos de son traitement par les feuilles fraîches de noyer,* par MM. Salmon et Maunoury.

( *Gazette médicale*, p. 684. )

Voici les propositions que les auteurs veulent établir : — 1° Que la véritable pustule charbonneuse est inoculable aux moutons et aux lapins ; — 2° qu'au point de vue du diagnostic de la pustule maligne au moyen de ses caractères physiques seulement, il y a divergence de descriptions et d'opinions ; — 3° que la pustule inoculable de la Beauce ne présente pas le caractère physique de la pustule maligne des auteurs ; — 4° que les hommes les plus compétents peuvent faire erreur de diagnostic en tenant compte de ces caractères physiques seulement ; — 5° nous terminerons par le récit d'un fait récent de pustule maligne, où le lecteur trouvera comme enseignement de ce travail : une hésitation dans le diagnostic; un emploi des feuilles fraîches de noyer retardant par malheur l'usage de la cautérisation, une description et la marche jusqu'à la mort, de la pustule inoculable de la Beauce, une inoculation mortelle.

*Diagnostic des affections de l'oreille,* par M. Erhard.

( Congrès de Bonn. — *Gazette hebdomadaire*, p. 797. )

*Des fractures de la clavicule par effort musculaire*, par M. Albert Puech.

( *Gazette hebdomadaire*, p. 752. )

Six observations prises dans différents auteurs: — Une observation recueillie par l'auteur.

*Mémoire sur les résections osseuses des extrémités fracturées dans les blessures par armes à feu, compliquées de plaies et d'esquilles, atteignant la diaphyse humérale*, par M. Marmy.

( *Gazette médicale*, p. 535. )

Voici la pensée de l'auteur : — La résection de la diaphyse humérale est indiquée à la suite de fractures par armes à feu, toutes les fois que les bouts fracturés offrent des surfaces hérissées d'esquilles saillantes capables de déchirer, d'irriter les parties voisines. Il est sous-entendu que l'état des parties molles reste dans les conditions qui permettent de tenter la conservation du membre.

*Extirpation complète du calcanéum ; guérison rapide.*

( *Gazette hebdomadaire*, p. 864. )

Revue critique de travaux publiés à l'étranger. Le rédacteur, après avoir analysé plusieurs observations, conclut à l'emploi de cette opération, dans les cas où l'indication est positive.

*De la nécrose causée par le phosphore*, par M. U. Trélat.

( Thèse de concours pour l'agrégation. )

Nous pensons que ce travail est le plus complet qu'on ait fait sur la question. Il renferme : un aperçu historique suivi de tableaux statistiques contenant soixante et onze observations et indiquant le nom, le sexe et l'âge des malades, la durée du travail avant la maladie et l'issue de cette dernière. — Après avoir montré l'incertitude qui règne encore sur le mode de production de la nécrose phosphorée, l'auteur insiste sur la gravité de son pronostic, car, indépendamment des nombreux cas de mort (15 sur 71), les cas de guérison sont trop souvent accompagnés d'affreuses difformités par l'élimination de vastes portions des maxillaires pour lesquels la réparation se fait moins que pour les autres os de la face. — M. Trélat attache une grande importance à la partie thérapeutique ; et, en présence de l'insuffisance des moyens spéciaux employés jusqu'ici contre la nécrose phosphorée, il se rejette vers la prophylaxie, qui heureusement serait toute-puissante, si l'insistance des hygiénistes parvenait à faire adopter exclusivement le *phosphore rouge* ou amorphe pour la fabrication des allumettes ; ce nouveau corps, en effet, ne produit aucun accident chez les ouvriers, sans compter qu'il expose beaucoup moins aux incendies qui, souvent, arrivent par l'emploi des allumettes ordinaires.

*Un cas d'échinocoques du foie ; opération*, par M. OEhlschlaeger.

( *Gazette hebdomadaire*, p. 392. )

*Kyste avec épithélium vibratile dans le foie*, par M. Friedreich.

( *Archives de Virchow.* — Mai. )

*Aiguille à tricoter trouvée dans le foie*, par M. Langwagen.

( *Gazette hebdomadaire*, p. 813. )

*Mémoire sur les injections d'iode combinées avec les ponctions préalables, dans le traitement des kystes volumineux, des grandes collections purulentes et hématiques, des hydropisies articulaires étendues, etc.,* par M. Bourguet.

( *Gazette médicale*, p. 493. )

Ce mémoire contient un certain nombre d'observations et se termine par les conclusions suivantes :—1° Les ponctions préalables, simplement évacuatrices, peuvent être combinées avantageusement avec les injections iodées.—2° Cette association convient principalement dans les cas de tumeurs enkystées et de collections liquides d'un grand volume, que l'on hésiterait à soumettre d'emblée à l'injection iodée.—3° Elles doivent être répétées jusqu'à ce que la cavité du kyste, de la séreuse articulaire, de la cavité purulente, etc., soit revenue sur elle-même et ne présente plus une aussi vaste surface à l'inflammation. — 4° Dans les tumeurs enkystées ou purulentes qui ne peuvent guérir qu'après une suppuration prolongée, et à la suite de l'épaisissement et de la rétraction lente et graduelle de la membrane interne du kyste ou de l'abcès, les ponctions préalables ont besoin d'être unies à l'emploi des injections iodées, réitérées à de fréquents intervalles.— 5° Cette double combinaison est facile à réaliser en maintenant fistuleuse l'ouverture de la ponction ou, mieux encore, en l'agrandissant au moyen du bistouri, dans l'étendue de 1 à 2 centimètres.

*Des kystes des mâchoires*, par M. A. Duchaussoy.

( Thèse de concours pour l'agrégation. )

L'auteur distingue parmi les affections si diverses, réunies par les chirurgiens sous le nom de kystes des mâchoires, trois groupes de maladies : 1° l'un, le plus digne de ce nom, dans lequel il y a une poche membraneuse distincte ;—2° les cavités closes accidentelles, par simple écartement des tissus ; — 3° les tumeurs enkystées à contenu extrêmement variable. — A propos de ces trois ordres de kystes, M. Duchaussoy rapporte *in extenso* un grand nombre d'observations accompagnées de quelques remarques critiques.

*Sur un cas de névromes multiples, avec tendance remarquable à la récidive*, par M. Virchow.

( *Archives de Virchow. — Juillet. — Gazette hebdomadaire*, p. 917. )

*Sur un névrome ulcéré du volume du poing, siégeant dans la paume de la main*, par M. Volkmann.

( *Archives de Virchow. — Juillet. — Gazette hebdomadaire*, p. 916. )

*Nouveau procédé pour opérer la grenouillette*, par M. Barrier.

( *Gazette hebdomadaire*, p. 556. )

Historique des différentes méthodes de traitement de la grenouillette. Voici la description du nouveau procédé proposé par M. Barrier :—1° On place à chaque extrémité du diamètre transversal de la tumeur une pince à griffes ; celle du côté droit est confiée à un aide. — 2° L'opérateur, saisissant lui-même celle de gauche, taille avec des ciseaux un lambeau triangulaire, à sommet tronqué, comprenant toute l'épaisseur de la paroi. La base de ce lambeau est à droite du diamètre antéro-postérieur, le sommet à gauche. — 3° Le chirurgien prend alors la pince du côté droit et pratique une petite incision d'avant en arrière, près de la base du lambeau, et pénétrant également dans la cavité du kyste. — 4° La pointe du lambeau est ensuite renversée en dedans, de gauche à droite ; on la fait ressortir par la petite incision, à la lèvre interne de laquelle on l'unit par un point de suture. — Une observation de succès.

*De quelques modifications nouvelles apportées à l'opération de la rhinoplastie*, par M. Verneuil.

( *Gazette hebdomadaire*, p. 840. )

M. Verneuil examine les travaux de MM. Bouisson, Nélaton, Denonvillers, etc. Il fait une étude particulière de l'anatomie pathologique des ulcérations des téguments du nez. — Tout partisan qu'il est de l'autoplastie, il pense qu'il ne faut l'employer qu'alors qu'elle est tout à fait nécessaire. — L'auteur promet de nouveaux articles sur ce sujet.

17.

*Anévrisme cirsoïde au coude ; ligature de l'artère ; insuccès. — Emploi du caustique au chlorure de zinc. — Guérison*, par M. Defaye.

( *Journal de médecine, de chirurgie et de pharmacie*, p. 36.)

*Des caustiques et de leur action*, par M. E. Winsback.

( Thèse inaugurale. )

On trouve dans cette thèse une étude fort complète des caustiques, au point de vue chimique et pharmaceutique, en même temps qu'un examen des méthodes chirurgicales qui président à leur emploi. L'auteur insiste spécialement sur les nombreux services que peut rendre à la chirurgie opératoire l'emploi de la pâte de Canquoin, par le procédé de M. Girouard, que M. Winsback a pu voir souvent employée dans le service de M. Maisonneuve.

*Cancer épithélial, ou épithélioma*, par M. Laurence.

( Congrès de Bonn. — *Gazette hebdomadaire*, p. 797. )

L'épithélioma est une maladie purement locale. Elle ne devient dangereuse et mortelle que par sa facilité à s'étendre sur les tissus voisins, et surtout à suivre les vaisseaux lymphatiques et à infecter tout ce système. Le seul traitement rationnel est le traitement chirurgical.

*Hypertrophie d'une glande sudoripare axillaire, avec prédominance de l'élément épithélial ( épithélioma glanduleux ), survenue à la suite d'un abcès tubériforme de l'aisselle*, par M. Verneuil.

( *Gazette hebdomadaire*, p. 555. )

Une observation avec réflexions sur les affections des glandes sudoripares.

*Éléments de pathologie chirurgicale*, par M. Nélaton.

( Quatrième volume. )

Ce nouveau volume a été publié sous la direction de M. Jamain. Il contient l'étude des affections chirurgicales de la mamelle, des parois abdominales et l'histoire des hernies.

*De l'ophthalmie diphthéritique*, par M. Gibert.

( *Archives générales de médecine*, p. 257. — Septembre. )

Ce genre d'ophthalmie, dit l'auteur, est presque inconnu en France ; en Allemagne, il existe des travaux importants sur ce sujet. M. Gibert emprunte à ces travaux une partie de la description de l'ophthalmie diphthéritique, et la complète par dès faits qui lui sont personnels.

*Considérations sur la pourriture d'hôpital et sur son traitement par les applications topiques de teinture d'iode,* par M. Surdun.

*( Gazette médicale, p. 172.)*

Le traitement consiste à badigeonner la plaie avec un pinceau trempé dans la teinture d'iode ; pansement à sec. — Bons résultats.

*Essais et recherches sur le charbon de l'homme et des animaux,* par M. Branell.

*(Journal de Virchow. — Février.— Archives générales de médecine, p. 474.)*

Il ressort de ces observations et de ces expériences, que la propriété contagieuse du charbon de l'homme ne réside pas uniquement dans la tumeur charbonneuse, mais qu'elle est inhérente au sang veineux en général, et partant à toute la masse sanguine. — Le sang décèle toujours certains changements après la mort causée par le charbon. Aux modifications constantes appartiennent l'augmentation des globules de chyle et la naissance des vibrions. — Description de ces vibrions.

*Abcès de la partie inférieure de la paroi postérieure du pharynx ; ponction avec un bistouri ordinaire ; guérison rapide,* par M. Denucé.

*( Journal de médecine de Bordeaux. )*

*Thyréocèle ; ponctions répétées : injections de teinture d'iode ; guérison,* par M. Melchior Sanchez Toca.

*( La Chronica de los hospitales. )*

*Tumeur sanguine du corps thyroïde* (service de M. Velpeau ), par M. E. Nélaton.

*( Gazette des hôpitaux. )*

M. Velpeau a fait une ponction exploratrice, et n'a pas voulu pratiquer d'autre opération. M. E. Nélaton pense que cette tumeur pourrait être appelé *goître anévrismatique,* malgré l'absence de battements expansifs.

*Mémoire sur la cautérisation transcurrente dans le traitement des tumeurs blanches,* par M. Notta.

*( Archives générales de médecine. — Décembre. )*

La cautérisation transcurrente peut s'appliquer d'une manière générale au traitement de toutes les tumeurs blanches, quel que soit le degré auquel elles sont arrivées. Avec ce traitement, le nombre des amputations devient très-restreint, et, contre toute attente, on obtient des guérisons dans des cas qui paraissaient désespérés.

*Fracture comminutive de la jambe avec délabrement considérable des parties molles ; luxation en bas du métatarse sur le tarse, compliquée de plaie ; amputation de la jambe ; mort le troisième jour,* par M. Letenneur.

*Luxation sous-astragalienne en dedans, compliquée de plaie ; réduction à l'aide du chloroforme ; guérison,* par M. Letenneur.

*Fracture des deux jambes. — Emphysème traumatique considérable. — Luxation du sternum.* — Service de M. Nélaton.

( *Gazette des hôpitaux*, p. 512. )

Gravité de l'emphysème primitif, à la suite des fractures ; il peut se développer sans qu'il y ait une plaie, par un mécanisme inconnu. — Quant à la luxation du sternum, elle a été produite par une chute sur les pieds. M. Nélaton pense que la tête est alors fortement fléchie par le fait du contre-coup, et qu'elle vient heurter violemment contre la première pièce du sternum, qui se luxe par choc direct.

*Traitement de certaines tumeurs sanguines,* par M. Pétrequin.

( *Annales de la Société de médecine d'Anvers.* )

*Ligature de l'artère fémorale superficielle pour la cure d'un anévrisme traumatique circonscrit de l'artère articulaire supérieure interne profonde du genou,* par M. Peruzzi.

( *Ann. univers. di medicina.* )

*Recherches cliniques et critiques sur l'anus artificiel,*
par M. H. Friedberg.

( *Archives générales de médecine*, p. 43. — Juillet. )

L'opinion de l'auteur peut se résumer dans la phrase suivante : « Vis-à-vis des inconvénients de l'anus artificiel abdominal, les avantages de l'anus artificiel périnéal paraissent si grands, que chaque médecin devrait se faire un cas de conscience de pratiquer cette opération avec prudence et patience, et de n'avoir recours à la côlotomie que dans le cas d'impossibilité complète d'arriver à son but par le premier moyen. »

*Notice historique et critique sur l'urétrotomie externe, ou section des rétrécissements de dehors en dedans avant le dix-huitième siècle. —* Article de revue critique, par M. Verneuil.

( *Archives générales de médecine*, p. 328. — Septembre. )

*Du renversement de la muqueuse de l'urètre et de la muqueuse vésicale,* par M. Patron.

( *Archives générales de médecine*, p. 549. — Novembre. )

L'auteur rappelle les faits connus, faits peu nombreux et mal décrits pour la plupart; il cite deux nouvelles observations qu'il a recueillies, et peut ainsi faire l'histoire de cette affection.

*Hypertrophie des petites lèvres chez une jeune fille. — Amputation par l'écrasement linéaire,* par M. Foucart (service de M. Chassaignac ).

( *France médicale*, p. 323. )

*Tumeur fibreuse de l'utérus; extirpation par l'écrasement linéaire,* par M. Foucart (service de M. Chassaignac).

( *France médicale*, p. 339. )

*Des nouvelles tentatives faites en Angleterre pour réhabiliter la résection du genou,* par M. Follin.

( *Archives générales de médecine*, p. 78. — Juillet. )

M. Follin, dans cet article de revue critique, donne quelques observations de résections du genou, pratiquées par plusieurs chirurgiens anglais; il discute ensuite les indications, le manuel opératoire le plus convenable à mettre en usage, et enfin les résultats de cette opération conservatrice. A défaut d'une expérience personnelle, dit M. Follin, nous ne saurions apporter en faveur de cette opération des conclusions absolues. Les faits que nous avons pu compulser à cet égard émanent d'hommes recommandables, et ils ont laissé dans notre esprit une impression assez favorable.

*Traitement du cancer par l'application d'une solution de chlorure de zinc,* par M. Stanley.

( *Archives générales de médecine,* p. 226. — Août. )

Ce procédé consiste à appliquer sur les cancers ulcérés, ou mis à nu par l'ablation préalable de la peau, une solution légère de chlorure de zinc, et à continuer pendant un temps variable cette solution. — Quatre observations.

*Amputation de la totalité de la langue à l'aide des caustiques,*
par M. Girouard.

(*Archives générales de médecine*, p. 101. — Juillet. )

Piqûres avec un bistouri, et introduction dans chaque piqûre
d'une cheville de pâte de zinc qui la remplit exactement et arrête à l'instant même l'écoulement du sang. — Bons résultats.

*De la méthode sous-cutanée* ( discussion à l'Académie de médecine).

### M. J. Guérin. — 17 février.

Au commencement de son discours, M. Guérin énonce ses
droits à l'invention de la méthode sous-cutanée; s'il n'a pas été
le premier à couper les tendons sous la peau, il a, le premier,
fait cette opération en préservant les plaies du contact de l'air,
ce qui fait toute la valeur de la méthode. — Historique. — Le
fait qui sert de base à la théorie de M. Guérin, c'est *l'organisation immédiate*, dénomination dont se sert M. Guérin pour exprimer que les tissus qui en sont le siége enjambent d'emblée le
*processus* des plaies qui suppurent, et deviennent immédiatement
le siége du travail dont ces dernières ne sont le théâtre qu'après
l'occlusion de leur surface par la membrane pyogénique. On obtient ce résultat par un manuel opératoire tel, que « la plaie intérieure est lutée et absolument fermée à l'air. » Le caractère de
la méthode sous-cutanée porte sur deux faits capitaux : l'écartement des bords de la plaie tendineuse et la cicatrisation sans inflammation. La théorie huntérienne, au contraire, recherchait
le rapprochement bout à bout du tendon divisé, et se composait
sur l'inflammation comme moyen indispensable.

### M. Bouley. — 24 février.

L'orateur explique l'action nuisible de l'air sur les plaies, en
disant que son contact dessèche et putréfie les solutions de continuité, ou produit une irritation trop vive pour que l'inflammation reste dans les limites où elle peut être adhésive. On a dit
que la cicatrice, par première intention, s'opérait au milieu
d'un emphysème, comme si de rien n'était ; mais l'air de l'emphysème n'est plus de l'air, car M. Bouley vient de faire des expériences qui prouvent que c'est un mélange d'azote et d'acide
carbonique, avec une très-faible portion d'oxygène.

### M. Velpeau. — 24 février.

M. Velpeau ne voit aucune différence capitale entre l'ancienne
( avant M. Guérin ) et la nouvelle méthode sous-cutanée. La nou-

velle a eu autant d'accidents que l'ancienne. L'air n'est redoutable que s'il est en grande quantité, et s'il reste en permanence au milieu des parties divisées. Du reste, la méthode de M. Guérin empêche-t-elle complétement l'entrée de l'air ? M. Guérin fait un pli qui détache la peau du tendon sous-jacent, et c'est à la base de ce pli qu'il ponctionne. J'accorde que ce procédé du pli a plus de chance d'éloigner la suppuration, et qu'il a rendu un service à la science ; mais, en définitive, on est autorisé à dire que la différence entre les procédés anciens et la méthode indiquée par M. Guérin ne tient littéralement qu'à un pli.

### M. Malgaigne. — 3 mars.

Tout ce dont se compose la méthode de M. Guérin a été indiqué avant lui. Il n'y a eu des accidents que par la méthode de M. Guérin. — M. Guérin n'a fait aucune expérience. — La généralisation de la méthode avait déjà été faite ; et, du reste, elle ne constitue pas une invention. — La suppuration des plaies reconnaît une autre cause que le contact de l'air.

### ı M. Guérin. — 10 mars.

Sa méthode n'est pas telle qu'on l'a représentée ; elle repose en entier sur un fait physiologique nouveau, c'est que les plaies pratiquées sur la peau et maintenues à l'abri du contact de l'air ne suppurent pas, et s'organisent immédiatement. L'orateur termine son discours par la discussion de ses droits à la priorité.

### M. Renault. — 17 mars.

M. Renault examine l'influence de l'air sur les plaies ; il pense, d'après des observations, que c'est par suite de son contact prolongé avec l'air ambiant que le sang épanché à la surface ou dans la profondeur des plaies se putréfie, et que c'est ce sang putréfié qui devient la cause déterminante des accidents. La conséquence pratique de ces considérations, c'est que toute opération qui pourra être faite de manière à prévenir, à éviter la pénétration de l'air, et surtout le contact permanent de l'air à la surface ou dans la profondeur des plaies, préviendra certainement la putréfaction du sang et la production de la gangrène : de là les avantages de la méthode sous-cutanée pour les cas de cette nature.

### M. Malgaigne. — 24 mars.

Selon M. Malgaigne, M. Guérin n'a pas généralisé les sections sous-cutanées ; ces sortes d'opérations se pratiquaient bien avant que M. Guérin eût coupé un seul tendon.

### M. Guérin. — 31 mars.

L'orateur s'attache à réfuter l'argumentation de M. Malgaigne.
— Discussion des textes des différents auteurs qui ont été cités,
et des travaux de M. Guérin, qui, dès 1836, avait déjà pratiqué
bien des sections de tendons.

### M. Bouvier. — 7 et 14 avril.

La méthode actuelle n'est que la méthode de Stromeyer, élar-
gie, agrandie par les efforts de chacun ; ce n'est pas à M. Guérin
seul de s'en attribuer le mérite. — La réunion immédiate a lieu
dans certaines plaies et dans les plaies sous-cutanées, parce que
l'inflammation ne se manifeste qu'à un faible degré. — L'auteur
admet que l'air nuit aux plaies, mais que son influence a été
exagérée. — Il répond par l'affirmative aux deux questions suivantes : L'inflammation joue-t-elle un rôle dans la réparation des
plaies sous-cutanées? Ces plaies sont-elles même le siége d'une
inflammation quelconque? — Procédés de la méthode sous-cutanée : le pli de la peau n'a qu'une importance minime, la suppuration est un accident rare dans le procédé ordinaire : le procédé
de M. Guérin n'est pas applicable dans tous les cas. — Applications de la méthode sous-cutanée ; division en celles qui sont
relatives à l'orthopédie opératoire, et celles qui sont du domaine
de la chirurgie générale.

### M. Velpeau. — 21 et 28 avril.

L'orateur discute de nouveau la question de priorité, et combat
successivement les faits ou les assertions apportées par M. Guérin, pour montrer qu'il est l'inventeur de la méthode. — Les
tendons une fois coupés, par quel mécanisme se rétablissent-ils?
Il y a probablement épaississement de la lymphe plastique, et
travail d'organisation phlegmasique ou non. M. Velpeau insiste
de nouveau sur l'innocuité de l'air dans le tissu cellulaire, etc.
— Appréciation des services rendus par M. Guérin, qui a généralisé, complété la méthode ; mais il ne l'a pas inventée.

*De l'influence de l'air atmosphérique sur la cicatrisation des plaies,*
par MM. Dechambre et Marc Sée.

( Acad. de médecine. — 17 mars. — *Gazette hebdomadaire.* )

Les auteurs se sont proposé de rechercher si le défaut de suppuration dans les plaies sous-cutanées, et le fait de la suppuration
dans les plaies laissées à l'air libre, tiennent directement ici à
l'absence de l'air, et là à sa présence. Dans ce but, ils ont ima-
giné un appareil à l'aide duquel il est facile de pratiquer une plaie

superficielle au milieu d'une atmosphère d'hydrogène. Une expé·
rience faite dans ces conditions, sur un chien adulte, a montré
qu'au bout de trois jours la plaie ne présentait aucune trace de
pus, bien que le courant d'hydrogène ait subi deux fois une in·
terruption de plusieurs heures, pendant lesquelles de l'air a pé·
nétré dans l'appareil. — Les auteurs ne posent pas de conclu·
sions, vu le petit nombre d'expériences qu'ils ont pu faire.

*Sur la méthode sous-cutanée*, par M. Schnepf.

( Acad. de médecine. — 28 avril. )

Lettre dans laquelle l'auteur expose ce que les recherches bibliographiques lui ont appris sur les origines de la méthode sous·
·cutanée en Allemagne.

*De l'emploi des lunettes, considéré dans ses rapports avec le traitement*
*des troubles de la vision*, par M. Bonnet.

( *Bulletin de Thérapeutique*, p. 289. )

*Larmoiement ; inflammation aiguë et tumeur du sac lacrymal,*
par M. Desmarres.

( *Journal de médecine et de chirurgie pratiques.* )

*Du traitement médical des affections de l'appareil cristalloïdien ,*
par M. Guépin.

( *Bulletin de Thérapeutique*, p. 398. )

*Explosion d'un appareil à eau de Seltz*, par M. Verneuil.

( *Gazette des hôpitaux*, p. 500. )

*Des plaies des veines*, par M. Ollier.

(Thèse de concours pour l'agrégation. )

Les plaies des veines sont moins bien connues que celles des
artères. — Dans un intéressant chapitre d'anatomie et de physiologie pathologiques, l'auteur divise les plaies en non pénétrantes
et pénétrantes ; il a fait pour la cicatrisation de ces dernières
des expériences sur des animaux, et il résume ainsi les résultats
de ses observations. « On trouve, dit l'auteur, dans le mode de
réparation des plaies des veines, la confirmation des lois générales de la cicatrisation : épanchement de lymphe plastique,
provenant des membranes vasculaires ; organisation de cette
lymphe en tissu définitif. D'un autre côté, rôle tout à fait temporaire du caillot ; il sert à arrêter l'hémorrhagie, mais il ne
prend aucune part au phénomène de la cicatrisation des tissus. »

— Ces conclusions établissent une démarcation sensible entre les plaies artérielles et les plaies veineuses. Dans les unes, la faible vascularité de leurs parois donne une importance majeure au caillot fibrineux ; dans les autres, la sécrétion plastique est très-abondante, et le sang coagulé n'a qu'une utilité temporaire. — Il y a de plus des différences, quant au caractère des caillots : le coagulum artériel est dur, résistant, incolore; celui qui se forme dans les veines est mollasse, formé en partie de globules et très-facile à dissocier par le courant sanguin. — Parmi les complications des plaies des veines, M. Ollier étudie la présence des corps étrangers, la lésion simultanée d'une veine et d'une artère, la phlébite traumatique, l'hémorrhagie et le thrombus secondaires. — Après des considérations générales sur le traitement des plaies des veines, l'auteur passe en revue les cas dans lesquels seront particulièrement indiquées la compression, la ligature ou la cautérisation.

*Quelques cas de cancers de la cavité buccale,* par M. Le Plé.

( *Gazette des hôpitaux*, p. 608. )

*Kystes du cou chez un enfant,* par M. Barthez.

( *Union médicale*, p. 636. )

*De quelques variétés communes et peu connues des tumeurs veineuses,*
par M. Nélaton.

( *Journal de médecine et de chirurgie pratiques.* )

*Des kystes synoviaux du poignet et de la main,* par M. Legouest.

( Thèse de concours pour l'agrégation. )

Étude de l'anatomie normale des gaines synoviales de la main et du poignet. D'après l'auteur, les follicules synovipares n'existent pas sur les synoviales des jeunes enfants; ils ne se développent que plus tard, et ils apparaissent d'abord aux membres inférieurs, puis aux membres supérieurs. M. Legouest établit la division suivante : 1° kystes synoviaux proprement dits ( ganglions des auteurs ); — 2° hydropisies enkystées des gaînes synoviales. — Plusieurs observations inédites.

*Traitement de la paralysie faciale par la strychnine,*
par M. Thibeaud.

( *Moniteur des hôpitaux*, p. 340. )

Plusieurs observations de guérison.

*Anus contre nature ; procidence du bout intestinal supérieur ; absence
du bout inférieur. —* Service de M. Nélaton.

( *France médicale.* )

*Note sur les avantages des pansements laudanisés dans le traitement
de certaines affections utérines,* par M. F.-A. Aran.

( *Bulletin de Thérapeutique,* p. 481. )

*Nouvelle observation de guérison de fistule vésico-vaginale par le pin-
cement, avec écrasement de la muqueuse vaginale,* par M. Bertet.

( *Union médicale,* p. 71. )

*Du traitement des fistules vésico-vaginales par des opérations non
sanglantes. — Deux observations de fistules récentes guéries à l'aide
du pessaire à réservoir d'air,* par M. Debout ( figures ).

( *Bulletin de Thérapeutique,* LIII, p. 59. )

Voici le sommaire de ces deux observations : 1° Fistule vésico-
vaginale compliquée de prolapsus de l'utérus. — Cautérisations
répétées ; application d'une serre-fine et d'un pessaire à réservoir d'air ; guérison rapide. — Traitement de la rupture du périnée par une forte serre-fine. — 2° Fistule vésico-vaginale ;
hernie de la muqueuse de la vessie, à travers la perte de substance située au bas-fond de l'organe. — Usage d'un pessaire à
réservoir d'air pendant cinq mois. — Guérison.

*Préceptes de la médication abortive de la blennorrhagie,* par M. Diday.

( *Gazette médicale de Lyon. —* Juin. )

M. Diday prescrit une injection avec une solution de 3 décigrammes de nitrate d'argent pour 18 grammes d'eau distillée.
Le médecin doit opérer lui-même. — Le liquide injecté doit être
refoulé en avant vers le méat, bouché par la pulpe d'un seul
doigt, comme le goulot d'une fiole. — Une seule injection est
suffisante.

*Causes, mécanisme et traitement des fractures transversales simples
de la rotule,* par M. Fleuriot.

( *Thèse inaugurale. —* Paris. )

Deux ordres de causes efficientes peuvent agir pour produire
ces fractures : des causes directes ou l'action musculaire. — Les
causes directes interviennent soit lors d'une chute sur le genou,
soit par une violence exercée directement sur l'os, sans chute
préalable. — Dans ces cas, si l'action musculaire ne vient pas
agir secondairement, on a affaire à une fracture sans déplacement ou accompagnée d'un déplacement très-léger. — L'action
musculaire intervient-elle pour compléter la déchirure des tissus

aponévrotiques, la fracture offre un caractère mixte, elle se présente avec la contusion, compagne ordinaire des fractures directes, et avec l'écartement habituel des solutions de continuité, produites par l'action musculaire. — Même dans ces cas, l'écartement entre les fragments est moindre que dans les fractures causées primitivement par l'action musculaire, puisqu'il se partage entre trois fragments au lieu de deux. — L'action musculaire agit sur la rotule dans une flexion légère, dans une flexion prononcée ou dans une extension complète. Dans le premier cas, elle rompt la rotule par flexion ; dans les deux derniers, par traction, suivant l'axe longitudinal de l'os. — Plus l'action musculaire agit brusquement, plus on a de chances pour voir la rotule se briser. — Si l'on prend en considération la résistance énorme d'une rotule saine, on sera porté à accorder une grande influence aux lésions de cet os comme cause prédisposante dans les ruptures par action musculaire, surtout lorsqu'on voit une faible contraction des muscles avoir ce fâcheux résultat. — M. Fleuriot montre ensuite les accidents qui peuvent résulter d'un cal fibreux ; il en conclut qu'il est très-important d'obtenir une réunion osseuse. — Il donne la préférence aux griffes de M. Malgaigne, qui ne doivent être employées qu'après la cessation de l'inflammation.

*De la syphilide maculeuse du cou, considérée comme l'une des variétés de l'exanthème syphilitique tardif.*

( *Gazette des hôpitaux*, p. 298. )

*De quelques nouveaux essais d'électrisation thérapeutique, à l'aide du courant continu.*

( *Gazette des hôpitaux*, p. 593. )

*Anatomie chirurgicale homalographique*, par M. Legendre.

( Atlas contenant 25 planches dessinées d'après nature. )

Cet ouvrage contient la description et les figures des principales régions du corps humain, représentées de grandeur naturelle d'après des sections planes pratiquées sur des cadavres congelés. — Le but de ce travail est de donner, avec l'exactitude la plus rigoureuse, les rapports des différents organes étudiés dans leur position normale, en représentant des sections faites dans les principales régions du corps qui permettent de saisir l'ensemble des organes qu'elles renferment, de généraliser leurs rapports, et laissent voir d'un seul coup d'œil au chirurgien les parties qu'il peut intéresser. — M. Legendre est arrivé à ce résultat en faisant des coupes sur des cadavres congelés, genre de préparation déjà employé à l'étranger ; les tissus, congelés par un mélange de sel marin et de glace pilée, acquièrent la consistance du bois, ce qui permet de pratiquer plusieurs coupes parallèles dans la même région. — On comprend l'exactitude des planches dessinées d'après ces préparations en grandeur naturelle; elles sont préférables, dit l'auteur, pour l'étude de l'anatomie topographique, aux dessins nombreux que nous possédions, et dans lesquels la pièce a été disséquée et les rapports plus ou moins altérés, dans le but de les mieux faire apprécier. — L'auteur a pu démontrer de la manière la plus évidente la disposition des organes, et en particulier des aponévroses du cou, du périnée, des membres, etc. L'étude de la région du bassin est des plus intéressantes; on y voit que le péritoine ne descend pas autour de l'utérus aussi bas qu'on le dit généralement. L'examen des planches consacrées aux organes génito-urinaires montre des conséquences chirurgicales nombreuses et importantes.

# ACCOUCHEMENTS.

## MALADIES DES FEMMES ET DES ENFANTS.

*Descente de la main à travers l'anus dans un accouchement,*
par le professeur Lange.

( *Verhandl. der natur. med. Ver. zu Heidelberg*, t. II, p. 28 ; 1857. )

Chez une primipare de dix-huit ans, la tête de l'enfant en position occipito-iliaque droite postérieure se présentait par le front, et descendit sans opérer sa rotation, et en conservant son extension. La paroi postérieure du vagin fut déchirée; la main du fœtus, relevée près de la tête, pénétra dans le rectum et descendit à l'anus. On put heureusement la réduire immédiatement. Après la délivrance, quelques points de suture opérèrent la guérison.

*Opération césarienne pratiquée avec succès à la Maternité de Tulle,*
par le docteur Pauquinot. — Rapport de M. Depaul.

( Acad. de médecine. — 24 août. )

L'opération a été faite par le procédé ordinaire, sans faire intervenir aucune des modifications proposées dans ces derniers temps. — Selon l'auteur, le succès doit être rapporté : 1° à l'étendue considérable donnée à l'incision de l'abdomen et à la partie de l'utérus qui a été ouverte (la supérieure), ce qui a permis aux liquides de s'écouler par les voies ordinaires ; 2° à la constitution de la femme, qui était habituée aux travaux pénibles de la campagne ; 3° au moment choisi pour l'opération, aucune manœuvre n'ayant été tentée d'abord ; 4° aux bonnes conditions hygiéniques de l'établissement et aux soins intelligents donnés à l'opérée ; 5° à la température douce et constante qui a régné à cette époque (en février dernier); 6° enfin, à l'action du chloroforme, qui n'a permis aucune appréhension et qui a soustrait la malade à toute douleur.—L'auteur de cette communication trouve dans ce fait une nouvelle objection contre l'avortement provoqué et contre la céphalotripsie, qui sacrifie l'enfant, dit-il, sans toujours sauver la mère. — M. le rapporteur ne peut pas, sur ce fait isolé, partager l'opinion de l'auteur ; il pense, du reste, que le moment n'est pas venu de faire renaître une discussion sur ce sujet.

*Embryotomie ; fœtus d'un volume monstrueux*, par M. Stoltz.

( *Gazette des hôpitaux*, p. 310. )

*De la désarticulation de l'épaule dans un cas de version rendue impossible par l'engagement trop considérable de cette épaule et la rétraction violente de l'utérus, l'enfant étant mort*, par M. Blot.

( *Gazette des hôpitaux*, p. 127. )

Cette observation est accompagnée de quelques réflexions et des conclusions suivantes : 1° Dans les cas de version rendue impossible au deuxième temps (évolution), par la rétraction violente de l'utérus et l'engagement considérable de l'épaule, si l'enfant est vivant, la principale indication consiste à combattre, par tous les moyens connus, la rétraction utérine. Parmi ces moyens, le chloroforme échoue presque toujours, quoi qu'on en ait dit dans ces derniers temps. — 2° Si l'enfant est mort, et que sa mort soit constatée d'une manière bien certaine, la meilleure opération à pratiquer, quand elle est possible, c'est la décollation. — 3° Si, l'enfant étant mort, l'élévation de la tête fœtale rend le cou inaccessible et, par suite, la décollation impossible, la désarticulation de l'épaule engagée constitue une ressource bien inférieure à la décollation, mais qu'il ne faut pas rejeter *à priori*, puisque, dans quelques cas, elle a pu à elle seule rendre très-simple et très-facile l'extraction du fœtus. — 4° Le procédé le plus simple et le plus inoffensif de pratiquer cette désarticulation me paraît être celui qu'emploie M. P. Dubois pour la décollation, c'est-à-dire l'incision des parties molles, couche par couche, au moyen de forts ciseaux à bec-de-lièvre légèrement courbes sur le plat et munis de longs manches.

*Tumeurs fibreuses développées dans l'épaisseur des parois utérines faisant obstacle à l'accouchement. — Opération césarienne pratiquée avec succès,* par M. Rupin.

( *Gazette des hôpitaux,* p. 27. )

*Note sur un cas d'amputation spontanée incomplète du tronc et du cou, par enroulement et striction du cordon ombilical, chez un fœtus de trois mois,* par J.-B. Hillairet.

( *Gazette médicale,* p. 10. )

M. Hillairet rappelle la plupart des faits observés jusqu'à ce jour et les groupe de la manière suivante : — 1° Amputations spontanées par la striction du cordon autour des membres ; — 2° amputations spontanées par des brides fibreuses placentaires ou autres, opérant la striction des parties ; — 3° amputations spontanées ou plutôt *mutilations* des membres par arrêt de développement. — Observation d'une dame qui est devenue enceinte six fois, et chez laquelle M. Hillairet a constaté quatre fois l'enroulement du cordon autour du cou du fœtus.

*Rupture de l'utérus,* par M. Reynolds. — Traduit par M. Chairou.

( *Moniteur des hôpitaux,* p. 575.)

*Observation de rupture de la matrice au moment de l'accouchement, suite d'oblitération presque complète du col,* par M. Miguérèz.

( *Gazette médicale de l'Algérie.* )

*Obstacle à l'accouchement par un spina-bifida de l'enfant,*
par M. Guibout.

(Société de médecine de la Seine.—1er mai.—*Gazette hebdomadaire,* p. 396.)

Accouchement très-laborieux ; mort de l'enfant qui était à terme. — A l'autopsie, on trouve une tumeur qui semble formée par la peau des fesses, sans changement de coloration ni de texture. C'était un kyste contenant un litre de sérosité limpide. Ce kyste n'avait aucune communication avec le canal rachidien ; l'auteur pense, avec M. Cruveilhier, que c'est un spina-bifida, dont l'ouverture de communication avec le rachis s'est oblitérée pendant la vie intra-utérine.

*Rétrécissement considérable du bassin. — Accouchement spontané,*
par M. Hyernaux.

( *Presse médicale belge.* )

*Rupture de l'utérus dans un cas d'hydrocéphalie,* par M. Giles.

( *Moniteur des hôpitaux,* p. 599. )

*Cas de dystocie par l'ossification complète de la tête du fœtus ,*
par M. Allen.

( *Gazette hebdomadaire,* p. 813. )

*Cas remarquable de dystocie due à un rétrécissement du bassin, coïn-*
*cidant avec un volume exagéré du fœtus , à la suite d'une grossesse*
*tardive,* par M. Silbert.

( *Gazette hebdomadaire,* p. 792. )

*Mémoire relatif à l'application du forceps avec introduction d'une seule*
*main ,* par M. Hatin.

( Acad. de médecine. — 11 août. )

La méthode de M. Hatin a pour caractères essentiels : 1° le
choix tout facultatif de la main à introduire et de la branche à
placer en premier ; — 2° l'introduction totale de cette main donnée comme précepte obligatoire, quand on opère au-dessus ou
au niveau du détroit supérieur, et même dans l'excavation pelvienne ; — 3° et enfin, l'emploi de cette seule et même main pour
guider successivement les deux branches du forceps.

*Observation d'éclampsie à sept mois et demi de grossesse. — Accou-*
*chement provoqué. — L'enfant a survécu. — Guérison de la femme,*
par M. Lombard.

( *Moniteur des hôpitaux,* p. 669. )

*Influence des causes morales sur les suites de couches. — Phlegmon*
*périutérin ouvert dans le vagin et très-probablement dans la cavité*
*péritonéale. — Névralgies abdominale et anale pendant la grossesse*
*et deux mois après l'accouchement. — Action de l'opium et surtout*
*du sulfate de quinine. — Guérison,* par M. Mattei.

( *Gazette des hôpitaux,* p. 243. )

*Diphthérite gangréneuse chez une nouvelle accouchée. —Transmission*
*de la mère à l'enfant,* par M. Ch. Mahieux.

( *Moniteur des hôpitaux,* p. 1038. )

Cette histoire, bien qu'incomplète, présente un cas, rare sans
doute, mais pas unique assurément, d'une gangrène ou d'une diph-
térite gangréneuse développée primitivement aux parties génitales chez une nouvelle accouchée, au milieu des meilleures conditions de santé et de salubrité, et en l'absence de tout soupçon
d'infection syphilitique. De plus elle offre un exemple incontestable de contagion de cette terrible maladie à ajouter à ceux déjà
si regrettables que la science possède. Mais ici la contagion s'est
produite avec une apparence de transmission directe par contact.

*Nouvel exemple de l'abus que l'on fait du laudanum pour calmer les cris des enfants*, par M. Soufflet.

( *Gazette des hôpitaux*, p. 375. )

*Intercalation d'un anneau vertébral dans la colonne lombaire*, par G. Braunn.

( *Wien. work Schr.*, 24-26; 1857. )

Une femme rachitique, de vingt-sept ans, devient enceinte et ne peut être délivrée que par l'opération césarienne. Elle succombe après dix-neuf attaques d'éclampsie. — A l'autopsie, on trouve entre le sacrum et la dernière vertèbre lombaire un anneau vertébral additionnel avec son épine, mais sans trace d'un corps de vertèbre. — Le bassin, très-rétréci, avait la forme triangulaire, analogue à celle d'un tricorne.

*Méningite cérébro-spinale, congénitale, idiopathique*, par M. Stoltz.

( *Gazette des hôpitaux*, p. 395. )

*Céphalématomes des femmes*, par M. Mongeot.

( Acad. des sciences. — 23 mars. )

Ce sont des bosses sanguines, dont l'apparition sur le cuir chevelu coïncide avec l'époque menstruelle.—Résolution en quinze jours.

*Du traitement et de la prophylaxie de la fièvre puerpérale. —*
Traitement de M. Piédagnel.

( *Bulletin de Thérapeutique*, LII, p. 87. )

Dès qu'une femme entre dans le service pour accoucher, accouchant ou accouchée, elle prend, soir et matin, deux pilules de 10 centigrammes de sulfate de quinine et 1 gramme de souscarbonate de fer, de l'eau de tilleul et une bouteille d'eau de Spa en boisson. Sur quatre-vingt-onze femmes accouchées, une seule est morte de fièvre puerpérale contractée dans le service.

*Du vomissement produit par l'état gastrique muqueux chez les femmes grosses*, par M. Fougeu.

( *Gazette des hôpitaux*, p. 306.' )

Trois observations, avec ces conclusions : Chez les femmes enceintes, — 1° il existe un genre de vomissements occasionnés et entretenus par l'état gastrique muqueux ; — 2° le traitement de l'état gastrique muqueux par les sels neutres, employés d'abord et suivis de l'administration d'un émétique, met fin immédiatement à ces vomissements; — 3° il est presque toujours nécessaire de réitérer le vomitif et de le faire suivre d'un purgatif; — 4° comme dans toutes les affections gastriques, après la médication évacuante, l'emploi des toniques amers est d'un puissant secours pour ranimer les fonctions digestives.

*De l'état puerpéral comme cause d'endocardite*, par M. Delotz. —Rapport de M. Bouillaud.

( Acad. de médecine. )

Sans conclure que l'état puerpéral ne puisse avoir d'influence sur l'endocardite, le rapporteur pense que cette proposition n'est pas suffisamment étayée par les faits de M. Delotz.

*De l'hypertrophie normale du cœur pendant la grossesse, et de son importance pathogénique,* par M. F. Larcher.

( Acad. des sciences. — 6 avril. )

Après avoir établi que le cœur est hypertrophié, l'auteur en tire quelques conséquences pathologiques, pour les hémorrhagies et la tuberculisation pendant la gestation.

*Effets curatifs de la grossesse dans la rétroversion et le prolapsus de la matrice.*

( *Gazette médicale de Lyon.* —Mars. )

Quand les ligaments de l'utérus sont relâchés, M. Brachet dit qu'on peut profiter du travail tout physiologique qui se fait dans ces ligaments pendant la gestation et après l'accouchement pour essayer d'obtenir la guérison. Il faut alors faire garder à la femme un repos suffisamment prolongé pour permettre aux ligaments, autrefois allongés ou affaiblis, de revenir à des dimensions et à une force de résistance capables de procurer la guérison.—Trois observations avec succès.

*De la mort subite chez les nouvelles accouchées.*

( Société médico-pratique de Paris. — *Union médicale*, p. 147. )

Une observation par M. Trèves; discussion dans laquelle sont émises différentes opinions qui régnent dans la science.—Pas de conclusion générale.

*Du ptyalisme dans la grossesse*, par M. Lamaestre.

( *Union médicale*, p. 417. )

Comme le vomissement, le ptyalisme est un trouble sympathique de la grossesse assez fréquemment observé. — Une observation ; bons effets de l'iodure de potassium ; guérison rapide.

*Sur un point obscur de la génération*, par M. Boufflier. — Rapport de M. Bousquet.

( Acad. de médecine. — 26 mai. )

Il s'agit de l'alternance des sexes dans les naissances. M. Boufflier veut savoir par quels moyens la nature amène alternativement un garçon et une fille, un mâle et une femelle. Il suppose que, chaque mois, la menstruation apporte alternativement un germe mâle et un germe femelle. C'est supposer, du même coup, que, chaque mois, un germe se détache de l'ovaire et coule dans la matrice, ce qui n'est ni prouvé ni probable ; d'ailleurs c'est expliquer le fait par le fait lui-même.

*Des cysticerques du cerveau chez les enfants*, par M. Bouchut.

( *Gazette des hôpitaux*, p. 77. )

L'auteur rapporte deux observations dont voici le résumé : — 1° Fièvre typhoïde. — Cysticerque du cerveau. — Méningite suppurée sans symptômes.— 2° Hémi-chorée droite avec hémi-analgésie gauche. — Scarlatine. — Angine. — Albuminurie. — Mort subite. — Cysticerques du cerveau. — Cet article se termine par cette conclusion que, chez l'homme, les cysticerques du cerveau sont impossibles à reconnaître pendant la vie.

*Recherches sur l'état puerpéral et sur les maladies des femmes en couches*, par M. Tarnier.

( Thèse inaugurale. — Paris. )

M. Tarnier donne à l'expression d'état puerpéral une acception plus étendue que celle qu'on lui accorde d'ordinaire. Selon lui, tous les faits qui tendent à la reproduction de l'espèce, menstruation, grossesse, parturition, se tiennent par un assez grand nombre de points de contact, pour qu'il lui ait paru rationnel de ranger sous une dénomination commune ces diverses phases d'une même fonction, et de considérer la menstruation comme le premier degré de l'état puerpéral. — Cet état puerpéral, l'auteur l'étudie au point de vue physiologique et au point de vue pathologique. L'état gras du foie, qu'il a presque constamment rencontré pendant la grossesse, témoigne de l'influence de l'état puerpéral sur l'organisme entier. Voici comment M. Tarnier décrit cette altération curieuse et peu connue : Le foie est augmenté de volume, son tissu est ferme et se coupe en tranches nettes ; lorsque sa substance est bien lavée, on voit qu'elle est parsemée de petites taches jaunes, extrêmement nombreuses, qui lui donnent un aspect granité. Ces taches sont saillantes, variant du volume d'une tête d'épingle à celui d'un grain de millet; le plus souvent, elles offrent un point central, qui se distingue du reste de la tache par sa couleur plus foncée et rougeâtre. Souvent aussi ces taches se réunissent, s'agglomèrent, de façon à former une large tache jaunâtre de plusieurs centimètres de diamètre. Cette altération ne s'observe pas seulement sous la capsule fibreuse du foie; les taches pénètrent toujours de plusieurs millimètres dans l'épaisseur de l'organe. L'examen microscopique a montré que cette lésion est due à un état graisseux particulier du foie. M. Tarnier se demande si cet état anatomique transitoire, qu'on observe chez la presque totalité des femmes enceintes, ne se lierait pas, soit comme cause, soit comme effet, à la glycosurie qui a été décrite chez les femmes en gestation, et qui du reste est contestée par M. Leconte. — L'auteur traite ensuite des maladies proprement dites des femmes en couches, péritonite, métrite, métro-ovarite, phlébite utérine, fièvre puerpérale, qu'il distingue avec raison des lésions locales précédentes, et qu'il regarde comme le résultat d'une modification générale et d'un empoisonnement du sang. Le typhus est, de toutes les maladies auxquelles on peut comparer la fièvre puerpérale, celle qui offre le plus d'analogie avec elle. — Relativement au mode de propagation de la maladie, M. Tarnier insiste sur son caractère essentiellement épidémique. Une cause productrice également puissante, c'est la contagion. L'auteur n'hésite pas un instant à l'admettre, et il termine par la relation de deux faits intéressants, dans lesquels l'infection s'est faite, en dehors de l'état de grossesse et d'accouchement, chez deux élèves sages-femmes qui soignaient les malades à la Maternité.

*Dé la phlébite utérine puerpérale*, par M. Billoir.

( Thèse inaugurale. — Paris. )

Pour M. Billoir, les accidents puerpéraux ne sont autre chose qu'une infection purulente ayant son point de départ dans une phlébite utérine. Dans toutes les autopsies qu'il a eu occasion de faire, il a trouvé l'inflammation et la suppuration des sinus utérins; il reprend donc en sous-œuvre l'idée de Dance, en l'appliquant aux faits qu'il a observés. Son travail renferme un bon chapitre d'anatomie pathologique et dix observations.

*De la métro-péritonite puerpérale, et de son traitement par le sulfate de quinine à haute dose*, par M. Barbrau.

( Thèse inaugurale. — Paris. )

Ce travail, écrit sous l'inspiration de M. Beau, est un exposé habilement fait des idées de ce médecin. La péritonite puerpérale est une phlegmasie; c'est à ce titre qu'on lui opposera le sulfate de quinine à la dose de 1, 2 ou 3 grammes en vingt-quatre heures, selon la gravité du cas. La dose est augmentée d'ailleurs jusqu'à ce que l'ivresse quinique soit produite; c'est une des conditions de succès. On ne s'arrête que si les troubles cérébraux sont portés trop loin. Quand la maladie s'est amendée, il faut baisser graduellement la dose, sans jamais cesser complétement avant la complète guérison. Cette médication abaisse le pouls, décompose et dédouble la maladie en la débarrassant des phénomènes généraux graves qui l'accompagnent, en la réduisant à ses éléments locaux. L'auteur a soin de noter que le sulfate de quinine ne réussit pas toujours, mais ses effets lui ont néanmoins paru assez remarquables pour qu'il ait pu les comparer à l'action de ce même médicament dans la fièvre intense pernicieuse; c'est dire que si les espérances de M. Barbrau se réalisent, il est absolument sans utilité de chercher plus longtemps le spécifique de la fièvre puerpérale.

*De l'infection purulente et de l'infection putride à la suite de l'accouchement*, par M. Dumontpallier.

( Thèse inaugurale. — Paris. )

Thèse faite dans le même esprit que la précédente. La fièvre puerpérale est le résultat d'une infection purulente ou d'une infection putride, dues soit à une phlébite utérine, soit à la suppuration de la plaie qui suit le décollement placentaire, soit à la gangrène des parois de la matrice, etc. L'auteur, après avoir établi les conditions qui déterminent l'infection purulente et l'infection putride chez les nouvelles accouchées, décrit les symptômes et pose le diagnostic de ces deux sortes d'empoisonnement. Il constate que la fièvre puerpérale offre une similitude parfaite dans ses symptômes et dans sa marche avec les symptômes et la marche de l'infection purulente des amputés : début brusque, frissons erratiques et multiples, dépôts de pus dans les organes parenchymateux et dans les cavités séreuses et synoviales. Point de départ, une phlébite utérine ou une vaste plaie placentaire suppurante en contact avec des sinus béants, qui ne présentent que rarement des caillots oblitérateurs. D'autres fois, symptômes d'infection générale rapide, sans collection purulente dans les veines utérines, mais altération sanieuse, gangréneuse, de la matrice; sanie abondante et d'une grande fétidité dans la cavité utérine, sinus utérins béants, sanie dans les veines utérines : le premier cas se rapporte à une infection purulente, le second à une infection putride. La surface interne de la matrice est le point de départ commun des accidents.

L'analyse de ces thèses a été faite dans les *Archives générales de médecine*; elle a aussi donné lieu au travail suivant :

*Qu'est-ce que la fièvre puerpérale?* par **M.** Gallard.

( *Union médicale*, p. 327. )

Analyse et revue critique des thèses de MM. Charrier, Lorain, Dumontpallier, Billoir et Tarnier. — M. Gallard veut prouver que la fièvre puerpérale n'est pas une entité morbide, et que ses symptômes, sa marche, etc., doivent faire regarder cette affection comme une infection purulente. — Nous aurons à revenir sur cette importante question, à cause de la discussion qui vient de s'ouvrir devant l'Académie de médecine.

*Observation d'éclampsie puerpérale*, par **M.** Estévenet.

( *Journal de médecine de Toulouse.* )

*Affections cérébrales et nerveuses liées à l'albuminurie dans l'état puerpéral; manie; paralysie de la septième paire*, par **M.** Simpson.

(*Edinburgh med. Journ.* — Février.)

Plusieurs observations. — L'albuminerie a été toujours constatée.

*Influence des constitutions médicales sur l'état puerpéral,*
par **M.** Marrotte.

( *Union médicale*, p. 462. )

Une observation. — M. Marotte admet qu'il y a deux éléments distincts : 1° la maladie régnante, qui détermine les accidents généraux, domine l'ensemble des symptômes et commande le traitement; — 2° l'état puerpéral, qui fournit le siége de la localisation et augmente la gravité de l'ensemble par sa funeste tendance à la suppuration. Toute la question consiste donc à faire cesser l'influence générale, pour qu'elle n'ajoute pas à la lésion locale et avant que celle-ci ait eu le temps de produire des désordres sérieux, sinon irremédiables.

*Sur la naissance d'un enfant hydrocéphale*, par **M.** Stoltz.

( *Union médicale*, p. 573. )

Hydrocéphalie complétement développée dans le sein materniel; — erreur de diagnostic; — difficulté de l'accouchément.

*Fœtus acéphale*, par **MM.** Simonot et Depaul.

( Acad. de médecine. — 17 août. )

Ce fœtus appartient au sexe féminin; il est le produit d'une grossesse gémellaire chez une femme âgée de vingt-quatre ans, mariée depuis une année, d'une constitution et d'une conformation satisfaisantes, ayant accouché au septième mois sans motif appréciable. En prenant pour guide la classification de M. Geoffroy Saint-Hilaire, ce monstre appartient à la famille des acéphaliens, et doit être rangé dans la classe des péracéphalés.

*Absence de l'urètre chez un nouveau-né; opération heureuse pour rétablir ce canal,* par M. Torres.

( *Union médicale,* p. 120. )

*Monstre double,* par MM. Leroy-Desbarres et Depaul.

( Acad. de médecine. — 27 octobre. )

Une femme de vingt-neuf ans, ayant déjà donné naissance à cinq enfants bien conformés, vient de mettre au monde deux jumeaux accolés par la région abdominale, et vivants.

La réunion a lieu sur la ligne médiane de l'ombilic au pubis exclusivement. Ces deux jumeaux n'avaient qu'un seul placenta et un seul cordon ; ils avaient aussi les mêmes enveloppes. Les deux corps sont parfaitement distincts jusqu'à l'ombilic, ce qui établit une différence entre le cas actuel et celui qu'a autrefois cité Duverney de deux enfants réunis par fusion des bassins. Mais si ces enfants ont deux bassins distincts, ils manquent complétement d'ouvertures anales ; l'un d'eux rend par la verge du méconium mêlé de gaz, tandis que l'autre ne rend que de l'urine par le même organe, ce qui donne à penser que, malgré l'indépendance des bassins, il y a une fusion plus ou moins complète des organes contenus en chacun d'eux. D'ailleurs, les organes extérieurs de la génération sont normalement conformés.

*Présentation et position crânienne dans l'accouchement,* par M. West.

( *Gazette hebdomadaire,* p. 686. )

Brochure publiée en Angleterre et analysée par M. Jacquemier. C'est une étude critique et pratique sur la présentation et les positions du crâne, et sur le mécanisme de l'accouchement dans cette présentation. — Sept cent quinze observations.

*Version inopinée par manœuvre externe,* par M. Favenne.

( *Abeille médicale,* n° 19. )

Une observation.

*Du volume exagéré du fœtus comme cause de dystocie,*
par M. Jacquemier.

( *Gazette hebdomadaire*, p. 588. )

M. Jacquemier rappelle une observation publiée dans la *Ga-zette médicale de Strasbourg* (n° 5) par M. Stoltz, et une autre observation de M. Deroux. — Il pose quelques régles à observer dans les cas de ce genre.

*Corps fibreux compliquant la grossesse,* par M. Depaul.

( *Union médicale*, p. 546. )

La présence de cette tumeur donne lieu à de graves accidents : on doit provoquer l'avortement à quatre mois.

*Dystocie dépendant de l'hypertrophie des reins du fœtus ; diagnostic différentiel ; manuel opératoire.—Terminaison,* par M. Chevandié.

( *Union médicale*, p. 365. )

Le fœtus a été éventré, et ce n'est qu'à l'autopsie qu'on a pu constater la lésion dont il s'agit.

*Opération césarienne vingt-cinq minutes après la mort de la mère. — Succès,* par M. Leroy-Desbarres.

( Acad. de médecine. — 17 novembre.)

*Sur l'opportunité et la simplification de l'opération césarienne,*
par M. Lebleu.

( *Union médicale*, p. 526. )

*Opération césarienne,* par M. Depaul.

( *Union médicale*, p. 546. )

Tumeur volumineuse empêchant l'accouchement. — Opération césarienne. — Mort de la femme le huitième jour.

*De l'embryotomie thoracique,* par M. Posta.

(*Il Filiatre. — Gazette hebdomadaire*, p. 402.)

L'auteur cherche à établir que l'embryotomie thoracique est la meilleure opération à pratiquer dans les cas où, le bassin étant très-étroit, l'épaule étant fortement enclavée, la version est devenue impossible. — Observations.

*Embryotomie thoracique*, par MM. Dureau, Dubreuilh et Gaubrie.

( *Union médicale de la Gironde.* — Avril. )

Une observation, dans laquelle on voit que ces praticiens ont eu à lutter contre de grandes difficultés. — Bon résultat pour la mère.

*Modification au procédé d'accouchement prématuré artificiel par les douches utérines,* par M. Devilliers.

( Acad. de médecine. — 21 juillet. )

M. Devilliers a fait, dans un cas, des *douches intra-utérines* ; il regarde ce procédé comme une combinaison de la méthode des douches utérines et du décollement des membranes.

*Naissance d'un enfant à terme après la mort de la mère,* par M. Schillinger.

( *Gazette hebdomadaire*, p. 295. )

Relation d'un fait qui paraît authentique. L'accouchement était déjà assez avancé quand la femme est morte.

*Hémorrhagie utérine pendant la grossesse ; influence de la position,* par M. Villeneuve.

( *Union médicale*, p. 598. )

*Sur l'apparition des règles pendant la grossesse,* par M. Elsaesser.

( *Gazette hebdomadaire*, p. 422. )

Il résulte de nos cinquante observations que les règles, pendant la grossesse, ne sont pas aussi rares que le prétendent quelques auteurs ; que ce symptôme se présente plus fréquemment chez les multipares que chez les primipares (3 à 7), et que si la menstruation se présente dans la grossesse, c'est plus souvent dans la première moitié, principalement dans les premiers mois, que dans la seconde moitié ; enfin que, dans la plupart de ces cas, la menstruation est moins forte que hors la grossesse. — La menstruation se montre assez souvent une fois après la conception, lorsque le coït fertile a eu lieu dans le dernier tiers du temps libre entre deux périodes. Les règles, pendant la grossesse, ne favorisent pas l'accouchement prématuré. En général, le développement du fœtus ne paraît nullement contrarié par cette apparition des règles.

*Note sur les hémorrhagies des vésicules ovariennes.* par M. Ch. Robin.

( Société de biologie. )

L'auteur distingue ces hémorrhagies en deux espèces : 1° celles qui accompagnent très-souvent, mais non constamment, à l'état normal, la rupture des vésicules de Graaf pendant la période menstruelle ; et 2° celles qui ont lieu, vers l'époque ou en dehors de la menstruation, dans une ou plusieurs vésicules ovariennes à la fois, sans que ces vésicules se soient rompues et vidées de leur contenu. Les premières donnent naissance à ce qu'on a appelé les *corps jaunes*, dénomination à laquelle M. Robin propose de substituer celle d'*ovariule* (de ὠάριον, *ovarium*, et ὀυλή, cicatrice) ; M. Coste en a donné une description très-complète (*Histoire du développement* ; 1847). Les dernières, mentionnées par Forster (*Manuel d'anatomie pathologique*, p. 431), s'observent, suivant M. Robin, dans deux conditions différentes : on les rencontre assez souvent dans les autopsies de femmes mortes de fièvre typhoïde, de variole, de rougeole, etc. ; généralement, aucun symptôme n'eût pu les faire soupçonner pendant la vie. Une, deux ou quelquefois trois vésicules ovariennes, dans un seul ovaire ou dans les deux, sont distendues par un caillot, dont le volume peut atteindre et même dépasser celui d'une noisette. Ce caillot est généralement mou, friable, de couleur et de consistance gelée de groseille ; il ne présente rien de particulier dans sa constitution ; rarement on y trouve déjà des cristaux d'hématoïdine.

*Compression de l'aorte abdominale pour arrêter les hémorrhagies utérines*, par M. Kilian.

( Congrès de Bonn. — *Gazette hebdomadaire*, p. 852. )

Plusieurs membres soutiennent qu'il est impossible de faire cette compression, et que du reste elle ne donne pas de bons résultats.

*Extrophie de la vessie*, par M. Retsin.

( *Moniteur des hôpitaux*, p. 358. )

Une observation suivie de réflexions.

*Des morts subites dans l'état puérpéral*, par M. Dubreuilh.

( *Union médicale de la Gironde*. — Janvier. )

La mort peut survenir par syncope, par épuisement, à la suite de douleurs prolongées, ou par émotion morale. — Trois observations dans lesquelles la mort a pu être rapportée à chacune de ces causes.

*De la lordose lombaire et de son influence sur l'accouchement,*
par M. Birnbaum.

( Congrès de Bonn. — *Gazette hebdomadaire*, p. 852. )

Il suffit d'une légère proéminence du sacrum dans le petit bassin pour expliquer une dystocie qu'on pourrait rapporter à d'autres causes.

*Opération césarienne pratiquée avec succès pour la mère et l'enfant,*
par M. Carpentier.

( *Moniteur des hôpitaux*, p. 697. )

*Sur l'opération césarienne,* par M. Pelletier.

( *Moniteur des hôpitaux*, p. 957. )

L'auteur donne les observations de deux opérations qu'il a pratiquées ; — un succès et un insuccès.

*Spina-bifida avec hydrocéphale,* par M. Hutchinson.

( *Union médicale,* p. 518. )

*Transposition des ventricules du cœur du nouveau-né,* par M. Stoltz.

( *Union médicale,* p. 410.)

*Périnéoraphie,* par M. Kuchler.

( Congrès de Bonn. — *Gazette hebdomadaire*, p. 851. )

Nouveau procédé qui consiste à réunir d'abord la muqueuse et ensuite la peau, pour changer une plaie pénétrante en plaie non pénétrante.

*Enfoncement du pariétal pendant l'accouchement,* par M. Danyau.

( Société de chirurgie, 7 janvier. )

M. Danyau présente un cas de fracture avec enfoncement du pariétal, survenue pendant l'accouchement, sur un enfant qui, malgré l'existence d'une dépression profonde de la voûte du crâne, paraît jouir d'une très-bonne santé.

*Fracture du crâne chez un fœtus, produite pendant l'accouchement,*
par M. Danyau.

( Société de chirurgie, 23 décembre. )

Cette nouvelle pièce est le pariétal droit d'un enfant qui a été extrait au moyen du forceps. Il existait un rétrécissement du bassin. Le fœtus se présentait en position occipito-iliaque droite postérieure; la branche droite du forceps fut appliquée en arrière, la gauche en avant; le pariétal droit s'appuyait sur l'angle sacro-vertébral. Pendant qu'il exerçait la traction, M. Danyau sentit à un certain moment une sorte de craquement, accompagné d'un mouvement qui indiquait qu'une résistance venait d'être vaincue. — L'enfant naquit dans un état de mort apparente. On put le ranimer pendant quelques instants à force de soins, mais il ne tarda pas à succomber. — En examinant le pariétal, on constate l'existence de trois lignes de fractures qui intéressent seulement la table interne de l'os. Il y a du sang épanché dans tout le crâne, principalement du côté du cervelet, et c'est à cet épanchement abondant que l'on doit attribuer la mort de l'enfant.

*Belladone dans l'engorgement laiteux des mamelles*, par M. Holt.

( British med. Journ. — Avril. )

Bons effets d'une pommade belladonée en frictions.

*Avortement à la suite du troisième mois. — Rétention du placenta. — Accidents de métro-péritonite. — Résorption putride du placenta. — Guérison après la sortie de ce dernier*, par M. Herr.

( Union médicale, p. 609. )

*De la fausse-couche et de ses causes*, par M. Trèves.

(Union médicale, p. 510.)

*Rétrécissement du bassin.*

(Presse médicale belge. — Moniteur des hôpitaux, p. 654.)

*Grossesse triple*, par M. Sanson.

(Acad. de médecine. — 13 janvier.)

Cette grossesse, au deuxième mois, s'accompagnait d'un développement considérable du ventre, tel qu'il se présente habituellement au quatrième mois de la gestation. L'accouchement a eu lieu à la fin du septième mois; après que l'ouverture du col de la matrice eut atteint les dimensions d'une pièce de 5 francs, le travail demeura stationnaire pendant plusieurs heures. M. Sanson ponctionna la poche des eaux, et les contractions utérines revinrent énergiques et soutenues; au bout d'une heure, un fœtus se présenta et fut extrait; puis, à des intervalles de dix minutes, un second, et enfin, un troisième, tous en première position de la tête. Le premier et le deuxième cordon donnaient un jet de sang à la fois par les deux bouts de la section ; dans le troisième cordon, le jet était faible du côté de la mère.

Le cordon faisait deux tours sur le cou du deuxième enfant. Tous trois, du reste, sont bien vivants ; ce sont trois filles. Les deux premières pèsent chacune 240 grammes, la troisième 260 grammes.

La placenta montre superficiellement les traces d'une division en trois parties ; entre les trois amnios distincts, on voit les vestiges d'un chorion très-fin.

*Traitement abortif de la grossesse extra-utérine par l'électro-puncture,*
*par M. Burci.*

( *Union médicale,* p. 168. )

*Utérus et vagin doubles ; grossesse ; accouchement prématuré ; issue*
*heureuse pour la mère et l'enfant,* par M. Lumpe.

( *Union médicale,* p. 120. )

*Accidents choréiques pendant la grossesse et l'accouchement,*
*par M. Hecker.*

( *Gazette hebdomadaire,* p. 403. )

*Implantation du placenta sur l'orifice interne du col. — Hémorrhagie*
*grave pendant l'accouchement, combattue par la méthode de*
*M. Simpson et l'extraction du fœtus,* par M. de Sayas.

( *Union médicale,* p. 186.)

*De la perforation du placenta dans le cas d'insertion du col,*
*par M. Halmagrand.*

( *Union médicale,* p. 15. )

L'auteur donne la préférence au procédé de la *perforation directe.*

*Accouchement prématuré provoqué par les douches.*

( *Moniteur des hôpitaux,* p. 294. )

*Sur l'accouchement par la pression au lieu de la traction,*
*par M. de Rilgen.*

( *Gazette hebdomadaire. — Moniteur des hôpitaux,* p. 366.)

*De la possibilité de rétablir l'allaitement maternel chez l'enfant sevré*
*depuis plusieurs mois,* par M. Mayer.

( *Union médicale,* p. 232. )

Deux observations d'enfants qui ont repris le sein après une interruption de plusieurs mois.

*Examen chimique du lait d'une femme atteinte de galactorrhée ancienne, guérie rapidement par l'huile de chènevis,* par M. Vigier.

( *Journal de pharmacie et de chimie.* — Septembre. )

L'auteur s'est proposé de déterminer la composition chimique d'un liquide analogue au lait par ses propriétés physiques, et sécrété par la glande mammaire chez une femme, dans des circonstances tout à fait exceptionnelles.

*Forceps et céphalotribe nouveaux ,* par M. Valette.

( Acad. de médecine: — 14 juillet. )

*Modifications apportées au forceps ,* par M. Charrière.

( Acad. de médecine. — 16 juin. )

*De l'incontinence d'urine après les couches et de sa rétention ,* par M. Martin ( de Tonneins ).

(*Gazette des hôpitaux,* p. 603.)

*Quatre observations de rétrécissements du bassin ,* par M. Foucart.

( *France médicale,* p. 347. )

Cet article contient, en outre, le résumé des leçons professées par M. Pajot sur ce sujet.

*Du débridement de l'orifice utérin pendant le travail ,* par M. Hubert.

( *France médicale,* p. 60. )

Cette note contient des réflexions sur l'opportunité et les avantages de cette opération. — Une observation.

*Bons effets de la belladone pour provoquer l'expulsion d'un polype muqueux de l'utérus ,* par M. Bezençenet.

(*Echo médical.* — Juin. )

*Traitement abortif de la mastite ,* par M. Berry.

( *The Lancet.* — Juin. )

M. Goolden a rapporté plusieurs cas de guérison d'abcès laiteux, par l'application de l'extrait de belladone sur le sein. M. Berry rapporte deux cas semblables.

*Accouchement prématuré artificiel pratiqué avec succès pour la mère et pour l'enfant , dans un cas d'apoplexie pulmonaire.* — Service de M. Aran.

( *Bulletin de Thérapeutique,* LII, p. 322. )

L'accouchement a été provoqué par l'introduction de la sonde utérine dans la cavité de la matrice, et plus tard par des injections d'eau tiéde.

*De l'exfoliation de la muqueuse utérine*, par M. E. Giraudet.

( *Gazette des hôpitaux*, p. 289. )

D'après l'auteur, l'exfoliation d'une partie de la muqueuse utérine s'accomplit normalement chez la femme pour produire la caduque ; elle peut aussi avoir lieu accidentellement, pathologiquement, sans rapports sexuels. Le travail de l'exfoliation peut se faire par lambeaux membraneux ou par totalité ; dans ce dernier cas, il est plus rapide, et les suites en sont moins graves.

*Grossesse méconnue. — Naissance inattendue*, par M. James Long.

( *Revue étrangère médico-chirurgicale.* )

*Observation curieuse de grossesse extra-utérine.*

( *Gazette des hôpitaux*, p. 399. )

*Durée du travail dans ses rapports avec la mortalité des femmes en travail et des femmes en couches*, par Mathieu Duncan.

( *Edimb. med. Journ.* — July, 1857. )

L'auteur établit les deux propositions suivantes : — 1° La mortalité des femmes en travail et en couches croît avec la durée du travail. — 2° Cette durée en elle-même n'entre que pour une part insignifiante dans la somme des causes de la mortalité des accouchées. — L'état de grossesse favorise l'invasion des maladies. — La prédisposition morbide s'accroît notablement pendant le travail ; plus durera le travail, plus nombreuses seront les complications ; mais le travail par lui-même ne sera pas la cause directe des accidents mortels, car on voit tous les jours de jeunes femmes se rétablir promptement d'un travail pénible. — Puisque les dangers de l'accouchement s'accroissent avec la durée du travail, les douleurs et les efforts, on doit avec Simpson recourir aux anesthésiques ; on doit pour la même raison ne pas craindre d'intervenir, d'une manière active, toutes les fois que le travail se prolonge.

*Grossesse extra-utérine datant de trente-trois mois. — Fistules abdominales, extraction du produit*, par M. Diamantopulos.

( *Archives générales de médecine*, p. 342.)

*De la méthode de M. Simpson (extraction du placenta) pour remédier
à l'hémorrhagie pendant le travail, produite par l'implantation du
placenta sur l'orifice.*

( *Gazette des hôpitaux*, p. 122. )

M. Simpson pratique artificiellement le décollement complet
et l'arrachement du placenta. On trouve dans cet article l'observation suivante :

*Implantation du placenta sur l'orifice interne du col ; hémorrhagie
grave pendant l'accouchement, combattue par la méthode de M. Simpson ; extraction du fœtus à l'aide du forceps chez une primipare,* par
M. de Sayas.

*De la rétroversion de la matrice dans l'état de grossesse ,*
par M. Martin.

( *Gazette des hôpitaux*, p. 375. )

*Cas de mort subite dans l'état puerpéral ,* par M. Duhamel.

( *Gazette des hôpitaux*, p. 408. )

Cette observation a fait naître, dans le sein de la Société de
médecine, une discussion entre MM. Dubois, Foucart, Bossu, etc.

*Dégénérescence cancéreuse de la presque totalité du péritoine, compli-
quant une grossesse. — Accouchement spontané à cinq mois. —
Mort. — Question de l'accouchement artificiel.* — Pratique de
M. Dubois.

( *Gazette des hôpitaux*, p. 286. )

*Myodynie des femmes en couches,* par M. Warmont.

( *Gazette des hôpitaux*, p. 371. )

M. Warmont a étudié, dans le service de M. Legroux, une
affection qui n'avait pas encore été décrite. « Cinq ou six femmes, dit-il, récemment accouchées, ont accusé une douleur
assez vive dans les muscles du mollet. Voici comment s'est com-
portée cette maladie : le jour même, ou les jours qui ont suivi
l'accouchement, douleurs dans l'épaisseur des muscles de la
partie postérieure de la jambe , apparaissant en général pour la
première fois au moment où la malade se levait pour qu'on fît
son lit ; douleur continue , mais avec exacerbations , s'étendant
des attaches musculaires jusqu'à leur tendon commun, s'exaspé-
rant par les mouvements, et rendant l'extension du pied et la
marche difficiles. L'une de ces malades a affirmé que la douleur
augmentait par la pression ; chez une autre, au contraire, la
pression produisait du soulagement lorsque apparaissaient les

exacerbations vives, qu'elle-même comparait à une crampe. »
Le traitement a consisté en cataplasmes, immobilisation, etc.

*Accouchement arrivé à sa dernière phase sans dilatation du col de
l'utérus chez une primipare: incision de l'utérus; absence de douleurs
expultrices. — Extraction d'un enfant vivant; consécutivement
prolapsus utérin*, par M. Domerc.

( *Gazette des hôpitaux*, p. 563. )

*Influence de la syphilis sur la marche et la terminaison de la grossesse,*
par M. Dunal.

( *Gazette des hôpitaux*, p. 474.)

*De l'influence du traitement mercuriel pendant la grossesse sur la santé
et la vie du fœtus*, par M. Dunal.

( *Gazette des hôpitaux*, p. 485. )

Extrait du *Compte rendu de la clinique obstétricale de l'hôpital général de Montpellier.* — Plusieurs faits tendant à prouver
qu'il faut prescrire immédiatement aux femmes enceintes, at-
teintes de syphilis, le traitement spécifique.

*De l'état puerpéral.* — Clinique de M. Becquerel.

( *Gazette des hôpitaux*, p. 409. )

Leçons sur quelques affections qui surviennent dans l'état
puerpéral.

*Emploi de l'opium dans l'éclampsie*, par M. Vizerie.

( *Gazette des hôpitaux*, p. 447. )

Une observation dans laquelle le succès est attribué à l'emploi
de l'opium.

*Des femmes en couches.* — Clinique de M. Piorry.

( *Gazette des hôpitaux*, p. 269. )

*Tumeur pédiculée de la grande lèvre*, par M. Huguier.

( *Gazette des hôpitaux*, p. 282. )

*Recherches cliniques sur les phlegmons péri-utérins*,
par MM. G. Bernutz et E. Goupil.

( *Archives générales de médecine*, p. 285. )

Ce Mémoire contient quatre observations; remarques sur la
marche de ces phlegmons et la péritonite du petit bassin.

*Guérison d'une rupture ancienne et complète du périnée*, par F. Trabuc.

( *North americ. Review.* — Marsh 1857. )

Rupture complète, datant de dix-huit ans, à la suite d'un accouchement; pas de grossesse ultérieure. — La plaie est avivée avec le bistouri ; puis, le chirurgien taille de chaque côté un lambeau d'un pouce de largeur, sur un pouce et demi de longueur, et pratique la suture enchevillée en maintenant les nœuds écartés de la ligne médiane. Il applique, en outre, trois ligatures superficielles sur la plaie elle-même, puis il porte dans le rectum un bistouri boutonné et incise le sphincter sur deux points. Les selles furent prévenues pendant dix-huit jours au moyen de l'opium. A cette époque, la plaie sembla cicatrisée, à l'exception d'une petite fistule qui ne tarda pas à se fermer.

*Phlegmon péri-utérin ouvert dans le vagin et probablement dans la cavité péritonéale.*

( *Gazette des hôpitaux*, p. 243. )

*Névralgie anale et abdominale deux mois après l'accouchement.*

( *Gazette des hôpitaux*, p. 243.)

*Des injections dans l'intérieur de l'utérus dans les cas d'hémorrhagie après la délivrance*, par M. Wray.

( *Moniteur des hôpitaux*, p. 528.)

L'auteur préconise les injections d'eau froide dans l'intérieur de la matrice.

*Du borate de soude dans la métrorrhagie*, par M. Poitevin.

( *Revue de Thérapeutique.* )

L'auteur a donné une potion avec une demi-once de borax pour quatre onces d'eau, à prendre par cuillerées toutes les heures. — Bons effets dans deux cas.

*Alalie supprimée instantanément par une éthérisation directe sur l'utérus*, par M. Saurel.

( *Journal de médecine de Toulouse.* )

*Leucorrhée des petites filles*, par M. A. Richard.

( *Gazette des hôpitaux*, p. 386. )

Bons effets obtenus du traitement par les purgatifs.

_Description du squelette d'un fœtus rachitique_, par M. Duménil.

(_Gazette des hôpitaux_, p. 396.)

_De l'hémorrhagie ombilicale idiopathique chez les nouveau-nés_,
par le docteur Steinthal.

(_Journ. f. kinderkr._, 1, 2, 1857.)

L'auteur, en signalant la coïncidence d'une lésion anatomique
avec cette hémorrhagie, fait comprendre la gravité du pronostic.
— Cette affection s'accompagnerait, selon lui, d'une persistance,
soit du trou de Botal, soit du canal artériel. Comme complication,
il note encore l'inflammation des vaisseaux du cordon.

_De la seconde dentition et des phénomènes qui l'accompagnent
dans les pays chauds_, par M. Orange.

(_Gazette médicale de l'Algérie._)

_De la saignée dans la grossesse_, par M. Silbert.

(Un volume. — Victor Masson.)

Études pratiques sur la valeur des émissions sanguines et sur
leur application aux divers ordres d'accidents pathologiques qui
peuvent affecter les femmes enceintes.

_La maternité et l'obstétrique chez les Hébreux_ ; par M. Mattei.

(_Gazette médicale_, p. 51.)

_Observations sur certains phénomènes physiologiques se rattachant à
la parturition et à l'allaitement chez les chiennes qui n'ont pas été
fécondées au moment du rut et des chaleurs_, par M. Delafond._

(Acad. de médecine. — 19 mai.)

Des faits rapportés dans ce travail, M. Delafond conclut : —
1° que chez certaines chiennes qui n'ont pas encore reçu le mâle,
ou qui déjà ont mis bas une ou plusieurs portées, qui pendant le
rut n'ont pas été satisfaites, dix à douze jours avant le terme
normal où la parturition devrait s'opérer si la bête avait été fé-
condée, les mamelles se tuméfient et commencent à sécréter du
lait ; — 2° que juste au moment du terme de la mise-bas, dévolu
par la nature, ou après soixante à soixante-trois jours, la chienne
manifeste toute la série des actes physiologiques qui préludent
à la parturition, l'accompagnent et la suivent, moins l'expulsion
des produits de la conception ; — 3° qu'elle éprouve les symptômes qui caractérisent la fièvre de lait, que ses mamelles se gon-
flent, se gorgent d'un lait abondant et de bonne qualité, qu'alors

elle adopte les petits chiens étrangers qu'on lui présente, les
nourrit, les approprie, les protége et les élève avec la plus
grande tendresse, ainsi qu'elle le fait pour ses propres chiens.

## ALIÉNATION MENTALE.

*Du suicide en France. — Études sur la mort volontaire depuis* 1789
*jusqu'à nos jours*, par M. le docteur des Etangs.

( *Annales médico-psychologiques*, p. 1. )

Ce mémoire n'est que la préface d'un livre, dans laquelle l'auteur, après quelques réflexions contre la méthode numérique et
la statistique, donne le plan de son ouvrage, qu'il divise en deux
sections : la première considère le suicide en France au point de
vue des influences exercées par l'état social ; la seconde traite
du suicide envisagé dans ses rapports avec les lois de l'organisme.

*Études sur les causes de la folie puerpérale*, par M. le docteur Marcé.

Après avoir écarté l'influence de l'état puerpéral en tant que
constituant une prédisposition spéciale à la folie, l'auteur arrive
aux conclusions suivantes : l'hérédité, les grossesses nombreuses
et l'épuisement qui les accompagne, l'âge avancé des femmes en
couches, les accès antérieurs de folie, l'état moral de la femme
pendant la grossesse, l'anémie à la suite d'un allaitement prolongé, et d'un autre côté l'époque du retour des couches, les
convulsions pendant l'accouchement, les douleurs qui accompagnent l'adénite mammaire, les refroidissements, telles sont les
principales causes, soit prédisposantes, soit occasionnelles, qui
influent sur le développement de la folie puerpérale.

*De l'influence de la grossesse et de l'accouchement sur la guérison
de l'aliénation mentale*, par M. le docteur Marcé.

( *Annales médico-psychologiques*, p. 317. )

Nous copions les conclusions. — 1° On ne saurait trop s'élever
contre la pratique des médecins qui conseillent ou permettent
une grossesse aux femmes aliénées, car il résulte des faits mentionnés dans ce travail que, dans la grande majorité des cas, la
grossesse et l'accouchement, loin d'avoir une influence favorable
sur la guérison de l'aliénation mentale, semblent, au contraire,
accélérer la marche de la maladie vers la démence ; si, dans cer-

tains cas exceptionnels (deux fois sur seize), la grossesse a suspendu la marche de la maladie, cette modification a été passagère, et la folie a reparu après l'accouchement. — 2° Dans quelques cas peu nombreux (quatre fois sur seize) et remarquables surtout par la prédominance des manifestations érotiques, la grossesse a influé d'une manière heureuse sur la guérison. — 3° Lorsque la folie se développe pendant la grossesse, très-souvent elle reste incurable, même après l'accouchement, ou guérit beaucoup plus tard, en sorte qu'on ne peut pas attribuer à ce dernier une influence réelle sur la terminaison de l'affection nerveuse. — 4° Quelquefois cependant (trois fois sur dix) l'accouchement emporte avec lui la maladie, qui peut être alors regardée comme sympathique. — 5° Chez les aliénées, le travail de l'accouchement est souvent remarquable par le peu d'intensité ou même l'absence complète de douleurs.

*Délire extatique éclatant tout à coup dans le cours de la grossesse , à la suite d'une émotion morale,* par M. Dubrisay.

( *Gazette des hôpitaux,* p. 305. )

*De la folie consécutive aux maladies aiguës,* par M. Thore.

( Acad. des sciences. — 30 mars. )

L'auteur fait connaître de nombreux cas de délire maniaque ou d'hallucinations, observés, les uns à la suite de certaines maladies aiguës, les autres dans le cours de ces affections. — Traitement, opiacés. — Pronostic en général peu grave.

*Lettre à M. le docteur Pointe sur le traitement moral de la folie ,* par M. Girard.

( *Gazette hebdomadaire,* p. 33. )

Les guérisons par le traitement moral ne sont qu'apparentes ; toute guérison solide exige un effort spontané de la nature, ou un effort provoqué par les moyens pharmaceutiques, hygiéniques et moraux continués avec habileté et persévérance.

*Gaménomanie,* par M. Legrand du Saulle.

(*Gazette des hopitaux,* p. 42. )

Une observation. — Monomanie du mariage ; amélioration ; récidive ; hypertrophie du cœur. — Mort ; autopsie ; réflexions.

*De la paralysie générale d'origine saturnine,* par M. Hip. Devouges.

( *Annales médico-psychologiques,* p. 521. )

De six observations recueillies avec le plus grand soin, l'auteur

19.

croit pouvoir conclure que l'intoxication saturnine peut déterminer la paralysie générale à marche chronique ; mais il reste dans
une prudente réserve quand il s'agit de décider si la paralysie
générale d'origine saturnine forme une espèce à part, différente
des autres variétés décrites par les auteurs.

*Intoxication saturnine à forme de paralysie générale aiguë. — Atta-
que épileptiforme terminale. — Mort. — Autopsie*, par M. Second-
Féréol.

( *Moniteur des hôpitaux*, p. 262. )

L'observation, recueillie avec soin, est rapportée avec beaucoup de détails ; après quelques réflexions, l'auteur termine en
disant que l'on peut aujourd'hui ajouter aux formes déjà décrites
de l'intoxication saturnine une forme nouvelle, celle de la paralysie générale aiguë, qui diffère de toutes les paralysies causées
par le plomb, en ce que, au lieu de s'adresser à un système de
muscles particulier, elle frappe à la fois un grand nombre d'organes, qui diffère encore des autres maladies de plomb, en ce
qu'elle est accompagnée d'un mouvement fébrile marqué ; et
qni, par sa marche progressive, par l'atteinte profonde portée à
l'économie, par sa tendance rapide à une terminaison funeste,
la rapproche de l'encéphalopathie plutôt que d'aucune autre
forme.

*Intoxication saturnine. — Paralysie générale. — Mort. — Autopsie.*
— Service de M. Moreau.

( *Gazette des hôpitaux*, p. 605. )

*Paralysie générale ; délire hypocondriaque des déments paralytiques ;
mort rapide par diathèse gangréneuse*, par M. Baillarger.

( *Union médicale*, p. 384. )

Une observation, suivie de réflexions par lesquelles l'auteur
signale l'existence, chez les déments paralytiques, non-seulement du délire ambitieux, mais encore du délire hypocondriaque ; le premier est le délire de l'excitation ; le deuxième
est le délire de la dépression, et, quand il apparaît, la mort arrive
rapidement.

*De la paralysie générale*, par M. Linas.

( Thèse inaugurale. — Paris. )

Voici les points principaux de la thèse de M. Linas : — 1° la
paralysie générale constitue une individualité morbide ; — 2° elle
se rattache constamment à une inflammation diffuse de la substance grise du cerveau et des méninges ( méningo-encéphalite

diffuse); le microscope a résolu définitivement cette question; — 3° elle peut exister sans autre désordre intellectuel que la démence; — 4° le délire, quand il existe, est le plus souvent celui des grandeurs, mais il est souvent aussi mélancolique ou maniaque.

*Paralysie générale avec faiblesse plus marquée d'un côté. — Inégalité d'atrophie des hémisphères cérébraux. — Méningite chronique. — Isolement des deux substances.*

( *Gazette des hôpitaux*, p. 113. )

*De la paralysie générale à l'hospice de la Senavra*, par M. Baillarger.

( *Annales médico-psychologiques*, p. 188. )

L'auteur prouve que la paralysie générale n'est pas aussi rare à Milan et dans toute l'Italie que l'avaient dit Esquirol et Guislain, mais qu'elle y est connue sous le nom de *méningite lente* ou *gastro-méningite*. Il cite plusieurs observations.

*Considérations d'anatomie pathologique sur l'oblitération et l'aberration des fonctions relatives déduites de cent nécropsies faites en 1854, 1855, 1856, à l'asile public de Saint-Athanase.*—Cinquième compte rendu par le docteur Follet.

( *Annales médico-psychologiques*, p. 477. )

Ce travail, tout rempli de chiffres, ne comporte pas d'analyse. Nous essayerons d'en donner une idée en transcrivant les sommaires de chaque chapitre.

Chapitre I<sup>er</sup>. *Vérification des données céphalométriques.* — Mode d'examen. — Age des sujets. — Diamètres courbes, circonférences de la voûte crânienne. — Céphalométrie comparée. — Pesées encéphaliques.

Chapitre II. *Altérations du crâne et des membranes.* — Sont-elles cause ou effet dans la folie? — Quelle est leur fréquence dans les nécropsies d'aliénés?

Chapitre III. *Altérations principales de l'encéphale dans l'oblitération et dans l'aberration.* — Sont-elles cause ou effet? — Spéciales aux aliénés. — Etat comparé de consistance et de ramollissement. — Amincissement de la substance blanche. — Dilatation ventriculaire. — Observations résumées.

Chapitre IV. *Altérations du thorax et de l'abdomen aggravant celles du cerveau.* — Les aliénés succombent avec ou sans aggravation de cette correspondance pathologique.

Chapitre V. *Déductions générales de nos observations.* — L'oblitération congénitale et acquise forme les extrêmes d'une proportion ayant pour moyens l'aberration générale ou partielle.

*Observations sur l'influence pathogénique de l'insomnie*,
par M. le docteur Renaudin.

( *Annales médico-psychologiques*, p. 384. )

En général, dit l'auteur en se résumant, quand une cause
morale a été le point de départ de l'aliénation mentale, il est
rare que l'insomnie n'ait pas joué un rôle important dans la pathogénie de l'affection qui, préparée par l'élément psychique, ne
s'est définitivement organisée que quand l'élément somatique a
été de la partie par suite de la perturbation fonctionnelle résultant de l'insomnie.

*Panophobie épileptiforme*. — Service de M. Moreau.

Deux observations de guérison par l'emploi de l'oxyde de zinc
et les travaux des champs.

*Lypémanie avec stupeur ; tendance à la démence. — Traitement par
l'extrait (principe résineux ) de* cannabis indica. — *Guérison. —*
Service de M. Moreau.

( *Gazette des hôpitaux*, p. 391. )

*Des symptômes physiques de la folie*, par M. le docteur Sauze.

( *Annales médico-psychologiques*, p. 361. )

Ce travail a pour but de prouver que la folie est une affection
cérébrale caractérisée par de la céphalalgie, de l'insomnie, avec
désordre dans la sensibilité générale et les fonctions digestives,
et par des troubles de l'intelligence, et que les deux ordres de
symptômes, les uns physiques, les autres moraux, sont également indispensables pour caractériser la folie. Les symptômes
physiques sont surtout manifestes au début de la folie ; mais on
les observe également à la période d'état et à celle de déclin. Ils
précèdent toujours de quelque temps l'explosion du délire.

*Quinze observations de folie pénitentiaire dans l'espace de deux ans*,
par M. Sauze.

( *Annales médico-psychologiques*, p. 28. — *Gazette des hapitaux*, p. 209.)

Des faits qu'il rapporte et des considérations qui les accompagnent, M. Sauze tire les conclusions suivantes : 1° Les causes
de la folie pénitentiaire sont en général indépendantes de l'emprisonnement, quel que soit le système suivi. — 2° L'aliénation mentale est le plus souvent antérieure à l'entrée dans la
prison, et même au jugement. — 3° Quand elle se développe dans
la prison, elle est même alors le résultat de causes quelquefois
étrangères à l'emprisonnement. — 4° Les causes les plus nom-

breuses de la folie pénitentiaire sont inhérentes au prisonnier, et non à la prison. — 5° Elles consistent surtout dans des prédispositions individuelles, telles que l'hérédité, l'imbécillité, l'idiotie, l'épilepsie, des accès antérieurs ou une vie de privations ou de débauches. — 6° Il existe les plus grandes analogies entre les aliénés et une certaine classe de détenus composée d'hommes à organisation incomplète. — 7° Une certaine partie de la population des prisons serait mieux placée dans les asiles d'aliénés. — 8° Le nombre des condamnations d'aliénés est considérable. — 9° Les cas de folie qui se déclarent dans les prisons ne sont pas dus à l'influence seule de l'incarcération ; ils reconnaissent diverses causes de débilitation générale, et surtout l'insuffisance du régime alimentaire.

*Perversion de l'instinct génésique chez un imbécile*, par M. Bédor.

( **Acad.** de médecine. — *Gazette hebdomadaire*, p. 123. )!

M. Bédor attribue ces profanations de cadavres commises par un homme atteint d'imbécillité à une de ces perversions de l'instinct génésique, dont le sergent Bertrand offrit, il y a quelques années, un si remarquable exemple. — M. Morel a publié, dans la *Gazette hebdomadaire*, des réflexions sur cette observation, et M. Baillarger a lu, à l'Académie de médecine ( 1er décembre), un rapport dans lequel, contrairement aux idées de M. Bédor, il ne croit pas que les crétins soient nécessairement goîtreux. Quant à la lubricité généralement attribuée aux idiots, elle est certainement exagérée ; bien loin d'être, plus que les gens intelligents, portés aux actes vénériens, les idiots présentent le plus habituellement une atonie des fonctions génésiques. Si l'on a pu croire le contraire, c'est qu'on a été frappé de quelques actes de brutalité commis en public, et qu'expliquent suffisamment la perversion du sens moral et l'absence de toute pudeur, sans qu'il soit besoin d'invoquer une surexcitation insolite des fonctions de la reproduction. — Une courte discussion sur les crétins, les goîtreux et les imbéciles, a suivi la lecture de ce rapport.

*Exemple de contagion d'un délire monomaniaque*, par M. Baillarger.

( *Moniteur des hôpitaux*, p. 353. )

Monomanie héréditaire chez une femme. — Six mois après, son mari, qui a continué à vivre avec elle, est en proie au même délire ; il entre à Bicêtre. — Un an après, la femme est placée à la Salpêtrière.

*Aliénation mentale compliquant des accès de fièvre intermittente,*
*par M. Champouillon.*

( *Gazette des hôpitaux*, p. 322. )

*Discussion sur les folies sympathiques.*

( Société médico-psychologique. )

Dans la séance du 13 octobre 1856, M. le docteur Loiseau fait
hommage à la Société de sa thèse sur les folies sympathiques.
Une discussion s'engage à ce sujet et occupe six séances. Malheureusement, cette discussion, surgie à l'improviste, a trouvé la Société non préparée, et n'a pas pu avoir de solution. Il n'en est
pas moins important d'examiner quelles ont été, dans cette occasion, les opinions émises par quelques membres. — Il s'agissait
d'abord de s'entendre sur la valeur du mot *sympathique*. Suivant
M. Loiseau, il faut donner le nom de *folie sympathique* à celle
déterminée par l'influence d'un état organique quelconque ou
d'un trouble fonctionnel, de sorte qu'il y ait parallélisme entre
les deux siéges, avec réaction réciproque. M. Parchappe a fait
remarquer que la folie sympathique ainsi connue n'aurait pas
son siége essentiel dans le cerveau, et que, si elle existe, elle doit
être fort rare. M. Castelnau, abordant l'étude des sympathies, les
rattache toutes à la théorie des mouvements réflexes ; et, faisant
remarquer que quand l'organe impressionné est le cerveau, l'impression est toujours directe, il se refuse à admettre l'existence
d'une folie sympathique ou réflexe. M. Cerise combat cette assimilation des sympathies aux mouvements réflexes. Pour lui, la
doctrine du pouvoir réflexe est la formule la plus heureuse et la
plus exacte des mouvements instinctifs ; mais ces mouvements
eux-mêmes, à la production desquels le cerveau reste étranger, ne
rentrent en aucune façon dans les phénomènes sympathiques. La
sympathie est toujours pour M. Cerise un fait morbide, jamais un
phénomène psychologique ; c'est une irradiation nerveuse obscu-
rément provoquée, sans conscience, sans but fonctionnel, se produisant toujours, sinon à l'état pathologique, du moins à l'état
anormal et exceptionnel. Il ne faut pas confondre les sympathies
avec les synergies d'organes. M. Buchez s'est montré peu partisan
des folies sympathiques ; pour qu'elles existent, à ses yeux, il faut
montrer une correspondance directe, ou plutôt un lien nerveux
direct entre un organe de la vie physique et l'organe de la vie
intellectuelle et morale, lien tellement positif qu'il puisse expliquer l'aliénation mentale sans qu'il existe comme intermédiaire
ni changement dans la composition du sang, ni congestion cérébrale symptomatique, ni prédisposition héréditaire ou morale, ni

influence de la douleur. — Mais la cause des folies sympathiques
a trouvé aussi de nombreux défenseurs. M. Belhomme est celui
de tous qui les a soutenues le plus énergiquement. M. Delasiauve
a fait observer qu'il s'agissait d'une question de fait, et il a rapporté plusieurs observations tendant à prouver l'existence de la
folie sympathique. Puisqu'on admet, dit-il, que le sang vicié par
un agent délétère peut occasionner la folie, pourquoi les courants nerveux portant d'un siége morbide une électricité anormale ne pourraient-ils expliquer l'effet perturbateur des fonctions
intellectuelles et morales. « La folie sympathique, a dit M. Brierre
de Boismont, se comprend plus par l'observation qu'elle ne
s'expose par les observations théoriques ; c'est en racontant ce
que chacun de nous a pu voir qu'on éclairera cette question, et
qu'on pourra plus tard faire une théorie. » M. Brochin a rapporté
des faits ; M. Archambault l'a appuyé. M. Baillarger aurait voulu
que l'on pût établir des signes diagnostiques qui permissent de
bien préciser cette espèce de folie. Du reste, il ne la nie pas, et
il se borne à faire remarquer avec M. Maury que souvent une
folie que l'on croit sympathique n'est que le résultat d'une prédisposition héréditaire. Enfin, M. Legrand du Saulle, dans la dernière séance, est venu apporter un nombre considérable de faits
tendant à établir l'existence de la folie sympathique.—En somme,
comme nous l'avons dit en commençant, cette discussion n'a pas pu
aboutir à un résultat précis, mais elle a eu le mérite d'appeler
l'attention sur une question depuis logtemps négligée, et si on
la reprend dans quelques années, on trouvera certainement des
adversaires prêts à combattre.

*Simulation de folie. — Imbécillité rémittente. — Rapport médical,*
par M. le docteur Auzouy.

( *Annales médico-psychologiques*, p. 210. )

Conclusions : 1° L'imbécillité, soit rémittente, soit intermittente, ne saurait être admise chez ce sujet. Elle est sans précé-
dents dans la science aliéniste, et les impressions qui résultent
pour moi d'une observation attentive et prolongée me la font,
dans le cas présent, complétement écarter. — 2° Soit donc que
Nicolas Marchandé simule la folie, soit que, cessant de la feindre,
il allègue comme excuse des troubles momentanés de son intelligence, ma conviction est qu'on ne doit point le considérer
comme aliéné.

*Sur une folie religieuse en Autriche, par M. Delasiauve.*

( *Gazette hebdomadaire*, p. 225. )

*De certains faits observés dans les rêves et dans l'état intermédiaire entre la veille et le sommeil*, par M. Alfred Maury.

( *Annales médico-psychologiques*, p. 157. )

Ce mémoire, plein de faits intéressants que l'auteur a observés sur lui-même, peut se diviser en deux parties. Dans la première, il établit que ce qui paraît n'être que fortuit et arbitraire dans nos rêves est, le plus souvent, la conséquence d'un trouble, ou tout au moins d'une modification dans une partie de notre organisme, dont nous n'avons pas conscience. Ces faits bien constatés lui donnent aussi l'explication de la génération spontanée des idées, et de la mémoire spontanée. Dans la seconde partie, il admet qu'il y a trois degrés dans nos actes conçus par rapport à l'intelligence : 1° l'acte instinctif qui s'accomplit sans le secours de l'intelligence individuelle ; — 2° l'acte intelligent volontaire ; — 3° l'acte intelligent, mais involontaire, tel qu'il se passe dans le rêve, et qui a lieu quelquefois à l'état de veille par l'effet de l'habitude.

*Considérations relatives à l'influence de l'organisation physique sur les manifestations mentales*, par M. A.-O. Kellog, traduit par M. Al. Vieland.

( *Annales médico-psychologiques*, p. 177. )

Ce travail traite de l'influence réciproque et sympathique des appareils cérébral et digestif, et s'appesantit surtout sur la dyspepsie que l'auteur tend à considérer comme étant, dans la plupart de cas, primitivement cérébrale.

*Signes tirés de l'état de la pupille dans les affections cérébrales*, par M. Richarz.

(Congrès de Bonn. — *Gazette hebdomadaire*, p. 851. )

*Melancholia agitans*, par M. Richarz.

( Congrès de Bonn. — *Gazette hebdomadaire*, p. 851. )

La *melancholia agitans* peut se distinguer de la folie par un signe psychique. Dans l'une, on remarque une suite, un peu vague il est vrai, dans les idées et le sentiment de la volonté ; dans l'autre, les idées sont brisées, pour ainsi dire : elles sont resserrées dans un cercle étroit et s'accompagnent d'un sentiment de déplaisir. La thérapeutique doit surtout s'attacher à combattre l'agitation : les symptômes d'irritation que l'on remarque viennent presque toujours de l'anémie du malade ; voilà pourquoi le fer est le remède par excellence. Quand le malade témoigne de l'appétit, il faut le laisser manger autant qu'il le désire, tout en soignant son régime. S'il témoigne, au contraire, de l'inappétence, on lui administrera la liqueur *cupri kôchlini*. Quand l'affection se lie à un mouvement fébrile ou à une élévation de température de la peau, les bains auront un bon effet. Le quinquina est indiqué dans les complications d'éréthisme cardiaque, et le vin est bien préférable à l'opium, dont l'emploi dans ce cas est irrationnel et nuisible, qu'on l'emploie à faibles ou à fortes doses.

### De l'irrigation spinale dans la mélancolie, par M. Arnoldi.

( Congrès de Bonn. — *Gazette hebdomadaire*, p. 851. )

Il arrive souvent chez les mélancoliques que les vertèbres dorsales moyennes et les dernières cervicales soient douloureuses à la pression. L'auteur attribue ce phénomène à un simple rhumatisme qui peut aussi modifier les signes fournis par l'abdomen et la poitrine, au point de rendre le diagnostic très-difficile. Le traitement local et antirhumatismal dissipe en peu de temps l'indécision par son heureuse et rapide action.

### Rapport médico-légal sur Nicolas-Hippolyte B***, prévenu de coups portés à un enfant, et d'un attentat à la pudeur sur une petite mendiante, par M. le docteur Cerise.

( *Annales médico-psychologiques*, p. 398. )

Le rapport conclut : 1° que M. H. B*** est atteint d'une faiblesse permanente d'esprit, malgré les apparences habituelles d'une intelligence originale, excentrique si l'on veut, mais normale ; — 2° qu'à cette faiblesse permanente d'esprit s'associent, sous forme de paroxysmes et à des intervalles plus ou moins éloignés, non-seulement des explosions extravagantes et bizarres de violence et de brutalité, mais encore de véritables accès de folie; — 3° que les actes incriminés sont de ce nombre; — 4° que, dans l'accomplissement de ces actes, il s'est par conséquent trouvé dans les conditions où l'homme cesse d'être responsable.

### Rapport médico-légal sur l'état mental de Justin Proust, inculpé de meurtre.—Ordonnance de non-lieu, par M. le docteur Payen.

( *Annales médico-psychologiques*, p. 203. )

Conclusions : 1° L'action incriminée a été involontaire et sans conscience de son immoralité. — 2° Sa perpétration a été due à un état de délire accompagné de fièvre, dont les causes nous paraissent exister dans l'état maladif où se trouvait plongé l'inculpé. — 3° Proust a agi, dans la nuit du 17 février, sans conscience et sans liberté morale.

*Mélancolie ; idées délirantes sous la dépendance d'une maladie orga-
nique. — Ablation d'une tumeur au moyen de l'écraseur ; guérison*,
par M. Hood.

( *Union médicale*, p. 52. )

*De l'aliénation mentale dans ses rapports avec la civilisation,*
par M. Delasiauve.

( *Gazette hebdomadaire*, p. 585 et 871. )

*Rapport médical sur un cas de simulation de folie,*
par M. le docteur Morel.

( *Annales médico-psychologiques*, p. 57. )

L'auteur conclut à la simulation de folie d'après les considérations suivantes : 1° Dérozier n'a pas plus le langage des aliénés
qu'il ne possède leurs mœurs, leurs habitudes et leurs impul-
sions maladives. — 2° Les aliénés les plus incohérents ne perdent
pas, ne peuvent pas perdre certaines idées en dehors desquelles
il est impossible de concevoir la pensée humaine. Ils doivent se
tromper, et ils se trompent fatalement dans les applications
qu'ils font des idées de *cause*, de *substance*, d'*être*, mais ils ne
confondront jamais des idées qui, encore une fois, constituent
l'essence de la nature humaine. — 3° Dérozier ne peut être rat-
taché à aucune catégorie maladive en fait d'aliénation. Il n'est
ni un maniaque, ni un mélancolique, ni un halluciné, ni à plus
forte raison un dément ou un imbécile. — 4° Il n'est pas atteint de
monomanie.

*De l'influence de la grossesse sur le développement de l'aliénation
mentale*, par M. Legrand du Saulle.

( *Gazette des hôpitaux*, p. 6. )

Une observation, suivie de réflexions, desquelles il résulte :
— 1° que les femmes sont aussi exposées à devenir malades d'esprit, qu'elles soient enceintes ou non ; — 2° qu'il est extrêmement
dangereux pour une femme qui a déjà été aliénée d'allaiter elle-
même ; — 3° que la phthisie pulmonaire, qui apparaît si souvent à la suite des fatigues de l'allaitement, est une maladie qui
accompagne fréquemment la mélancolie.

*Des bons effets de l'opium dans la folie triste*, par M. Clerici.

( *Gazette des hôpitaux*, p. 22. )

Le traitement opiacé commençait par l'emploi de trois ou
quatre pilules d'un tiers de grain d'opium. Le nombre était augmenté, chaque jour, de deux pilules jusqu'à atteindre le chiffre

de quarante. A cette dose, le médecin s'arrêtait ou reprenait des quantités moindres du médicament. Sous l'influence de cette narcotisation graduée, le délire, les hallucinations, les pénibles inquiétudes, l'insomnie, l'irritation générale, se continuaient sans amélioration appréciable pendant les premiers jours; mais, vers le douzième jour, quand les malades prenaient à peu près quatre décigrammes d'opium, apparaissaient de légers intervalles de repos, une faible diminution du délire et des hallucinations sombres.

*Pellagre*, par M. Baillarger.

( Acad. de médecine. — 7 juillet. )

M. Baillarger présente à l'Académie, de la part de M. le docteur Billod, médecin en chef de l'Asile d'Angers, trois aliénés pellagreux. M. Billod a observé, dans cet asile, des cas assez nombreux de pellagre, et il a adressé un Mémoire à l'Académie sur ce sujet. Ces cas de pellagre ont cela de remarquable qu'ils surviennent chez des malades appartenant à des localités où la pellagre n'a jamais régné. La pellagre, en effet, est inconnue dans le département de Maine-et-Loire et dans les villages qui entourent l'Asile. C'est donc l'état d'aliénation mentale qui semble constituer une prédisposition à la maladie. — M. Baillarger fait remarquer qu'en Lombardie ce sont les pellagreux qui deviennent aliénés; ici, au contraire, ce sont les aliénés qui sont atteints de pellagre. Quant à l'érythème, il n'offre pas, chez les trois malades, les caractères complets de la pellagre de la Lombardie; mais ce n'est pas sur l'érythème seul que se fonde M. Billod pour établir le diagnostic de la maladie. Ces aliénés pellagreux ont en même temps des douleurs dorsales, un sentiment de brûlure à l'épigastre et des diarrhées très-fréquentes. M. Billod en a déjà vu succomber un assez grand nombre dans un état de marasme produit par la persistance et la gravité de l'affection intestinale.

*Éruption simulant la pellagre*, par M. Devergie.

( Acad. de médecine. — 21 juillet. )

M. Devergie présente à l'Académie une femme qui porte sur la face dorsale des deux mains une éruption qui simule la pellagre. Cette affection s'est montrée à la suite d'une insolation prolongée : elle est accompagnée de dérangements du côté des voies digestives. M. Devergie ajoute que cette affection est bien différente de la pellagre; c'est un simple érythème causé par l'insolation, chez une femme d'une mauvaise constitution, affaiblie par la misère et par une mauvaise alimentation.

*Des affections mentales chez les enfants , et en particulier de la manie.* — Thèse de M. Le Paulmier. — Rapport de M. Brierre de Boismont.

( *Gazette hebdomadaire*, p. 595. )

*Du goître et du crétinisme endémiques dans la vallée de la Seille ,* par M. Ancelon.

( *Gazette hebdomadaire*, p. 62. )

Plusieurs remarques intéressantes sur les causes du crétinisme, dans la ville de Dieuze. Les *candidats au crétinisme* doivent être transportés loin des milieux où se développeraient leurs tendances.

*Exemple d'une monomanie singulière ,* par M. Larivière.

( *Union médicale*, p. 241. )

Il s'agit d'un homme dont la monomanie consiste à éventrer des brebis vivantes avec les dents.

## THÉRAPEUTIQUE ET MATIÈRE MÉDICALE.

*Dosage de la morphine dans l'opium ,* par M. Fordos.

( Acad. des sciences. — 15 juin. )

Le nouveau procédé de dosage de la morphine consiste à traiter l'opium, successivement, par l'eau qui dissout très-bien toute la morphine , mais ne dissout que peu de matières colorantes et résineuses ; par l'alcool, qui retarde la précipitation des alcaloïdes et retient en dissolution les matières colorantes et résineuses ; par l'ammoniaque, qui produit la séparation de la narcotine et de la morphine ; enfin, par le chloroforme, qui isole plus complétement encore ces deux principes immédiats.

*L'atropine opposée aux convulsions hystériques,* par G. Azavio.

( *Gazzetta sarda*. — 12, 1857. )

Une femme de chambre de trente-cinq ans était depuis sept ans sujette à de très-fréquentes convulsions , accompagnées de strangulation , etc. ; elle fut soumise à l'emploi quotidien d'une solution d'atropine, et accessoirement de lactate de fer, et fut guérie.

*Le collodion dans l'érysipèle*, par Raumann.

( *Wurtemb. cow.* — 1857. )

Employé avec succès dans l'érysipèle de la face et dans un érysipèle *phlegmoneux* de la cuisse, le collodion a probablement agi par compression et surtout par la soustraction complète des parties au contact de l'air, et n'a amené aucune complication du côté des méninges.

*Mémoire sur l'huile de foie de morue destinée aux usages de la médecine,* par M. Hogg.

( Acad. des sciences. — 25 mai. )

Il faut, pour une bonne huile , que le poisson dont on l'extrait soit dans un état de parfaite conservation ; la saveur de l'huile, ainsi préparée, est beaucoup moins désagréable que celle de l'huile brune du commerce.

*Recherches chimiques sur le cyclamen*, par S. de Luca.

( Acad. des sciences. — 6 avril. )

L'auteur rapporte plusieurs expériences qui lui ont montré que la matière active contenue dans le tubercule du cyclamen agissait sur l'économie animale à peu près comme le curare, mais moins énergiquement.

*Préexistence de l'acide valérianique dans la racine fraîche de valériane,* par M. Pierlot.

( Acad. des sciences. — 13 avril. )

L'acide valérianique préexiste dans la racine fraîche de valériane dont il constitue un des principes immédiats. Il s'y trouve dans l'eau de végétation, dégagé de toute combinaison saline. On peut l'extraire directement sans l'intermédiaire d'aucun agent chimique. La racine fraîche en contient plus que la racine desséchée.

*Préparation du valérianate d'ammoniaque à composition définie,* par MM. Laboureur et Fontaine. — Rapport de M. Robinet.

( Acad. de médecine. — 31 mars. )

Prenez l'acide valérianique monohydraté et pur, disposez-le en couches unies dans une capsule plate , recouverte d'une cloche parfaitement sombre ; faites arriver dans la cloche du gaz ammoniaque anhydre jusqu'à parfaite saturation de l'acide valérianique.

*Note sur l'hydrocotyle asiatica et ses préparations pharmaceutiques,*
par M. Eug. Fournier.

( *Bulletin de Thérapeutique,* p. 255. )

L'auteur donne la préférence à l'extrait hydro-alcoolique préparé avec l'alcool à 56 degrés centigrades, dans le vide, à une température qui n'excède pas 40 degrés, comme ayant toujours une composition à peu près fixe, et étant à l'abri des nombreuses influences qui portent atteinte aux autres préparations.

*Considérations générales sur les succédanés du quinquina,*
par M. Delioux.

( *Bulletin de Thérapeutique,* LII , p. 193. )

L'expérience acquise jusqu'à ce jour n'accorde de vertu préventive contre les fièvres des marais qu'au quinquina, et la dénie à tous ses succédanés. — Ce n'est pas comme agent insuffisant ou nuisible que le quinquina demande un suppléant, c'est parce qu'il devient rare. — Dans un cas très-pressant de fièvre pernicieuse, on n'est pas autorisé à employer un succédané, avant que le hasard n'ait démontré une efficacité incontestable.

*Emploi économique de la quinine dans les fièvres intermittentes,*
par Gibbs.

( *North Amer. med. chir. Rev.,* — Jan. 1857. )

L'auteur associe le sulfate de quinine à l'acide tartrique, à la teinture de camphre et de capsicum, mais surtout à l'opium, qu'il regarde comme le meilleur adjuvant. Il fait précéder l'emploi de sa potion par un purgatif.

*Liqueur de quinquina pour remplacer le vin de quinquina,*
par M. Deschamps.

( *Bulletin de Thérapeutique,* LII, p. 417. )

| | |
|---|---|
| Alcool à 86 degrés centésimaux...... | 162 grammes. |
| Eau............................... | 837 |
| Acide sulfurique à 66 degrés......... | 1 |
| Quinquina jaune.................... | 100 |
| Écorce d'orange. ................... | 5 |

Laissez macérer le tout pendant dix jours, passez et ajoutez à une partie du macéré une demi-partie de sucre ; laissez dissoudre le sucre et filtrez. — 30 grammes représentent le macéré de 2 grammes de quinquina.

*Note sur l'emploi thérapeutique du pyrophosphate de fer,*
par M. Robiquet.

Ce sel est facilement assimilable, il n'a pas de saveur styptique, etc. Dose : 0$^{gr}$,20 à 0$^{gr}$,40 par jour, sous forme de sirop ou de dragées, ou incorporé au vin de quinquina.

*Mémoire sur la solubilité du fer et du protoxyde gélatineux dans l'huile de foie de morue et dans les huiles fines,* par M. Vézic.

( Acad. de médecine. — 5 mai: )

Voici les principales conclusions de ce mémoire : — 1° Le fer métallique et le protoxyde de fer gélatineux se dissolvent à froid dans l'huile de foie de morue. — 2° L'eau est indispensable, dans presque tous les cas, pour favoriser la dissolution, excepté avec le fer réduit par l'hydrogène, dont la réaction se fait sans le concours de cet auxiliaire. — 3° L'huile d'amandes douces se combine aussi avec le fer, qui la colore en rouge d'acajou. — 4° Les huiles d'olive, d'œillette et de ricin, etc., dissolvent le fer sans changer notablement de couleur. — 5° L'oxyde de fer se combine avec d'autant plus de facilité qu'il est récemment préparé, humide, et qu'il n'a pas subi le contact de l'air.

*Action physiologique et thérapeutique des ferrugineux. — Avantages des préparations solubles sur les préparations insolubles,* par M. Gélis.

( *Bulletin de Thérapeutique,* LIII, p. 209. )

Discussion des travaux de Quevenne. Les ferrugineux sont employés sans choix et sans règle ; difficultés qui en résultent pour arriver à des conséquences générales.

*Préparation de formules pour l'emploi thérapeutique de l'iodoforme.*

( *Bulletin de Thérapeutique,* LII, p. 32. )

Plusieurs formules empruntées à M. Bouchardat et à M. Maître. Ce dernier donne le composé suivant : iodoforme, 10 grammes ; fer, 10 grammes. Faites 100 pilules : de 1 à 4 par jour.

*Sur la préparation de l'iodure de chlorure mercureux,*
par M. Gobley.

( *Bulletin de Thérapeutique,* LIII, p. 216. )

La formule habituelle de la pommade est la suivante :

Iodure de chlorure mercureux en poudre... 0,75.
Axonge. .............................. 60 grammes.

*Quelques mots encore sur l'iodure de chlorure mercureux,*
par M. Debout.

( *Bulletin de Thérapeutique,* p. 218. )

*Observations et expériences sur la méthode du déplacement, comme
moyen de préparer les teintures alcooliques et les vins médicinaux,*
par M. H. Buignet.

( *Bulletin de Thérapeutique,* p. 269. )

*Préparations médicinales diverses dans lesquelles la glycérine joue
le rôle d'excipient ou de dissolvant ( glycérolés nouveaux ).*

( *Bulletin de Thérapeutique,* p. 463. )

## EAUX MINÉRALES.

*Du degré d'utilité des eaux minérales dans le traitement de la phthisie
pulmonaire,* par M. Grimaud.

( *Union médicale,* p. 314. )

L'auteur résume son travail dans les conclusions suivantes :
— 1° Les eaux minérales, bien qu'elles ne constituent pas un traitement spécifique de la phthisie pulmonaire, l'emportent en efficacité sur les nombreuses médications mises en usage jusqu'à ce
jour. — 2° Elles peuvent, au début, enrayer complétement cette
déplorable maladie, ou au moins l'immobiliser pendant de longues
années. Dans la deuxième période, les chances de succès sont
moindres ; dans la troisième, leur emploi est généralement nuisible. — 3° Les eaux dont l'action est reconnue incontestable
appartiennent surtout à la classe des sulfureuses ; parmi elles,
les eaux à la fois plus barégineuses et alcalines semblent devoir
être préférées. Le Mont-Dor, Weissembourg, en dehors des eaux
sulfureuses, méritent d'être particulièrement mentionnés. —
4° La sphère d'action des eaux salines et des eaux d'Ems paraît
beaucoup plus restreinte que celle des précédentes. — 5° Le
choix à faire entre ces diverses eaux répond à des indications
spéciales qu'il appartient au médecin de savoir déterminer.

*De la valeur des eaux minérales dans le traitement de la paralysie,*
par M. Max. Durand-Fardel.

( *Bulletin de Thérapeutique,* LII, p. 337. )

D'après l'auteur, le traitement de la paralysie par les eaux minérales s'adresse surtout aux hémiplégies, suites d'apoplexie. Les eaux minérales peuvent être appliquées au traitement des paralysies à deux époques et sous deux points de vue différents : soit pendant cette période de retour et de cicatrisation, soit alors que celle-ci est achevée, c'est-à-dire, soit pour hâter et faciliter la réparation des désordres cérébraux, soit pour rappeler directement les fonctions abolies dans les membres paralysés. — M. Durand-Fardel passe en revue différents cas de paralysies qui ont été heureusement modifiées par l'emploi des eaux minérales.

*Considérations sur le traitement thermal des affections pulmonaires, et particulièrement sur l'utilité thérapeutique des inhalations minérales,* par M. Allard.

( Société d'hydrologie. — *Union médicale,* p. 24. )

L'auteur passe en revue les affections chroniques du poumon, et admet que les eaux minérales produisent un bon résultat, quand elles sont convenablement choisies et administrées.

*Études hydrologiques sur les eaux minérales, naturelles, alcalines, gazeuses, de Cadillac ( Tarn ),* par M. Tampier.

( Acad. des sciences. — 6 juillet. )

M. Tampier s'attache à prouver que les eaux de Cadillac, alcalines, gazeuses, ferrugineuses et iodurées à la fois, peuvent recevoir des applications nombreuses et variées, soit comme eaux hygiéniques (eaux de table succédanées des eaux de Seltz naturelles), soit comme eaux médicinales dans un grand nombre d'affections chroniques et dans la convalescence de beaucoup de maladies aiguës.

*Présence du fluor dans les eaux minérales de Plombières, de Vichy et de Contrexéville,* par M. Nicklès.

( Acad. des sciences. — 13 avril. )

Le fluor existe dans les eaux à l'état de fluorures, mais en si faibles proportions qu'il ne saurait déterminer d'accidents toxiques.

*Note sur la présence de l'iode dans les eaux de Pougues,* par M. Mialhe.

( Acad. de médecine. — 16 juin. )

M. Mialhe a découvert dans ces eaux une quantité d'iode suffisante pour expliquer les effets thérapeutiques de ces eaux sur les affections scrofuleuses. Les eaux de Pougues, quand elles sont en bouteilles, peuvent se décomposer et prendre une odeur particulière; M. Mialhe attribue ce fait à la transformation de l'iodure alcalin en oxyde basique et en iode ; celui-ci reste en dissolution dans le liquide, en lui communiquant son odeur et sa saveur.—Mêmes proportions chimiques, mais usage moins agréable. — Pour éviter ces inconvénients, il suffirait de préserver l'eau du contact de l'air.

*Eaux thermales de la régence de Tunis,* par M. Guyon.

( Acad. des sciences. — 18 mai. )

Les eaux thermales les plus importantes de la régence de Tunis, au point de vue de leur température et de leur composition, et les seules qui soient fréquentées par les Européens, dit M. Guyon, sont celles d'Hammam-Zif et de Gourbès, dans le voisinage de Tunis. La température des eaux d'Hammam-Zif est de 39 à 40 degrés centigrades, et celle des eaux de Gourbès de 49 à 50 degrés, même thermomètre. — Une analyse complète de ces eaux a été faite par le pharmacien en chef de l'hôpital de Bone, M. Leprieur. La lettre de M. Guyon est accompagnée du travail de M. Leprieur, intitulé : *Essai analytique des eaux thermales d'Hammam-Zif et d'Hammam-Gourbès dans la régence de Tunis.*

*Nouvelle source des Célestins à Vichy.* — Rapport officiel ,
par M. O. Henry.

( Acad. de médecine. — 2 juin. )

La Commission pense que l'eau de la nouvelle source des Célestins peut être considérée comme identique à celle de l'ancienne source, et qu'en raison de leur voisinage on doit croire qu'elles émergent de la même nappe originelle.

*Eau minérale ferrugineuse découverte à Pierrefonds.*
— Autorisation sur un rapport de M. O. Henry.

( Acad. de médecine. — 3 mars. )

Elle offre une grande analogie avec les eaux de Forges, de la source de Bourdeilh à Plombières.

*Source de Soultz-sous-Forêts. — Eau saline salée ( chloro et iodobromurée ).* — Autorisation. — Rapport de M. O. Henry.

( Acad. de médecine. — 24 mars. )

Grande analogie de composition chimique avec celle de Bourbonne-lès-Bains, bien qu'elle soit froide.

*Eau saline de la fontaine de Salies, près d'Orthez.* — (Autorisation. — Rapport de M. O. Henry.)

( Acad. de médecine. — 17 mars. )

C'est une eau chloro-bromurée-sodique, contenant une proportion considérable de principes salins.

*Sur l'établissement des eaux sulfureuses de Pierrefonds et l'administration de ces eaux par inspiration*, par le docteur Sales-Girons. — Rapport de M. Duparcque.

( Société de médecine du département de la Seine. — *Gazette hebdomadaire,* p. 562. )

M. Sales-Girons a présenté un appareil destiné à fragmenter l'eau, à la réduire comme en poussière, dans le but de remplacer les vapeurs dans les salles d'inhalation. — Avantages de la pulvérisation sur l'évaporation spontanée et sur l'usage en boissons des eaux minérales. —Eloges donnés par le rapporteur à ce procédé et aux eaux de Pierrefonds.

*Nouvelle source d'eau minérale découverte à Vals ( Ardèche ).* — Rapport de M. O. Henry.

( Acad. de médecine. — 28 juillet. )

L'eau de la source dite *Victorine,* de même nature que celle de quelques autres sources voisines de la commune de Vals (Ardèche), est très-analogue à celle de Vichy. (Autorisation.)

*Eaux minérales des Roches, près Clermont-Ferrand ( Puy-de-Dôme ).* — Rapport de M. O. Henry,

( Acad. de médecine. — 28 juillet. )

'L'eau des Roches, d'après les résultats de l'analyse, présente la même nature qu'une foule d'autres eaux acidules bicarbonatées alcalines et calcaires, si communes dans l'Auvergne. (Autorisation.)

*Glairine et barégine,* par M. Aulagnier. — Rapport de M. Bourdon.

( Acad. de médecine. — 22 septembre. )

Soit par ses recherches personnelles, soit en s'inspirant des travaux déjà anciens de MM. Turpin et Robiquet, M. Aulagnier s'est proposé, dans ce travail, de fixer les idées, la plupart fort divergentes, concernant la barégine. Il a divisé son mémoire en deux parties, qu'il résume en deux questions, savoir :—1° Qu'entend-on par *barégine,* où et comment se forme cette substance ?

— 2° Quels sont les usages de la barégine, et quelles applications en peut-on faire en médecine et en chirurgie ?

*Eaux minérales de Forges-les-Bains.* — Rapport de M. Guérard.

( Académie de médecine. — 22 septembre. )

Conclusions : — 1° L'eau des sources de Forges-les-Bains, considérée sous le rapport de sa composition chimique et de ses propriétés physiques et organoleptiques, offre les caractères d'une eau douce et de très-bonne qualité. Elle est employée comme telle dans le pays aux divers usages de l'économie domestique. — 2° Les résultats avantageux obtenus chez les vingt-cinq scrofuleux envoyés à Forges, pendant les années 1852, 1853 et 1854, et dont les observations sont consignées au dossier, ne doivent pas être attribués à une action spécifique des eaux de cette localité. — 3° Ces résultats sont dus à l'action combinée et longtemps continuée des bonnes conditions hygiéniques, des bains et des pratiques accessoires de ces bains auxquels les malades ont été soumis pendant les cinq ou six mois qu'ils ont passés à Forges. — 4° Ces conditions hygiéniques, à savoir : l'air pur, une propreté exquise et une bonne alimentation, les exercices gymnastiques, les bains et les pratiques accessoires, douches, frictions énergiques, massage, etc., ont pu être réalisées facilement sur le très-petit nombre de malades qui y ont été soumis, et ont amené chez quelques-uns une guérison complète, et chez tous une amélioration très-notable. — 5° Mais, si le nombre des malades scrofuleux soumis à ces diverses conditions venait à être augmenté dans une proportion considérable, ces mêmes conditions, et en particulier la propreté et la pureté de l'air, deviendraient d'autant plus difficiles à réaliser que le chiffre des malades serait plus élevé. — 6° Enfin, si ce même chiffre montait à plusieurs centaines, réunis sur un même point, il serait à craindre que ces malades ne s'infectassent réciproquement par les émanations de leurs plaies et de leurs déjections, et qu'il n'en résultât une aggravation dans leur situation, et même le développement de quelque affection épidémique, qui pourrait peut-être étendre ses ravages au delà de l'établissement.

# HYGIÈNE.

*De l'usage alimentaire de la salicorne herbacée*, par M. Viau.
— Rapport de M. Chevallier.

( Acad. de médecine. — 2 juin. )

M. Viau disait : 1° qu'aux affluents d'eau douce, dans les baies maritimes, les terrains d'alluvion produisent une prodigieuse abondance d'une plante de salicorne herbacée qui peut être employée dans l'alimentation publique ; — 2° que cette plante, cultivée autrefois dans le midi de la France pour la fabrication de la soude, peut à l'époque actuelle augmenter nos ressources alimentaires, puisqu'on peut employer ce végétal en l'amenant à l'état de conserves, conserves qui seront d'un prix peu élevé, puisque la salicorne peut être récoltée en d'immenses quantités, sans qu'on ait eu à s'occuper de sa culture, puisque cette plante peut se reproduire sur tout le littoral et qu'elle se trouve sous la main des classes peu fortunées : marins, pêcheurs, cultivateurs, etc. — Le mode que suit M. Viau pour préparer ses conserves de salicorne consiste à prendre la plante avant qu'elle soit ligneuse, à la casser par bouts plus ou moins longs, à lui faire subir un bouillon, à l'assaisonner et à la conserver ensuite par le procédé d'Appert. — Des recherches que les commissaires ont faites, il résulte : — 1° que la salicorne herbacée est un végétal qui mérite de fixer l'attention de l'administration, surtout dans un moment où les produits alimentaires sont à un prix élevé ; — 2° que cette plante, récoltée à l'époque de sa végétation, pourrait être utilisée, qu'elle pourrait être employée comme alimentaire, en concurrence avec les légumes que l'on sert sur nos tables.

*Mémoire sur la fabrication du pain dans les grandes villes*,
par M. Boussingault.

( Acad. des sciences. — 26 janvier. )

L'eau des puits dont on se sert contient du nitrate de potasse. Un kilogramme de pain préparé avec l'eau de certains puits renferme jusqu'à 1 gramme de nitrate de potasse. Ce n'est pas dangereux ; mais cela prouve que l'eau est très-impure.

*Quelle est l'influence du mariage sur les hystériques? Quelles sont les conséquences héréditaires de l'hystérie?* par le docteur Duparcque.

( Société de médecine du département de la Seine. — *Gazette hebdomadaire*, p. 108. )

Contrairement à M. Briquet, l'auteur pense que le mariage a

une très-heureuse influence sur la grande majorité des hystériques. Quant aux conséquences héréditaires, elles sont nulles;
c'est aux mauvaises conditions hygiéniques qu'il faut attribuer
la mortalité qui pèse sur les ouvriers.

*Conservation des sangsues. — Sangsues algériennes,*
par M. de Quatrefages.

( Acad. des sciences. — 2 novembre. )

Conclusions : — 1° La sangsue algérienne, dite dans le commerce *dragon d'Alger,* est aussi bonne pour le service médical
que la sangsue bordelaise.—2° L'Algérie peut devenir un des principaux centres de production de sangsues.—3° La pêche des marais
de l'Algérie devrait être réglementée; en particulier, elle devrait
être interdite à l'époque des pontes pour prévenir l'épuisement.
— 4° Les marais domestiques de M. Vayson remplissent toutes
les conditions d'un excellent appareil de transport et de conservation pour les sangsues. — 5° Il serait vivement à désirer que
l'administration de la guerre fît continuer les expériences com-
mencées par M. Tripier, au Gros-Caillou, sur la révivification
des sangsues.

*Statistique des causes de décès. —* Rapport de M. Guérard.

( Acad. de médecine. )

Après une longue discussion, l'Académie a adopté les conclusions suivantes : — 1° Dans l'état actuel de la science en France,
une bonne statistique médicale, c'est-à-dire l'enregistrement
régulier des causes de décès, est possible et doit être mise à
exécution. — 2° Pour assurer l'exécution de cet enregistrement
régulier des causes de décès, il est nécessaire que tout médecin
remette à l'autorité un bulletin cacheté indiquant la cause du
décès du malade auquel il aura donné des soins. Dans les cas de
mort subite ou par accident et dans ceux où les malades auront
succombé sans recevoir les soins d'un médecin, l'autorité avisera
à la constatation de la cause du décès en déléguant un homme
de l'art. — 3° Dans la rédaction de leurs bulletins indicateurs de
causes de décès, les médecins seront libres d'employer les déno-
minations qui leur sont familières. — 4° Il y a lieu de procéder,
dès à présent, et autant que possible, à l'enregistrement de
toutes les causes de mort. — 5° Ce service d'enregistrement devra être établi, dès le début, dans toutes les communes et non
limité aux principales villes et aux chefs-lieux d'arrondissement.
— 6° Une circulaire rédigée à ce sujet par l'Académie sera adressée à tous les médecins. — 7° Le bulletin indicateur contiendra
tous les documents ressortissant à la statistique. Dans ce but, il

conviendra de rédiger un modèle que les médecins n'auront qu'à remplir. — 8° Les bulletins ne porteront aucun nom; ils seront secrets, envoyés signés, cachetés et numérotés à la mairie; et ils parviendront à l'administration centrale en passant successivement par les chefs-lieux de canton, d'arrondissement et de département, et conservant dans ces divers passages leur date et leur marque extérieure d'origine. — 9° Le dépouillement des bulletins à l'administration centrale nécessitera une coopération médicale.

*Étude du système de chauffage et de ventilation établi par le docteur Van Hecke dans l'un des pavillons de l'hôpital Beaujon, par M. Grassi.*

( Extrait des *Annales d'hygiène publique.* )

Voici les conclusions de ce mémoire, qui a été fait avec toute l'habileté qui distingue les travaux de M. Grassi : — 1° Cet appareil peut maintenir la température des salles à 16 degrés. — 2° En marchant sans fatigue et d'une manière continue, sa machine peut fournir 60 mètres cubes d'air par heure et par malade. — 3° Les expériences contenues dans ce mémoire ont démontré que la ventilation par injection devait cependant être préférée. — 4° Quand il agit par appel, l'appareil de M. Van Hecke doit encore être préféré à ceux que nous connaissons, parce qu'il est établi dans de meilleures conditions, par suite desquelles le volume d'air entrant accidentellement par les joints des portes et fenêtres et ne produisant pas d'effet utile se trouve considérablement diminué. — 5° Dans les conditions actuelles d'installation, en laissant perdre toute la vapeur, ce système réduit la dépense de la ventilation à deux centimes et demi par jour et par malade. — 6° Le chauffage et la ventilation réunis ne coûtent pas plus cher que le chauffage seul du pavillon n° 3, voisin et placé dans les mêmes conditions. — 7° En utilisant, comme il serait facile de le faire, la vapeur perdue, au chauffage de l'eau des bains ou de la pharmacie, cet appareil procurerait une économie considérable dans les dépenses de l'un de ces deux services.

*Étoffes servant à confectionner les vêtements du soldat,*
*par M. Coulier.*

( Acad. des sciences. — 14 décembre. )

Conclusions : — 1° La couleur des vêtements est sans influence sensible sur la déperdition du calorique. — 2° Tous les tissus sont succeptibles d'absorber à l'état latent une certaine quantité d'eau hygrométrique ; cette quantité, assez considérable pour la laine, est moindre pour le chanvre et surtout pour le coton. — 3° Cette absorption se fait sans déperdition immédiate de calorique pour le corps humain. — 4° La couleur des tissus a une grande influence sur l'absorption de la chaleur solaire, et il suffit, quelle que soit d'ailleurs la nature des vêtements, de modifier leur surface extérieure pour bénéficier des avantages que présentent les étoffes blanches lorsqu'on se trouve exposé aux ardeurs du soleil.

## TOXICOLOGIE ET MÉDECINE LÉGALE.

*Du sel marin et de la saumure,* par M. Goubaux.

( *Archives générales de médecine,* p. 200. )

Conclusions : — 1° Le sel marin et la saumure, qui sont employés pour assaisonner les aliments des animaux domestiques, deviennent des agents toxiques lorsqu'ils sont administrés à des doses trop élevées, qui varient suivant les espèces et suivant les individus. — 2° Leur action sur l'organisme est absolument la même ; ils produisent chez le chien des efforts de vomissements, une violente purgation, et des phénomènes nerveux plus ou moins intenses suivant les individus. — 3° A l'autopsie des animaux de cette espèce, on constate une violente inflammation de la muqueuse gastro-intestinale, et quelquefois des lésions du système nerveux, caractérisées par des ecchymoses plus ou moins nombreuses des méninges et de la substance de l'encéphale : quelquefois même on trouve des hémorrhagies dans les enveloppes encéphaliques. — 4° La saumure doit ses propriétés toxiques au sel marin, qui entre pour une grande proportion dans sa composition.

*Empoisonnement d'une famille par du cidre renfermant des sels de plomb,* par M. Bontils.

( *Union médicale,* p. 85. )

Ce qu'il y a à noter dans cette observation, c'est surtout l'origine du plomb qui se trouvait dans le cidre; il provenait d'un *filtre en plomb* qui se trouvait dans la fontaine en grès, où se fabriquait le cidre.

*Recherches médico-légales sur l'acide cyanhydrique et ses composés,* par MM. Henry fils et Humbert. — Rapport de M. Boutron.

( Acad. de médecine. — 10 février. )

La méthode analytique de MM. Henry fils et Humbert est fondée sur la propriété que possède l'iode, quand il est chauffé avec des cyanures ou des cyano-ferrures, de former des iodures de cyanogène qui se révèlent sous la forme d'aiguilles d'un blanc de neige. La réaction marche très-bien en présence d'un grand excès de chaleur, de bromure et d'iodure d'argent. La seule précaution à prendre est de ne pas employer un excès d'iode, dont les vapeurs violettes pourraient masquer la netteté du résultat. L'iodure de cyanogène, produit de l'opération, est d'une grande stabilité, ce qui permet d'essayer plusieurs réactions importantes et de conserver la preuve matérielle de la présence de l'acide cyanhydrique ou de fer composés dans les matières essayées.

*Recherches cliniques sur l'empoisonnement par la matière phosphatée des allumettes chimiques*, par le docteur E. Leudet.

( *Archives générales de médecine.* p. 511. )

M. Leudet rappelle la division admise par M. Falck pour les formes de l'empoisonnement par le phosphore, qui sont : 1° l'empoisonnement aigu par le phosphore, qui comprend les formes symptomatiques suivantes : première, les maladies aiguës des premières voies; deuxième, l'affection cérébro-spinale aiguë causée par le phosphore; troisième, les symptômes aigus du côté des voies respiratoires; — 2° l'empoisonnement chronique par le phosphore. — L'auteur cite ensuite deux observations dans lesquelles la maladie a suivi la marche indiquée par M. Falck ; les malades sont morts avec ictères et accidents nerveux délirants, comateux, et troubles des fonctions sensitives. Cette période ultime avait été précédée par les signes d'une phlegmasie gastro-intestinale.—Recommandation de substituer le phosphore rouge au phosphore jaune.

*Un cas d'empoisonnement par la morphine*, par J. Shearman.

( *Medical Times and Gaz.* — 7 mars 1857. )

A la troisième cuillerée d'une potion contenant un grain d'acétate de morphine par once de véhicule, le sujet, une femme de vingt-cinq ans, fut atteint de convulsions des extrémités et de la face avec opisthotonos partiel. L'emploi d'une mixture cyanhydrique à l'intérieur et de préparations d'aconit à l'extérieur amenèrent la guérison en un jour.

*Sur la recherche toxicologique de l'arsenic*, par M. Blondlot.

( Acad. de médecine. — 5 mai. )

Ces recherches ont porté exclusivement sur la destruction des matiéres organiques par l'acide sulfurique, d'après le procédé de MM. Danger et Flandin, adopté aujourd'hui par la plupart des toxicologistes. Des expériences répétées ont démontré à M. Blondlot que, indépendamment de la quantité plus ou moins grande d'arsenic qui a pu prendre naissance par l'effet de la putréfaction, la carbonisation par l'acide sulfurique en produit constamment à elle seule des proportions considérables qui échappent alors à l'analyse d'après les procédés usités. — L'auteur propose, pour remédier à ce grave inconvénient, un moyen bien simple. On opère à la manière ordinaire ; seulement, après avoir épuisé le charbon, par les lavages à l'eau distillée bouillante, des acides arsenicaux qu'il renferme à l'état soluble, on procède à un second lavage avec de l'eau ammoniacale, qui enlève le sulfure. Après avoir évaporé à siccité, on traite le résidu par l'acide azotique concentré et bouillant, ajouté à plusieurs reprises par petites quantités ; puis, l'excès de cet acide étant expulsé, on reprend par l'eau, et l'on obtient ainsi une seconde solution arsenicale qui, ajoutée à la première, constitue définitivement la liqueur suspecte destinée à être introduite dans l'appareil de Marsh.

*De l'emploi du curare comme antidote [de la strychnine et comme traitement du tétanos,* par M. Vulpian.*

( *Union médicale,* p. 25. )

Historique. — Expériences qui aménent l'auteur à dire que le curare n'est pas l'antidote de la strychnine ; et, rapprochant le tétanos de l'empoisonnement par la strychnine, il rejette le curare comme moyen thérapeutique de cette affection.

*Caractère microscopique des taches de sang,* par M. Coulier.

( Acad. de médecine. — 29 décembre. )

La présence d'un globule blanc, dit l'auteur, indique que la tache est due soit à du sang, soit à du muco-pus. Si la tache est rouge et d'une teinte bien uniforme ou bien régulièrement dégradée, ce sera une preuve de plus. Si enfin on trouve simultanément des débris de fibrine avec tous leurs caractères, et si ces débris contiennent d'autres globules blancs bien caractérisés, je crois qu'il est difficile de pouvoir admettre que la tache ait été formée par autre chose que du sang.

# CATALOGUE

## DES

## OUVRAGES SUR LES SCIENCES MÉDICALES

PUBLIÉS EN FRANCE

## PENDANT L'ANNÉE 1857 [1].

Abcès ( Des ) dentaires, par A.-A. Rubio. Th. in., n° 180.

Abcès ( Des ) des grandes lèvres et de la glande vulvo-vaginale, par Ch. Faguet. Th. in., n° 168.

Abcès ( De l' ) du foie observé en Afrique, par Lagarde ( ch. ii, 5 ). Th. in., n° 28.

Ablation ( De l' ) curative des loupes, lipômes et tumeurs analogues, sans opération sanglante, par A. Legrand. In-8, 109 p.

Accouchement ( Observation d' ) prématuré artificiel opéré avec succès pour la mère et l'enfant, suivie de l'examen critique de l'ouvrage : *Die frühgeburt...*, *von Albert Krause;* par Weber. In-8, 15 p.

Accouchement ( Mémoire sur un ) prématuré artificiel, provoqué à l'aide de douches utérines, par Chandelux. In-8, 14 p. — ( Extrait de la *Gazette médicale de Lyon.* )

Acide cyanhydrique ( Recherches chimiques et médico-légales sur l' ) et ses composés employés dans les arts, suivies du rapport fait à l'Académie le 10 février 1857, par Wurtz et Boutron, rapporteurs, par H. Ossian fils et E. Humbert. In-8, 39 p.

Acide sulfurique ( Sur l' ) fluorifère et sa purification, par J. Nicklès. In-8, 8 p. — ( Extrait des *Mémoires de l'Académie de Stanislas.* )

Acné ( Du traitement de l' ) par les préparations d'iodure de mercure, par Hardy. In-8, 16 p. — ( Extrait du *Moniteur des hôpitaux.* )

Adénites ( Des ) vénériennes, par P.-E. Reboul. Th. in., n° 73.

---

[1] Les thèses se trouvent dans le catalogue ; elles sont désignées par les lettres *Th. in.*, suivies du numéro d'ordre.

Adynamie (De l') dans la pneumonie des vieillards, par J. Combeau. Th. in., n° 244.

Affections calculeuses (Traitement médical des), par H. Landois. In-8, 16 p.

Affections intermittentes (De quelques rares), par F.-M.-L. Waton. In-8, 31 p.

Affections pulmonaires (Considérations sur le traitement thermal des), et particulièrement sur l'utilité thérapeutique des inhalations minérales, à propos des nouvelles salles d'inhalation de Saint-Honoré (Nièvre), par G. Allard. In-8, 26 p. — (Extrait des *Annales de la Société d'hydrologie médicale de Paris*.)

Affections pulmonaires (Des), considérées comme complications des fièvres, par L.-A. Manoury. Th. in., n° 261.

Affections scrofuleuses (Du traitement des) par les préparations de noyer, par C. Négrier. Paris. In-8, 126 p.

Affections (Des) syphilitiques du globe oculaire, par A.-J.-A. Dupré. Th. in., n° 188.

Affinités (Des) électives en physiologie pathologique, par M.-J.-F.-F.-C. Planat. Th. in., n° 102.

Ages de la vie de l'homme (Réflexions sur les différents), par Haime. In-12, 17 p.

Agenda-formulaire des médecins praticiens et carnet de poche réunis, par A. Bossu.

Albuminuries (Guérisons d') et autres hydropisies par des remèdes divers, par Forget. In-8, 23 p. — (Extrait du *Bulletin général de Thérapeutique*.)

Aliénés (Une colonie d'), par J. Duval. In-8, 48 p. — (Extrait de la *Revue des Deux-Mondes*.)

Alimentation (De l') insuffisante, comme cause prédisposante au choléra, par G.-A. Danet. Th. in., n° 107.

Alimentation (De l') dans les maladies aiguës, par A.-H.-B.-T. Labat. Th. in., n° 260.

Allaitement (De l'), par J. Chonnow. Th. in., n° 47.

Allaitement (De l') par les nourrices, par M. M. Biais-Laterriére. Th. in., n° 60.

Allopathes (Mœurs et coutumes de certains) dans leurs rapports avec l'homœopathie, par Cyprien Poujade. Deuxième lettre. In-8, 18 p.

Allopathie et homœopathie, lettre à M. le docteur P. G....., à Paris, par Prié. Paris. In-8, 15 p.

Allopathie et homœopathie, deuxième lettre à M. le docteur P. G....., à Paris, par Prié. In-8, 16 p. — (Extrait du *Journal de la Société gallicane de médecine homœopathique*.)

Almanach populaire de la santé et de la maladie (1857), par Massart. In-16, 120 p.

Amidon (De l') du marron d'Inde, ou des fécules amylacées des végétaux non alimentaires, aux points de vue économique, chimique, etc., par A. Thibierge et Remilly, de Versailles. In-12, IV et 144 p.

Amputation (Apprécier les avantages et les inconvénients de l') de la jambe au lieu d'élection, comparée aux amputations sus-malléolaire, sous-malléolaire et partielles du pied, par E. Boeckel. In-4, 36 p., 4 tableaux.

Amputation (De l') tibio-tarsienne suivant le procédé Syme-Pyrogoff, par H. Kastner, de Hanovre. In-4, 60 p.

Amputation sous-astragalienne ; présentation faite à la Société de chirurgie, le 4 mars 1857, par H. Larrey. In-8, 3 p.

Amylène (De l') et de ses propriétés anésthésiques, par J. Vayron. Th. in., n° 94.

Analyse chimique (Guide pour l') à l'usage des médecins, des pharmaciens et des étudiants en chimie et en minéralogie, traduit d'après la troisième édition allemande par J. Risler, par H. Will. In-8°, VIII et 188 p.

Analyse critique des travaux de Parent-Duchâtelet en hygiène publique, par G. Marmisse. Th. in., n° 38.

Analyse du lait des principaux types de vache, chèvre, brebis, bufflesse, présentés au concours universel de 1856, par Maxime Vernois et A. Becquerel. In-8, 35 p.

Analyse clinique (De l'application de l') à la pathologie chirurgicale, ou plan d'une pathologie analytique, par Eugène Estor. In-8, p. 1117 à 1580. T. II (deuxième partie).

Analyse (De l') en médecine et des éléments morbides au point de vue historique et clinique, par E. Farrat. In-8, 128 p.

Analyse de l'entendement humain : quelles sont ses facultés ? quel en est le nom ? quel en est le nombre ? quel en doit être l'emploi ? par F. Voisin. Grand in-8, XIV et 425 p.

Anatomie clastique, par Auzoux. In-8, 32 p.

Anatomie comparée du système nerveux, considéré dans ses rapports avec l'intelligence, par Fr. Leuret et P. Gratiolet. 32 pl. dessinées d'après nature et gravées.

Anatomie microscopique. T. II. Histagenèse, ou recherches sur les développements, l'accroissement et la reproduction des éléments microscopiques des tissus et des liquides organiques dans l'œuf, l'embryon, les animaux adultes, à l'état normal et pathologique, par Mandl.

Anésthésie (De l') appliquée à l'art des accouchements, par H. Blot. In-8, 69 p.

Anésthésie (L'), histoire de la douleur, par Ozanam. In-8, 24 p. — (Extrait du *Correspondant*.)

Anésthésie (De l') locale, par V.-G. Blaise. Th. in., n° 214.

Anésthésiques (Des), extrait des leçons de Jeannel, par Marx. In-8, 43 p.

Anévrisme artérioso-veineux de la cuisse, par H. Larrey. In-8, 8 p.

Angine ( De l' ) maligne (croup), par P.-M.-L. Raynaud. Th. in., n° 241.

Angioleucite ( De l' ), par L.-F.-L. Doucet. Th. in., n° 177.

Année ( L' ) scientifique et industrielle, ou exposé annuel des travaux scientifiques, des inventions et des principales applications de la science à l'industrie et aux arts, par L. Figuier. Paris. In-18, viii et 512 p., 1 carte.

Annuaire médical et pharmaceutique de la France, par F. Roubaud. Grand in-18, 450 p.

Annuaire de thérapeutique, de matière médicale, de pharmacie et de toxicologie pour 1857, par Bouchardat. In-32, xii et 307 p.

Annuaire de médecine et de chirurgie pratique pour 1857, par A. Jamain et A. Wahu. In-32, xii et 308 p.

Annuaire des établissements thermaux des Pyrénées et des bains de mer pour 1857. In-16, 176 p.

Anomalies ( Des ) dans la fièvre typhoïde ; de l'influence de l'âge sur cette maladie, par J.-E. Bourgarel. Th. in., n° 48.

Anus ( De l' ) contre nature, par E. Foucher.

Appareil locomoteur (Maladies chroniques de l' ), par Bouvier : leçons cliniques recueillies par H. Richard-Maisonneuve, 1856 : Pied-bot, rachitisme. In-8, 195 p.

Appareil locomoteur ( Leçons cliniques sur les maladies chroniques de l' ), par Bouvier, 1857 : Déviations de la colonne vertébrale. In-8, 218 p.

Applications (De quelques ) de l'électricité à la médecine, par J.-L.-A. Duplais. Th. in., n° 222.

Art de respirer, moyen positif pour augmenter agréablement la vie, par Sutterbach. In-18, 144 p.

Association des médecins du département du Rhône : De l'exercice illégal de la médecine et des moyens de le réprimer. In-8, 31 p.

Association ( De l' ) médicale des médecins cantonaux, par Loreau. In-8, 3 p. — ( Extrait de la *Revue médicale*, 15 septembre 1857.)

Autoplastie ( De l' ) par la méthode indienne, par H.-D. Lallemant. Th. in., n° 152.

Auvergne ( Notice sur l'établissement hydrothérapique d' ), par Andrieux ( de Brioude ). In-8, 56 p.

Avantage des pansements rares après les amputations, par Bruno Broguier. Th. in., n° 2.

Avantage ( De l' ) qu'il y aurait d'utiliser les marcs de raisins et de pommes pour obtenir des boissons alimentaires, par A. Chevalier fils. In-8, 12 p. — (Extrait du *Journal de chimie médicale*, septembre. )

Avenir scientifique du dix-neuvième siècle (Considérations sur l'), par L. Boyer. In-8, 42 p. — (Extrait des *Annales cliniques de Montpellier.* )

Baccalauréat ès lettres (Rapport à M. le ministre de l'instruction publique et des cultes sur la nécessité de rétablir le), pour obtenir le titre de docteur en médecine. Bouisson, rapporteur. In-8, 15 p. — (Extrait de la *Revue thérapeutique du Midi*, 15 mai 1857.)

Baden-Baden (grand-duché de Bade) (Description topographique, médicale et chimique des bains de ), par A. Robert. In-8, 15 p.

Bagnols (Lozère) (Mémoire sur le traitement et la guérison de quelques maladies du cœur, et principalement de l'endocardite rhumatismale par les eaux thermales de ), par J. Dufresne de Chassaigne. In-8, 16 p.

Bains de la vallée du Rhin (Guide du médecin et du touriste aux), de la forêt Noire et des Vosges, par A. Robert. Grand in-18, x et 303 p., 6 grav.

Bains de mer ( Des), de leur action physiologique et thérapeutique, de leurs applications et de leurs divers modes d'administration, par A. Roccas. Grand in-18, xvi et 288 p.

Bains des Pyrénées, Cauterets, Baréges, Saint-Sauveur, Luz, Gavarnie : Descriptions historiques et archéologiques, avec dessins, par J. Lallier. Paris. In-18, 107 p., 37 pl.

Balaruc (Hérault) ( Eaux thermales de ). Leur nature, leur propriété, par Laurès. In-8, 8 p.

Bananier ( Du ) et de l'emploi de ses produits comme aliment et comme matière textile, par O'Rorke. In-8, 15 p. — (Extrait du t. II du *Recueil des travaux de la Société d'émulation pour les sciences pharmaceutiques.* )

Banquet de l'Union médicale (24 mars 1857). In-8, 31 p. — (Publication de l'*Union médicale.* )

Bayle (Notice sur les travaux scientifiques de M. ), In-8, 15 p.

Bichat (Inauguration de la statue de). Discours du baron H. Larrey, au nom de la Société d'émulation. In-8, 24 p.

Bichat (A ), vers, par A. Dechambre. In-8, 3 p.

Bittéra ( Du), nouveau médicament fébrifuge proposé aux Antilles françaises comme succédané du quinquina, par Delioux. In-8, 38 p. — ( Extrait du *Bulletin général de Thérapeutique.*)

Boucher (Notice biographique sur M. ). In-8, 7 p.—(Extrait de la *Biographie de Seine-et-Oise.* )

Brenne (De la ) au point de vue médical, par A.-E. Boitard. Th. in., n° 27.

Bronchite ( De la ), par A.-F.-V. Mercier. Th. in., n° 274.

Broussonnet ( Discours prononcé par M. Courty aux obsèques de
Louis-Raymond ). In-8, 6 p. — ( Extrait de la *Revue thérapeutique du Midi.* )

Bulletin de la Société de chirurgie de Paris pendant l'année 1856-
1857. T. VII. In-8, 595 p.

Bulletin de la Société de chirurgie de Paris pendant l'année 1855-
1856. T. VI (fin). Paris. In-8, p. 481 à 590. Tables, 28 p. Liste
des ouvrages offerts à la Société, 34 p.


Cachexies ( Des ) et de leur traitement , par Forget. In-8, 24 p.
— ( Extrait du *Bulletin général de Thérapeutique.* )

Camps de Boulogne ( Histoire médicale des ) , par Jules Périer.
In-8, 129 p.

Cancer ( Des moyens de prévenir la récidive du ) du sein après
son extirpation, par Amédée Bonnet. In-8, 24 p.

Cancer ( Du ) et des pseudo-cancers , par P. Broca. Paris. In-8,
58 p. — ( Extrait du *Nouveau dictionnaire pratique de médecine, de chirurgie,* etc. )

Castration ( De la ) chez l'homme, par J.-M. Chabrely. Th.
in., n° 228.

Cataracte ( De l'extraction de la ) par incision linéaire, et de l'extraction sclérolicale, par Stœber. In-8, 38 p. — ( Extrait de la
*Gazette médicale de Strasbourg.* )

Catarrhe ( Du ) pulmonaire dans ses rapports avec les maladies ,
par E.-A. Desmichels. Th. in., n° 70.

Catarrhe ( Du ) chronique de la vessie et de son traitement ,
par P.-J.-C. Pingat. Th. in., n° 128.

Causes et mécanisme de la rétention d'urine, par J.-M. Parent.
Th. in., n° 119.

Causes et traitement de la phthisie pulmonaire, par P.-Z.-E.
Girard. Th. in., n° 112.

Causes ( Des ) de la phthisie pulmonaire, par P.-E.-P.-A. de Beau-
fort. Th. in., n° 46.

Causes ( Des ) de l'avortement , par P.-M.-Th. Guillemin. Th.
in., n° 132.

Causes ( Des ) et des effets de l'infection putride dans les affections chirurgicales, par G.-Ad. Aubenas. In-4, 35 p.

Causes ( Des ), des symptômes et du traitement des déviations
de l'utérus, par A. Estor. In-8, 7 tableaux.

Causes, mécanisme et traitement des fractures transversales simples de la rotule, par J.-A. Fleuriot. Th. in., n° 275.

Causes (Des) des oblitérations artérielles , par P.-M.-A. Payraud.
Th. in., n° 272.

Causes ( Des ) et du traitement de l'hémorrhagie cérébrale , par
J.-F.-A. Pornot. Th. in., n° 258.

Causes premières et finales ( Découvertes des ) concernant la circulation de l'électro-magnétisme, le principe des sciences et de l'art de vivre, de guérir, de rajeunir, par Manent. In-8, 125 p.

Caustiques (Des) et de leur action, par F.-E. Winsbach. Th. in., n° 37.

Cautérisation (De la) circulaire, par A. Legrand. In-8, 15 p.

Chancre (Leçons sur le), professées par Ricord, rédigées et publiées par A. Fournier. In-8, vii et 351 p.

Charbon (Du) ou pustule maligne et de son traitement, par J. Fleuret. Th. in., n° 263.

Chauffage et ventilation des habitations privées; chauffage et ventilation des hôpitaux, par J.-L. Castellan. Th. in., n° 240.

Chauffage ( Etude du système de ) et de ventilation établi par Van Hecke, dans l'un des pavillons de l'hôpital Beaujon, par C. Grassi. In-8, 40 p.

Chemins de fer (Des) et de leur influence sur la santé des mécaniciens et des chauffeurs, par E.-A. Duchesne. In-12, xiii et 279 p.

Chimie générale (Traité de), comprenant les applications de cette science à l'analyse chimique, à l'industrie, à l'agriculture et à l'histoire naturelle, par J. Pelouze et E. Frémy.

Chimie (Eléments de), contenant les applications de cette science à la médecine et à la pharmacie, par P.-A. Allain. In-8, vii et 332 p., 3 pl. gravées.

Chimie médicale (Cours de) et de pharmacie, par A. Béchamp.

Chloroforme (De l'emploi du) et des narcotiques comme agents thérapeutiques et comme moyens de diagnostic dans certaines paralysies, par O. Landry. In-8, 66 p. — ( Extrait du *Moniteur des hôpitaux.* )

Chloroforme ( Du ), de ses effets physiologiques, des précautions à prendre dans son administration, et des accidents qu'il peut occasionner, par L.-J. Lemembre. Th. in., n° 67.

Chloroforme ( Du ), considéré comme agent anésthésique dans la pratique chirurgicale, par J.-C. Monot. Th. in., n° 142.

Chlorose (de la), pâles couleurs, par J.-C. Grasset. Th. in., n° 266.

Chlorure (Du) de sodium, considéré au point de vue médical, par M.-H.-A. Bondet. Th. in., n° 125.

Choléra asiatique ( Recherches sur le ) observé en Amérique et en Europe, par P.-F. Longueville. In-8, xi et 124 p.

Choléra épidémique (Mémoire sur le) et sur le traitement des prédispositions à cette maladie, par J. Mackiewicz. In-8, 20 p.

Choléra asiatique par le chloroforme (Mémoire à l'Académie de médecine sur le traitement du), par H. Vincent. In-8, 26 p.

Choléra (De la nature, du traitement et des préservatifs du), par Fr.-X. Poznanski. In-4, 51 p., 3 tableaux.

Choléra ( Rapport médical sur l'épidémie du ) qui a régné à Reichshoffen et dans les environs en 1855, par J. Huhn et O. Langenhagen. In-8, 19 p. — (Extrait du *Journal d'éducation populaire.* )

Chorée ( De la ), par P.-J.-E. Quantin. Th. in., n° 54.

Chromatopseudopsie ( De la ), par C.-L. Noel. Th. in., n° 203.

Chute ( De la ) du rectum, par Cl.-F.-F. Paclet. Th. in., n° 114.

Cinésiologie, ou science du mouvement dans ses rapports avec l'éducation, l'hygiène et la thérapie, par Dally. Grand in-8, xiv et 826 p.

Cinq années d'observation médicale dans les établissements français de Madagascar (côte-ouest), par D.-J. Daullé. Th. in., n° 179.

Cirrhose (De la) du foie, par A.-N. Houdet. Th. in., n° 42.

Clinique chirurgicale, par P. Rigaud, 1ᵉʳ fascicule. In-8, 40 p.

Clinique médicale, 1ᵉʳ fascicule. Maladies des reins, par Guinier. In-8, 64 p.

Clinique obstétricale de l'Ecole de médecine de Bordeaux, par Rousset. In-8, 51 p.— (Extrait du *Journal de médecine de Bordeaux*).

Coagulation (Des causes et des symptômes de la) du sang dans les veines et dans les artères, par L.-E. Hecht. In-4, 56 p.

Colchique d'automne (Essai sur le), par L. Oberlin. In-4, 55 p.

Colique (De la nature et du traitement de la) nerveuse endémique des pays chauds (colique sèche, colique végétale, etc.), par J.-B. Fonssagrives. In-8, 35 p. — ( Extrait de la *Gazette hebdomadaire de médecine et de chirurgie.*)

Combinaisons (Sur les) formées entre la glycérine et les acides chlorhydrique, bromhydrique et acétique, par Berthelot et de Luca. In-8, 12 p.

Compte rendu des travaux de la Société de médecine de Nancy pendant l'année 1855-1856. In-8, 58 p.

Compte rendu des principaux faits observés à la clinique d'accouchements pendant les années 1852-1855, par B. Duval. In-8, 152 p.

Compte rendu du service de l'hôpital de Liancourt de 1850 à 1857. In-8, 33 p.

Compté rendu des cures opérées pendant l'année 1856 sur des personnes affectées de cataractes, par Drouot. In-8, 15 p.

Compte rendu de la Société de chirurgie pendant l'année 1856-1857, par R. Marjolin. In-8, 16 p.

Compte rendu des travaux de la section médicale de la Société des sciences naturelles de Seine-et-Oise, pendant l'année 1856, par Le Roi. In-8, 54 p.

Compte rendu des travaux de la Société médicale d'observation pendant l'année 1856-1857, par A. Decès. In-8, 34 p.

Compte rendu des travaux de la Société de médecine, chirurgie, et pharmacie de Toulouse. In-8, 190 p.

Compte rendu de l'administration des hospices civils de Marseille pour l'exercice de 1856. In-4, 91 p., 17 tableaux.

Compte rendu des travaux du Congrès homœopathique tenu à Bruxelles. Session 1856. In-8, 155 p.

Compte rendu des travaux du Comité central de vaccine (Seine-Inférieure). In-8, 75 p.

Conclusions statistiques contre les détracteurs de la vaccine, précédées d'un essai sur la méthode statistique appliquée à l'étude de l'homme, par Bertillon. In-8, viii et 239 p.

Concrétions (Des) fibrineuses du cœur, par E.-P. Blondet. In-8, 52 p. — (Publication de l'*Union médicale*, septembre et octobre 1857.)

Conditions (Des) pathogéniques et de la valeur séméiologique de l'albuminurie, par H. Montanier. In-8, 55 p.

Cône médical (Instruction élémentaire sur l'usage du) pour la guérison des maladies provenant des nerfs, du sang ou des humeurs, etc., par P. Lolmède. In-8, 16 p.

Congestion (De la) cérébrale chez le vieillard, par Ch.-M. Alcantara. Th. in., n° 91.

Conicité (De la) du moignon après les mutilations traumatiques du pied, par Fr.-L.-A. Quesney. Th. in., n° 231.

Considérations sur les troubles digestifs et le rachitisme produits par la mauvaise alimentation chez les enfants à la mamelle, par A.-H. Brou. Th. in., n° 176.

Considérations sur les divers traitements appliqués aux différents états pathologiques que l'on désigne communément sous le nom de *fièvre typhoïde*, par M.-A.-D.-A. Pouget. Th. in., n° 205.

Considérations générales et cliniques sur les engorgements et les ulcérations du col de l'utérus, par A.-E-H. Grajon, Th. in., n° 250.

Considérations sur l'alimentation dans le traitement des plaies, par M.-P. Tuilant. Th. in., n° 217.

Considérations sur les épidémies en général, et particulièrement sur celles du choléra, au point de vue des moyens prophylactiques, par Ch. Bestel. Th. in., n° 220.

Considérations sur l'allaitement maternel, par J.-B. Faveyrial. Th. in., n° 223.

Considérations sur la fracture par écrasement du calcanéum, par H.-F. Rémond. Th. in., n° 236.

Considérations hygiéniques sur l'allaitement et les soins des jeunes mères envers leurs nouveau-nés, par P.-P.-Th. Toudut. Th. in., n° 237.

Considérations sur l'hygiène de la première enfance, par Ch.-Fr. Desfossez. Th. in., n° 242.

Considérations générales sur la fièvre typhoïde, par L.-A. Muller, Th. in., n° 6.

Considérations sur les causes et le traitement des fièvres intermittentes simples, par E. Souesme. Th. in., n° 17.

Considérations physiologiques et cliniques sur les modifications du système nerveux chez la femme en couches, par Fr. Colliac. Th. in., n° 26.

Considérations sur le système lymphatique : Déductions pratiques par L.-P.-Fr. Lalry. Th. in., n° 57.

Considérations sur l'étiologie de la fièvre typhoïde, par E.-E. Lepelletier. Th. in., n° 25.

Considérations sur l'asthme au point de vue de sa nature et de son histoire, par E.-E. Prunier. Th. in., n° 65.

Considérations sur quelques tumeurs pulsatiles des os, improprement appelées *anévrismes*, au point de vue du diagnostic et du traitement, par A.-G. Bouinon. Th. in., n° 76.

Considérations physiologiques et médicales sur la sociabilité et les systèmes pénitentiaires, par L.-E. Postel. Th. in., n° 89.

Considérations sur un cas de diabète, par A.-M.-D. Jordao. Th. in., n° 113.

Considérations sur la scrofule, par Ch.-A. Collin. Th. in., n° 122.

Considérations sur quelques maladies du mamelon et de son auréole pendant l'allaitement et de leur traitement en particulier, par H.-D.-J. Havet. Th. in., n° 257.

Constipation (De la), par Ch.-C. Lemonnier. Th. in., n° 187.

Constitution (De la) médicale de Rochefort, par Maher. In-8, 23 p.

Contrexéville (Vosges) (Notice sur les eaux minérales de), par Legrand du Saule. In-8, 16 p.

Contrexéville (Vosges) (Eaux minérales de), par Ch. Lepage. In-8, 54 p.

Contrexéxille (Eaux minérales de) (années 1854-1855-1856). Rapport et étude par V. Baud. In-8, 132 p.

Convulsions (Mémoires sur les) survenant dans l'âge adulte chez l'homme atteint de néphrite albumineuse, par Leudet. In-8, 28 p. — (Extrait du *Moniteur des hôpitaux*.)

Convulsions (Des), par J.-M.-A. Hubert. Th. in., n° 218.

Convulsions (Des) chez les enfants, par J.-B. Mercier. Th. in., n° 129.

Corps étrangers introduits dans la vessie (Mémoire sur les), par Denucé. In-8, 95 p.

Corps (Des) fibreux interstitiels de l'utérus, par A.-E. Labatut. Th. in., n° 213.

Corps (Des) fibreux de l'utérus, anatomie pathologique, symptômes et traitement, par F. Berneaudeaux. Th. in., n° 63.

Couperose (Mémoire sur un traitement nouveau de la) et sa guérison, par Sellier. In-8, 24 p. — (Extrait du *Moniteur des hôpitaux.*)

Cryptorchidie (De la) chez l'homme et les principaux animaux domestiques, par Goubaux et E. Follin. In-8, 44 p.

Cure radicale des rétrécissements du canal de l'urètre, par Debeney. In-8, 127 p.

Cure (De la) radicale de la tumeur et de la fistule du sac lacrymal, par A. Magne. In-8, 54 p.

Cyanure de potassium du commerce (Observations sur la préparation du), par J. Fordos et A. Gélis. In-8, 8 p.


Dégénérescences (Traité des) physiques, intellectuelles et morales de l'espèce humaine et des causes qui produisent ces variétés maladives, par B.-A. Morel. In-8, xx et 700 p., plus un atlas in-4 de 12 planches.

Délivrance (De la), par A. Laborie-Simonet. Th. in., n° 251.

Désarticulation (Rapports et considérations sur la) ou l'ablation complète du maxillaire inférieur, par P.-C. Huguier. In-8, 28 p. — (Extrait du *Bulletin de l'Académie impériale de médecine;* 1857, t. XXII.)

Deuxième mémoire sur la physiologie de la pensée, par Lélut. In-8, 68 p.

Développement de la série naturelle, par H. Favre. 2 vol. in-18.

Devoirs (Des) du médecin, par G. Letenneur. In-8, 16 p.

Diabète (Du), par N.-A. Leroy-Desplantes. Th. in., n° 115.

Diabète (Considérations sur le siége, la nature et le traitement du), par Fauconneau-Dufresne. In-8, 24 p. — (Extrait de la *Gazette hebdomadaire de médecine et de chirurgie.*)

Diagnostic (Du) des lésions profondes de l'œil à l'aide de l'ophthalmoscope et des phosphènes, par A. Barre. In-8, 150 p., 2 pl. lith.

Diagnostic du cancer du sein. par A.-M. Cahours. Th. in., n° 230.

Diagnostic du cancer, par Ch.-J. Letaillieur. Th. in., n° 229.

Diagnostic différentiel des tumeurs de la glande testiculaire, par Th. Bottaro. Th. in., n° 135.

Diathèse purulente (Considérations générales sur la), par Roulland. In-8, 115 p.

Diathèse purulente (Examen critique du mémoire de M. Roulland sur la), par Maheut. In-8, 43 p.

Diathèses morbides (Des) et de leur importance au point de vue clinique, par Teissier. In-8, 35 p. — (Extrait de la *Gazette médicale de Lyon.*)

Diathèses (Des), par V.-A. Racle. In-4, 64 p.

Dictionnaire (Nouveau) d'histoire naturelle et des phénomènes de la nature, ouvrage illustré de 2000 gravures, par A. Bossu. Gr. In-8, 320 p. à 2 col.

Dictionnaire des plantes médicinales indigènes, par Thierry de Maugras. In-32, xii et 180 p.

Dictionnaire de médecine, de chirurgie, de pharmacie, des sciences accessoires et de l'art vétérinaire, de P.-H. Nysten. 11ᵉ édition, entièrement refondue par E. Littré et Ch. Robin. Gr. in-8, 800 p., à 2 col.

Différentes (Des) méthodes de traitement des fièvres intermittentes, par Douvreleur La Barbate. Th. in., n° 66.

Différentes (Des) variétés d'orchites aiguës, par Fr. Mondelet. Th. in., n° 71.

Différents (Des) moyens qui ont été employés dans le but de guérir les rétrécissements de l'urètre, par G. Chil. Th. in., n° 191.

Diphthérite simple (De la) et gangréneuse des organes génito-urinaires de la femme, observée comme complication de l'autoplastie vésico-vaginale, par L. Blin. In-8, 30 p.

Discours prononcé le 15 novembre 1856, à la rentrée solennelle des Facultés de l'école préparatoire de médecine de Bordeaux, par Abria. In-12, 7 p.

Discours prononcé par Malherbe, dans la séance du 16 janvier 1857 : École de Paris, tendance positive; Ecole de Montpellier, tendance métaphysique. In-8, 12 p.

Discours prononcé au nom du jury de l'Externat, à l'administration générale de l'assistance publique, à Paris, séance du 27 décembre 1856, par A. Verneuil. In-8, 23 p.

Discours de rentrée de l'Ecole de médecine d'Amiens (1856), par Josse : Du fluide vital. In-8, 22 p.

Dynamique des êtres vivants, observations par A. Baudrimont. In-8, 111 p.

Dysentérie aiguë ( De la médication de la ) et de la dysentérie chronique, et d'un procédé thérapeutique pour arrêter le ténesme, par F. Leclerc. In-8, 36 p.

Dysentérie (De la), par P.-L.-C. Lorut. Th. in., n° 273.

Dysentérie ( De la ) observée en Algérie, par A.-L.. Fonteneau. Th. in., n° 225.

Dyspnée (De la), par J. Résipon. Th. in., n° 239.


Eau antiméphitique de Larnaudès (Notice sur l'), par E. Delpech. In-12, 12 p.

Eau régale (Action de l') sur l'alcool, par H. Bonnet. In-8, 6 p.

Eaux-Bonnes (Traité historique, chimique et médical des), précédé d'un aperçu général sur les eaux sulfureuses des Pyrénées, par Paul Tondut. In-8, viii et 131 p.

Eaux (Les) chlorurées sodiques thermales de Bourbonne-les-Bains (Haute-Marne), par N.-E. Bougard. Th. in., n° 259.

Eaux (Des) minérales sulfureuses et de leur emploi en thérapeutique, par J.-Ch. Desplans. Th. in., n° 111.

Eclampsie (De l') chez les femmes enceintes ou en couches, par E.-L. Duquesnel. Th. in., n° 90.

Ecorce (Sur l') de caïl-cédra du Sénégal et sur la possibilité de son emploi comme fébrifuge dans l'art de guérir, par E. Caventou. In-8, 41 p.

Education et hygiène des enfants du premier âge, par Ch.-F. Martin. Th. in., n° 216.

Effets (Leçons sur les) des substances toxiques et médicamenteuses, par C. Bernard, membre de l'Institut. Paris. In-8, VII et 488 p., 32 fig. dans le texte. — (Cours de médecine du collège de France.)

Effets (Des) physiologiques déterminés par l'application extérieure de l'eau froide, par L.-A. Gillebert-Dhercourt. In-8, 59 p. — (Extrait de la *Gazette médicale de Lyon*.)

Effets (Des) pathogéniques de l'iodure de potassium, par E.-H. Bonassies. Th. in., n° 95.

Electricité (Traité d'), par J. Gavarret. T. Ier. Gr. in-18, VI et 595 p., 280 fig. dans le texte.

Electricité (Traité des applications de l') à la thérapeutique médicale et chirurgicale, par A. Becquerel. In-8, VIII et 376 p., 6 fig. dans le texte.

Electricité (Exposé des applications de l'), par le vicomte Th. Du Moncel. T. III. Applications mécaniques, physiques et physiologiques. 2e édition. Paris. In-8, 464 p., 4 pl. gravées.

Eléments de pathologie chirurgicale, par A. Nélaton, professeur de clinique chirurgicale à la Faculté de médecine de Paris. T. IV, publié sous la direction de Jamain. In-8, 540 p.

Eléments de médecine clinique, par A. Trumet de Fontarge. 2 vol. in-8, VIII et 1544 p.

Eléments de médecine pratique : De la nutrition comme source unique de la santé et de la maladie, ou seuls principes desquels puissent être déduits la nature des maladies, leur traitement et les moyens de les prévenir, par E.-H. Le Brument. In-18, LXVII et 464 p.

Eléments de pathologie médicale, ou précis de médecine théorique et pratique écrit dans l'esprit du vitalisme hippocratique, par A.-L.-J. Bayle. T. II et dernier. In-8, 628 p.

Eléments de physiologie de l'homme et des principaux vertébrés répondant à toutes les questions physiologiques du programme des examens de fin d'année, revus par Ch. Robin, par B. Béraud. Edition refondue. T. II et dernier. In-18, 864 p.

Eléphantiasis du scrotum (Analyse du rapport fait à la Société

de chirurgie de Paris sur l') par le baron H. Larrey, par
H. Kühnholtz. In-8, 11 p.

Embaumement (De l') chez les Indiens américains, par A. Rei-
noso. In-8, 4 p.

Embaumements (Les) chez les peuples anciens et modernes : Réponse à M. Lecoupeur, par G. Pouchet. In-8, 7 p.

Embryotomie (De l') et de l'opération césarienne comparées.
Description d'un nouveau céphalotribe, par J. Dumas. Th.
in., n° 124.

Emploi (De l') du chloroforme dans le traitement de l'éclampsie
des femmes en couches, par M. Toutain. Th. in., n° 123.

Emploi (De l') du chloroforme au point de vue de la responsabilité médicale : Discours prononcé à l'Académie impériale de
médecine, par A. Robert. In-8, 20 p. — (Extrait du *Bulletin
de l'Académie de médecine*, t. XXII.)

Ems (Notice médicale sur les eaux minérales d'), par Pressat.
In-8, 31 p.

Engorgement (De l'), par L.-J.-G. Chopard. Th. in., n° 106.

Entérocolite (De l') chez les enfants, par L.-J. Andiau. Th. in.,
n° 180.

Epanchements (Des) dans l'articulation du genou, par E. Marchal.
Th. in., n° 134.

Epidémie de variole arrêtée dans sa marche par des vaccinations
et des revaccinations générales, par H. Gintrac. In-8, 17 p.
— (Extrait du *Journal de médecine de Bordeaux*.)

Epidémie (Quelques réflexions sur une) de rougeole observée dans
le canton de Murat (Tarn), par V. Rascol. In-8, 37 p.

Epidémie (Histoire de l') de variole et de suette miliaire qui a
régné au Neuhoff, par A. Robert. In-8, 25 p.

Epidémies (Notice historique sur les) qui ont régné dans l'est de
la France, par Maud'heux. In-8, 57 p.

Epidémie de la fièvre jaune à Barcelone : Notes de Bailly. Gr. in-8,
8 p. à 2 col.

Épilepsie (Considération sur l') dans ses rapports avec l'aliénation mentale, par H. Weyers d'Altkirch. In-4, 50 p.

Épithélioma ( De l' ), par Th. Souchu-Servinière. Th. in.,
n° 201.

Épuisement de l'économie humaine (Traité sur l'), ainsi que sur
les maladies chroniques qui ont cette origine, par Sallenave.
(Table synoptique de l'ouvrage.) Bordeaux. In-12, 24 p.

Épuisement prématuré (D'une cause fréquente et peu connue d') :
Traité pratique des pertes séminales, par E. Jozan. Gr. in-18,
xi et 595 p.

Ergotine (Mémoire pratique sur l'emploi médical de l'), par
J. Bonjean. In-8, 16 p.

Érysipèle (De l'), par Ed.-J.-M. Aubrée. Th. in., n° 233.

Essai sur les ruptures du cœur, par A-H. Elleaume. Th. in., n° 186.

Essai sur les déplacements de l'utérus, par J.-B. Lala. Th. in., n° 253.

Essai sur les causes des hydropisies, par A. Tixier. Th. in., n° 20.

Essai physiologique sur l'urée et les urates, par Fr.-N. Gallois. Th. in., n° 55.

Essai sur le traitement des abcès par congestion, par A.-M. Pain. Th. in., n° 39.

Essai sur le traitement des anévrismes par les injections de perchlorure de fer ( méthode Pravaz ), par J.-Ch.-T. Pravaz. Th. in., n° 82.

Essai sur le rhumatisme articulaire aigu, par P.-Cl. Bardol. Th. in., n° 271.

Essai sur l'hygiène des gens de lettres, par V. Catala. Th. in., n° 149..

Essais sur les règles de l'intervention dans les présentations du sommet à terme dans les cas de viciation du bassin, par M.-F.-R. Taguet. Th. in., n° 184.

Estor (Étude sur la vie et sur les travaux scientifiques du prof.), par A. Courty. In-8, 36 p. — (Extrait des *Annales cliniques*.)

Établissements (Étude sur les) thermaux militaires, par Durand-Fardel. In-8, 20 p.

État puerpéral (De l'), par Becquerel : leçons, recueillies et rédigées par A. Contesse. In-8, 43 p.

État (De l') puerpéral et des soins que réclame la femme en couches, par P.-G.-O. Mathieu. Th. in., n° 137.

Éthérisation envisagée au point de vue de la responsabilité médicale : Argumentation de A. Devergie. In-8, 32 p. —(Extrait du *Bulletin de l'Académie de médecine*, t. XXII.)

Étude médico-philosophique sur la coutume de coucher deux ou plusieurs ensemble ; de ses fâcheuses influences physiques et morales, par Fiévée de Jeumont, de Givry (Hainaut). In-8, 46 p.

Étude sur la nature et le siège de la grenouillette, et sur son traitement par les injections irritantes, par A. Dassen. Th. in., n° 221.

Étude des phénomènes physiques de la vie à l'aide de l'anatomie clastique, par Auzoux. 2e édit. In-8, viii et 39 p.

Études sur les bronchites répétées, l'emphysème pulmonaire et l'hypertrophie du cœur, par F.-A.-A. Desmons. Th. in., n° 247.

Études sur le sang dans l'état physiologique et l'état pathologique, par Max. Parchappe. In-8, 68 p.

Études sur le conarium et les plexus choroïdes chez l'homme et les animaux, par E. Faivre. Paris. In-8, 39 p. — (Extrait des *Annales des sciences naturelles*, 4ᵉ série, t. VII.)

Étude sur le mode d'action du chlorate de potasse, et ses effets thérapeutiques dans quelques maladies, par L.-M.-J. Solari. Th. in., n° 104.

Etude sur l'ulcère rongeant du col de l'utérus (ulcère cancériforme ou cancroïde des auteurs modernes), par L.-T. Leudet. Th. in., n° 117.

Étude sur l'enchondrôme, par J.-P.-E. Favenc. Th. in., n° 140.

Étude sur la paralysie consécutive au mal vertébral, par Richard-Maisonneuve. Th. in., n° 22.

Étude sur les fermentations, par E.-P. Pelouze. Th. in., n° 1.

Étude sur l'ascite, l'anasarque et l'œdème, par A. Hernandez. Th. in., n° 146.

Examen (Essais pratiques sur l') chimique des vins, considéré sous le rapport judiciaire, par A. Chevallier. In-8, 44 p.

Examen critique de l'ouvrage : Etudes sur la rage, par J. Lecœur. In-8, 16 p. (Signé : Ragemorte.)

Examen (De l') des malades, par J.-B.-P.-A. Catinaud. Th. in., n° 141.

Exanthémes (Des) syphilitiques, par A.-A. Pillon. Th. in., n° 32.

Exemple (Un) de l'influence des lieux et de l'encombrement sur les maladies, par Fr.-J.-G. Bruzau. Th. in., n° 8.

Exfoliation (De l') physiologique et pathologique de la membrane interne de l'utérus, avec de nouvelles considérations sur les avortements au début de la grossesse, par A. Raciborski. In-8, 84 p. — (Extrait du *Moniteur des Hôpitaux.*)

Expectation (De l') en médecine, par J.-M. Charcot. In-8, 55 p.

Expériences relatives à l'action des courants électriques sur les nerfs, par A. Lesure. Th. in., n° 172.

Expérimentation (De l') en médecine, par Hérard. In-4, 59 p.

Fausses couches (Des) par J.-D. Lepelletier. Th. in., n° 53.

Favre (Travaux scientifiques de M.). In-4, 3 p.

Fébrifuges de la teinture d'iode (Notes sur les propriétés) par Barbaste. In-8, 8 p. — (Extr. de la *Revue thérapeutique du Midi.*)

Fécule (De la) de manihot et de la fécule de pommes de terre, par Zollikoffer. In-8, 4 p.

Fièvres éruptives (Des) sans éruption, et particuliérement de la scarlatine sans exanthème, par Ch.-A. Buttura. In-8, 44 p.

Fièvres intermittentes (Du traitement des) de tous les types et de tous les pays, récentes ou anciennes et rebelles, par L. Fleury. In-8, xi et 271 p., 2 pl.

Fièvre intermittente pernicieuse (Note clinique pour servir à l'histoire de la) à propos d'une observation d'accès pernicieux, par H. Guinier. In-8, 40 p.

Fièvres intermittentes (Des), par J.-A. Bourrus. Th. in., n° 249.

Fièvres intermittentes (Des), par L. Combes. Th. in., n° 164.

Fièvres intermittentes (Des), par J. Méténier. Th. in., n° 19.

Fièvres intermittentes (Des), par M. Macario. In-8, 79 p.

Fièvre (De la) paludéenne observée à Pérignat-ès-Allier (Puy-de-Dôme), par F.-R. Bartin. Th. in.. n° 166.

Fièvre puerpérale (De la), par Ch.-Fr.-J. Lepetit. Th. in., n° 4.

Fièvre puerpérale ? (Qu'est-ce que la), par T. Gallard. In-8, 30 p.

Fièvre typhoïde (Du traitement de la) par la méthode Worms, par A. Le Cler. In-8, 32 p.

Fièvre typhoïde (Théorie de la) dothinentérique et du typhus, par A. Netter. In-8, 32 p.

Fièvre typhoïde sidérante et régulière, par E.-J. Villette. Th. in., n° 270.

Fissure (De la) à l'anus et de son traitement, par M. de Brayas. Th. in., n° 254.

Fistule lacrymale (Mémoire sur le traitement de la), par Costes. In-8, 88 p. — (Extrait du *Journal de médecine de Bordeaux*.)

Folie (Des symptômes physiques de la), par A. Sauze. In-8, 23 p. — (Extrait des *Annales médicales psychologiques*.)

Folie ébrieuse ou *delirium tremens* (Note sur le diagnostic et le traitement de la), par C. Pinel neveu. In-8, 30 p. — (Extrait de la *Revue des Spécialités*.)

Folie (Simulation de) : Imbécillité rémittente, par Auzouy. 8 p.

Folie (De la) à l'époque de la puberté, par E.-E. Rousseau. Th. in., n° 49.

Folie (Rapport médical sur un cas de simulation de), par Morel. In-8, 23 p. — (Extrait des *Annales médicales psychologiques*.)

Follet (Note sur), par E. Renaudin. In-8, 7 p. — (Extrait des *Annales médicales psychologiques*.)

Forces (De l'état des) dans les maladies, et des indications qui s'y rapportent, par Barbaste. Th. In-8, 171 p.

Forges (Seine-et-Oise) (Notice sur les eaux de). Paris. In-fol., 4 p.

Formation physiologique du sucre dans l'économie (Sur la), par H. Bonnet. In-8, 7 p.

Formulaire pathogénétique usuel, ou Guide homœopathique, pour traiter soi-même toutes les maladies, par J. Prost-Lacuzon. In-8, xliv et 492 p.

Formulaire des bureaux de bienfaisance de Paris : Arrêtés et circulaires concernant le service médical et pharmaceutique des secours à domicile. In-8, 72 p.

Fracture par écrasement du calcanéum (Considérations sur la), par H.-F. Rémond. In-8, 24 p.

Fractures (Des) du maxillaire inférieur, par L.-E. Besson. Th. in., n° 210.

Fractures du membre inférieur (Un seul appareil pour toutes les), par L. Gaillard. In-8, 60 p.

Fragments sur les phénomènes chimiques de la digestion, par Longet. In-8, 110 p. — (Extrait du *Traité de physiologie.*)

Fréquence (De la), en Algérie, des affections phlegmoneuses de la peau, notamment des furoncles, du panaris et de l'anthrax, par J.-C. Douchez. In-8, 22 p. — (Extrait de la *Gazette médicale de l'Algérie.*)

Fumigations (Des) comme traitement de la bronchite chronique : Description d'un nouvel appareil fumigatoire, par L. Mandl. In-8, 12 p., figures dans le texte.

Fumigations intra-pleurales (Notes sur l'emploi des) consécutives à l'opération de la thoracentèse, par E. Ancelet. In-8, 11 p.

Gadéac (Hautes-Pyrénées), (Notice sur les eaux sulfureuses et l'établissement de) par Fourquet. In-8, 8 p.

Galactocèle (Du) et de son traitement par l'incision suivie de la cautérisation, par A. Bouchacourt. In-8, 14 p. — (Extrait de la *Gazette médicale de Lyon.*)

Gangrène (De la) des poumons, par A.-H. Meslier. Th. in, n° 252.

Gangrène (De la) spontanée produite par perturbation nerveuse, par D. Zambaco. Th. in., n° 34.

Gangrène (De la) par ossification des artères, par B.-P. Marchand. Th. in., n° 83.

Gangrène (Sur la) spontanée, par A.-J.-E. Brion. Th. in., n° 167.

Gastralgie (De la), par A. Venot. Th. in., n° 105.

Gencives (Mémoire sur les tumeurs des) connues sous le nom d'*épulies*, par L. Saurel. In-8, 59 p.

Généralités sur l'hérédité des maladies, par F.-M.-J.-F. Cazes. Th. in., n° 204.

Géographie (Traité de) et de statistique médicales et des maladies endémiques, par J.-Ch.-M. Boudin. 2 vol. in-8, LVI et 1320 p., 9 cartes et tableaux.

Gérhardt, (Charles-Frédéric), sa vie et ses travaux, par G. Chancel. In-8, 19 p.

Glucosurie (De la), de son siége, de sa nature, de ses causes et de son traitement, par M.-J. Guitard. In-12, XIV et 190 p., avec une pl. lith.

Glycogénie (Observations et détails sur la), par H. Bonnet. In-8, 20 p.

Goître (Traité du) et du crétinisme, et des rapports qui existent entre ces deux affections, par J.-P.-A. Fabre. Gr. in-8, XX et 303 p., 4 pl.

Goutte (De la) et des rhumatismes, par Laville. In-18, 110 p.

Goutte (De la), par L.-P.-T. Le Royer. Th. in., n° 234.

Gravelle (Études sur la), par R. Leroy d'Étiolles. In-8, 82 p.

Grossesse (Histoire d'une) extra-utérine datant de six années, guérie au moyen de la gastrotomie, par Chevillon. In-8, 14 p. — (Extrait de l'*Union médicale de la Gironde.*)

Gubler (Exposé des titres et travaux scientifiques de). In-4, 12 p.

Guérison des douleurs et des paralysies par une méthode spéciale externe, par Mallat de Bassilan. In-8, 15 p.

Guide pratique du médecin et du malade aux eaux minérales de France et de l'étranger et aux bains de mer, par C. James. Gr. in-18, xi et 633 p.

Gréoulx (Basses-Alpes) (Guide aux eaux de), par J.-B. Jaubert. In-16, 45 p., 1 carte.

Guide hygiénique et médical pour les bâtiments du commerce qui fréquentent la côte occidentale d'Afrique, par Raoul. In-12, 48 p.


Hématocèle (De l') péri-utérine, par M. Gallardo. Th. in., n° 133.

Hématocèle vaginale (De l') et de son traitement, par C.-H. Bocquet. Th. in., n° 226.

Hémorrhagie méningée (Mémoire sur l'), etc., par A. Binet. In-8, 23 p.

Hémorrhagies puerpérales (Du traitement des), par J. Duranthon. Th. in., n° 174.

Hémorrhagies (Des) après l'accouchement, par F.-M. Binet. Th. in., n° 92.

Hémorrhagie (De l') cérébrale, par L.-H.-E. Barbier. Th. in., n° 160.

Hémorrhagies (Des) utérines pendant et après l'accouchement, par J.-C. Maurel. Th. in., n° 145.

Hémorrhagie puerpérale utérine (De l'). par J.-M.-E. Delouc. Th. in., n° 148.

Hémorrhagie cérébrale sans phénomènes caractéristiques (Observation d'), suivie de gangrène pulmonaire sans toux ni expectoration, par Hillairet. In-8, 15 p. — (Publication de l'*Union médicale.*)

Hémorrhoïdaires (Traitement des flux) trop abondants, par l'usage de la mille-feuille, par Teissier. In-8, 22 p.

Hémorrhoïdes (Nouveau mode de traitement des), par Alégre. In-8, 24 p.

Hémorrhoïdes (Des), considérées surtout au point de vue chirurgical, par A.-B. Boyer. Th. in., n° 41.

Histoire de la découverte de la circulation du sang, par P. Flourens. Gr. in-18, 234 p.

Homœopathie (L') dans la Charente, par A. de Fleury (de Mansle). In-8, 50 p.

Homœopathie (L') appliquée au traitement du choléra-morbus épidémique, par Roux (de Cette). In-8, viii et 1127 p.

Homœopathie exposée aux gens du monde, par A. Hoffmann. In-8, 48 p.

Homœopathique (Du traitement) des maladies des yeux, par Hubert-Begenne. In-8, 76 p.

Hôtel-Dieu d'Abbeville (Notice historique sur l') (1155 à 1855), par F.-C. Louandre. In-8, 72 p.

Hoube (grand-duché de Bade), (Description topographique médicale et chimique des bains de La) par A. Robert. In-8, 15 p.

Huiles médicinales (Des), par J. Vidal. In-8, 36 p.

Hydrocèle (De l') et de l'hématocèle de la tunique vaginale, au point de vue du diagnostic différentiel avec l'encéphaloïde du testicule, par P.-L. Levasseur. Th. in., n° 75.

Hydrocotyle asiatica (Etudes pathogénétiques et thérapeutiques sur l'), par Audouit. In-8, 116 p.

Hydrothérapie (De l'application de l') au traitement des fièvres intermittentes, par P. Basset. In-8, 23 p. — (Extrait du *Moniteur des hôpitaux.*)

Hydrothérapie (Études cliniques sur l'), par L. Allain. In-8, 38 p.

Hydrothérapie (Etudes pratiques sur l'), par Collin. In-8, 57 p.

Hydrothérapie (Leçons d') professées à l'école pratique de médecine de Paris, par Macario. In-18, iv et 184 p.

Hyères (Notices sur) et Cannes, suivies d'observations sur l'influence du climat dans la phthisie pulmonaire, par Edwin Lee. In-12, 83 p.

Hygiène de la première enfance, par E.-G.-P. Chapin. Th. in., n° 147.

Hygiène et physiologie du mariage; histoire médicale et naturelle de l'homme et de la femme mariés dans ses plus curieux détails, par A. Debay. In-18, 467 p.

Hygiène de la femme pendant la grossesse, avec des considérations sur la conception, l'allaitement, le choix de la nourrice, etc., par Fraissines. In-8, 64 p.

Hygiène militaire (Etudes d') : Des habitudes dans l'armée ; — Conseils aux militaires et aux jeunes gens, par Vincent. In-12, xix et 170 p.

Hygiène de la bouche, suivie de conseils aux mères de famille sur les soins à apporter lors de la première dentition, par Amiot. Gr. in-18, 34 p.

Hygiène (L') et l'industrie dans le département du Nord : Vademecum des Conseils de salubrité, des industriels et des fonctionnaires. In-12, viii et 199 p.

Hygiène populaire contenant tous les renseignements théoriques et pratiques nécessaires pour conserver la santé, se préserver des maladies, etc., par Halmagrand. In-18, 285 p.

Hygiène (Essai sur l') des gens de lettres, par V. Catala. In-4, 141 p.

Hygiène de la digestion : De la digestion des aliments azotés ou albuminoïdes, et de l'efficacité de la pepsine de Schwann (formule de Berthé) pour rétablir l'intégrité de cette digestion, par Penuret. In-64, 22 p.

Hygiène vestimentaire : Lés modes et les parures chez les Français, par A. Debay. Gr. in-18, 360 p.

Hygiène popularisée (L'), ou la science mise à la portée de toutes les intelligences et de toutes les fortunes, par L. Lefèvre. In-32, 16 p.

Hypérémie (De l') chronique de l'estomac, par L.-F. Dètroix. Th. in., n° 116.

Hypertrophie (De l') du cœur, par G. Gailhard. In-8, 61 p

Hypertrophie (De l') du cœur dans ses rapports avec l'absence de la valvule de la grande veine coronaire, par A. Espagne. In-8, 13 p.

Hypertrophie (De l') de la prostate, par E. Japin. Th. in., n° 155.


Ictère (De l') typhoïde, par J.-B.-E. Reulet. Th. in., n° 87.

Illégal (De l'exercice) de la médecine et des moyens de le réprimer : Lettre de Loreau : Réponse par Munaret. In-8, 16 p.

Imperforations (Des) et atrésies congénitales de la face, par A.-M.-D. Gressy. Th. in., n° 154.

Incubation (De l') des maladies, par G.-S. Empis. Paris. In-8, 68 p.

Infection (De l') purulente et de l'infection putride à la suite de l'accouchement, par V.-A.-A. Dumont-Pallier. Th. in., n° 30.

Inflammations (Des) subaiguë et chronique du tissu cellulaire péri-utérin, par L.-J.-G. Poirré. Th. in., n° 40.

Influence (De l') du moral sur le physique, par Foissac. In-8, 63 p.

Influence (De l') des climats chauds sur l'Européen, par R.-H. Gestin. Th. in., n° 182.

Influence (De l') du réservoir de Panthier sur la santé de la vallée Commarin, par P.-J. Mangras. Th. in., n° 108.

Influence (De l') de la grossesse et de l'accouchement sur la guérison de l'aliénation mentale, par L.-V. Marcé. In-8, 44 p. — (Extrait des *Annales médico-psychologiques*.)

Influences (Des) nosocomiales, par A. Axenfeld. In-8, 51 p.

Inhumation et crémation, par Saint-Olive. In-8, 21 p. — (Extrait de la *Gazette médicale de Lyon*.)

Inoculation (Expériences d') de la pustule maligne à l'homme et aux animaux. Paris. In-8, 7 p.

Insertion (De l') du placenta, par A.-L.-B. Dumoulin. Th. in., n° 100.

Insolation (De l'), de ses dangers et de la nécessité, en Afrique, d'adopter l'usage d'un couvre-nuque, par L. Scoutetten. In-8, 31 p.

Inspirations (Des) iodées et des préparations de l'iode dans la pneumophymie, par J.-M.-A. Leroy. Th. in., n° 238.

Instruction élémentaire sur le cône médical, par P. Lolmède. In-8, 16 p.

Invaginations (Recherches sur les) morbides de l'intestin grêle, et sur les caractères qui les distinguent de celles du gros intestin, par J. Bucquoy. In-8, 32 p.

Iode libre (Note sur la non-existence de l') dans l'air atmosphérique, par S. Cloez. In-8, 8 p.

Iode naissant (Notice sur l'), par de Bernard. In-8, 16 p.

Iodochlorure (De l') mercureux et de ses applications thérapeutiques, précédé d'une notice sur les composés d'iode, de chlore et de mercure, par L.-D.-A. Mallet. Th. in., n° 50.

Iodure de chlorure hydrargireux (Efficacité de l') contre les eczémas rebelles, par F. Rochard. In-4, 2 p. à 2 col.

Iodure de chlorure mercureux : Un dernier mot sur un nouveau ou une nouvelle équivoque de M. Sellier, par F. Rochard. In-8, 3 p.

Ipécacuanha (L'), son emploi thérapeutique et son utilité dans la période prodromique du choléra, par J.-P.-V. Pinguet. Th. in., n° 219.


Jardin (Le) médical des plantes usuelles, par C. Peire. In-8, 36 p.

Joyeux (Notice nécrologique sur le docteur), par Hirtz. In-18, 7 p.


Kyste de l'ovaire disparu presque complétement après deux applications de sangsues sur le col utérin, par E. Goupil. In-12, 13 p.

Kystes (Des) folliculaires de l'utérus, par C. Grenet. Th. in., n° 151.

Kystes de l'ovaire (Traitement des), par Velpeau. In-8, 16 p. — (Extrait du *Bulletin de l'Académie impériale de médecine*, t. XXII.)

Kystes (Des) des mâchoires, par A. Duchaussoy. Paris. In-4, 80 p.

Kystes (Des) synoviaux du poignet et de la main, par V.-A.-L. Legouest, In-8, 138 p.

Kystes tubo-ovariens (Notes sur les), par A. Richard. In-8, 7 p., figures dans le texte.

Lacaune (Tarn) (Notice historique, topographique et médicale sur les eaux salines thermales de), par L. Martin. In-8, 16 p.

Lait (Du). 1er fascicule : instruction sur l'essai et l'analyse du lait (chimie légale du lait). 2e fascicule ; du lait en général ; des laits de femme, d'ânesse, de chèvre, de brebis, de vache en particulier, par Bouchardat et feu Th.-A. Quevenne. In-8, 214 p.

Langue (Des affections chirurgicales de la), par A.-C. Biart de Beauregard. In-4, 37 p.

Leclerc (Notice biographique sur R.-J.-F. ), par V. Revillart. In-8, 9 p.

Leçons sur la physiologie et l'anatomie comparée de l'homme et des animaux, faites à la Faculté des sciences de Paris, par H. Milne-Edwards.

Lettre adressée à M. Léopold Berrut pour lui soumettre quelques doutes au sujet de l'utilité du traitement des vaches laitières par le chlorure de sodium et l'iodure de potassium, par Dubreuil. In-4, 3 p.

Lettre de M. Lordat à M. Alquié, son collègue, au sujet d'un nouvel écorché qui doit être aussi utile à l'enseignement de la myologie médicale qu'à l'enseignement des arts du dessin. In-8, 18 p. — (Extrait des *Annales cliniques de Montpellier*.)

Ligature (De la) dans les hémorrhagies artérielles consécutives compliquant les blessures par armes à feu, par J.-L. Jailliot. Th. in., n° 18.

Lipôme (Du), par P. Perrotte. Th. in., n° 44.

Littoral (Le) de la Méditerranée au point de vue ophthalmologique, et en particulier de l'ophthalmie d'Egypte, par Doumic. In-8, 15 p.

Lois générales (Des) du mécanisme des accouchements naturels et spontanés, par M. Cozzonis. Th. in., n° 194.

Londunais (Etudes sur les sources minérales du), par A. Poirier. In-4, 111 p.

Luchon (Bains et courses de), par Nérée Boubée. In-18, xiv et 370 p., 2 cartes.

Luchon (Souvenir obligé de), par N. Boubée. Gr. in-18, 108 p.

Lunettes (De l'emploi des), considéré dans ses rapports avec le traitement des troubles de la vision, par Bonnet. In-8, 20 p. — (Extrait du *Bulletin général de Thérapeutique*.)

Luxation (Essai sur la) ovalaire, traumatique, récente, de la tête du fémur, par A. Marcellin. In-8, 61 p.

Luxations (Diagnostic et traitement des) et des semi-luxations spontanées du fémur chez les enfants, par G. Orioli. In-8, 12 p.

Lymphadénite (De la) cervicale indépendante de la scrofule, par O.-J. Roux. Th. in., n° 10.

Lymphadénite (De la) en général et de son traitement, par A.-C. Ferrey. Th. in., n° 96.

Malades (Instruction et régime pour les), en traitement homœopathique, par Payen, à Avignon. In-8, 8 p.

Maladie bronzée ou d'Addison, par Gromier. In-8, 23 p. — (Extrait de la *Gazette médicale de Lyon*.)

Maladie d'Addison (Considérations cliniques sur la), par A. Espagne. In-8, 36 p.

Maladies viriles ( Lettres sur les), ouvrage confidentiel par J. Massé. Gr. in-18, 262 p.

Maladies des yeux (Études théoriques et cliniques sur les), l'œil et la vision, par Guépin. In-8, 88 p.

Maladies (Des) nerveuses; de leurs causes et de leur traitement, par Sadde. In-8, 16 p.

Maladies de la peau, par Deffis. In-8, 8 p. — (Extrait du *Moniteur des hôpitaux*.)

Maladies de la prostate, par J. Béraud. In-8, 155 p., 2 pl.

Maladies nerveuses : Considérations sur les effets de la teinture de castoréum, vulgairement *névrosine Léchelle*, par Léchelle. In-32, 16 p.

Maladies du cœur (Lettre à la Société de médecine des hôpitaux de Paris sur les), par Forget. In-8, 36 p.

Maladies des yeux (Mémoires pratiques sur les), par Tavignot. In-8, 28 p. (L'ouvrage formera 2 vol. avec gravures sur bois.)

Maladies (Du traitement des) du foie par les eaux minérales, par Fauconneau-Dufresne In-8, 39 p. — (Extrait des *Annales de la Société d'hydrologie*.)

Maladies (Des) dites *spécifiques*, par Ed.-A. Bamberger. In-4, 40 p.

Maladies (Des) de la protubérance annulaire ou mésocéphale, par J.-N. Mailfert. Th. in., n° 15.

Manie (De la) hystérique, par A. Lachaux. Th. in., n° 45.

Manière (Sur la) d'agir du suc gastrique, par Blondlot. In-8, 5 p.

Manuel-Annuaire de la santé pour 1857, ou médecine et pharmacie domestiques, contenant tous les renseignements théoriques et pratiques, par F.-V. Raspail. Paris. In-18, viii et 328 p.

Manuel homœopathique d'obstétrique, ou secours que l'art d'accouchement peut tirer de l'homœopathie, par C. Croserio. In-18, 215 p.

Manuel d'accouchements à l'usage des élèves sages-femmes, par F.-C. Naegelé, traduit de l'allemand par Schlesinger-Rahier. 3e édit., revue et augmentée par J. Jacquenier. Gr. in-18, xxiv et 716 p., fig. dans le texte.

Manuel de la nouvelle médication purgative et dépurative de Dehaut. In-12, vi et 138 p.

Médecine (De la) et de la chirurgie, considérées au point de vue du traitement des maladies, par G.-D.-S. Fontan. Th. in., n° 43.

Médecine ( Quelques sujets de ) et de chirurgie pratique, par A. Liégard. In-8, 214 p.

Médecine (La) et les médecins; philosophie, doctrines, institutions, critiques, mœurs et biographies médicales, par L. Peisse. Gr. in-18, viii et 456 p.

Médecine (La), dans ses rapports avec la religion, ou réfutation du matérialisme théorique et pratique, par Vitteaut. In-8, 443 p., 2 pl. gravées.

Médication arsénicale (De la) dans le traitement des fièvres intermittentes, par Ch. Frémy. In-8, 36 p. — (Extrait du *Moniteur des hôpitaux*.)

Mémoires (Notice sur les) et conférences de J.-B. Denis, conseiller et médecin du roi, par J.-F. Payen. In-4, 12 p. — (Extrait du *Bulletin bibliophile*, tiré à part à 12 ex.)

Mémoire sur le traité de Galien : Des dogmes d'Hippocrate et de Platon, par É. Chauvet. In-8, x et 102 p.

Mémoires de l'Académie impériale de médecine. T. XXI. In-4, ccxlvi et 606 p., 5 pl.

Mémoires (Notice sur les) de chimie publiés par E. Frémy. Paris. In-4, 48 p.

Mémoire sur l'examen microscopique des taches formées par le méconium et l'enduit fœtal, pour servir à l'histoire médico-légale de l'infanticide, par Ch. Robin et Amb. Tardieu. In-8, 29 p.

Mémoire et observations sur la courbure accidentelle des os, par A.-L. Champenois. In-4, 36 p.

Mémoire sur l'orthopédie physiologique de la main, par Duchenne (de Boulogne) : Rapport fait à l'Académie impériale de médecine, par Bérard et Bouvier, rapporteurs. In-8, 16 p. — (Extrait du *Bulletin de l'Académie impériale de médecine*, t. XXII.)

Mémoire sur la formation physiologique du sucre dans l'économie animale, par Bérard. In-8, 18 p. — (Extrait de la *Gazette hebdomadaire de médecine et de chirurgie*.)

Mercure (Note sur le passage du) dans le lait des animaux soumis au régime mercuriel, par J. Personne. In-8, 4 p.

Métastases (Des), par J.-D. Thozolan. In-8, 124 p.

Méthode euphlogique. Art de guérir radicalement sans opération les loupes, les kystes des paupières, du poignet, les signes de naissance, par Gillet de Grandmont. In-18, 154 p.

Méthode (De la) opératoire sous-cutanée, par Bouvier. In-8, 64 p.

Méthode (De la) à suivre dans l'étude de la médecine, par A. Chapelle. In-8, 22 p.

Méthode (Sur la) autodermique : nouvelle opération destinée à guérir radicalement la tumeur et la fistule lacrymales, par Tavignot. In-8, 20 p.

Méthode (De la) opératoire sous-cutanée, par Velpeau. In-8, 51 p. — (Extrait du *Bulletin de l'Académie impériale de médecine*, t. XXII, 1857.)

Métrite ( De la ) simple aiguë (utérite), par A. Desgranges. Th. in., n° 14.

Métro-péritonite (De la) puerpérale et de son traitement par le sulfate de quinine à haute dose, par E.-A.-F. Barbeau. Th. in., n° 198.

Métrorrhagie (De la), par J.-J. Trotignan. Th. in., n° 68.

Microscope (Du) au point de vue de ses applications à la connaissance et au traitement des maladies chirurgicales, par L. Saurel. In-8, 148 p.

Mission (Une) médicale à l'armée d'Orient, par L. Baudens. In-8, 64 p.

Mode (Du) d'oblitération des veines après la ligature, par P.-H. Rigal. Th. in., n° 189.

Monographie thérapeutique et pharmacologique de l'iodure de fer, par F. Gille. In-8, xvi et 448 p.

Monstre (Variétés nouvelles de), double parasitaire, famille de polyméliens, genre notomèle (Is.-G.-S.-Hilaire), par J. Bouteiller fils : Considérations sur ce fait, par A. Goubaux. Paris. In-8, 21 p., 2 pl. — (Extrait du *Bulletin de la Société anatomique*, 2e série, t. II.)

Mont-Dor (Puy-de-Dôme) (Notice sur les eaux minérales et sur l'établissement thermal du). In-8, 30 p.

Morphine (Dosage de la) dans l'opium, par J. Fordos. In-8, 7 p.

Mortalité (De la) chez les aliénés et des affections incidentes dans l'aliénation mentale, par Ph.-H. Goulden. In-4, 54 p.

Morve (De la) et du farcin communiqués par infection médiate ou immédiate du cheval à l'homme de guerre, et des moyens propres à en diminuer la fréquence dans l'armée, par Bernier. In-8, 63 p.

Mouvement de la population féminine, de 1813 à 1855, dans la ville de Paris, et mortalité comparée de la jeunesse, de quinze à vingt-cinq ans, dans cet intervalle, par H. Carnot. In-8, 8 p.

Muguet (Mémoire sur le) des enfants nouveau-nés, par Lebariller. In-8, 48 p. — (Extrait du *Journal de médecine de Bordeaux*.)

Nature ( Sur la ) et le traitement de la coqueluche, par L.-F. Chauvin. Th. in., n° 170.

Nature et traitement des tumeurs sébacées, par J.-C.-E. Beurnier. Th. in., n° 190.

Nécessité (De la) du spiritualisme pour régénérer les sciences médicales : Descartes et Bacon, par Pidoux. In-8, 100 p. — (Publication de l'*Union médicale.*)

Nécrose (De la) causée par le phosphore, par Ulysse Trélat. In-4, 123 p.

Névralgie (De la) dorso-intercostale, par A. Guitard. Th. in., n° 109.

Névroses fébriles, altérations organiques de l'œil produites par la perturbation névralgique, par Liégey. In-8, 3 p.

Neyrac (Ardèche) (Recherches sur la composition chimique de l'eau minérale de), par Lefort. In-8, 59 p. — (Extrait des *Annales de la Société d'hydrologie.*)

Niederbronn (Bas-Rhin) (Des eaux salines purgatives de), par Klein. In-12, 160 p., 1 lithogr.

Note sur deux nouvelles séries d'acides organiques homologues et sur la constitution de l'acide pyrotérébique, par Chautard. In-8, 4 p.

Note sur la constatation du sucre dans l'urine, par le tartrate cuprico-potassique, par H. Bonnet. In-8, 8 p.

Notice scientifique contenant des observations médicales sur les buscs électro-magnétiques de Nicolle, par V. Masson. In-8, 32 p.

Notice médicale sur les maladies de poitrine, la coqueluche et l'asthme, traités par la crème balsamique pectorale, par J. Chazal. In-8, 16 p.

Notice sur le bain électro-chimique de J.-A. Pennes. In-32, 36 p.

Nouveau dictionnaire pratique de médecine, de chirurgie et d'hygiène vétérinaire, publié, avec la collaboration d'une Société de professeurs vétérinaires et de vétérinaires praticiens, par H. Bouley et Reynal. T. III. In-8., 762 p.

Nouveaux éléments de pathologie générale et de séméiologie, par E. Bouchut, illustrés de figures d'anatomie pathologique générale intercalées dans le texte. In-8, viii et 1064 p.

Nouvelle excursion médicale en Allemagne. par V. Stœber. In-8, 43 p.

Oblitération (De l') subite des artères par des corps solides ou des concrétions fibrineuses détachés du cœur ou des gros vaisseaux à sang rouge, par Ch. Schutzenberger. In-8, 81 p.

Oblitérations (Des) des voies spermatiques et de la rétention spermatique, par A.-B. Royer. Th. in., n° 173.

Oblitérations de la veine-porte (Rapport sur un mémoire de M. Gintrac, sur l'), par Malherbe. In-12, 10 p.

Observations de médecine et de chirurgie, par Veillecheze de La Mardière. In-8, 22 p.

Observations météorologiques faites à Lille, par V. Meurein, pendant l'année 1855-1856. In-8, 118 p., 2 pl. gravées.

Observations des maladies de la moelle épinière, traitées par les boues thermo-minérales sulfureuses de Saint-Amand (Nord), par D. Charpentier. In-8, 23 p.

Observations médicales recueillies pendant le voyage scientifique de S. A. I. le prince Napoléon dans les mers du Nord, par J.-H. Guérault. Th. in., n° 211.

Occlusion intestinale (De l') dans la cavité de l'abdomen, et en particulier de son traitement par l'emploi de la glace, par N.-O. Masson. Th. in., n° 36.

Occlusion (De l') des intestins dans la cavité abdominale, par Ed. Bouthet-Durivaux. Th. in., n° 101.

Odyssée (L') thérapeutique de l'iodure de chlorure mercureux, par F. Rochard. In-12, 72 p.

Ophthalmie (De l') purulente des nouveau-nés, par H. Marmotton. Th. in., n° 16.

Opinions de la presse médicale sur l'efficacité du traitement du docteur Rochard contre les scrofules et les maladies de la peau, recueillies par Pouzadoux. In-16, 74 p.

Opportunité (De l') de la trachéotomie dans le traitement du croup, par Th.-L.-V. Thibault. Th. in., n° 245.

Orchite (De l') inguinale, par A.-A. Paris. Th. in-4, 52 p.

Orteil (Luxation du gros) avec plaie et issue de la tête du premier métatarsien, par H. Larrey : Résection de celle-ci : Guérison. In-8, 3 p.

Orthopédie physiologique, ou déductions pratiques de recherches électro-physiologiques et pathologiques sur les mouvements de la main et du pied, par Duchenne. In-8, 39 p., figures dans le texte.

Ozone (De l'), par V.-A. Desplats. Th. in., n° 175.


Panification (Essais de) avec les résidus de betteraves provenant de l'extraction du sucre ou de l'alcool, par L. Lévy. In-8, 33 p.

Paracentèse (De la) en général, au point de vue de la médecine opératoire, par Fir.-J.-M. Denis. Th. in., n° 61.

Parallèle de la goutte et du rhumatisme, par Em. Chauffard Th. pour l'agr. In-4, 72 p.

Parallèle du typhus et de la fièvre typhoïde, par F. Duriau. Th. pour l'agr. In-8, 55 p.

Paraplégie (Observation de) guérie après sept ans de durée ; suivie de quelques considérations sur Wildbad et les bains de mer, par Weber. In-8, 14 p.

Paralysie (De la) générale avec démence, par D.-V. Duprat. Th. in., n° 165.

Paralysies (Observations de) incomplètes des membres inférieurs, guéries par l'électrisation localisée, par Oré. In-12, 12 p.

Paralysie faciale (De la), par Thibeaud : Traitement par la strychnine ; De l'action des strychnées ; Du curare dans le tétanos. In-8, 12 p.

Paralysies (Des) des membres inférieurs ou paraplégies, par Raoul Leroy d'Etiolles : Analyse par Putégnat, de Lunéville, In-8, 7 p.

Paralysies (Etudes sur les), par L. Turck. In-8, 8 p.

Paralysie (De la) générale d'origine saturnine, par Hipp. Devonges. In-8, 40 p.

Paralysies (Des) symptomatiques de la métrite et du phlegmon péri-utérin, par L.-S. Esnault. Th. in., n° 206.

Paralysie (De la) des nerfs moteurs oculaires communs et moteurs oculaires externes, par P.-E. Lacroze. Th. in., n° 136.

Paralysies (Des) sans lésions organiques appréciables, par S. Barnier. Th. pour l'agr. In-8, 88 p.

Pathogénie (De la) des maladies chroniques au point de vue de la médication thermale, par Max. Durand-Fardel. In-8. 15 p.

Pavot à œillette (Sur la culture du) et sur l'extraction de l'opium indigène, par Réveil. In-8, 10 p.

Pharmacie (Traité de) théorique et pratique, par E. Soubeiran. 5e édition. 2 vol. in-8.

Phénomènes physiques de la vie dans l'homme et les animaux au point de vue de l'hygiène et de la production agricole à l'aide de l'anatomie clastique, par L. Auzoux. 2e édition. In-8, 35 p.

Phénomènes (Des) mécaniques du travail de l'accouchement, par M.-J.-P. Legras. Th. in., n° 84.

Philosophie médicale à propos des idéalités de M. le docteur Pidoux, par Bertillon. In-8, 44 p.

Phlébite (De la) des membres et principalement de son traitement, par J.-T. Bobillier. Th. in., n° 196.

Phlébite (De la) de la veine ophthalmique, par J.-L. Cassou. Th. in., n° 197.

Phlébite (De la) utérine puerpérale, par Ch.-H. Billoir. Th. in., n° 33.

Phlegmon (Du) et des abcès de la paume de la main, par G. Mendez. Th. in., n° 215.

Phlegmon péri-utérin (Du) en dehors de l'état puerpéral : Propositions sur l'emploi du perchlorure de fer, par T.-J.-Fr. Legros. Th. in., n° 199.

*Phlegmatia* (De la) *alba dolens*, par C. Lavergne. Th. in., n° 207.

Phosphore (Du) et de quelques phosphates aux points de vue physiologique, pathologique et thérapeutique, par Léopold Turck. In-8, 7 p.

Phthisie pulmonaire (Traité de la) et de son traitement, par P. Chartroule. In-8, 486 p.

Phthisie pulmonaire (Renseignements sur la), sa nature et son traitement, par A. Hoffmann. In-8, 16 p.

Plaies des doigts (Deux observations de) pour servir à l'histoire de la greffe animale, par Bitot. In-8, 7 p.

Plaies (Des) des veines, par L. Ollier. Th. pour l'agr. In-4, 71 p.

Plaies (Des) du cœur, par A. Jamain. Th. pour l'agr. In-8, 100 p.

Plaies (Des) et des ruptures de la vessie, par Ch. Houel. Th. pour l'agr. In-8, 79 p.

Pneumonie (De la) lobulaire chez les enfants, par P.-J.-F. Guignebert. Th. in., n° 171.

*Poema medicum :* Fragment sur l'histoire de la littérature médicale au moyen âge, lu à l'Académie des sciences de Lyon, par J.-E. Petrequin. In-8, 16 p.

Poëtes anciens et modernes (Etudes médicales sur quelques), par P. Méniére. In-8, 118 p. — (Extrait de la *Gazette médicale de Paris*, 1856. Ces études comprennent : Juvénal, Horace, Martial, Plaute.)

Polypes (Des) fibreux de la base du crâne, dits *naso-pharyngiens*, et de leur traitement par la résection de la voûte palatine, par H.-J. Beuf. Th. in., n° 69.

Polypes (Des) nasaux et naso-pharyngiens et de leur traitement par un nouveau procédé opératoire, par E.-M. Desprez. Th. in., n° 202.

Polypes (Des) de l'utérus, par G. Mendez. Th. in., n° 79.

Pourriture (De la) d'hôpital observée à Montpellier en 1855 et 1856, par B. Coumégelongue. Th. in., n° 24.

Pourriture d'hôpital (Etudes chimiques sur la) ou typhus des plaies, observations prises à Constantinople, par Marmy. In-8, 88 p.

Préservation (La) personnelle; traité médical sur les maladies des organes de la génération, par Samuel Lamert. Gr. in-18, 168 p.

Principales (Des) difficultés du cathétérisme de l'urètre, par A.-A.-A. Dieudonné. Th. in., n° 195.

Principaux (Des) troubles fonctionnels pendant la grossesse, par Barbot. Th. in., n° 85.

Principes et régles qui doivent guider dans la pratique de l'homœopathie; exposition raisonnée des points essentiels de la doctrine médicale de Hahnemann, par G.-H.-G. Jahr. In-8, xvi et 528 p.

Procès intentés par M. le docteur baron Heurteloup à M. le docteur Leroy d'Etiolles. Paris. In-8, 62 p.

Procidence (De la) du cordon ombilical pendant l'accouchement, par D.-A. Ledo. Th. in., n° 77.

Projet d'organisation du service médical dans les campagnes, par un médecin de village, par A. Dunoyer. In-4, 7 p.

Projet d'association médicale, par V. Bally. In-8, 3 p.

Propriétés contagieuses du muguet (Observation sur les), par Marquez (de Colmar). In-8, 8 p.

Propositions de médecine, par J.-M.-J. Parrot. Th. in., n° 13.

Prostitution (De la) en Espagne, par J.-M. Guardia. In-8, 44 p.

Prostitution (De la) en Angleterre et en Ecosse, par G. Richelot. In-8, 116 p.

Prostitution (De la) à Bruxelles, par J.-R. Marinus. In-8, 32 p.

Prostitution (De la) dans la ville de Paris, considérée sous le rapport de l'hygiène publique, de la morale et de l'administration ; ouvrage appuyé de documents statistiques puisés dans les archives de la préfecture de police, par A.-J.-B. Parent-Duchatelet. 3ᵉ édition. In-8, xxiv et 1431 p.

Puberté (De la) chez l'homme et de son influence sur les maladies, par Pr.-Fr. Chatillon. Th. in., n° 232.

Pustule (De la) maligne, par P.-S.-E. Heine. Th. in., n° 97.

Qualités (Des) et des devoirs du médecin, par H. Frémineau fils. In-8, 22 p.

Quand on a intercepté les voies pancréatiques connues, reste-t-il quelques parties accessoires capables de suppléer les premières? par Bérard. In-8, 8 p.

Quelques (De) affections du sein chez les nourrices, par N.-A. Suquet. Th. in., n° 163.

Quelques (De) applications du chloroforme à la thérapeutique médico-chirurgicale, par Baucher. Th. in., n° 9.

Quelques considérations sur le rachitis (étiologie, traitement), par E. Démoulin. Th. in., n° 264.

Quelques considérations sur l'influence de la position dans les maladies non chirurgicales, par Fr.-M. Gros-Gurin. Th. in., n° 118.

Quelques considérations sur l'étiologie de l'avortement, par M.-J. Riouffe. Th. in., n° 410.

Quelques considérations sur la nécrose, par Fr.-X. Morbieu. Th. in., n° 64.

Quelques considérations sur les endémies de la Guyane, par Cotholendy. Th. in., n° 52.

Quelques (De) considérations sur l'inflammation en général, et de quelques faits physiologiques qui s'y rattachent, par L.-A.-P. Bergeret. Th. in., n° 21.

Quelques considérations sur la syphilis, par J.-M. Raux. Th. in., n° 13.

Quelques considérations sur la fibrine du sang et sur les modifications que lui font subir certaines maladies aiguës, par A.-H.-A. Tainturier. Th. in., n° 3.

Quelques expériences relatives au choc du cœur, par J.-A.-A. Gabriac. Th. in., n° 268.

Quelques (De) marbres antiques concernant des études anatomiques, par J.-M. Charcot et A. Dechambre. In-8, 18 p.

Quelques mots sur la taille hypogastrique chez l'homme, par J.-P.-E. Dubouch. Th. in., n° 31.

Quelques (De) points de la pathologie du cœur, par A. Pasteur. Th. in., n° 236.

Quelques points de science : Observations sur la vaccine ; Procédé d'analyse des os ; Observations sur les anésthésiques ; Réflexions sur la glycogénie, par H.-F.-A. Bonnet. Th. in., n° 255.

Quelques réflexions sur le traitement des fistules vésico-vaginales, vésico-utérines et vésico-utéro-vaginales, par D. Demetropoulos. Th. in., n° 62.

Quelques remarques à propos de certaines occlusions intestinales, par A.-A-.-L. Deswatines. Th. in., n° 227.

Questions théoriques et pratiques : De la grippe de 1857 et de ses transformations, concentrations et expansions vitales, ou de divers états morbides et de leur traitement, par Iliard. In-8, iv et 26 p.

Questions à adresser aux malades qui veulent consulter un médecin et lui rendre compte de leur état et de leur constitution. In-8, 4 p.

Quévenne (Notice sur Théodore-Auguste), par Bouchardat. In-8, 8 p.


Raciborski (Titres scientifiques de M. le docteur). In-4, 2 p.

Rage (Etudes sur la) ; son étiologie, sa transmission, sa fréquence, etc.; son traitement, etc., par J. Le Cœur. In-8, 84 p. (1856).

Rage (Cause de la) et moyen d'en préserver l'humanité, par F.-J. Bachelet et C. Froussard. In-8, iv et 156 p.

Ramollissement (Du) du cerveau, par F.-V. Dinnat. Th. in., n° 98.

Rappel des principes doctrinaux de la constitution de l'homme, énoncés par Hippocrate, démontrés par Barthez et développés par son école, et application de ces vérités à la théorie des maladies, par Lordat. In-8, xvliii et 535 p.

Rapport sur les travaux de l'Ecole préparatoire de médecine et de pharmacie de Bordeaux (1855-1856), par E. Gintrac. In-12, 8 p.

Rapport à l'Académie des sciences sur un mémoire de M. Alvaro Reynoso, intitulé : Expériences pour servir à l'histoire de l'empoisonnement par le curare, par Flourens. In-4, 8 p.

Rapport présenté au Comité central de vaccine du département du Nord, sur l'état de la propagation de la vaccine dans ce département, pendant l'année 1856, par E. Bertherand. In-8, 54 p., 2 tableaux.

Rapport sur le traité pratique de l'accouchement prématuré artificiel de M. le docteur Silbert, par Laborie. In-8, 15 p.

Rapports et mémoires publiés à l'occasion du concours ouvert en 1854 par la Société de médecine de Caen ; Considérations sur la diathèse purulente et les diverses fièvres. In-8, 414 p.

Rapprochements statistiques entre les deux prostitutions (inscrite et clandestine) au point de vue de la syphilis, par J. Venot. In-12, 16 p.

Recherches statistiques et scientifiques sur les maladies des diverses professions du chemin de fer : Essai de topographie et de géologie médicales des chemins de fer, par C. Devilliers. In-8, 131 p.

Recherches et observations sur les maladies chroniques : De la médication hydrothérapique, au point de vue de son mode d'action et de sa durée, par L. Fleury. In-8, 83 p.

Recherches physiologiques sur la nature et la classification des facultés de l'intelligence, et sur les fonctions spéciales des lobules antérieurs du cerveau dans les actes de l'entendement et de la volonté, par A.-H. Cros. Th. in., n° 181.

Recherches expérimentales sur les végétations, par G. Ville. Gr. in-8, 160 p.

Recherches sur quelques cas de péritonite puerpérale épidémique observés à l'Hôtel-Dieu de Caen, par D.-L. Aulraye. Th. in., n° 200.

Recherches pour servir au diagnostic de la tuberculisation pulmonaire au début, par G.-E. Guichemerre. Th. in., n° 209.

Recherches sur le cœur et le foie considérés aux points de vue littéraire, médico-historique, symbolique. etc., par F. Audry. In-8, xv et 291 p.

Recherches expérimentales sur l'albuminurie normale chez l'homme et chez les animaux, par C. Gigon. In-8, 26 p.

Recherches médicales sur la propriété absorbante des cornées et ses applications à la thérapeutique des maladies des yeux, par Lépine. In-8, 16 p.

Recherches pratiques sur la nature et le traitement de l'infection purulente, par Fr.-P. Lhuillier. Th. in., n° 29.

Recherches cliniques sur l'emploi d'un nouveau procédé de mensuration dans la pleurésie, par E.-J. Woillez. In-8, 90 p.

Recherches historiques sur l'opération du bec-de-lièvre, et des avantages qu'il y a à la pratiquer chez les enfants nouveau-nés, par H.-H. Périal. Th. in., n° 74.

Recherches sur la transpiration dite *insensible* et les sueurs, par J.-P.-A. Gasne. Th. in., n° 81.

Recherches sur la nature et les causes des affections utérines, par H. Vincent. Th. in., n° 126.

Recherches sur l'état puerpéral et sur les maladies des femmes en couches, par E. Tarnier. Th. in., n° 59.

Recherches cliniques et anatomo-pathologiques sur quelques points de l'histoire du typhus (fièvre pétéchiale), par Et. Mérentié, Th. in., n° 120.

Recherche de l'arsenic (Sur la) par la méthode de Marsh, par Blondlot. In-8, 7 p.

Recherches sur l'historique et les causes prochaines des contractures des extrémités, par J. Rabaud. Th. in., n° 78.

Recherches cliniques sur les questions les plus controversées de la paralysie générale, par J.-A. Linas. Th. in., n° 193.

Recherches sur les caractères épidémiques de la fièvre typhoïde pendant ces trois dernières années, par P.-L. Basset. Th. in., n° 267.

Recherches sur l'usage interne des préparations arsenicales, par H.-D.-F.-A. Goufflier. Th. in., n° 269.

Recueil de mémoires de médecine, de chirurgie et de pharmacie militaires, rédigé sous la surveillance du Conseil de santé, par Boudin et Riboulet. In-8, 499 p.

Réforme pharmaceutique, tarif rationnel avec notices sur les médicaments nouveaux approuvés par l'Académie de médecine, suivi du Memento du médecin praticien, par Hureaux. In-32, 64 p.

Réfutation des erreurs que contient le livre de M. Devergie, méd. de l'hôpital Saint-Louis, etc. (2e édit., 1857), dans la partie où sont traités les parasites végétaux et les maladies parasitaires, par Deffis. In-8, 36 p.

Régime (Du) dans les maladies aiguës, par Paul Lorain. Th. pour l'agr. In-4, 76 p.

Relation médico-chirurgicale de la campagne d'Orient, du 31 mars 1854 (occupation de Gallipoli) au 6 juillet 1856 (évacuation de la Crimée), par G. Scrive. In-8, 491 p.

Relevé médico-chirurgical de l'hospice des Enfants-Trouvés, pendant les mois d'avril, mai et juin 1857, par G. Sous. In-8, 12 p.

Remarques sur les maladies du Sénégal, par E.-A.-N. Berville. Th. in., n° 139.

Réplique à M. Bourgogne père : De l'identité du choléra indien et des fièvres pernicieuses, par A. Dehous. In-8, 15 p.

Réponse à M. Dehous : Considérations générales appliquées à l'hygiène publique et privée pendant le cours d'une épidémie de choléra indien, par Bourgogne père. In-8, 23 p.

Résection (Prothèse de la) de l'humérus, par H. Larrey. In-8, 4 p.

Résultats cliniques ou pratiques de la méthode électro-thérapeutique de J.-B. Ducos. In-32, 64 p.

Résumé des observations météorologiques et médicales faites à Nancy pendant l'année 1856, par Simonin. In-8, 7 p.

Résumé des expériences faites à Amiens, en 1854-1855-1856, sur l'extraction de l'opium-œillette, par Bénard. In-12, 12 p.

Rétrécissement bronchique (Du), par V. Simon. In-4, 23 p.

Revaccination (Études sur la), par P.-D. Salagade. In-8, 66 p.

Revue pharmaceutique de 1856 : Supplément à l'officine pour 1857, par Dorvault. In-8, iv et 95 p.

Rhinoplastie (De la), suivi d'un nouveau succès de cette opération pratiquée par Ch. Ballu. In-8, 30 p.

Rhumatisme (Du) articulaire aigu et de son traitement, par E. Rouleau. Th. in., n° 243.

Rhumatismes (Des), traitement par la méthode Brocard. In-8, 31 p.

Roches, près Clermont-Ferrand (Etudes sur l'eau minérale des), par O. Henry fils et E.-B. Gonot. In-8, 8 p.

Rotation (De la) de la matière chez les êtres vivants, par L. L. Micé. Th. in., n° 80.

Rothenfels (Elisabethemquelle) (Description topographique, médicale et chimique des bains de), par A. Robert. In-8, 13 p.

Rougeur (De la) des pommettes comme signe d'inflammation pulmonaire, par A. Gubler. In-8, 31 p.

Royat et de Chamalières (Puy-de-Dôme) (Etudes chimiques sur les eaux minérales et thermales de), par J. Lefort. In-8, 16 p.

Royat (Puy-de-Dôme) (Nouvelles recherches sur les eaux minérales thermales de), par Nivet. In-8, 55 p.


Saignée (De la) des veines ranines dans les maladies du pharynx, par Bitot. In-8, 12 p.

Saint-Arnaud (Nord) (Notice sur les eaux et les boues thermo-minérales sulfureuses de). In-8, 15 p.

Saint-Honoré-les-Bains (Nièvre) (Guide médical aux eaux sulfureuses thermales de). Gr. in-18. 104 p.

Sandras (Notice sur le docteur), par Pinel. In-8, 7 p.

Santé (La) rétablie par la rénovation du sang : Etudes sur les effets de l'eau de Léchelle, par Léchelle. Gr. in-18, 36 p.

Schwalheim (Hesse électorale) (Notice sur l'eau minérale naturelle de). In-8, 17 p.

Sclérème (Du) des nouveau-nés et de son traitement, par V.-G.-J. Phélipeau. Th. in., n° 138.

Scorbut (Mémoire sur le) de l'armée d'Orient, observé et traité à l'hôpital thermal de Balaruc (Hérault), par Le Bret. In-8, 60 p.

Scrofule (De la), par Piorry. In-8, 16 p.

Scrofule (De la), par L.-Al. Bourdin. Th. in., n° 235.

Seigle ergoté (Du) considéré au point de vue de l'hygiène publique, par Ch. Dubreuilh. In-12, 20 p.

Sel commun (chlorure de sodium) (Note sur le), par Leboucher. In-8, 36 p.

Séméiologie (De la) de la langue, par Y.-J. Donnet. Th. in., n° 103.

Siége (Du), de la nature, des causes de l'hypocondrie, par P.-A. Brunereau. Th. in., n° 192.

Signes (Des ) de la grossesse utérine simple, par A.-Ch.-J. Bals. Th. in., n° 131.

Sirop (Du) et des injections iodo-tanniques, par A. Guilliermond. In-8, 11 p.

Société impériale de médecine de Marseille : Bulletin des travaux ; Année 1857. In-8, 215 p.

Société médicale d'Amiens : Travaux de 1856. (Rapport sur la vaccine et la petite vérole, par Lenoel. — Rapport sur les mémoires présentés pour le prix de topographie médicale, par Andrieu.) In-8, 36 p.

Soins (Des) à apporter à la conservation des dents et des causes qui en déterminent la perte dans les contrées du Nord, par H. Dubois. In-16, 16 p.

Sommeil (Du), des rêves et du somnambulisme dans l'état de santé et de maladie, précédé d'une lettre de M. le docteur Cerise, par Macario. In-8, XLIII et 307 p.

Somnambulisme (Du) médical, ou esquisse de nososcopie dynamo-thérapique, par Hilarion Huguet. In-18, 66 p.

Soultzbad : Le bain de Soultz, près Molsheim (Bas-Rhin), par L. Eisson. In-8, 96 p.

Sourds-Muets (Moyens d'universaliser l'éducation des) sans les séparer de la famille et des parlants, par Blanchet. In-8, 27 p.

Spina (Du) bifida, par L.-F.-L. Bévalet. Th. in., n° 127.

Stricturotomie (De la) intra-urétrale, par G. Guillon. In-8, 96 p.

Strychnine (Mémoire sur l'empoisonnement par la), contenant la relation médico-légale complète de l'affaire Palmer, par Amb. Tardieu. In-8, 104 p.

Substances anesthétiques (Recherches sur les), l'oxyde de carbone, l'amylène, par G. Tourdes. In-8, 63 p.

Substances (Traité des) alimentaires : leurs propriétés et leur influences sur la santé et la vie, etc. 12-16, 12 p.

Substitution (De la prétendue) de la fièvre typhoïde à la variole, depuis l'introduction de la vaccine, par L.-C. Boncour. Th. in., n° 178.

Suicide (Du) en France : Etudes sur la mort volontaire depuis 1789 jusqu'à nos jours, par Des Estangs. In-8, 27 p.

Sulfate de quinine (Note sur le danger du) dans le traitement des fièvres typhoïdes, suivie d'une lettre de M. le professeur Forget, par Jules Conté. In-8, 12 p.

Sulfate de quinine (Des indications de) dans certaines formes des maladies aiguës, par Beaupoil. In-8, 84 p.

Suppression (De la) brusque de la menstruation, par Fr.-G.-V. Samalens. Th. in., n° 35.

Suppuration (De la) et de ses rapports avec la cicatrisation, par Ch.-G. Lauth. In-4, 58 p.

Surdi-mutisme (Esquisse historique du), par Kilian. In-8, 40 p.

Suture (Lettre sur la) entrecoupée substituée à là suture entortillée, pour la réunion des bords du bec-de-lièvre unilatéral simple, par G. Mirault. In-8, 13 p.

Syphilis (De la) dans ses rapports avec la prostitution autorisée et clandestine, par Mabit, Malherbe... et Calloch. In-8, 38 p.

Syphilis (La) débarrassée de ses dangers par la médecine homœopathique, par A. Hoffmann. In-8, 32 p.

Syphilis (Exposition critique et pratique des nouvelles doctrines sur la), par P. Diday. Gr. in-18, 564 p.

Syphilographie (Etudes sur deux points de), par Mélchior Robert. In-8, 56 p.

Système de prothése dentaire (Un mot sur le nouveau) et sur les avantages des dents et dentiers anglais, par J.-B. George. In-12, 24 p.


Tabac (Du), de son usage, de ses effets et de son influence sociale, par F. Fiévée, de Jeumont (Compte rendu par E. Bessière). In-8, 8 p.

Tabac (Le), son histoire, ses effets, par Jousset. In-8, 44 p.

Table analytique générale des matières contenues dans les bulletins de la Société anatomique de Paris pour les trente premières années (30 vol., 1826-1855), par Jules Bouteiller. In-8, x et 341 p.

Tableau des opérations qui se pratiquent sur l'homme, ou résumé analytique des règles principales qu'il convient de suivre pour exécuter les diverses opérations chirurgales. II. Amputation des membres, par Fano. In-16, 35 p.

Téallier (Discours prononcé sur la tombe du docteur), par Costilhes. In-8, 4 p.

Térebenthine (De la), de son huile essentielle et de quelques produits pharmaceutiques à base de térébenthine, par E. Mouchon. In-8, 16 p.

Tétanos (Du) traumatique et spontané, observé à l'île de Cuba, par Biart de Beauregard. Th. in., n° 183.

*Thapsia garganica* (Notice sur la résine de) et sur son emploi en médecine. par Reboulleau. In-8, 15 p.

Thénard (Discours de M. Geoffroy-Saint-Hilaire, prononcé aux funérailles de M. le baron).

Thénard (Souvenirs de), par M.-L.-R. Le Canu. In-8, 63 p.

*Thérapeutique* (Lettre à M. le docteur Saurel sur le mot) et sur la définition exacte qu'on en donne, par Dumont, de Montheux. In-8, 11 p.

Thoracentèse (De la) dans la pleuropneumonie aiguë ; note par Monteils. In-8, 8 p.

Thoracentèse (De la) dans la pleurésie aiguë, par A.-D. Masson. Th. in., n° 88.

Thrombus (Du) de la vulve et du vagin pendant la grossesse et l'accouchement, par P.-E. Populus. Th. in., n° 246.

Thyroïdite (goitre aigu) (De la), et du goitre enflammé (goitre chronique enflammé), par L.-J. Bauchet. In-8, 36 p.

Trachéotomie (De la) dans le croup; indications et contre-indications, par J. Couillaud. Th. in., n° 224.

Trachéotomie (De la) chez les enfants atteints du croup, par Al. Dumonteil. Th. in., n° 208.

Traité d'anatomie descriptive, par Ph.-C. Sappey. T. III (premier fascicule). Grand in-18, p. 1 à 212.

Traité pratique d'anatomie médico-chirurgicale, par A. Richet. 2e partie. In-8, p. 427 à 1026.

Traité théorique et pratique de la fermentation considérée dans ses rapports généraux avec les sciences naturelles et l'industrie, par N. Basset. Grand in-18, 605 p.

Traité élémentaire d'anatomie, par L. et P. Batissier et E. Salmon. In-8, 468 p.

Traité des erreurs populaires relatives aux maladies vénériennes, par Dalmas. In-16, 48 p.

Traité d'analyse chimique à l'aide de liqueurs titrées, par C. Forthomme. In-8, xvi et 430 p.

Traité thérapeutique des eaux minérales de France et de l'étranger : Cours fait à l'École pratique, par Max. Durand-Fardel. In-8, xv et 758 p.

Traité pratique des maladies de la peau, par A. Devergie. 2e édition très-augmentée. In-8, xii et 852 p.

Traité élémentaire et pratique de pathologie interne, par A. Grisolle. 2 vol. grand in-18, xxviii et 1731 p.

Traité de physiologie, par F.-A. Longet, de l'Académie impériale de médecine. T. Ier, fascicule II. Première partie : Digestion. In-8, 288 p.

Traité d'anatomie pathologique générale et spéciale, ou description et iconographie pathologique des altérations morbides tant liquides que solides observées dans le corps humain, par Lebert. Livraisons 19 et 20.

Traité pratique de pathologie générale, médicale et chirurgicale, par J.-M. Beyran. In-8, viii et 216 p.

Traitement (Notice sur le) des maladies du cœur par une médication nouvelle, par L. Papillaud. In-8, 8 p.

Traitement par les caustiques des maladies désignées sous les noms divers de *nævi materni*, *signes*, *spili*, *taches de naissance* (envies), etc., par Pujo. In-8, 48 p.

Traitement (Du) des ophthalmies, par J.-L.-J. Raoux. Th. in., n° 185.

Traitement (Du) chirurgical des épanchements pleuraux, par L.-H. Guimberteau. Th. in., n° 11.

Traitement du psoriasis par le baume de copahu, par S.-P.-P. Dupuy. Th. in., n° 23.

Traitement (Du) des kystes de l'ovaire, par J. Vengœcher. Th. in., n° 56.

Traitement (Du) de la chorée; emploi du tartre stibié contre cette affection, par Marcotte. Th. in., n° 86.

Traitement (Du) de l'érysipèle par le perchlorure de fer administré à l'intérieur, par Mathey. Th. in., n° 93.

Traitement (Du) des cas de croup observés à l'hôpital des Enfants en 1856, par André. Th. in., n° 72.

Traitement (Du) de la variole et de sa prophylaxie, par Lehardy. Th. in., n° 121.

Traitement (Du) des fractures de la jambe à l'aide d'appareils hémipériphériques en plâtre combinés avec la suspension, par Grand-Clément. Th. in., n° 169.

Traitement (Du) de la syphilis congénitale, par Ravin. Th. in., n° 5.

Traitement (Sur le) mercuriel, par E.-M.-G. Frette-Damicourt. Th. in., n° 265.

Travaux des Conseils d'hygiène publique et de salubrité du département de la Somme. T. Ier, année 1856. In-8, 187 p.

Tribut à la chirurgie, ou mémoires sur divers sujets de cette science, par E.-F. Bouisson. T. Ier. In-4, x et 564 p.

Tricophyton (Du) et du système du docteur Bazin sur la teigne, à propos de la thèse du docteur Cramoisy, par Andouit. In-8, 60 p.

Trois maladies réputées incurables : épilepsie, dartres, scrofules (exemples de guérison), par J. Massé. Grand in-18, 251 p.

Tubercules (Des) au point de vue chirurgical, par L.-J. Bauchet. Th. pour l'agr. In-8, 122 p.

Tumeur (De la) et de la fistule lacrymales, par J.-H. Mothe. Th. in., n° 262.

Tumeur sanguine (Mémoire sur une variété de) ou grenouillette sanguine, par Dolbeau. In-8, 30 p.

Tumeur hémorrhoïdale interne volumineuse, compliquée de chute du rectum ; destruction complète des tumeurs au moyen de l'écraseur linéaire du docteur Chassaignac, par A. Dusseris. In-8, 8 p.

Tumeurs (Mémoire sur les) de la région palatine constituées par l'hypertrophie des glandules salivaires, par Jules Rouyer. In-8, 23 p.

Tumeurs (Des) de la voûte palatine et du voile du palais, par Fano. In-4, 92 p.

Tumeurs de la glande testiculaire (Diagnostic différentiel des). par Th. Bottaro. In-8, 80 p.

Typhique (Epidémie) de Plancher-les-Mines (1854-1855), par
L. du Port-Maurice. In-8, 64 p.
Typhus (Mémoire sur le) observé à l'armée d'Orient, par A. Netter.
In-8, 47 p.

Ulcérations ( Des ) de la cornée, par E.-L. Lelièvre. Th. in.,
n° 153.
Ulcérations (Des) simples du col de la matrice, par J. Duplain.
Th. in., n° 248.
Ulcérations (Des) du col de l'utérus et de leur traitement, par
Cramoisy. In-8, 16 p.
Ulcères-( Des ) des fosses nasales, par J.-J. Piednoel. Th. in.,
n° 130.
Unicité (De l') de la syphilis, par A. Rodet. In-8, 44 p.
Urètre (Des rétrécissements de l'), examen chirurgical des diffé-
rentes méthodes de traitement, par Guillard. In-8, 61 p.
Urétrotomie (Mémoire sur l') (1856), par Reybard. In-8, 36 p.
Uriage (Notice statistique générale de l'établissement thermal d'),
par J.-B. Bernard. In-8, 71 p.
Urine des femmes en lactation (Recherches sur l'), par Leconte.
In-8, 8 p.
Usages (Des) de l'ergot de seigle en obstétrique, par P. Bichon.
Th. in., n° 99.

Vaccination (De la prétendue influence de la) sur la production
de la fièvre typhoïde, par Omer Marquez. In-8, 12 p.
Vaccine (Rapport sur le service de la) dans le département de
l'Hérault pendant l'année 1852, par J. Dumas. In-4, 44 p.
Vaccine (Opuscule sur la), par E.-P. Morlanne. In-8, de 18 p.
Vaccine (La), ses conséquences funestes, par G.-C. Villette de
Terzé. In-8, 164 p.
Vaccine (Quelques observations sur la), par H. Bonnet. In-12, 46 p.
Vaccinométrie (Petit traité de), par H. Carnot. In-8, 16 p.
Valeur (De la) pathologique des hallucinations dans les maladies
mentales, par A.-M.-Thomas de Closmadeuc. Th. in., n° 7.
Valeur (Sur la) relative des méthodes de traitement des rétré-
cissements de l'urètre, par Morel-Lavallée. In-4, 65 p.
Valeur (De la) comparée des différentes méthodes de traitement
des fractures, par E.-Q. Legendre. In-8, 54 p.
Varicocèle (Du), par J.-F.-A.-M. Pouzet. Th. in., n° 58.
Velleron (Une saison aux eaux minérales de), par Cade. In-4, 2 p.
Ventilation (De la) des navires, par C. Grassi. In-8, 24 p.
Version (De la) par manœuvres externes et de l'extraction du fœ-
tus par les pieds, par Wigand. In-8, viii et 76 p.
Vichy (De l'emploi des eaux de) dans les affections chroniques de
l'utérus, par Willemin. In-8, xvi et 248 p.

Vie (De la) et de l'intelligence, par Flourens. Grand in-18, 164 p.

Viterbe (Des eaux minérales de) et de son climat (Italie), avec recherches sur les thermes romains, par Armand. In-8, 89 p.

Vomissements (Des) incoercibles pendant la grossesse, par Gay. Th. in., n° 212.

Vue (Affaiblissement de la) et cécité dans l'amaurose ou goutte sereine et dans la cataracte, par Ch. Deval. In-8, 32 p.

Wurtz (Notice sur les travaux scientifiques de M. A.). In-4, 23 p.

Zona (Considérations sur le), par Jules Parrot. In-8, 37 p.

---

## JOURNAUX QUI ONT PARU EN 1857.

---

### Paris.

*Abeille médicale* (L'). M. Bossu, rédacteur.

*Annales d'hygiène publique et de médecine légale*, par MM. Adelon, Andral, Boudin, Brierre de Boismont, Chevallier, Devergie, Gaultier de Claubry, Guérard, Keraudren, Ambroise Tardieu, Trébuchet, Villermé.

*Annales de chimie et de physique.*

*Annales médico-psychologiques*, journal de l'anatomie, de la physiologie et de la pathologie du système nerveux, par MM. Baillarger, Cerise et Longet.

*Archives générales de médecine.* Rédacteurs, MM. Follin et Charles Lasègue.

*Art médical* (L'), journal de médecine générale et de médecine pratique (*Recueil homœopathique*), sous la direction de M. Tessier.

*Bulletin de la Société gallicane de médecine homœopathique.*

*Bulletin de l'Académie impériale de médecine*, publié par les soins de la Commission de publication de l'Académie, et rédigé par MM. F. Dubois (d'Amiens), secrétaire perpétuel ; Depaul, secrétaire annuel, et J.-B. Bousquet, secrétaire du Conseil.

*Bulletin général de thérapeutique médicale et chirurgicale*, par le docteur Debout.

*France médicale et pharmaceutique* (La). Rédacteur en chef, docteur Félix Roubaud.

*Gazette des hôpitaux civils et militaires (Lancette française).*
*Gazette hehdomadaire de médecine et de chirurgie.* Docteur Dechambre, rédacteur en chef.
*Gazette médicale de Paris.* Docteur Jules Guérin, rédacteur en chef.

*Journal de chimie médicale, de pharmacie et de toxicologie.*
*Journal de médecine et de chirurgie pratiques.* Docteur Lucas Championnière, rédacteur.
*Journal des connaissances médicales pratiques et de pharmacologie.* M. Caffe, rédacteur.
*Journal de pharmacie et de chimie.*

*Moniteur des hôpitaux (Le).* Rédacteur en chef, M. de Castelnau.

*Revue de thérapeutique médico-chirurgicale.* M. Martin-Lauzer, rédacteur.
*Revue des spécialités et des innovations médicales et chirurgicales.* Directeur, M. V. Duval.
*Revue médicale* française et étrangère: Docteur Sales-Girons, rédacteur en chef.

*Union médicale (L').* Rédacteur en chef, M. Amédée Latour.


### Province.


AVIGNON. — *Revue médicale homœopathique.* Rédacteur en chef, M. Béchet.
BORDEAUX. — *Journal de médecine de Bordeaux.* Rédacteur en chef, M. Costes.
—*Union médicale de la Gironde (L').* Rédacteur en chef, M. Méran.
LYON. — *Gazette médicale de Lyon.* Sous la direction du docteur Garin.
MONTPELLIER. — *Annales cliniques de Montpellier,* sous la direction du docteur Alquié.
— *Revue thérapeutique du Midi.* Rédacteur en chef, M. Saurel.
STRASBOURG. — *Gazette médicale de Strasbourg.* M. Eissen, rédacteur-gérant.
TOULOUSE. — *Journal de médecine, chirurgie et pharmacie.*

24.